全国高等学校食品质量与安全专业适用教材

中国轻工业"十三五"规划教材

食品安全控制与管理

主编 钱 和 陆善路 胡 斌

中国轻工业出版社

图书在版编目（CIP）数据

食品安全控制与管理/钱和，陆善路，胡斌主编. —北京：中国轻工业出版社，2024.1

中国轻工业"十三五"规划教材

ISBN 978-7-5184-3138-0

Ⅰ.①食…　Ⅱ.①钱…②陆…③胡…　Ⅲ.①食品卫生-质量控制　Ⅳ.①R155

中国版本图书馆 CIP 数据核字（2020）第 149074 号

责任编辑：张　靓　　　责任终审：张乃东　　　封面设计：锋尚设计
版式设计：锋尚设计　　　责任校对：朱燕春　　　责任监印：张　可

出版发行：中国轻工业出版社（北京鲁谷东街 5 号，邮编：100040）
印　　刷：河北鑫兆源印刷有限公司
经　　销：各地新华书店
版　　次：2024 年 1 月第 1 版第 3 次印刷
开　　本：787×1092　1/16　印张：32
字　　数：730 千字
书　　号：ISBN 978-7-5184-3138-0　定价：72.00 元
邮购电话：010-85119873
发行电话：010-85119832　010-85119912
网　　址：http：//www.chlip.com.cn
Email：club@ chlip.com.cn

本书编委会

主　编　钱和（江南大学）

　　　　陆善路 [必维认证（北京）有限公司]

　　　　胡斌（江南大学）

副 主 编　于田田（中粮海优商贸有限公司）

　　　　成玉梁（江南大学）

　　　　谢云飞（江南大学）

　　　　郭亚辉（江南大学）

参编人员（按在各章中出现的顺序排名）

　　　　马伟（无锡正知质量技术服务有限公司）

　　　　崔燕（宁波市农业科学研究院）

　　　　常巧英（中国农业大学）

　　　　李颖超（常州工程职业技术学院）

　　　　姜泓（中国检验认证集团上海有限公司）

　　　　任伟（钛和检测认证集团）

　　　　朱胜浦（无锡迅朗科技有限公司）

　　　　姚卫蓉（江南大学）

　　　　于航（江南大学）

　　　　王海鸣（广州广电计量检测股份有限公司）

　　　　刘利兵 [恩福（上海）检测技术有限公司（NSF）]

　　　　闫雪（上海天祥质量技术服务有限公司）

　　　　陈峰（通标标准技术服务有限公司）

　　　　周鸿媛（西南大学）

　　　　曹小彦（广州广电计量检测股份有限公司）

　　　　王吉谭（中国质量认证中心）

　　　　杜超（鲁东大学）

　　　　张根义（江南大学）

　　　　黄颖（麦德龙中国总部）

序言 | Preface

　　安全的食品是确保人民健康不可或缺的基础，是政府和企业共同的巨大责任。习近平总书记强调："加强食品安全监管，关系全国 13 亿多人'舌尖上的安全'，关系广大人民群众身体健康和生命安全。要坚持源头严防、过程严管、风险严控，完善食品药品安全监管体制，加强统一性、权威性"。李克强总理要求："把保障食品安全放在更加突出的位置，完善食品安全监管体制机制，大力实施食品安全战略"。这些指示充分说明党中央、国务院关心百姓健康，高度重视食品安全。保障食品安全是一个复杂的系统工程，涉及从农场到餐桌整个过程。随着国际贸易和电子商务的发展，食品供应链牵涉的环节不断增加，食品安全问题变得越来越复杂且棘手。如何解决新形势下的食品安全问题，如何有效预防和控制食品供应链各环节的安全危害，是我们必须应对的重大挑战。

　　《食品安全控制与管理》一书首先从食品供应链展开（第一章），系统剖析了其中每个环节的食品安全危害及其防控措施（第二章），全面阐述了食品安全控制的基础，即法律与法规要求、食品链各环节良好操作规范（GMP）、卫生标准操作程序（SSOP）、食品安全管理保障计划等食品安全前提方案（第三章）；接着系统讲解 HACCP 体系的建立与实施（第四章）、ISO 22000 食品安全管理体系标准与实施（第五章）以及与 HACCP 相关的其他国际食品安全管理体系与认证标准（第六章）；然后详细介绍了食品安全管理体系的内部审核和管理评审（第七章）、食品安全管理体系的外部审核与认证（第八章），最后深入分析了食品安全控制与管理典型案例（第九章），探讨了食品安全控制与管理的发展趋势（第十章）。总之，本书从食品供应链切入，以 HACCP 七项原理、食品安全危害知识和食品安全控制的前提方案为基础，以基于 HACCP 的食品安全管理体系及相关国际认证标准为应用，以内外部审核与第三方认证为确保食品安全管理体系持续有效实施为方法，以案例分析为应用指导，以食品安全管理体系的发展趋势为总结。纵观全书，条理清晰，逻辑严谨，内容丰富且与时俱进，理论与实际相结合，是一本不可多得的好教材。

　　江南大学食品学院钱和教授，从 1997 年开始致力于危害分析关键控制点（HACCP）体系及其应用研究，积极参加从"农田到餐桌"食品链中各环节的食品安全控制与管理实践，曾兼任良好农业规范（GAP）高级检查员、饲料产品认证检查员、质量管理体系（ISO 9001）审核员、HACCP 和食品安全管理体系（ISO 22000）高级审核员与验证审核员、食品安全管理体系审核员培训教师，在一系列深入、广泛的应用实践中，积累了丰富的经验。自 2011 年开始，钱和教授参加本人主持的第一期和第二期中国工程院重大咨询项目《中国食品安全现状、问题与对策战略研究》以及中国工程院重大咨询项目"中国进出口食品安全国际共治发展战略研究"。本人非常乐意地看到，上述研究成果在本教材中也得到一定的体现，故乐为之序。

中国工程院院士

2020 年 7 月

中国轻工业出版社 2003 年出版的《HACCP 原理与实施》一书，可算是当时国内第一本关于危害分析与关键控制点（HACCP）体系方面的教材。光阴荏苒，如今已是 2020 年了，HACCP 原理已成为全世界认同的预防性食品安全管理体系的核心原理。如果说 1997 年食品法典委员会（CAC）制定的《HACCP 体系及其应用准则》促进了世界各国及其食品行业对 HACCP 体系的认可，那么国际标准化组织（ISO）《食品安全管理体系　对食品链中各类组织的要求》（ISO 22000：2005）标准的出台，则意味着 HACCP 体系在食品安全认证领域中开始得到广泛应用，因为，现在几乎所有的国际食品安全认证标准，如，食品安全体系认证（FSSC 22000）、食品安全与质量认证（SQF）、国际食品安全标准认证（IFS）和食品安全全球标准认证（BRCGS），其中都包含或涉及 HACCP 七项原理。以 HACCP 体系为基础的国际食品安全标准不断发展，因此，时隔 17 年，有必要对教材进行更新再版。

本书在上一版的基础上进行了诸多更新：第一章概论，引入食品供应链的概念，强调基于食品供应链进行危害分析；第二章食品链中的安全危害及其防控措施，补充了耐药性致病菌、新型病毒及其防控措施，地膜、食品过敏原、食品流通与贮存过程中的安全危害及其防控措施等内容；第三章食品安全控制的前提方案，不但涵盖了第一版中第三、四两章的内容，而且还根据现行各项国际食品安全认证标准的要求进行了系统的归纳和总结，将实施食品安全管理体系的前提方案分成：法律与法规要求、食品链各环节良好操作规范、卫生标准操作程序的要求和管理保障计划，并进行系统阐述；第四章 HACCP 体系的建立与实施，即第一版的第五章 HACCP 体系的研究与实施。由于 HACCP 体系的基本框架是相对稳定的，故未作过多修改，主要增加了影响 HACCP 有效实施的因素；第五章 ISO 22000 食品安全管理体系标准解读与实施、第六章与 HACCP 相关的其他国际食品安全管理体系与认证标准，都是与时俱进的新增内容，也是目前 HACCP 在食品行业应用的主要内容；第七章食品安全管理体系的内部审核和管理评审、第八章食品安全管理体系的外部审核与认证，包括并更新了上一版中第六章的内容，较之上一版更具体、更系统；第九章食品安全控制与管理案例分析，以台湾塑化剂风波为例，从基层政府的视角，分析食品安全社会共治策略；第十章食品安全控制与管理的发展趋势，主要介绍了食品安全风险分析及其应用原则、预测微生物学以及潜在的失效模式和后果分析（FMEA）的应用，阐述了食品生产经营企业的合规性管理以及多标准一体化食品安全管理体系发展趋势。同时涵盖了第一版中七～九章的主要内容。本书在第一版的基础上新增和更新了

70%的内容，包含 ISO 22000 和其他的国际食品安全体系，因此，将书名修改为《食品安全控制与管理》。

本书由钱和、陆善路、胡斌任主编，于田田、成玉梁、谢云飞、郭亚辉任副主编。主要编写人员及分工如下：第一章由钱和、马伟、崔燕编写；第二章由常巧英、李颖超编写；第三章由姜泓、任伟、朱胜浦编写；第四章由胡斌、姚卫蓉、于航编写；第五章由陆善路、胡斌、成玉梁编写；第六章由王海鸣、刘利兵、闫雪编写；第七章由陈峰、周鸿媛编写；第八章由曹小彦、王吉谭、陈峰编写；第九章是于田田、郭亚辉编写；第十章由杜超、张根义、黄颖编写。参加本书资料收集、校对等重要工作的硕博研究生有：李长见、朱红康、刘霖、孙坤秀、徐琳、李紫琳、刘圣楠、桑潘婷、陈莹等。

本书是国家重点研发计划"乳与乳制品加工靶向物质危害控制技术集成应用示范"和中国工程院重大咨询项目"中国进出口食品安全国际共治发展战略研究"的研究成果，并立项为中国轻工业"十三五"规划教材。本书的特色在于理论与实践相结合，全面、系统地介绍了以 HACCP 原理为核心的各种食品安全管理体系和认证标准。本书既可以作为食品安全与质量专业、食品科学与工程专业本科生和硕士研究生的教材，又可作为食品卫生和 HACCP 的培训教材、食品生产经营企业食品安全管理员的培训教材以及认证咨询人员的参考书。

习总书记在中国共产党第二十次全国代表大会的报告中指出："只有把马克思主义基本原理同中国具体实际相结合、同中华优秀传统文化相结合，坚持运用辩证唯物主义和历史唯物主义，才能正确回答时代和实践提出的重大问题，才能始终保持马克思主义的蓬勃生机和旺盛活力。"这些指示为我们课程思政指明了方向，坚定了我们在"世界百年未有之大变局加速演进"过程中，高质量发展食品产业链，开辟食品安全保障中国化时代化新境界的信心。

食品安全是食品行业品牌建设过程中不可逾越的红线。本书在编著过程中，得到江南大学质量品牌研究院的大力支持和帮助，在此表示衷心的感谢！同时感恩所有帮助成就此书的前辈、提供研究成果和参考信息的专家、作者、同行和朋友们！感谢所有参与此书编写工作的学生们，教学相长，历事练心，提升能力！

由于诸多原因，本书仍会存在一些不足，甚至错误之处，恳请读者不吝赐教。让我们共同努力，为保障食品安全而奋斗。

钱和

目录 | Contents

第一章

概论

学习目标

1. 了解食品链中存在的安全挑战。
2. 理解防控食品安全问题的复杂性。
3. 了解食品安全控制与管理发展现状。
4. 理解食品安全与食品质量的区别和联系。

第一节　食品供应链面临的安全挑战

在全球经济一体化的大环境下，基于全球供应链的食品工业发展迅猛，但同时也面临着食品安全、加工效率、环境压力、经济效益等挑战。食品供应链日趋复杂，牵涉的环节越来越多。因此，食品供应链全球化在让消费者受益的同时，更让食品安全问题变得复杂且棘手。在这种趋势下，我们必须准确了解食品供应链面临的安全挑战，利用 HACCP 原理和质量管理方法，有效预防食品供应链各环节的安全危害。

一、食品供应链的形成与发展

（一）供应链及其管理

供应链是围绕核心企业，从生产原料或配套零件开始到制成中间产品及最终产品、最后由销售网络把产品送到消费者手中的一个由供应商、生产商、分销商直到最终用户所连成的整体功能网链结构。这一概念起源于扩大的生产（Extended Production），将企业的生产活动进行了前伸和后延。在日本丰田公司的精益协作方式中，将供应商的活动视为生产活动的有机组成部分而加以控制和协调（田韦，1992）。哈里森（Harrison）将供应链定义为："供应链是执行采购原材料，将它们转换为中间产品和成品，并且将成品销售到用户的功能网链。"美国的史蒂文斯（Stevens）认为："通过增值过程和分销渠道控制从供应商到用户的流程就是供应链，它开始于供应的源点，结束于消费的终点。"因此，供应链就是通过计划（Plan）、获得（Obtain）、存储（Store）、分销（Distribute）、服务（Serve）等一系列活动而在顾客和供应商之间形成的一种衔接（Interface），从而使企业能满足内外部顾客的需求。GB/T 18354—2006《物流术语》将供应链定义为生产与流通过程中所涉及将产品或服务提供给最终用户的上游与下游企业所形成的网链结构（汤金毅等，2019）。随着 4G、5G 移动网络的不断迭代，供应链逐步进入移动时代。所谓移动供应链是利用无线网络实现供应链的技术，它将原有供应链系统上的客户关系管理功能迁移到手机上，使业务摆脱时间和场所局限，随时随地与公司进行业务平台沟通，有效提高管理效率，推动企业效益增长。

供应链管理是指对整个供应链系统进行计划、协调、操作、控制和优化的各种活动和过程，其目标是将顾客所需的正确的产品，在正确的时间，按照正确的数量、质量和状态送到正确的地点，并使这一过程所耗费的总成本最小。显然，供应链管理是一种体现着整合与协调思想的管理模式，它要求组成供应链系统的成员企业协同运作，共同应对外部市场复杂多变的形势。

供应链管理以市场和客户需求为导向，在核心企业协调下，本着共赢原则、以提高竞争力、市场占有率、客户满意度、获取最大利润为目标（黄新涛，2016），以协同商务、协同竞争为商业运作模式，通过运用现代企业管理技术、信息技术和集成技术，达到对整个供应链上的信息流、物流、资金流、业务流和价值流的有效规划和控制，从而将客户、供应商、制造商、销售商、服务商等合作伙伴连成一个完整的网状结构，形成一个极具竞争力的战略联盟。简单地说，供应链管理就是优化和改进供应链的活动，其对象是供应链组织和它们之间的"流"，应用的方法是集成和协同，目标是满足客户的需求，最终提高供应链的整体竞争能力。

供应链管理是一种先进的管理理念，它的先进性体现在一切以顾客和最终消费者为经营导向，以满足顾客和消费者的最终期望来生产和供应，通过企业间的协作，谋求供应链整体最佳化。成功的供应链管理能够协调并整合供应链中所有的活动，最终成为无缝连接的一体化过程。

（二）食品供应链的形成与发展

20 世纪 90 年代以来，供应链管理的思想已成为学术界以及企业界关注的热门话题，尤其是供应链管理成功地应用于诸如 IBM（International Business Machines Corporation，国际商业机器公司）、DHL（公司三个创始人姓氏之首个字母的缩写，全球物流）等各种行业公司的经营管理之后，食品行业也开始引入供应链管理的思想以提高竞争力。1996 年，Zuurbier 等学者在一般供应链的基础上，首次提出了食品供应链（Food Supply Chain）概念，认为食品供应链管理是从农田到餐桌各节点企业（从事供应链链条上的单一节点而不是流程的企业）降低物流成本、提高产品质量安全和物流服务水平而进行的垂直一体化运作模式（吴威，2014）。因此，食品供应链可定义为：由食品原料供应商、食品生产商、分销商、零售商和消费者所组成的一个链状结构或网状结构（王春丽，2017）。在食品供应链中，以消费者需求为导向，通过物流、资金流、信息流的合理流通，达到满足消费者要求与供应链整体运行成本最小化的平衡状态，最终实现保障供应链的整体利益，达到供应链有效、高效运行的目的（刘玟等，2011）。随着全球经济一体化发展，各国经济社会发展的联系日益密切，全球食品供应链已经进入协同发展的新时代，一个食品安全领域的人类命运共同体正逐步形成。

食品供应链的发展可分为五个阶段：

（1）对食品供应链重要性的认识快速提升，从认为供应链管理是企业的一部分，上升到供应链是企业的核心竞争力，供应链的创新与应用是企业转型升级与商业模式变革的双引擎

（刘文芳，2008）。

（2）食品供应链从推式进入拉式。推式供应链是以生产为中心，制造商以提高生产率、降低单件产品成本获利为驱动源进行生产决策，产品生产出来后从分销商逐级推向用户的供应链。拉式供应链是以顾客为中心，通过对实际需求较为精确的预测来拉动产品生产和服务的供应链（范湘香，2012）。这一变化说明一切从需求出发已成为共识。过去企业特别重视上游，重视采购成本、供应商管理；而现在企业特别重视需求管理，将市场需求放在第一位，这是一个革命性的变化。

（3）从企业内部资源整合开始，扩展到企业外部的资源整合，包括跨界整合。从重视供应链环节到重视供应链协同，通过运作全产业链端到端的供应链协同，以取得降本增效的最大效益。

（4）为了提高食品供应链效率，防止供应链风险，供应链数字化（技术领域）与供应链生态化（社会领域）成为供应链运作必须追求的两个基本目标。

（5）在供应链的支撑系统中，除了人才和科技赋能，供应链金融的作用越来越显著，因为供应链绩效都反映在业务指标上。

产业链、供应链和价值链应三链一体。产业链是创造财富的基础，即实体经济，主要靠工业生产和农业生产；产业链最终的目的是追求 GDP（Gross Domestic Product，国内生产总值），追求价值创造，所以是价值链；产业链能否在价值链中增值，通俗说就是能否赚到钱？关键看供应链。供应链的目的是通过降本增效，流通无碍，取得更大的价值。因此，供应链是手段，通过供应链的整合、优化、协同、开放，使产业链成为有效的价值链。因此，供应链必须是安全、有效、快捷的。

（三）食品供应链的现状与问题

目前，我国食品供应链管理主要涉及四个领域：食品生产、食品供应、食品物流与食品需求，它以同步化、集成化生产计划为指导，以现代信息技术为依托，围绕上述相关领域来组织实施（汪宏，2008）。促进食品供应链管理发展的主要原因有以下几点：

①食品是有"生命"的产品，即有货架期要求，通常期望交货期、生产期越短越好。因为消费者对食品的新鲜程度要求越来越高。

②食品企业必须实行食品供应链管理，才能保证上游有稳定的原料供应，下游有畅通的销售渠道。

③科技进步是把双刃剑。化肥、农药、兽药、动植物激素、转基因等，本意是增加农产品产量，但同时也带来了各种食品安全问题，激发了消费者对食品从农田到餐桌整个食品供应链各环节质量安全情况的知情需求。

④相关法律法规对食品生产经营企业提出了全程可追溯的要求，因此，食品企业不得不按照食品供应链管理的思想来经营，更何况这种管理方式有助于企业降低成本，稳定发展。

食品行业是个特殊的行业，它关系到人们的日常生活质量和全社会的健康，所以对食品的保质期、卫生条件、存储条件等都有很高的要求。这使得食品供应链有其特殊性：需要复杂的储存、运输条件，对原材料、包装物、产成品的保存条件等要求都非常高（陈兵兵，2004）。目前我国食品供应链管理的发展存在不少一时难以解决的问题：

（1）从食品供应链源头农业的种植和养殖来分析　长期以来我国农业产业链中供应链成员对抗多于合作，各自为政，整体效益不高。一方面农户作为食品供应链源头的产地原料供应商，数量巨大，分布较广，不但管理难度大，而且源头物流工作复杂烦琐。另一方面，农业供应链系统覆盖了农村与城市、落后地区与发达地区，由于农业供应链物流基础设施落后等因素，导致物流供应链系统优化工作难度较大。

（2）从食品加工环节分析　虽然近年来食品领域骨干企业不断壮大，生产集中度进一步提升，但是我国食品产业基础依然薄弱，量大面广的消费总量，"小、散、乱、低"占80%以上的产业基础，尚不规范的产销秩序，落后的冷链物流基础设施，相对缺失的诚信环境，较低的从业人员素质，滞后的企业主体责任意识等仍是制约我国食品供应链管理的主要因素，存在的食品安全隐患较多，严重影响了我国食品企业的总体成熟度，也不利于我们融入国际食品供应链管理体系之中。

（3）从食品流通过程分析　存在的主要问题：①规模效应难以体现。虽然过去几年中食品企业经历了兼并重组的高潮，但由于并没有或者很少有企业能将企业资源有机整合，没有充分利用供应链管理思想优化企业，从而使得重组后企业规模效应难以体现；②我国食品供应链缺乏统一标准，物流运输基础设施落后，尤其是冷链物流工具设施得不到保障，易腐烂食品从产地收购、加工、储藏一直到消费的各个环节不能完全处于冷链环境下，导致食品运送损耗高。据统计，我国生鲜农产品物流损耗率较大，分别为：果蔬20%、肉类8%、水产品11%、粮食8%，生鲜食品冷链流通率仅8%，储运损耗方面损失高达千亿元人民币。

（四）食品供应链的特点与应用

由于食品原材料的来源与农业生产紧密相关，食品又是人们生活中消费弹性小的必需品，是一种保质期短，容易腐败，消耗量大的快速消费品，所以，食品供应链与其他行业的供应链迥异，其具有以下特点：

（1）对环境的依赖性强　种植或养殖环境、生产环境、储存环境、运输环境、销售环境，甚至社会经济环境，对食品供应链都有极其重要的影响，这些影响主要表现在食品安全、食品价格和供应量等方面。

（2）原料与成品的消费周期短、过程环节多、风险高　食品，特别是食品原料，具有容易腐败，但对新鲜度要求高等特点，因此，食品供应链各环节都有严格控制时间和温度的要求，可是从原材料的采购到最终消费，食品供应链包括了种植/养殖、加工、储运保鲜、流通、销售等众多环节，每个环节都有可能引入或增加风险，因此要求食品供应链在设计运作时必须力求高效，同时各个环节都必须采取防控措施，有效保证食品质量安全，这样不免会增加成本，影响食品价值的增值。

（3）对冷链物流技术依赖性较强　冷链物流指从生产、储藏、运输、销售，直到最终消费前的各个环节使易腐、生鲜食品始终处于规定的低温环境，保证食品质量，减少食品损耗的特殊供应链体系（郝红强，2013）。因此，这一环节不仅需要依赖冷链运输系统的技术水平，以确保获得稳定的低温环境，而且还需要有较高的冷库等储存场所冷控技术水平，这样才能最终确保消费食品的质量安全。

（4）市场不确定性大　农业生产有明显的季节性，因此，食品原料的供应受农产品生产季节性的制约，有些农产品在成熟季节和非成熟季节的市场需求和价格波动较大。由于食品的特殊性，导致食品供应链对市场不确定性难以通过增加库存加以平衡。合理利用市场反馈的信息是正确决策的有效手段，但由此引发的投机行为又会增加管理风险。

（5）供应链管理过程中外包比例较大，风险性高　食品属于快消产品，且产品单值较低，为了降低物流成本，往往会外包相关业务而不会自建系统以提高成本，这样就增加了管理风险，同时更增加了因储存和运输过程控制不当而发生腐败变质，甚至导致食品安全事件的风险。在政府和消费者对食品安全的关注下，一旦出现食品安全问题，该生产商的产品将很难再得到消费者的信赖，并且，影响的不仅仅是一个企业，而是整个供应链。

（6）食品电子商务、跨境直邮模式等"新零售"模式，使食品供应链既长又复杂　由于互联网的虚拟性和广域性，使食品在交易过程中更加隐蔽，导致食品质量监督不到位、食品安全监管体系落后、网络市场规范化经营管理不细致，同时食品网点经营者的道德素质参差不齐，部分经营者诚信缺失，行业自律性差，造成大部分不良商家和企业利用互联网的虚拟性隐匿在网络环境中，攫取利益最大化，不断危害食品安全市场，给原本严峻的食品安全问题提出了更高的挑战（郝红强，2013）。

总之，食品供应链的链条越长、越复杂，食品受到污染和腐败变质的风险也越高；同时，食品安全危害还有沿着食品供应链传递和积累的特性，每一环节都在"承上启下"式地接受上游传递过来的风险，同时又向下游传递过去。由于食品系统和人类系统都有自身的动态行为，因而我们不能完全、准确地预测在食品供应链每个环节中的情况。但是，危害分析与关键控制点（HACCP）原理给我们提供了一个系统、科学的思维方法，有助于我们做到防患于未然，同时还能做到实时纠偏，亡羊补牢。

食品供应链的应用，主要在于它给我们提供了一个跳出供应链、俯视供应链的场景。当我们将一个具体的食品供应链描述出来时，就会明白虽然食品供应链是一个复杂的网状结构，采用单纯的链状结构不能准确描述食品供应链，但是它本质上仍然是企业（主体）对产品（客体）不断单向作用的一个系统。我们可以基于这个系统实现食品全程可追溯，向上溯源找出问题的源头，向下追踪找出问题产品的流向；在选择合格的供应商时，我们甚至可以关注到供应商的供应者，考察他对产品质量的影响；在确定经销商时，我们还可以关注到经销商的分销商是否合格。所谓事出有因，在此处就是指所有食品安全事件都能够沿着食品供应链，通过物流和信息流找出导致事件的根本原因，即准确找出问题的源头，从根源上彻底解决问题。

国际标准化组织（ISO）在《食品安全管理体系　食品链中各类组织的要求》（ISO 22000：2018）标准中，鼓励企业在制定、实施和改进食品安全管理体系时采纳食品链方法。明确指出，组织需要在建立和实施食品安全管理体系时考虑其先遣和后续操作的影响。但是，组织自身可能或不能控制来源于食品链的食品安全危害。为了确保这些危害也得到控制，组织应识别在供应链中可能对组织的产品造成影响的组织（上游组织），和可能因组织的食品安全相关操作而影响其产品特性的组织（下游组织）。为了了解和控制相关的危害，组织应与其上下游组织建立、实施和保持有效的沟通机制。

二、　国内外食品安全现状与问题

食品安全问题是全球共同面临的重大挑战。2003 年联合国粮农组织/世界卫生组织将食品安全定义："食品安全是指控制所有那些危害，无论是慢性的还是急性的，这些危害会使食物有害于消费者健康"。《中华人民共和国食品安全法》定义："食品安全，指食品无毒、无害，符合应当有的营养要求，对人体健康不造成任何急性、亚急性或者慢性危害"。

食品安全问题具有历史性特征和社会治理特点，不同经济发展阶段所表现的食品安全问题具有不同特征，治理重点和措施也不同。从历史的角度分析，食品安全问题具有典型的阶段性特征：

（1）经济发展早期，供应量不足时，食品安全问题的主要表现是掺杂使假、经济欺诈。

（2）工业经济高速发展期，环境污染、农业化学投入品、非法添加物等成为食品安全主要问题。

（3）在世界经济逐步一体化的新常态下，突发性致病菌污染（包括耐药性致病菌）、畜禽疫病流行、生物恐怖主义、经济利益驱动型掺假等构成食品安全的主要威胁。从某种程度上讲，引发当前世界各国食品安全问题的主要诱因大多是一些现代因素，如以农兽药、化肥为代表的化学制品的发展，加工环节超剂量、超范围使用食品添加剂，经济利益驱动型掺假制假，食品供应链的延长和食品消费的多元化等。这些问题是世界各国面临的共同挑战。

经济新常态下，我国食品安全问题主要集中在以下几方面：

（1）食源性致病菌及其耐药性风险呈增加趋势；

（2）环境污染仍是影响食品安全的重大隐患；

（3）经济利益驱动型掺假制假依然是引发食品安全问题的主要因素；

（4）以食品电商为代表的新产业、新业态引入食品安全新风险；

（5）"一带一路"新通道增加了进口食品风险，特别是畜禽疫病和植物病虫害。

总之，我国的食品安全问题既需面对全球食品安全面临的挑战，又具有自身发展阶段的特定特征。

食品安全保障既要面对已明确的食品安全危害，又要预防潜在的风险。国家和企业都不得不面对各种现实的和潜在的挑战，如：致病微生物耐药性加强，危害增强；生态环境污染情况不明，治理任重道远；如何快速筛查和准确检测假冒伪劣食品，保障消费者权益和健康；食品产业不断转型升级，新问题、新危害的预防和治理；从种植/养殖、加工、流通到消费，整个食品供应链的规范、诚信经营；进口食品带来的新疫情、新虫害等。食品供应链上每个节点企业都有责任向消费者提供始终如一的高质量的安全食品，这是企业长久发展、创立品牌形象的基础和法宝。

三、 防控食品安全问题的几个观点

食品安全问题是一个综合性的复杂问题。从宏观角度分析，防控食品安全问题需要国家机制，需要从国家层面制定一系列与时俱进的食品安全法律法规和标准，监管食品供应链以保障消费者权益和健康；从方法角度分析，防控食品安全问题需要风险分析的科学结果来帮助决策，需要针对"从农田到餐桌"的食品供应链采取预防和监控措施；从社会层面分析，需要依赖食品安全科技支撑体系，建立有效的社会共治机制，监督企业诚信自律；从食品供应链本身来分析，那就需要依据危害分析与关键控制点（HACCP）原理，运用现代质量管理的思想，控制和管理好食品供应链中每个环节，有效防控食品安全问题。

尽管预防是食品安全管理的核心，HACCP原理是找准靶心的工具，但是，这个世界没有零风险事件，有些事确实是防不胜防，因此，需要食品生产经营企业采取食品安全防护措施，制订食品安全事件应急响应计划，在做好日常食品安全卫生管理的同时，也做好应对突发事件的各项措施。这些就是食品供应链中各节点企业（如食品原料的种植/养殖、原辅材料生产商、供应商、食品制造商、批发商、零件商、物流公司以及最终用户）所面临的挑战。

防控食品安全问题的关键观点：

（1）所有产品都符合食品安全标准的要求，全部合格，但是质量不一定很好。因此，在制定食品安全防控措施时，不能只关注食品安全危害，而忽略了食品质量危害，这是食品的特殊性所导致的，食品必须满足消费者对色、香、味、形的要求。

（2）可能出问题的地方一定会出问题。

（3）不可能出问题的地方，也可能出问题。

（4）未来防控食品安全问题的重点，将从关注食品体系本身，发展到兼顾食品体系和人类行为特征，通过提高人的主观能动性，更好地保障食品安全。

第二节 食品安全控制技术的现状与发展

食品安全控制是以技术为手段，以管理为方法，以食品供应链为控制对象，为达到食品安全相关标准所规定的要求，在食品生产全过程中，针对每一环节或每一过程所采取的专业技术作业过程及其安全管理过程的控制。专业技术作业过程指食品的设计、工艺、生产、检验、储存等；安全管理过程的控制指管理职责、资源、测量分析、改进以及各种评审活动等。如对餐饮业而言，专业技术作业过程除了采购、预处理、烹饪以外，还包括具体的服务过程。食品安全控制的基础是过程控制，无论是制造过程还是管理过程，都必须严格按照程序和规范进行。只有控制好所有与安全相关的过程和管理措施，特别是关键控制过程，使其始终处于完全受控状态，才能有效保障食品安全。

一、 食品安全控制内容的变化

现代食品安全控制内容的变化相当大，包含了食品安全的所有属性以及影响食品安全的所有过程，涉及"从农田到餐桌"整个食品供应链中的每个环节。首先针对食品供应链中每一环节，进行危害分析，确定各环节中影响食品安全的因素，如生物危害、化学危害、物理危害以及食品存在的条件；然后对这些危害采取一系列针对性的控制措施，具体包括针对卫生和生产环境的控制（如 ISO 22000：2018 中所阐述的前提方案与操作性前提方案）、对食品安全危害的控制（如 HACCP 计划）、对生产工艺过程的技术控制（标准操作规程，SOP）等。因此，食品安全控制是包含食品卫生、食品安全、食品加工过程等一系列安全控制措施的组合。

食品安全控制的主要内容如下：

（1）食品原料产地环境检测与控制。产地环境污染直接或间接影响食品安全。产地环境污染主要是指大气污染、水体污染和土壤污染。对产地环境的监测和产地污染的防治，有助于从源头上确保食品安全。

（2）生产加工过程中检测与控制。根据食品安全控制的要求，需要：对采购的原材料进行检测验收；对生产过程中的关键控制点进行监测和评估；对食品的货架期及安全性进行检测和评估；对出厂产品的进行检测以确定其是否合格。

（3）假冒伪劣原辅料、各类食品、食品添加剂以及违规添加的非食用物质，都需要借助检测方法来判别其真伪与是否合规。

二、 食品安全检测技术的发展

食品检测不是食品安全控制的全部，它从属于食品安全控制，是食品安全控制的重要措施。近年来发展迅速的检测技术是在线检测和无损检测。

（一）在线检测技术的发展

1. 近红外光谱在线检测

近红外光谱技术主要是由物质分子中含氢基团非谐振性振动产生的倍频和合频吸收一致的特性，来检测样本内部品质信息，在线检测方式主要为漫反射、透射和漫透射。在进行光学动态在线检测时，根据检测样品的种类、物态、形状等特征，所选的检测方式不同。漫反射式结构简单，检测速度快，主要采集浅表层信息，因此主要适用于检测果皮较薄的果蔬和肉类；透射式结构有足够的光强，可以检测整个样品信息，因此主要适用于检测皮厚的果蔬；漫透射式结构受外界的杂光影响较小、精度高，检测结果较为准确，因此主要适用于检测果蔬内部褐变和肉类。

目前，利用该技术对水果和肉类等农副加工产品的在线监测研究表明，近红外光谱在线检测技术具有快速、无预处理、环保等特点，不仅可以对食品的颜色、形状、纹理等外部品质进行检测，同时还可以对脂肪、蛋白质等内部品质进行检测，利用它代替那些传统、复杂的静态和人工检测技术，可以实现高效的在线无损检测。如利用红外线光谱来对苹果的甜度和硬度进行质量检测，根据对光谱数据的相关分析，建立苹果品质的相关数学模型，采用光度计对苹果的含糖量进行分析预测（李敏等，2008）。但受限于检测设备性能和检测环境，检测精密度降低，加之模型库不完善，适应性差，该技术当前尚不能广泛推广。但随着硬件系统的完善、补偿算法的优化、可描述模型的建立、校正模型转移和模型库共享，光学在线检测技术将在食品品质检测方面有更加广泛的应用。

2. 人工嗅觉检测技术

人工嗅觉系统就是现在人们所说的电子鼻，它是一种20世纪90年代发展起来的新颖的分析、识别和检测复杂气味及大多数挥发性成分的仪器。通过模拟人的嗅觉形成系统进行工作，气味分子被人工嗅觉系统中的传感器阵列吸附，产生信号，生成的信号经预处理供处理与传输，最后，将处理后的信号经模式识别系统做出判断（石志标等，2004）。

目前，在食品行业，不少产品的质量评估和等级分类主要靠人的嗅觉进行判断，这类工作通常需要训练有素、经验丰富的专职人员进行。但培养一名专职的嗅味鉴别人员不仅要投入大量的费用，而且周期很长，判断结果随鉴别人员的年龄、性别、识别能力、语言文字表达能力、身体状态、情绪变化及嗜好的不同产生不同的结果。食品气味测定方法中用的最多的是气相色谱法，但该法费时，且设备较大，不适用于现场快速检测。一种客观准确的嗅味鉴别方法来代替人工品闻嗅味和挥发物是人们多年来的期望。人工嗅觉技术操作快速简便，样品不需要前处理，测定一个样品通常只需要几分钟至几十分钟。与传统的感官评定方法相比，人工嗅觉技术更为快速、客观、重复性更高。

在食品感官质量评判方面，采用模拟天然气味识别系统为特征的电子鼻，可得到具有相当精度的多组分信息，对食品感官质量评判的结果可成倍提高，当某种香料香精的香气质量或香型经专业技术人员评定以后，电子鼻系统将其作为学习样本来学习，通过神经网络方法，在学习中不断调整其权值，电子鼻系统在学习并掌握了必要的知识之后，对一种香气就可以通过一次测量，迅速给出其香气质量得分或香型，这样的电子鼻就具有了某种程度的智能，可以部分代替人来评定香气的质量或确定香气的类型（高大启等，2001）。不同等级的食品有不同的气味。根据食品气味进行分级就是对内在质量进行分级，如用电子鼻则可实现对咖啡、威士忌、啤酒等食品进行分级。

在食品加工中常常要对食品的某些成分进行检测分析，如酒类中香气成分分析，肉类食品腐烂程度的确定等。凡是具有气味的食品均可用电子鼻系统对其进行某些方面的质量分析。电子鼻可以用来检测鱼、肉、蔬菜和水果等的新鲜度，贮藏的粮食和进口的货物是否发生霉烂变质，谷物分类，对禽类进行沙门氏菌检疫。在生产过程中，可以用它实现烹调、发酵和存储等过程的监测，以及环境中是否出现异常气味等。

3. 生物传感器检测技术

生物传感器是最近几十年才发展的一种新型的测量技术，它的出现让食品安全更有保证，它是生命科学和电子信息学、纳米材料科学、食品安全科学等学科相互融合、渗透、交叉的一个科学领域。生物传感器是一种分析检测装置，它是由生物活性物质，比如酶、蛋白质、抗体或抗原、DNA、生物膜等作为敏感元件，利用适当的换能器有机结合在一起组成的。其工作原理是根据扩散作用将待测的物质融入生物活性材料中，在材料中利用分子的识别作用和分子识别元件通过结合发生反应，产生的信息经过信号转换元件转换成能够接受的信息，经过电子测量仪放大，再通过特殊处理后输出得到待测物浓度。生物传感器具有选择性好、分析速度快、成本低、灵敏度高等优点，在复杂的体系中能进行活体的在线检测。由于它具有自动化、微型化、集成化等特点，近三十年发展迅速，在临床医学、食品安全、医药化工、环境监测、医药化工等方面都被广泛应用。国内外已经利用生物传感器开展了对食品中的农药残留、食品添加剂、重金属、激素等方面的检测工作，利用电化学免疫传感器和光纤传感器等都可以对食品中的毒素进行检测，利用抗原-抗体反应制得的生物传感器对金黄色黄曲霉毒素的检测有很好的效果；酶免疫传感器具有快速、特异、高效等特点，是快速检测致病微生物的新方法，在我国已经被广泛应用。DNA技术用于鉴定微生物种类很有优势，现已研发出DNA微型传感器，利用DNA片段探头就可以完成检测，该方法能快速、有效地确定食品中的菌类。现在传感器在食品安全检测中应用非常广泛（王彬，2018）。

4. 免疫检测试剂条检测技术

食品免疫检测技术涉及酶联免疫检测技术、单克隆抗体检测技术和荧光免疫检测技术等多种技术。免疫检测技术的高效性、特异性决定了其检测效果和检测速度（左功平，2017）。免疫检测试剂条就是实时免疫学检测技术，它将抗原或抗体固定结合在适当的膜上，检测时只需将测试样品提取液滴加在试剂条上就可以在几十分钟或几分钟内得到检测结果。将各种放大技术（例如脂质体放大技术）和试剂条相结合产生的生物放大试剂条，不仅可以缩短检测时间，还可以大大提高检测的灵敏度。

5. 核磁共振（NMR）技术

核磁共振法（Nuclear Magnetic Resonance，NMR）最初只应用于物理科学领域，随着超导技术、计算机技术和脉冲傅立叶变换波谱仪的迅速发展，核磁共振已成为当今鉴定有机化合物结构和研究化学动力学等的极为重要的方法，其功能及应用领域正在逐渐扩大。核磁共振技术在食品科学领域中的研究应用始于20世纪70年代初期，该技术利用某些有磁性的原子核在外加直流磁场作用下吸收能量，产生原子核能级间的跃迁，通过纵向弛豫、横向弛豫、自旋回波和自由感应衰减等参数研究高分子结构和性质。核磁共振检测技术具有制样方便，测定快速，精度高，重现性好，可以从空间上直观反映食品内部结构特性的特点。受材料样本大小与外观色泽的影响较小，而且是一种非破坏性的检测方法，具备快速、无损的双重优点。但也有仪器造价昂贵、信号分析较为专一、对分析人员的专业要求较高等尚待改进的地方。

（二）无损检测技术的发展

食品消费升级中增长最快的一个品类是坚果。如何在带壳的情况下，不破坏果壳，来检测里面的坚果仁是否发霉等，就需要无损检测技术。

随着电子技术、生物技术、光学技术等新型检测技术的发展，高效、灵敏和快捷的检测手段已逐步得到重视并逐渐替代传统的检测方法。其检测过程主要由数据或信号采集、数据处理、信号控制三大部分组成。信号控制的目的是将检测结果在显示器上显示，或为了下一工序输出控制信号；数据处理主要是指利用计算机等先进手段，运用数学知识进行数据的分析处理；而数据或信号采集是无损伤检测中的重点，也是难点。重点是指数据的采集将对得出正确结论起着关键作用，难点是指检测方法、手段如何选择运用。无损检测技术在现代机电一体化水果分选分级系统中得到了充分应用，对分级自动化的发展起着关键性作用，它已经成为研究开发的重点（韩东海，2012）。

无损检测技术在食品质量与安全领域发挥的作用越来越大，它能实现在不伤害或不影响检测对象物理化学性能的前提下，利用光、声、电、磁和力等的传感特性对检测对象进行缺陷、化学和物理参数等的测定，从而达到无损检测。主要的检测方法有光学法、磁学法、力学法和其他一些方法。光学法主要应用到一些具体成分的分析、杂质分析、产品的缺陷等的分析。电磁法主要的应用成果有核磁共振和电子共鸣等方面。力学法主要是利用农产品的力学特性（如振动频率、振动吸收、硬度、弹性等）进行检测的方法。当前，该技术已开始应用于农产品、畜产品、水产品、果蔬产品的品质检测和有害残留物质检测，这种技术可以避免检测过程中样品的成分和营养损失，而且具有检测速度快、实时在线、节约时间和费用的特点，因此，较多无损检测技术也具备在线检测的功能，是一种值得研究和推广的检测手段。

1. 机器视觉检测技术

机器视觉，也称计算机视觉。它是利用一个代替人眼的图像传感器获取物体的图像，将其转换成数字图像，并利用计算机模拟人的判别准则去理解和识别，达到分析和得出结论的目的。该项技术是20世纪中期在摇感图像处理和医学图像处理技术成功应用的基础上逐渐兴起的，并应用于多个领域。目前，计算机视觉技术在农产品和食品检测的应用研究日益增加，农产品的生产过程和食品的加工过程会受到自然和人为等复杂因素的影响，产品品质差异很大，如大小、形状、颜色等都是变化的。计算机视觉不仅具备人眼的功能，还具备人的部分功能，能够在检测中具有足够的调节能力来适应这些变化，计算机视觉技术可以检测农产品和食品大小、形状、颜色、表面裂纹和表面缺陷及损伤。通过对食品图像的检测识别，计算机视觉技术可以分析出食品颜色等级、新鲜程度及成熟度的定量指标，其工作原理是依据此前技术相对成熟的图像识别技术进行转化，使得该技术适合对食品成分以及各项指标的检测。由于成熟度不同的水果表现出不同颜色，因此科学家根据这一特性，指定了大量的观测试验，将水果生长不同阶段的颜色记录下来，并将颜色匹配成相同色号储存在计算机中，编制相应的测试程序，当需要检测食品的成熟度时，就可以对水果进行高清拍照，将照片输入电脑系统，并对其进行扫描，得出水果色号，将得出的结果和原先设定的系列色号进行对比，比较之后就能得出检测水果的成熟度（史晓亚等，2017）。

该技术的优点是速度快，信息量大，可一次完成多个品质指标的检测，还可完成定量指标的测量。另外就是精确度高，能够克服人眼的差异和视觉疲劳，可应用于鸡蛋、水果、蔬菜等的分级。

2. 紫外光检测法

紫外线的定义是波长为200~380nm的紫外光线，紫外光检测的主要原理就是依据待测物紫外线吸收的程度对其生物污染进行评价。紫外检测方法有两种：紫外照片法和紫外荧光法，前者根据紫外照射的吸收程度，记录照片浓淡；后者将紫外线作为激发光，记录可见区域荧光图像浓淡。该检测技术可检测被微生物污染的鸡蛋、花生黄曲霉毒素、黄瓜的新鲜度、鱼脊肉片中的残留鱼骨、小鱼干中的异物。在进行柑橘感染检测时，通过白炽灯进行照射可以通过人眼检测，然而使用CCD（Charge Coupled Device）摄像机却很难进行检测，这主要是由于其实际颜色相差不大。因此，可以通过紫外线进行图像检测，当紫外线进行照射时，其正常部位以及病变部位发出的光相差极大，因此可以用来进行柑橘的检测。

3. 可见光在无损检测中的应用

可见光的波长范围在380~780nm。波长不同的电磁波，引起人眼的颜色感觉不同，结合CCD系统利用反射光摄取图像，可自动解析得出结论，食品中的异物检测系统也可利用透射光或反射光进行操作。可见光无损检测是物料外观（颜色、大小、伤疤、形状、粗细、弯曲度等）检测和评价不可或缺的重要技术。

4. 高光谱法及其应用

高光谱成像是一种在测得的大量连续的光谱带上同时获得空间位置的成像技术，因此每个高光谱图像的像素单元都包含光谱信息。高光谱图像是三维的，其中的两维是图像的横纵坐标信息（以坐标x和y表示），第三维是光谱信息（以A表示）。高光谱成像技术进行食品品质检测的原理是在特定波长处，食品不同的化学组成和物理特征有着不同的反射比、分散度、吸收度以及电磁能，不同波长处的关键峰值可以表示不同化合物的物质属性（光谱指纹），通过分并根据高光谱图像提供的光谱空间分布信息，实现食品品质信息的可视化表达，从而实现食品的分级和品质检测工作（刘燕德等，2015）。

5. 近红外显微法及其应用

近红外显微成像分析（NIR Micro-Imaging Analysis）属于化学成像分析，该技术是一种将成像技术和光谱分析相结合的新型分析技术，在国际上处于刚起步阶段，在国内尚未被广泛认识。近红外显微成像技术几乎具有近红外光谱技术的一切特点，例如，不需将样品进行复杂的预处理，即可直接采集图像。该项分析技术的原理是采用极细的（微米级）近红外光束逐点采集视野内指定区域中各像素的近红外光谱，并用所采集到的光谱构成近红外显微图像。其数据不同于传统的光谱数据，而是包含了空间坐标（x、y）、波数（λ）和吸光度（A）的多维数据，图像上的每一个像素都是一条完整的近红外光谱，近红外显微成像技术不仅提供了样品微区的光谱信息，还提供了样品在微区的空间分布信息，在一定程度上为排除其他物质的干扰提供了可能。由此可见，近红外显微成像技术会在农产品质量安全快速检测中发挥其快速、无损、环境友好以及可在线分析的优点，对农产品质量安全监管及快速筛查提供一定的参考价值。

6. 拉曼光谱法及其应用

拉曼光谱是利用散射光的强度与拉曼位移作图而产生并获得基于键的延伸和弯曲振动模式

的信息。拉曼光谱法快速、简单、可重复，更重要的是可实现无损伤的定性、定量分析，无需样品准备，可直接通过光纤探头或者通过玻璃、石英和光纤测量。由于水的拉曼散射很微弱，拉曼光谱是研究水溶液中的生物样品和化合物的理想工具。拉曼光谱谱峰清晰尖锐，更适合定量研究、数据库搜索，以及运用差异分析进行定性研究。在化学结构分析中，独立的拉曼区间的强度可以和功能基团的数量相关。因为激光束的直径在它的聚焦部位通常只有 0.2~2mm，常规拉曼光谱只需要少量的样品就可以得到。这是拉曼光谱相对常规红外光谱一个很大的优势。而且，拉曼显微镜物镜可将激光束进一步聚焦至 20μm 甚至更小，可分析更小面积的样品。共振拉曼效应可以用来有选择性地增强生物大分子特征发色基团的振动，这些发色基团的拉曼光强能被选择性地增强 1000~10000 倍。拉曼光谱在糖类、蛋白质、脂肪、DNA、维生素和色素等成分分析中具有广泛应用。在食品工业快速检测、质量控制、无损检测等方面，拉曼光谱也发挥着越来越大的作用（伍林等，2005）。

7. 射线法及其应用

射线法是利用原子核崩溃时生成的高能量的电磁波以及粒子的方法，对物质的高透过性检测物质内部的物理缺陷、构造进行检测，X 射线数据利用图像法处理并得出结论。X 射线源由于可以小型化，在医疗器械上应用广泛。在农产品、食品检测方面，主要用于检测农产品的内部缺陷和食品中的异物以及计算外形尺寸。基于面阵检测器采集的图像，信息全面、直观、判断准确，被广泛应用。在生产实践中，对于一些特殊检测指标，为了减少数据处理时间，提高生产率，还可采用波形法。波形法特指面阵上的某一点或检测器只有一点时获取的波形。

8. 电学法及其应用

电学法是利用测量物的电导率、电阻抗等特性检测物性的方法。当被测物为固体时，该方法需将电极插入被测物中测量。通过对电学测量方法的不断改进，其应用范围越来越广。其因生物传感器通过特制的物质吸附引起电导率、电阻抗的变化，所以划归为电学方法。例如，苹果品质介电无损检测果品介电特性参数的测定方法是将待测果品直接放入实验平台的两平行电极板间测定其介电特性参数值。根据果品与电极板接触与否，果品介电特性检测方法可分为接触法和非接触法，都属于无损检测。实验表明，介电特性参数的检测结果基本可以反映水果的实际品质情况。因此，基于介电特性的无损检测技术实现果品品质在线无损自动化评定是完全可行的。农产品的介电特性无损检测系统主要由 4 部分组成，即精确的介电特性参数测量仪器、放置待测样品的夹具、分析处理样品介电特性参数测量数据的软件和计算机。

9. 力学法及其应用

力学方法是利用农产品的力学特性（如振动频率、振动吸收、硬度、弹性等）进行检测的方法。利用声波和振动可测出农产品的品质指标和内部组织状态，比如农产品的密度、颜色、外部形态、气味、颜色等，例如利用超声波透射法测定牛乳中脂肪含量及大豆水分；利用超声波在物体中密度有差异处的反射波不同来检测家禽的肉质、脂肪层厚度、里脊肉断面等；利用激振法或打击反响音法测定苹果、西瓜等成熟度和内部缺陷以及测定禽蛋、罐头食品的新鲜度等方面都有很广泛的应用。在检测成熟度时主要是根据对不同水果打击产生的声波特性随着果肉的不同而发生变化的原理，这种打击声波衰减的波形的不同可以预测水果不同部位的成熟度的不同，利用相应的电子计算机设备可以对波形进行解析，从而就可以测定水果的成熟度。

10. 太赫兹光谱法及其应用

太赫兹波（又称 THz 波、T 射线）通常是指频率在 0.1~10THz（1THz = 10⁴GHz）范围内的电磁辐射，在电磁波谱上位于微波和红外线之间。THz 频段是一个非常有科学价值但尚未被完全认识和利用的一个电磁辐射区域。太赫兹波对于很多介电材料和非极性的液体有良好的穿透性，可对不透明物体进行透视成像，因此有望作为 X 射线成像和超声波成像等技术的补充，用于安全检查或者在质量控制中进行无损探伤。太赫兹波具备低能性，频率为 1THz 的电磁波的光子能量只有大约 4meV，约为 X 射线光子能量的百万分之一，不会使得生物分子产生光致电离，这一点在针对旅客身体的安全检查、生物医学的检测和诊断等应用中尤其重要，如利用太赫兹时域光谱技术研究酶的特性、进行 DNA 鉴别等。另外，由于水对太赫兹波有非常强烈的吸收，太赫兹波不能穿透人体的皮肤，因此即使强烈的太赫兹辐射，对人体的影响也只能停留在皮肤表层，而不像微波可以穿透到人体的内部。太赫兹波具备指纹特性，不同分子对于太赫兹波的吸收和衍射特性的不同，可以使用太赫兹波对物质的成分进行鉴定和分析。不同的分子对于太赫兹波的吸收和色散特性是与分子的振动和转动能级有关的偶极跃迁相联系的，而分子的偶极跃迁就如同人的指纹，是千差万别的，因此可以通过光谱分析实现分子的识别，就如人的指纹识别一样。

已有研究（戚淑叶等，2012）表明可用太赫兹时域光谱无损检测核桃。核桃含水量低，且壳的主要成分为木素、纤维素和半纤维素，可有效发挥太赫兹技术高透性检测的优势，利用太赫兹技术的指纹特性可知变质核桃太赫兹谱图特征区别于正常核桃，通过两者谱图的比较分析可判别虫蛀或霉变的异常核桃，以解决变质核桃的剔除问题。

第三节　食品安全管理体系的现状与发展

食品对安全的要求永远是第一位的。食品安全问题不仅直接威胁到消费者，而且还直接或间接影响到食品生产、运输和销售组织或其他相关组织的商誉，甚至还影响到食品主管机构或政府的公信度。对食品生产经营企业而言，可以通过对食品安全管理体系有效性的自我声明和来自第三方的评定结果，向社会证实其控制食品安全危害的能力，证实其可持续、稳定地提供符合食品安全要求的终产品，满足顾客对食品安全要求，使组织将其食品安全要求与其经营目的有机地统一。对政府而言，敦促食品生产经营企业建立和实施食品安全管理体系，有助于落实食品生产经营企业的主体责任，建立食品安全科学评估制度、食品安全监测与监督抽查制度、食品全程追溯制度和突发食品安全事件应急处理机制，有效保障食品安全。

一、　食品安全管理体系的起源

（一）HACCP 体系的起源与发展

危害分析与关键控制点（Hazard Analysis and Critical Control Points，HACCP）由七项原理组成（钱和，2003）。HACCP 的发音与"Has-sip"一样，要为它取一个简单的名字相当困难。HACCP 的概念是：以认可的原理为基础，结合食品工艺学、微生物学、化学和物理学、风险分析和质量管理等方面的知识，以体系的方法进行食品安全管理。目的是确定食品供应链内所有环节中可能发生的危害，并加以控制，以防止危害发生。HACCP 原理非常合乎逻辑，可贯穿于从农田到餐桌的所有环节，包括所有中间加工环节和配送过程。可以认为，HACCP 原理的应用模式，就是食品安全管理体系的初始模型。

食品工业中 HACCP 体系的概念和起源与品食乐（Phillsbury）公司和美国航空航天局（The National Aeronautics and Space Agency，NASA）承担的阿波罗航空计划有关，该计划是专为研制太空食品而制定的。后来由于美国航空航天局、美国空军 Natick 实验室、美国空军实验室规划小组（U.S. Air Force Space Laboratory Project Group）的参与及合作，Pillsbury 公司得以进一步发展与完善 HACCP 原理。

1959 年，Pillsbury 公司受命生产宇航员在无重力作用的太空舱中食用的食品。那时科学家们对食品，尤其是微粒状食品在无重力太空舱中的行为毫无概念。当时解决这个问题最保守的办法就是将食品胶合起来，再覆盖一层食用软膜，以避免食品粉碎而导致太空舱中空气污染。但是，这一任务最大的难点是要尽可能保证用于太空中的食品具有 100% 安全性，不能被细菌、滤过性病毒、毒素和化学试剂污染，也不能含有可能导致疾病或损伤的物理危害。因为，食品中的任何危害都有可能导致太空计划的失败甚至灾难。研究初期，Pillsbury 公司决定采用当时普遍使用的传统的质量控制技术，因为舍此也别无其他妙法保证食品不会出现问题。但是，随着研究的深入，发现要确定食品是否可靠，其实验工作量相当大。事实上，生产出来的每批食品，绝大部分用于实验，只有一小部分供给太空飞行员，因为食品检验过程对样品而言是破坏性的，经过微生物和化学分析后的食品是不能食用的。由此产生两个问题：

（1）如何研究一项新技术，帮助我们使食品尽可能地具有 100% 的安全性？

（2）既然食品公司拥有充足的理由不执行对产品的破坏性试验，那么是否有可靠、简便、经济的方法来保证食品的安全性？即能否通过对原料、加工过程及产品最低限量的检验来保证食品的安全性？

为此，Pillsbury 公司研究了 NASA 采用的零缺陷方案，发现它是为硬件设计的，这种用于硬件的测试形式，如 X 射线、超声波是非破坏性的，虽然符合研究目的，但不适用于食品检验。为了建立一个更好的食品质量控制体系，Pillsbury 公司决定采用一个新方法来解决上述问题。经过广泛的研究，在 W. Edward Eming "全面质量管理原则" 的启发下，研究人员认为，唯一可行的方法就是建立一个 "预防体系"。研究小组以失效模式和效果分析（Failure Mode and Effect Analysis，FMEA）等工程概念为基础，着眼于加工过程中每一阶段都存在出错的可能性，需要对其实行有效的控制机制。这个 "预防体系" 要求尽可能早地控制原料、加工、环境、职员、贮存和流通过程中所有可能会出现的危害。毫无疑问，如果能建立这种控制形式，并一直保持适当的记录，就可以生产出具有高置信度的产品，即安全食品。从实用的目的出发，如果能准确执行这一体系，就没有必要测试终产品来检查质量。同时，在实践中还发现，按 NASA 规则的要求保持记录，不但使新体系成为一个完善的方法，而且还使新体系更加容易执行。因此，保持准确、详细的记录便顺理成章地成为新体系的基本要求之一。

根据 NASA 的要求，Pillsbury 公司对所使用的原料、生产食品的工厂、生产过程中工人的姓名以及其他有助于了解产品历史的情况都做了详细记录。换言而之，力求做到有一份可以追本溯源的记录。这就要求对原料的一切情况都有非常详细的了解。例如，对鲑鱼食品中所使用的鲑鱼，要求了解其生长的经纬度、捕鱼船的名字等。Pillsbury 公司就是用这种方法建立了 HACCP 体系（钱和，2003）。

（二）HACCP 体系的发展与应用

1. 在美国的发展与应用

美国是最早应用 HACCP 原理，并在食品加工过程中强制实施 HACCP 体系的国家。

1971 年，Pillsbury 公司在美国国家食品保护会议（National Conference on Food Protection）上首次将 HACCP 体系公布于众。1973 年，Pillsbury 公司与美国食品与药物管理局（Food and Drug Administration，FDA）合作进行了一项试点工作，在酸性及低酸性罐头食品生产中应用 HACCP 体系，并制定了相应的法规，此法规成为一项成功的 HACCP 体系。1974 年以后，HACCP 概念开始大量出现在科技文献中。

20 世纪 80 年代中期，美国食品卫生法典委员会（Codex Committee on Food Hygiene，CCFH）和美国食品微生物标准咨询委员会（The National Advisory Committee on Microbiology Criteria for Foods，NACMCF）共同颁布了指导性文件，鼓励在不同食品系统中使用 HACCP，并对 HACCP 体系作了一个更科学的定义，从而引起世界食品工业界质量管理人员、政府食品安全官员和有关科研人员的广泛重视与推荐。1989 年 11 月，NACMCF 起草了《用于食品生产的 HACCP 原理的基本准则》，并将其作为工业部门培训和执行 HACCP 原理的法规。该法规经过一系列修改和完善，形成了 HACCP 七项基本原理。

1989 年 10 月，美国食品安全检验局（Food Safety and Inspection Service，FSIS）发布了《食品生产的 HACCP 原理》；1991 年 4 月，FSIS 提出《HACCP 评价程序》；1994 年 3 月，FSIS 公布了《冷冻食品 HACCP 一般规则》。

1994 年 8 月，FDA 发表了《HACCP 在食品工业中的应用进展》（21CFR ch.1），并组织有关企业进行 HACCP 体系的推广与应用实验，以促进 HACCP 体系在整个食品企业中的应用。在 FDA 的指导下，接受这项实验的几家企业进行了长达 12 个月的工作，对其所执行的 HACCP 体系进行了广泛地研究和讨论，力求完善 FDA 制定的 HACCP 法规。在此基础上，FDA 于 1995 年 12 月颁布了一项食品法规《安全与卫生加工进口海产品的措施》（21CFR123），要求所有海产品加工者必须执行 HACCP。从此以后，所有在美国生产的，或进口到美国的海产品必须符合 HACCP 法规，并提交生产过程中 HACCP 计划执行情况等资料。此外，其他食品生产与进口的 HACCP 法规也相继问世。如，1996 年 7 月 25 日，美国农业部发布了《减少致病菌、危害分析和关键控制点（HACCP）系统最终法规》（9CFR part 416、417），要求所有肉禽制品都必须执行卫生标准操作程序（Sanitation Standard Operating Procedure，SSOP）和 HACCP 体系以确保食品的安全性。有关肉禽制品加工过程中的 SSOP 于 1997 年 1 月 27 日生效，HACCP 于 1998 年 1 月 26 日生效（对中、小型肉禽加工企业而言，该项法规于 1999—2000 年生效）。1998 年 4 月，FDA 发布了有关果汁生产的 HACCP（21CFR120 和 101）法规，要求果蔬汁加工企业执行 HACCP，并对果汁食品标签提出了明确要求（钱和等，2004）。

FDA 鼓励并最终要求所有食品工厂都实行 HACCP 体系，并颁发了相应的法规，针对不同种类的食品分别提出了 HACCP 模式。

2. 在国际上的发展与应用

1993 年，由联合国粮农组织（FAO）和世界卫生组织（WHO）联合创建的食品法典委员会（Codex Alimentarius Commission，CAC）开始鼓励各国使用 HACCP，其下属机构——食品卫生委员会（The Food Hygiene Committee of the Codex Alimentation Commission）起草了《应用 HACCP 原理的指导书》，用于推行 HACCP 体系，并对 HACCP 体系中常用的名词术语、发展

HACCP 体系的基本条件、关键控制点决策树的使用等内容进行了详细的规定，其中包括目前在全世界执行的 HACCP 七项基本原理：

（1）进行危害分析；

（2）确定关键控制点；

（3）确定关键限值；

（4）建立监控关键控制点的程序；

（5）建立关键控制点失控时所采取的纠偏措施；

（6）建立验证 HACCP 体系是否正确运行的程序；

（7）建立有效的记录保存体系（钱和，2003）。

1994 年北美和西南太平洋食品法典协调委员会强调了加快 HACCP 发展的必要性，将其作为食品法典在 GATT/WTO SPS 和 TBT（贸易技术壁垒）应用协议框架下取得成功的关键。CAC 积极倡导各国食品工业界实施食品安全的 HACCP 体系。根据世界贸易组织（WTO）协议，FAO/WHO 食品法典委员会制定的法典规范或准则被视为衡量各国食品是否符合卫生、安全要求的尺度。另外有关食品卫生的欧盟理事会指令 93/43/EEC 要求食品工厂建立 HACCP 体系以确保食品安全的要求。

1997 年，食品法典委员会（CAC）制定了《HACCP 体系及其应用准则》[Annex to CAC/RCP 1—1996，Rev（1997）]，其中指出，HACCP 可应用到最初生产者至最终消费者的整个食品链中，这一体系的应用有助于制定规章的权力机构进行检查，并通过提高食品安全的可信度来促进国际贸易。

在 CAC 等国际组织的大力倡导下，许多国家的食品企业和销售部门都普遍采用 HACCP 体系。如 1993 年，欧洲联盟通过了关于食品生产应用 HACCP 体系的决定，并于 1995 年 12 月起对各类进出口食品执行这一体系。与此同时，加拿大政府也推出一项食品安全促进计划（Food Safety Enhancement Program，FSEP），农业部要求在所有食品生产过程中推行 HACCP 原理，由各食品加工企业负责制定自己的 HACCP 计划，农业部根据 HACCP 计划具体执行情况的评估结果，帮助企业按 FSEP 的要求实施 HACCP 计划。1998 年荷兰认可理事会（RVA）、丹麦认可组织（DANAK）相继推出了《实施 HACCP 体系的评审标准》。

HACCP 推广应用较好的国家有：加拿大、泰国、越南、印度、澳大利亚、新西兰、冰岛、丹麦、巴西等，这些国家大部分是强制性推行采用 HACCP。开展 HACCP 体系的领域包括：饮用牛乳、奶油、发酵乳、乳酸菌饮料、奶酪、冰淇淋、生面条类、豆腐、鱼肉火腿、炸肉、蛋制品、沙拉类、脱水菜、调味品、蛋黄酱、盒饭、冻虾、罐头、牛肉食品、糕点类、清凉饮料、腊肠、机械分割肉、盐干肉、冻蔬菜、蜂蜜、高酸食品、肉禽类、水果汁、蔬菜汁、动物饲料等。

同时，HACCP 在食品安全认证领域中也得到广泛应用，纳入 HACCP 原理的国际标准有：

（1）ISO 15161：2001《食品与饮料行业 ISO 9001：2000 应用指南》；

（2）ISO 22000：2018《食品安全管理体系　对食品链中各类组织的要求》；

（3）食品安全体系认证 22000（Food Safety System Certification 22000，简称 FSSC 22000），由 ISO 22000 食品安全管理体系标准与食品安全公共可用规范（PAS）220 整合而成；

（4）英国零售协会食品技术标准（BRC Food Technical Standard，BRCGS）；

（5）食品安全与质量认证（safety quality food，SQF）；

（6）国际食品标准（International Food Standard, IFS）等（钱和，2003）。

总之，目前，HACCP体系已成为世界公认的能有效保证食品安全的控制体系。

3. HACCP在中国的应用

20世纪80年代，我国开始将HACCP体系引入国内的食品行业，其在食品安全管理方面发挥了巨大作用，得到政府、企业和社会越来越多的关注与重视。HACCP在我国的发展历程可分为：引入、应用、发展提高和全面推广四个阶段（熊传武，2018）。详细情况总结于表1-1。

表1-1 HACCP在中国的发展历程

阶段	时间		发展
引入阶段	20世纪80年代—1997年	20世纪80年代	HACCP概念受到中国关注
		1990年	原国家进出口商品检验局组织"出口食品安全工程"的研究和应用计划
		1997年	原国家商检局派出5人专家组参加美国FDA举办的首期HACCP管理教师培训班，开启中国HACCP研究、翻译、培训、推广应用之路
应用阶段	1997—2004年	2001年	国家认监委成立，承担全国认证认可管理工作。中国第一家HACCP认证机构"中国商检总公司HACCP认证协调中心"在福州成立
		2002年	中国第一个专门针对HACCP的行政规章《食品生产企业危害分析与关键控制点（HACCP）管理体系认证管理规定》（国家认监委2002年第3号公告）发布
		2004年	国家认监委编写6本HACCP教材，举办37期培训班，培训3000余人，指导六类4000余家出口食品生产企业，全部建立并实施了HACCP体系
发展提高阶段	2004—2012年	2006年	国家HACCP应用研究中心成立
		2009年	《中华人民共和国食品安全法》发布，第一次将推动HACCP体系的应用上升到国家法律层面 颁布GB/T 27341—2009《危害分析关键控制点（HACCP）体系 食品生产企业通用要求》
		2011年	《出口食品生产企业备案管理办法》（质检总局第142号令）要求所有出口食品企业全面建立基于危害分析的预防控制措施（即HACCP体系）
		2012年	30余项以HACCP为基础的食品安全管理体系系列标准（GB/T 22000）发布并实施

续表

阶段	时间	发　　展
全面推广阶段	2012—2019 年	1. 美国发布《食品企业 HACCP 法规（草案）》（21CFR Part117），要求所有在美销售的食品企业全面建立实施 HACCP 体系； 2. 国家认监委通过推行出口食品企业备案与 HACCP 认证联动监管，探索出口食品企业备案核准工作采信第三方 HACCP 认证结果； 3. 推动全球食品安全倡议（GFSI）对中国 HACCP 标准的对标工作，将我国的 HACCP 制度推向国际，实现"一处认证，处处认可"
	2015 年	全球食品安全倡议（GFSI）正式承认我国 HACCP 认证制度
	2019 年	国家认监委与全球食品安全倡议（GFSI）在 2019 年全球食品安全倡议中国主题日上签署合作备忘录，GFSI 将继续承认我国 HACCP 认证

但是，对 HACCP 体系在我国运行情况的调研结果发现，部分企业对 HACCP 体系验证和监控较弱，在体系的控制和持续改善方面的投入不够。同时发现，中小企业、经济不发达地区、肉类和粮食谷物类企业的体系运行能力较弱，出口企业优于内销企业，认证企业优于非认证企业。因此，需要通过持续培训和教育提高员工食品安全的能力和意识，加强基础设施和良好操作规范（Good Manufacturing Practices，GMP）方面的必要投入以保障食品生产的基本环境，通过获得食品安全体系的认证，特别是国际标准体系的认证，来帮助企业提高自身管理水平（熊传武，2018）。

（三）食品安全管理体系的起源与发展

HACCP 原理充分体现了"预防为主"的思想，但是，HACCP 强调在管理过程中进行事前危害分析、引入数据和对关键过程进行监控的同时，忽略了它应置身于一个完善、系统和严谨的管理体系中才能更好地发挥作用。随着食品贸易全球化进程加速，基于 HACCP 原理，开发一个国际食品安全管理体系标准成为各国食品行业的强烈需求。

自 2001 年起，国际标准化组织（ISO）将 HACCP 原理引入 ISO 9001 质量管理体系标准中，形成了 ISO 15161：2001《ISO 9000：2000 在食品和饮料工业中的应用指南》，至此食品安全控制从 HACCP 的七项原理和十二个步骤的管理方法逐步向系统化管理方式转变。

2005 年，ISO/TC34（国家标准化组织食品分技术委员会）与国际食品法典委员会（CAC）合作，完成并发布了 ISO 22000：2005《食品安全管理体系　食品链中各类组织的要求》，将 HACCP 的七项原理和十二个步骤融入管理体系中，彻底完成了 HACCP 体系向食品安全管理体系的演变，其管理范围也延伸至整个食品链。

2018 年 6 月 18 日，国际标准化组织在经过长时间的准备后，发布了 ISO 22000：2018 标准，其特点如下：

（1）遵循与所有其他 ISO 管理体系标准相同的结构，即高级结构（HLS），包含：①一个与以往不同的对风险进行理解的风险分析方法；②通过在标准中使用两个单独的 PDCA 循环来阐明相关原理：一个涵盖管理体系，另一个涵盖 HACCP 原理；③清楚地描述了关键控制点、操作性前提方案和前提方案等关键术语之间的差别，因此更加容易与其他体系整合。

（2）统一了食品安全领域的标准，也为在整个食品供应链中实施 ISO 22000 认证创造了条件。

（3）既可作为全球食品市场准入的通行证，也可以用作新的技术性壁垒。同时，ISO 还为应用 ISO 22000 标准的组织提供支持和帮助，制定了：ISO/TS 22002（所有部分）《食品安全先决条件》、ISO/TS 22003《食品安全管理体系　对提供食品安全管理体系审核和认证的机构的要求》和 ISO 22005《饲料和食品链的可追溯性　体系设计和实施的通则和基本要求》。

2009 年荷兰食品安全认证基金会（Foundation for Food Safety Certification）推出了 FSSC 22000；2010 年 2 月，GFSI 认可了 FSSC 22000，并将其作为食品安全管理的全球基准；2019 年 5 月发布第 5 版 FSSC 22000 标准，这是一套健全的、基于 ISO 标准的认证方案，目的是对整个供应链的食品安全管理体系进行审核和认证，可申请该认证的组织包括加工或制造动物产品、易腐烂的植物产品、长保质期产品及（其他）食品配料（例如添加剂、维生素和生物培养产品）以及食品包装制造的厂商。FSSC 22000 在国际上受到广泛认可，意味食品安全标准向统一化及全球认可迈进了一步。

二、　全球食品安全管理体系发展现状

20 世纪 50 年代以来，世界各国在食品安全管理上掀起了三次高潮：第一次是在食品链中广泛引入食品卫生质量管理体系与管理制度；第二次是在食品企业推广应用 HACCP 体系；第三次是开展食品安全风险分析工作。通过风险分析，加强了对潜在不安全因素的防控，提高了食品安全管理体系保障食品安全的能力。

从世界范围来看，国家的食品管理体系至少有 3 种组织方式，即多元管理机构体系（多元主体共同参与食品安全管理）、单一管理机构体系以及统一管理机构体系（集中各主体，统一进行食品安全管理）。在发生了众多的食品安全问题以后，有些国家正在着手改革食品安全管理体系，一些发达国家正在进行统一食品安全管理体系的改革与实践。

统一食品安全管理体系表明，从农田到餐桌，整个食品链上多个机构有效合作的愿望和决心是正确的，典型的统一食品安全管理体系组织机构应在 4 个层次上运作：①政策制定，风险评估及管理，标准和规章制订；②食品管理活动，管理和稽查合作；③监督和执行；④教育和培训。也有些国家在进行食品管理机构改革时，希望建立一个自主的、国家级的食品管理机构，负责第一层次和第二层次的问题，保留原来多元化的管理机构设置，由其负责第三和第四层次的问题。

国家食品管理体系的目标：①减少食源性疾病，保护公众健康；②防范不卫生的、有害健康的、误导的或假冒的食品，以保护消费者权益；③通过建立一个完全依照规则的国际或国内食品贸易体系，保持消费者对食品管理体系的信心，从而促进经济发展。食品管理体系应覆盖一个国家所有食品的生产、加工和销售过程，也包括进口食品。

大多数国家的食品安全管理体系由 5 方面构成：①食品法规；②食品管理；③食品监管；④实验室检测；⑤信息、教育、交流和培训。由此可见，食品安全管理体系必须建立在法

律基础之上，且必须强制执行。

全球食品安全管理体系的基本原理包括：①在食品链中尽可能充分地应用预防原则，以最大幅度地降低食品风险；②对从"农田到餐桌"整个食品链条进行定位；③建立应急机制以处理特殊的危害（如食品召回制度）；④建立基于科学原理的食品控制战略；⑤建立危害分析的优先制度和风险管理的有效措施；⑥建立对经济损益和目标风险整体的统一行动；⑦认识到食品安全管理是一种多环节且具有广泛责任的工作，并需要各种利益代言人的积极互动。

全球食品安全管理体系的基本原则包括：

（1）"从农田到餐桌"的整体概念　只有将食品安全控制与管理措施落实到从种植（养殖）到消费的每个环节，才能最大限度地保护消费者的利益。最有效降低风险的途径就是在食品生产、加工和销售链条中遵循预防性原则，而 HACCP 已成为提高食品安全性的一个基本工具。

（2）风险分析　食品法典在国际层面上规范了风险分析的程序，已引入卫生和植物检疫措施协议。有关国际组织鼓励其他国家在本国食品安全管理体系中认可国际风险分析的结果。食品安全监管部门应该掌握将何种与食品安全有关的信息介绍给公众。这些信息包括对食品安全事件的科学意见、调查行为的综述、涉及食源性疾病食品细节的发现、食物中毒的情节，以及食品造假行为等。这些行为都可以作为对消费者进行食品安全风险交流的一部分，使消费者能更好地理解食源性危害，并在食源性危害发生时，能最大限度地减少损失。

（3）透明性原则　食品安全管理必须发展成一种透明行为。消费者对食品安全的信心是建立在对食品控制运作和行动的有效性和整体性运作的能力之上的。应允许食品链上所有的利益关系者都能发表积极的建议，管理部门应对决策的基础给以解释。因此，决策过程的透明性原则是非常重要的。这样会鼓励所有有关团体之间的合作，提高食品安全管理体系的认同性。

第四节　本书的学习方法

一、　食品安全与食品质量的区别与联系

食品安全与食品质量，二者既有区别，又有无法分割的联系。

（一）二者的区别

1. 定义不同

1996 年，世界卫生组织将食品安全界定为"对食品按其原定用途进行制作、食用时不会使消费者健康受到损害的一种担保"。根据此定义可知，如果消费者不按标明的食用方式食用而发生了食品安全问题，则不属于食品安全的范畴。《中华人民共和国食品安全法》将食品安全（Food Safety）定义为："食品无毒、无害，符合应当有的营养要求，对人体健康不造成任何急性、亚急性或者慢性危害。"

根据国际标准化组织的质量定义，可将食品质量定义为："食品的一组固有特性满足要求

的程度。"食品的固有特性，即食品的内在质量，包括食品本身的安全与营养、感官、货架期、可靠性与便利性等内在特性，但不包括价格、生产系统、环境等外在特性。定义中所说的"要求"是指明示的、通常隐含的或必须履行的需求或期望；"明示的"可以理解为有表达方式的要求，如在食品标签、食品说明中阐明的要求，消费者明确提出的要求；"通常隐含的"是指消费者的需求或期望是不言而喻的，如食品必须保证食用者的安全，不能造成对人体的危害。"必须履行的"是指法律法规及强制性标准的要求。"要求"往往随时间而变化，与科学技术的不断进步有着密切的关系；"要求"可转化成具有具体指标的特性，如与时俱进的食品标准。GB/T 15091—2014《食品工业基本术语》中，食品质量的定义为"食品满足规定或潜在要求的特征和特性总和，反映食品品质的优劣。"我国对食品质量的定义与 ISO 标准中质量的定义基本上是一致的。

"质量"是一个不断变化的概念，具有时代特征。一方面，是因为人们常常根据自身在供应链中的角色而采用不同的标准来认识、评价质量，如生产者、营销者、消费者等对质量的理解和要求均有所不同；另一方面，质量的含义随着质量专业的发展和成熟而不断演变，在不同的历史时期给质量下的定义不一样，质量定义的内涵也不尽相同。传统意义上的食品质量主要着眼于食品的色、香、味、形态、质构和食品的组成，现在，食品质量的概念已经扩展到食品的安全和营养等方面。它不仅包括食品的外观、口感、规格、数量、包装，同时也包括食品安全和营养。

2. 内涵不同

首先，食品安全是个综合概念，涉及食品（食物）种植、养殖、加工、包装、贮藏、运输、销售、消费等环节。其内涵包括：数量安全（Food Security）、质量安全（Food Safety）、营养安全（营养均衡）、环境安全（可持续安全）。其次，食品安全是社会治理概念。不同国家以及不同时期，食品安全所面临的突出问题和治理要求有所不同。在发达国家，食品安全所关注的主要是因科学技术发展所引发的问题，如转基因食品对人类健康的影响；而在发展中国家，食品安全所侧重的则是市场经济发育不成熟所引发的问题，如假冒伪劣、有毒有害食品的非法生产经营。我国的食品安全问题则包括上述全部内容。再次，食品安全是个政治概念。无论是发达国家，还是发展中国家，食品安全都是企业和政府对社会最基本的责任和必须做出的承诺。食品安全与生存权紧密相连，具有唯一性和强制性，通常属于政府保障或者政府强制的范畴。

食品质量的内涵包括：安全、营养、真实、感官、保质、便利、包装、合规等方面，表1-2 所示为消费者和食品生产经营企业对食品供应商的要求，亦可反映食品质量的内涵。

表 1-2　　　　　　　　　　消费者和食品生产经营企业对食品的要求

食品作为食物 （消费者）	对食品本质的要求 （食品中含有什么?）	1. 安全性
		2. 商品性
		3. 营养性
		4. 感官性
	满足心理和文化需求 （哪里和怎么生产?）	5. 生产背景和文化性
		6. 伦理和科学道德

续表

	对质量保障体系的要求（谁生产?）	7. 证书或证明
		8. 可追踪性
食品作为原料或商品（食品生产经营企业）	对生产和包装的要求	9. 包装的功能性和美观
		10. 信息性
		11. 简便性
	生产和销售系统要求	12. 实用性
		13. 经济性

综上可知，食品安全与食品质量，二者是不可分割的，你中有我，我中有你。

3. 要求不同

食品不但关乎人类的生存与繁衍，而且关乎国家的经济繁荣与政治稳定，因此，是一个极其特殊的商品，在某些关键时期更是战略资源。正因为如此，对食品安全与食品质量的要求也不同。世界各国都将食品安全的治理视为政治责任，而将提高食品质量的驱动力交给市场，让消费者决定，由市场经济规律管理。

因此，食品安全是强制性的要求，是个法律概念。自 20 世纪 80 年代以来，一些国家以及有关国际组织从社会系统工程建设的角度出发，逐步以食品安全的综合立法替代卫生、质量、营养等要素立法，反映了时代发展的要求。1990 年英国颁布了《食品安全法》，2000 年欧盟发表了具有指导意义的《食品安全白皮书》，2003 年日本制定了《食品安全基本法》。部分发展中国家也制定了《食品安全法》。食品安全的概念可以表述为：食品（食物）的种植、养殖、加工、包装、贮藏、运输、销售、消费等活动符合国家强制标准和要求，不存在可能损害或威胁人体健康的有毒有害物质以导致消费者病亡或者危及消费者及其后代的隐患。该概念表明，食品安全既包括生产安全，也包括经营安全；既包括结果安全，也包括过程安全；既包括现实安全，也包括未来安全。

而食品质量则与发展权有关，具有层次性和选择性（与经济水平相关），通常属于商业选择或者政府倡导的范畴。对食品生产经营企业而言，保证食品的安全性是满足食品质量的第一要素，更是合法经营不可逾越的底线；而不断提高食品质量是永恒的追求，因为，质量是实体经济的核心竞争力，是企业降低成本，提高效益的重要手段，若想实现由中国制造向中国创造转变、中国速度向中国质量转变、中国产品向中国品牌转变，那么提升产品质量是我国制造业的必然选择，食品制造业同样如此。

4. 内容不同

食品安全控制与管理，主要针对食品链中各环节可能产生或引入的食品安全危害进行针对性的控制与管理，具体涉及食用农产品的种植/养殖、食品生产和加工、食品流通和餐饮服务、食品添加剂的生产经营、用于食品的包装材料、容器、洗涤剂、消毒剂和用于食品生产经营的工具、设备的生产经营、食品生产经营者使用食品添加剂和食品相关产品等方面。食品安全危害指食品中所含有的对健康有潜在不良影响的生物、化学（包括过敏原）或物理的因素或食品存在的状况。

一般食品企业的质量控制包括：设计控制；文件和资料控制；采购；过程控制；检验和试验；检验、测量和试验设备的控制；不合格品的控制；纠正和预防措施；搬运、储存、包装、防护和交付；内部质量审核；培训等 11 个重点要素，其他为非重点要素。其中包装控制在多数行业中并不重要，而在食品工业中则显得举足轻重。它作为生产过程的最后一道防线，直接影响卫生、外观和保存期等多个质量特性，成为潜在顾客的选择导向，也可能成为有力的法律依据。食品质量控制与管理是一个综合的、复杂的、涉及食品链中每个环节和每个相关人员，甚至与社会环境、生态环境都密切相关的学科。从质量控制与管理学的角度而言，任何产品都是为满足用户的使用需要而制造的。不论是简单产品还是复杂产品，都应当用产品质量特性或特征去描述。产品质量特性随产品的特点而异，表现的参数和指标也多种多样，如，水产品、肉制品、豆制品等，它们的质量参数和指标都是不同的。而且，在质量管理体系涉及的范畴内，企业对其产品、过程、体系都需要提出明确的控制要求。食品质量，不仅指食品本身的质量，还有食品生产过程和食品管理体系的质量。总之，食品质量控制与管理有明确的方向、目标、任务和路径，关注的重点是如何生产出既符合食品安全标准要求，又满足消费者要求的产品。

完整的"食品质量控制与管理"流程，基于准确掌握食品及其生产过程中的关键质量要素、与企业战略相匹配的质量方针和目标；始于质量策划；运行于质量控制、质量保证、质量改进和质量管理；集成于质量管理体系；终于顾客满意。

5. 适用的管理体系不同

食品安全管理体系都是以 HACCP 原理为核心、以 CAC 推荐的实施 HACCP 的 12 个步骤为方法、以质量管理体系标准的框架而建立的。目前，获得全球食品安全倡议（GFSI）组织认可，在世界范围内广泛应用的国际食品安全管理体系与认证标准有：食品安全管理体系 对食品链中各类组织的要求（ISO 22000：2018）、食品安全体系认证（FSSC 22000）、食品安全质量方案（SQF）、国际食品标准（IFS）、食品安全全球标准（BRCGS）等。这些食品安全管理体系和认证标准为世界上许多国家进行食品安全管理提供了科学的方法和模式，为食品链中的组织证实其有能力控制食品安全危害，确保其提供给人类消费的食品是安全的提供了管理方法。

ISO 9000 质量管理体系族标准是 ISO 质量管理体系技术委员会（TC176）制定的 12000 多个标准中最畅销、最普及的产品，包括 4 个核心标准：ISO 9000《质量管理体系 基础和术语》、ISO 9001《质量管理体系 要求》、ISO 9004《质量管理体系 业绩改进指南》和 ISO 19011《质量和（或）环境管理体系审核指南》。此外，ISO 还制定了 ISO 10001~10020 系列标准，旨在为应用 ISO 9000 质量管理体系的组织提供支持和帮助，成为实施 ISO 9000 族标准的技术指南。ISO 族标准将世界范围内的质量控制标准进行了统一，旨在关注对产品质量特性形成过程的控制，它把产品从产生到死亡的整个生命周期的所有过程都纳入了控制，从而更加有效的保障产品质量，所以得到世界范围内的广泛认同。

ISO 9000 族标准几乎涉及企业管理的所有方面，适合于各类组织和企业，但只提出了大的管理要求，不涉及具体的管理方法和手段。由于各行各业有着自己独特的语言，并且特定行业产品的形成过程等诸多方面的不同，因此，ISO 9000 族标准在不同行业的建立和实施过程也各有特点。对食品生产企业而言，其主控对象是食品质量。所以，食品质量管理体系是一套以"质量链"为核心的管理系统。对企业而言，主张的是从供应商端到客户端完整的"价值链"；对监管部门，主张的是一条利益相关方的"责任链"。将这两条链，回归质量本源，都是强调抓住相关方的需求和问题的根源，注重过程管理以实现系统性的风险防范，而非事后的补救。

综上可知，食品安全管理体系仅适用于食品链的相关组织，质量管理体系适用于各个行业。食品质量管理体系的目的是证实其具有稳定提供满足顾客要求及适用法律法规要求的产品和服务的能力。从这点讲，食品安全管理体系与食品质量管理体系之间，既有联系又有区别，是各自独立的体系。

（二）二者的联系

食品安全和食品质量，都是对食品的基本要求，二者其实是不可分割，事实上也是无法分割的。我们不能认可高质量的食品存在安全风险；也不会接受安全食品缺乏色、香、味等质量要素。

从食品安全管理体系与食品质量管理体系的发展过程分析，前者是建立在质量管理体系基础上形成的，后者是将食品质量的要求纳入质量管理体系而形成的，是质量管理体系在食品及其相关行业的细化与延伸。

对同一产品，实施两种管理体系，虽然有看似充分的理由，但是毕竟增加了企业的负担，而且容易导致管理的混乱。因此，将食品安全管理体系与食品质量管理体系合二为一，将是大势所趋。食品安全质量方案（Safety Quality Food，SQF）认证标准设计了食品安全规范与食品质量规范两个模块，是目前世界上将 HACCP 和 ISO 9000 这两套体系完全融合的标准，同时也是全球食品行业安全与质量体系的最高标准，具有很强的综合性、适用性和可操作性，最大限度地减少了食品企业在质量安全体系上的双重认证成本。

因此，读者不妨将食品安全控制与管理、食品质量控制与管理视为食品链中各组织的两个控制与管理模块，或姐妹篇。

二、 本书的内容与学习方法

现在慢性病已成为居民健康的重要杀手，究其原因，日常饮食习惯不当是比较大的因素。如何科学、安全、合理饮食已成为影响幸福、健康甚至性格培养的重要问题。因此，日本早在2005 年就颁布了《食育基本法》，规定日本人从幼儿园到中学阶段都要接受"食育"教育，将食育作为一项国民运动在日本普及推广。为了保障"食育"运动的顺利开展，日本制定了《食育基本法》。"食育"对所有年龄段的国民来说都是必要的，日本所推广的这项国民运动不仅仅是由政府这个单一的机构推行，而是上至国家政府组织，下至每一位国民，广泛涵盖了食品相关工作者、教育工作者、农林渔业工作者、地方公共团体、每一个家庭等不同社会角色，但他们承担共同的责任与义务，真正达到社会共治、全民参与的理想状态。

本书是大学生学习的好教材，有助于：①通过从种植养殖、生产加工开始，到经营流通、餐饮消费等与食品相关的过程，加深对食品知识的理解，从改变消费行为的角度保障食品安全；②理解如何通过落实各方职责，逐步达到携手合作，保障食品安全。

本书从食品供应链面临的安全挑战切入（第一章），系统阐述了食品链中的安全危害及其防控措施（第二章）和食品安全控制的前提方案（第三章），详细介绍了基于 HACCP 的食品安全管理体系（第四章）、ISO 22000 食品安全管理体系的建立与实施（第五章）以及其他国际食品安全管理体系与认证标准（第六章），同时还阐述了 HACCP 体系的内部审核和管理评审（第七章）以及 HACCP 体系的外部审核与认证（第八章），最后，讨论了食品安全控制与管理典型安全（第九章）及其发展趋势（第十章）。

对读者而言，一方面需要具备一定的管理学知识与实践经验，另一方面还需要具备一定的专业基础（如食品卫生学、食品毒理学、食品工艺学、食品分析、食品工厂设计、食品安全法律法规与标准等）和生产实践经验。此处不妨借用宋朝诗人陆游《冬夜读书示子聿》中的一句来推荐本课程的学习方法："纸上得来终觉浅，绝知此事要躬行"。要透彻地认识并掌握食品安全控制与管理的精髓，必须亲自实践，理论与实践并重。

本章小结

　　本章系统分析了食品供应链面临的安全挑战，总结了食品安全控制技术以及食品安全管理体系发展现状，重点介绍了基于 HACCP 的全球食品安全管理体系的发展，分析和总结了食品安全与食品质量在定义、内涵、要求以及适用管理体系等方面的区别与联系。

关键概念

供应链、食品供应链、HACCP、管理体系

思考题

1. 现代食品供应链面临哪些挑战？
2. 食品安全控制技术发展现状与趋势是什么？
3. 食品安全管理体系发展现状与趋势是什么？
4. 食品安全与食品质量有哪些区别和联系？

参考文献

[1] 陈兵兵．食品行业供应链管理的症结．中国储运，2004，(06)：19-20.

[2] 高大启，杨根兴．电子鼻技术新进展及其应用前景．传感器技术，2001，20（9）：1-5.

[3] 范湘香．推式供应链与拉式供应链探析．中国储运，2012，(5)：106-107.

[4] 韩东海．无损检测技术在食品质量安全检测中的典型应用．食品安全质量检测学报，2012，3（5）：400-413.

[5] 郝红强．中国食品冷链物流发展探讨．商，2013，(20)：222-276.

[6] 黄新涛."互联网+"时代下物流管理专业的教学思考．亚太教育，2016，(12)：110-111.

[7] 李敏，李宪华，奚星林等．无损检测技术在食品分析中的应用．检验检疫科学，2008，(06)：62-64.

[8] 刘燕德，邓清，LiuYande 等．高光谱成像技术在水果无损检测中的应用．农机化研究，2015，(7)：227-231.

［9］刘玫，吴浪．从系统动力学视角谈食品供应链风险管理．商业时代，2011，（18）：30-31.

［10］刘文芳．从供应链管理视角看企业核心竞争力．中小企业管理与科技（上旬刊），2008，（11）：55-56.

［11］钱和．HACCP 原理与实施．北京：中国轻工业出版社，2003.

［12］钱和，汪何雅，钱长华等．美国食品安全管理机构及其 HACCP 工程．江苏食品与发酵，2004，000（02）：4-11.

［13］戚淑叶，张振伟，赵昆等．太赫兹时域光谱无损检测核桃品质的研究．光谱学与光谱分析，2012，032（12）：3390-3393.

［14］石志标，左春柽，张学军．食品仿生检测技术-人工嗅觉系统（AOS）．轻工机械，2004，（1）：91-94.

［15］史晓亚，高丽霞，李鑫等．无损检测技术在食品安全快速筛查中的应用．食品安全质量检测学报，2017，8（3）：747-753.

［16］汤金毅，楚晓娟．关于供应链不同类型的分析与研究．中国物流与采购，2019，（06）：45-46.

［17］田韦．丰田公司的精益生产方式．集团经济研究，1992，（07）：40-41.

［18］汪宏．食品供应链在食品质量安全管理方面的优化研究．天津：河北工业大学，2008.

［19］王彬．生物传感器在食品安全检测中的应用研究．食品界，2018，（06）：77.

［20］伍林，欧阳兆辉，曹淑超等．拉曼光谱技术的应用及研究进展．光散射学报，2005，（2）：180-186.

［21］王春丽．我国食品流通行业的管理问题及对策．食品安全导刊，2017，（24）：40.

［22］吴威．基于物联网的食品供应链可追溯系统研究．物流技术，2014，000（04）：84-87.

［23］熊传武．HACCP 体系在中国食品企业的运用分析．食品安全导刊，2018，225（34）：18-22.

第二章

食品链中的安全危害及其防控措施

学习目标

1. 了解并掌握食品链中生物危害及其防控措施。
2. 了解并掌握食品链中化学危害及其防控措施。
3. 了解并掌握食品链中物理危害及其防控措施。
4. 了解食品流通与贮存过程中的安全危害及其防控措施。

美国食品微生物标准国家顾问委员会（NACMCF）将食品安全危害（Food Safety Hazard）或危害（Hazard）定义为任何能导致消费者健康问题的生物、化学或物理因素。就食品安全控制与管理而言，危害仅指食品中能够引起人类致病或伤害的污染或情况。危害分析是实施基于HACCP的食品安全管理体系的第一步，需要对整个食物链，即从食品原料生长至食品消费过程中可能出现的危害进行分析。但在分析危害之前，必须了解哪些是潜在的危害，这是建立食品安全控制与管理体系的基础。下文将详细阐述食品中的生物危害、化学危害和物理危害及其预防和控制措施，简称防控措施。

第一节　食品链的定义

食品链是从初级生产直至消费的各个环节和操作的顺序，涉及食品及其辅料的生产、加工、分销、贮存和处理。食品链包括食源性动物的饲料生产和用于生产食品的动物的饲料生产，也包括与食品接触材料或原材料的生产。食品链也可称为食品供应链，详细内容在本书第一章中已有阐述。就食品安全控制与管理而言，食品链最主要的特点是可追溯性。

食品从生产至销售经历了一系列的环节及过程，同时还涉及众多的参与组织，任何一个环节或组织在食品生产、加工过程出现问题，都有可能导致食品安全事件的发生。食品加工环节的追溯体系将食品生产过程的信息链接起来进行监控，它是建立在一个完整的管理体系上的。食品加工环节的追溯是食品安全可追溯体系的具体实现的前提，对实现食品安全管理具有重要意义。

第二节　食品链中的生物危害及其防控措施

　　食品中的生物危害可分为：①细菌；②病毒；③真菌（霉菌、酵母）；④寄生虫；⑤藻类。一般而言，霉菌和酵母不会引起食品中的生物危害（虽然某些霉菌、藻类能产生有害毒素，但是通常将这类毒素纳入化学危害的范畴），所以本节只讨论细菌、病毒、寄生虫引起食品的生物危害，以及其导致的食源性疾病。

　　危害分析中常见的细菌、病毒和寄生虫危害见表 2-1。美国国家食品微生物专业委员会（The International Commission of Microbiological Specifications for Food, ICMSF）根据这些有害微生物的危险性将其分成三类：①严重危害；②中等危害，但是具有广泛传播性，且对某些敏感性体质的人或患并发症的病人具有严重危害；③中等危害，经常引起爆发性疾病，不过传播范围有限（表 2-1）。如果根据导致危害的微生物分类，可将生物危害分成：细菌危害、病毒危害、真菌危害、寄生虫危害等。

表 2-1　　　　　　　　常见有害微生物和寄生虫（根据危险性程度排列）

Ⅰ 严重危害	流产布鲁氏菌
肉毒杆菌 A、B、E、F	猪布氏杆菌
痢疾志贺氏菌	创伤弧菌
伤寒沙门氏菌：甲型、乙型	猪绦虫
副伤寒沙门氏菌	旋毛虫
Ⅱ 中等危害，且具广泛传播性	旋状病毒
沙门氏菌	诺沃克病毒属
单胞增生李斯特氏菌	溶组织内阿米巴
志贺氏菌	阔节裂头绦虫
肠毒素大肠杆菌	蚯蚓状蛔虫
球菌	隐孢子虫
Ⅲ 中等危害，但传播范围有限	霍乱弧菌，非 01 型
苏云金杆菌	溶血性弧菌
空肠弯曲菌	小肠结肠炎耶乐森氏菌
梭菌属：产气荚膜梭菌	牛肉绦虫
金黄色葡萄球菌	

一、细菌危害及其预防措施

　　细菌危害能导致食品感染或食品中毒。食品感染通常指消费者因摄取了一定数量的致病性微生物，它们在机体中增殖或其产生的毒素进一步发展而导致疾病。食品中毒指消费者因摄取了某些细菌在食品中增殖时所产生和分泌的毒素而导致疾病。

一般说来，每一类食品都具有一些特定的微生物和某些有关的致病菌。因此，特定食品生产者（如海产品）应该查阅相应领域中的参考资料，充分了解这类产品所特有的微生物和致病菌的种类及其危害程度，以便采取相应的预防措施。HACCP 体系的核心内容之一就是了解食品工业的各种食品传染性致病菌的显著特征，这些致病菌所引起疾病的自然发生率和严重性，以及预防、控制、消除微生物危害的方法和所需要的条件。食品中常见的致病菌有金黄色葡萄球菌、沙门氏菌属、变形杆菌、副溶血性弧菌、致病性大肠杆菌、蜡样芽孢杆菌、肉毒梭状芽孢杆菌等。

（一）葡萄球菌

食品中的致病葡萄球菌（*Staphlococcus*）主要是金黄色葡萄球菌（*S. Aureus*）和表皮葡萄球菌（*S. epidermidis*），其中以金黄色葡萄球菌的致病能力最强。金黄色葡萄球菌是一种兼性、球形、无芽孢、无鞭毛、革兰氏阳性菌。在水分、蛋白质和淀粉含量较丰富的食品中极易繁殖并产生大量肠毒素，从而引起胃肠道发炎，俗称胃肠炎。金黄色葡萄球菌食物中毒引起恶心、呕吐、腹部痉挛，水性或血性腹泻和发烧。虽然这类食物中毒很少致死，但是患者的中枢神经系统将会受到影响。也有关于金黄色葡萄球菌食物中毒致死的报道，其主要原因是患者同时患有其他疾病，食物中毒导致其病情加重所致。

人类和动物是金黄色葡萄球菌的主要宿主，50%健康人的鼻腔、咽喉、头发、皮肤上都能发现其存在。该菌可存在于空气、灰尘、污水以及食品加工设备的表面，是最常见的化脓性球菌之一。可能引起金黄色葡萄球菌食物中毒的食品主要是各种动物性食品（如，肉、奶、蛋、鱼及其制品）。此外，凉粉、剩饭、米酒等都曾引起金黄色葡萄球菌食物中毒。

金黄色葡萄球菌的具有以下特性：

（1）金黄色葡萄球菌的生长温度范围为 6.5~46℃，最适生长温度为 30~37℃，产毒素最适温度为 21~37℃。如果食品被金黄色葡萄球菌污染，只要在 25~30℃下放置 5~10h，就能产生足以引起中毒的肠毒素。

（2）金黄色葡萄球菌能在含水量极少的食品（水分活度为 0.86，含盐量为 18%）上生长，也能在冰冻环境下生存。

（3）在水分、蛋白质和淀粉含量较多的食品中，金黄色葡萄球菌极易繁殖，且产生较多的毒素。目前已发现 A、B、C、D、E 共五个类型肠毒素，其中以 A 型毒性最强，只要摄入 1μg 便能引起中毒。

（4）在适宜的温度和较高的污染程度下，虽然食品中存在的金黄色葡萄球菌已经繁殖到足以引起食物中毒的数量，但是食品的颜色、风味和气味都不一定会产生能够觉察到的变化。

（5）金黄色葡萄球菌对热抵抗力较一般无芽孢细菌强，需要在 80℃下热处理 30min 才能将其杀死。

（6）金黄色葡萄球菌产生的毒素属可溶性蛋白质，具有耐热性，并且不受胰蛋白酶的影响。据报道，其肠毒素需要在 131℃下加热 30min 后才能被破坏。因此，大部分食物的蒸煮时间和温度都不能破坏肠毒素。

食品在制造、运输、销售、食用过程中，如果不注意卫生操作和科学管理，很容易产生金黄色葡萄球菌危害。这类危害常通过化脓性炎症的病人或带菌者在接触食品时传播，因此，预防金黄色葡萄球菌食物中毒的主要措施：①要求雇员保持良好的个人卫生；②减少食品处于该菌生长温度下的时间，特别要注意减少加热后半成品的积压时间。

（二）沙门氏菌属

沙门氏菌属（*Salmonella*）属肠杆菌科，为具有鞭毛、能运动、不产孢子、革兰氏阴性、卵形的兼性杆菌。目前至少有 67 种抗原和 2000 个以上的血清型。根据沙门氏菌的传染范围可将其分成三个类群：

（1）专门引起人类发病的沙门氏菌：伤寒沙门氏菌（*salmonella typhi*）、甲型副伤寒沙门氏菌（*S. Paratyphi*-A）、乙型副伤寒沙门氏菌（*S. Paratyphi*-B）、丙型副伤寒沙门氏菌（*S. paratyphi*-C）。导致人类患肠热症的常见细菌是伤寒沙门氏菌和乙型副伤寒沙门氏菌，故这一类群又称为肠热症菌群。

（2）对哺乳动物和鸟类有致病性，并能引起人类食物中毒的沙门氏菌。从中毒病人排泄物中分离到的菌种有：鼠伤寒沙门氏菌（*S. typhimurium*）、猪霍乱沙门氏菌（*S. choleraesuis*）、肠类沙门氏菌（*S. enteritidis*）、德波沙门氏菌（*S. derby*）、纽波特沙门氏菌（*S. newport*）、汤卜逊沙门氏菌（*S. thompson*）、鸭沙门氏菌（*S. anatis*）等菌型，这类群称为食物中毒菌群。

（3）只能使动物致病，很少传染于人，不过在导致人类疾病的菌群中也有发现，并且在发展之中的一类沙门氏菌群，例如，鸡伤寒沙门氏菌和雏白痢沙门氏菌，有时也会导致人类发生胃肠炎。

一般认为，由沙门氏菌导致的食源性疾病是一种食物感染，因为它是由摄入沙门氏菌的活菌而引起的。食入活菌的数量越多，导致疾病的机会就越大，对正常人群而言，摄入约 1×10^6 个沙门氏菌才会引起感染。沙门氏菌能产生内毒素（毒素留在细菌细胞体内）而使感染者致病。沙门氏菌感染的常见症状包括恶心、呕吐和腹部痉挛和发烧，这些症状可能是内毒素对肠道壁的刺激引起的。一般说来，从摄入沙门氏菌到出现症状的时间间隔比葡萄球菌食物中毒出现症状的时间间隔长。沙门氏菌的致死率也很低，多数死亡发生在婴儿、老人或因患有其他疾病而身体虚弱者。据报道，艾滋病患者非常容易患这种食源性疾病，因此，沙门氏菌对这类患者特别有害。

沙门氏菌天然存在于哺乳动物、鸟类、两栖类和爬行类动物肠道内，鱼类、甲壳类或软体动物中不存在沙门氏菌。但是，如果沿海环境受污染或海产品捕捞后受污染，沙门氏菌会进入海产品内。曾经在鲜鲑鱼、金枪鱼色拉、生虾仁、生鳎鱼等海产品中发现沙门氏菌污染。虽然家禽和家畜的肠道及其他组织中存在沙门氏菌，但这些动物并没有任何感染的症状。因此，长期以来一直没有解决新鲜家禽受沙门氏菌污染问题。例如，在用于烧烤的新鲜童子鸡中，70%有沙门氏菌。

沙门氏菌很容易通过人和动物患者传播。在牧场中，沙门氏菌常通过饲料和饮水在牲畜之间传染；在食品及其加工中，沙门氏菌以人手、苍蝇、鼠类等为媒介，通过接触食品进行扩散传播。由于沙门氏菌属不分解蛋白质，不产生靛基质，因此，食品被其污染后无感官性状的变化。

根据沙门氏菌的来源及其对低温的敏感性可知，导致发生沙门氏菌中毒的原因：首先是食品被沙门氏菌污染，然后在适宜的条件下，沙门氏菌在被污染的食品中大量繁殖，最后是加热杀菌的措施不够彻底，未能杀死沙门氏菌。或者是已制成的熟食品，虽然经过彻底加热，但是又被沙门氏菌二次污染，食品在适宜温度下贮存较长时间，细菌得以大量繁殖，食用前又没有进行加热处理或加热不彻底。

预防沙门氏菌危害的措施包括：

（1）防止食品被沙门氏菌污染。严格实施良好卫生操作规范，特别是加强肉联厂宰前和宰后兽医卫生检验，并按有关规定进行处理。屠宰时，要特别注意防止肉尸受到胃肠内容物、皮毛、容器等污染。禁止食用病死家畜肉。防止肉类食品污染的重要环节是生产不带沙门氏菌的牲畜群，因此，必须注意防止母畜群、饲料不带沙门氏菌，同时还需注意使牲畜处于卫生良好的环境中。肉尸在运输过程中应用清洁、有盖容器或塑料薄膜包装。

（2）控制食品中沙门氏菌的繁殖。影响沙门氏菌繁殖的主要因素是温度和贮存时间。该菌在20℃以上就能大量繁殖，因此，降低温度是预防沙门氏菌危害的一项重要措施。通常应将产品置于4℃或4℃以下冷藏以防止沙门氏菌生长。此外，还应该尽量缩短贮存时间，充分加热以杀灭产品中的沙门氏菌，防止加热杀菌后发生交叉污染，禁止病人和沙门氏菌携带者进入食品加工车间等方法。

（三）产气荚膜梭菌

产气荚膜梭菌（*Clostridium perfringens*）又称韦氏梭菌（*Clostridium welchii*），是一种厌氧、革兰氏阳性、杆状产孢菌，在生长过程中产生一系列外毒素和气体。目前，已知这类微生物能产生A、B、C、D、E五种类型外毒素，其中A、C型常导致人类疾病。A型毒素能引起人类气性坏疽和食物中毒，C型毒素可导致坏死性肠炎。与沙门氏菌相似，只有摄入大量活细菌才会引起食源性疾病。其症状是：恶心、偶尔呕吐、腹泻和腹部疼痛。

产气荚膜梭菌广泛存在于人和动物粪便、空气、灰尘、土壤、垃圾和污水中。例如，A型产气荚膜梭菌在健康人粪便中的检出率为2.2%~22%，在肠道病患者粪便中的检出率为21%~63%，动物粪便中的检出率为1.7%~18.4%，土壤、污水中的检出率为50%~56%。引起这类食物中毒的食品主要是动物性食品，如，鱼、肉、禽等。科学家已经从许多食品中，特别是家畜肉、家禽和海产品中分离出这些微生物。在煮熟后缓慢冷却或食用前有较长贮存期的肉中，这类微生物的数量也比较高。

产气荚膜梭菌具有下述特性：

（1）生长温度范围为10~50℃，最适生长温度为43~47℃，适宜生长的pH范围在5.5~8.0。

（2）繁殖速度快。在营养丰富的培养基上8~10min便可繁殖一代，是目前已知生长最快的细菌。

（3）对营养要求严格，生长时需要14种氨基酸和5种维生素。

（4）基质中食盐的浓度达5%便可抑制其生长。

（5）不同产气荚膜梭菌菌种所产生的孢子有不同的耐热性。有些孢子在100℃下经几分钟就死亡，而有些孢子在此温度下则需要1~4h才能完全破坏，例如，A型产气荚膜梭菌多为耐热的厌氧菌。

一般情况下，由于烹调加热的温度和时间不能将耐热性产气荚膜梭菌全部杀死，同时，经过加热处理后的食品中氧气含量减少，又常将其放置于密闭容器中造成厌氧环境，因此，当密闭容器中的食品缓慢冷却至50℃左右时，残存芽孢迅速繁殖。当食品中产气荚膜梭菌增至10^6个/g以上时，即可引起食物中毒。因此，控制产气荚膜梭菌危害最有效的方法是将煮熟或热加工的食品快速冷却，以防止产气荚膜梭菌繁殖，导致食源性疾病的爆发。具体预防措施是：①在加工过程中，特别是放置时，对食品进行适当的卫生处理或冷藏；②快速冷却食品，使食品尽可能远离产气荚膜梭菌大量繁殖的危险区域（10~50℃）；③重新加热放置过的食品，加热温度至少达 60℃（白新鹏，2010）。

（四）肉毒梭状芽孢杆菌

肉毒梭状芽孢杆菌（*Clostridium botulium*）又称肉毒梭菌，是一种厌氧、革兰氏阳性、杆形、产孢子、产气菌。在适宜条件下，这类细菌能产生一种毒性极强的神经毒素（在人类已知的生物毒素中居第二位），导致肉毒梭菌食物中毒。其中毒症状包括：腹泻、呕吐、腹疼、恶心和虚脱，吞咽、语言、呼吸和协调性的损害，头晕及视物模糊。严重时呼吸道肌肉麻痹并导致死亡。据统计，肉毒梭菌食物中毒病例中约有 60% 因呼吸衰竭而死亡（白新鹏，2010）。

肉毒梭菌广泛存在于自然环境中。科学家曾经从土壤、水、蔬菜、肉、乳制品、海洋沉积物、鱼类肠道、蟹与贝类的腮和内脏中分离出肉毒梭菌。目前已发现 8 种肉毒梭菌（根据血清学对其进行分类），其产生肉毒毒素的类型与特征见表 2-2。

表 2-2　　　　　　　　　　　肉毒毒素的类型与特征

类　型	特　征
A 型毒素	对人有毒，是导致肉毒梭菌中毒事故最常见的毒素
B 型毒素	对人有毒，世界上多数土壤中都有发现，比 A 型多
C_1 型毒素	对水禽、火鸡和一些哺乳动物有毒，对人无毒
C_2 型毒素	对水禽、火鸡和一些哺乳动物有毒，对人无毒
D 型毒素	引起牛饲料中毒，对人毒性很小
E 型毒素	对人有毒，通常与鱼和鱼制品有关
F 型毒素	对人有毒，最近分离出来，存在量极少
G 型毒素	对人有毒，但很少见

肉毒梭菌具有以下特性：

（1）肉毒梭菌属中温菌，其生长温度为 15~55℃，最适生长温度为 25~37℃，最适产毒温度为 20~35℃，最适生长 pH 为 6.0~8.2，适宜生长的水分活度≥0.9，低盐。当 pH 小于 4.5 或大于 9.0 时，或环境温度低于 15℃ 或高于 55℃ 时，肉毒梭菌芽孢既不能繁殖，也不产生毒素。

（2）各种类型肉毒梭菌芽孢对热抵抗力有一定差异，但总体而言，肉毒梭菌芽孢高度耐热，破坏它们需要强烈的热处理，它们是引起食物中毒致病菌中热抵抗力最强的菌种之一，所以通常将其作为评价罐头杀菌效果的指示菌。表 2-3 所示为完全杀死肉毒梭菌芽孢所需的温度与时间。

表 2-3　　　　　　　　　完全消灭肉毒梭菌芽孢所需的温度和时间

温度/℃	时间/min	温度/℃	时间/min
100	360	115	12
105	120	120	4
110	36		

（3）肉毒毒素是一种大分子蛋白质，对消化酶、酸和低温很稳定，易受碱和热破坏而失去毒性。一般情况下，85℃热处理15min便可使毒素失活。

由于肉毒梭菌是芽孢菌，且能在厌氧环境中生长，因此，肉毒中毒常见于加热不当的罐装（特别是家庭自制的罐头）或真空包装食品，以及半加工的海产品（如：熏制、腌制和发酵的水产品）。根据肉毒梭菌的生物学特性，可知预防和控制肉毒梭菌中毒的基本措施是：适当的卫生、冷藏以及将食品煮透。具体说来有两种主要控制途径：①加热杀灭肉毒梭菌芽孢；②改变食品状况以抑制肉毒梭菌产毒。

例如：①采用低酸性罐头热力杀菌方法杀灭肉毒梭菌（A、B、E和F型）芽孢；②采用酸化或发酵方法，使产品pH降低至4.6以下；③采用腌制或干燥方法，使水分活度降至0.93以下；④用巴氏杀菌法杀灭E型和非蛋白水解B型，然后用冷藏控制A型、蛋白水解B型和F型；⑤控制食品暴露在肉毒梭菌生长和产毒温度下的时间；⑥在食品加热的同时，使用盐或防腐剂（如：亚硝酸盐）。在这些方法中，加热、降低水分活度或pH都能有效控制肉毒梭菌的生长，但是，单纯的冷藏处理不能作为控制肉毒梭菌E型的有效方法，只能作为一种辅助方法。由于水产品的内脏中存在肉毒梭菌芽孢，因此，在用盐渍、干燥、发酵这些方法加工或保存产品前，必须去除内脏，否则就有可能在加工中产生毒素。不过，对长度不足12.5cm小鱼，只要在加工前能有效防止毒素产生，加工后产品含盐量能达到10%或水分活度<0.85或pH<4.6，则可以不去除内脏。

（五）空肠弯曲杆菌

空肠弯曲杆菌（*Campylobacter jejuni*）是一种需要复杂营养、兼性（微嗜氧）、形态多样（呈弯曲、S形、螺旋状）、通过鞭毛运动的革兰氏阳性菌。随着这种微生物检测和分离技术的提高，发现它与食源性疾病暴发有关。在美国，这种细菌是引起食源性疾病的头号微生物，其发生频率是沙门氏菌病的2倍。据不完全统计，美国每年约有$4×10^6$起因弯曲杆菌引起的食源性疾病的病例，花费可能超过20亿美元。

空肠弯曲杆菌产生不耐热的毒素，该毒素不但能导致家禽、牛、羊等牲畜患病，而且还会引起人类细菌性腹泻和其他疾病。弯曲杆菌引起的食源性疾病的症状各异。轻者没有明显的疾病症状，但粪便中可能会排泄出这种微生物；重者可能有肌肉疼痛、头晕、头痛、呕吐、痉挛、腹痛、腹泻、发热、衰弱和神经错乱。腹泻常发生在疾病初期或表现出发热症状后。腹泻1~3d后，便中常见血，病程一般为2~7d。这类食源性疾病很少致死，但也有可能会发生。虽然有各种年龄的人受弯曲杆菌感染的影响，但是这种疾病的爆发大多发生于10岁以上的儿童和年轻人中。感染这种致病菌会使大肠、小肠都产生腹泻的症状。一旦吃了被污染的食品后，症状会在1~7d内出现，通常在摄入这种微生物3~5d后发病。由于空肠弯曲杆菌感染的症状缺少特别明确的特征，因此难以与由其他肠道致病菌引起的疾病相区别。空肠弯曲杆菌的感染剂量为400~500个细菌，具体视个人抵抗力而定。

空肠弯曲杆菌通常共生于野生和家养动物的胃肠道中。在牛、羊、猪、鸡、鸭和火鸡的肠道中都发现存在空肠弯曲杆菌。由于这种微生物存在于粪便中，因此，如果屠宰过程中不注意卫生操作，肉类食品就会被污染。在牛乳和仅接触过动物粪便的水中可检测出空肠弯曲杆菌。有限的研究工作显示，零售分割家畜肉中空肠弯曲杆菌的量低于零售分割家禽肉内空肠弯曲杆菌的量。这种致病菌的存在量通常很少，因此分离非常困难。

空肠弯曲杆菌的具有以下特性：

（1）生长温度范围为 30~45℃，最适生长温度为 42~45℃。

（2）微量需氧，最适生长环境为 5%氧气，10%二氧化碳和 85%氮气。

因此，空气中正常的氧气含量能抑制这种微生物的生长。空肠弯曲杆菌在原料食品中存活的菌株、初始污染量与环境条件，特别是贮藏温度有关。破坏这种微生物较为容易，只要将受污染的食品加热至内部温度达到 60℃并保持适当时间即可，例如，牛肉在此温度下保持数分钟，家禽保持约 10min 即可。

空肠弯曲杆菌从动物宿主传播给人的途径包括：直接接触被污染的动物载体、摄入被污染的食物和水（特别是蒸煮不当的食品或受交叉污染的食品）、急性传染者排出的粪便等。由于目前不可能从家养动物中完全消除弯曲杆菌，因此，彻底消除这种致病菌是不可能的。从长远角度考虑，预防和控制空肠弯曲杆菌危害最有效的方法是实施卫生加工或适当蒸煮动物来源的食品。

（六）单核细胞增生李斯特菌

单核细胞增生李斯特菌（*Listeria monocytogenes*）是一种兼性、无芽孢、无荚膜、周生鞭毛、能运动的球杆形。幼龄培养物活泼，呈革兰氏阳性，48h 后呈革兰氏阴性。

李斯特菌主要影响孕妇、婴儿、50 岁以上的人、因患其他疾病而身体虚弱者或处于免疫功能低下状态的人。Gravain 报道（1987 年），成人感染此病常见的表现是脑膜炎和脊髓灰质炎。中等程度患者的中毒表现是流感症状、败血症、脓肿、局部障碍或小肉芽瘤（在脾脏、胆囊、皮肤和淋巴结）及发热。怀孕 3 个月以上的妇女感染此菌，可能会引起流产或死胎。幸存的婴儿也易患败血症或在新生期患脑膜炎。新生儿的死亡率约为 30%，如果在出生 4d 内被感染，则死亡率接近 50%。

Mascola 等报道，李斯特菌对艾滋病患者特别危险。因为艾滋病严重破坏了人体的免疫系统，使患者更易患食源性疾病，如李斯特菌病（Archer，1988）。患艾滋病的男性感染李斯特菌病的可能性比同年龄无艾滋病的男性高 300 多倍。单核细胞增生李斯特菌的感染剂量还没有确定，因为有正常免疫系统的人存在未知因子，使他们不像免疫功能低下的人那样容易受到李斯特菌的感染。感染剂量由李斯特菌菌株和个人体质而定。但是，感染健康动物要成千上万甚至数百万个细胞，而感染免疫功能低下的人只需要 1~100 个细胞。在没有预先感染的情况下通常不会发生人类李斯特菌病。

在 50 多种家禽、家畜和野生动物肠道内（包括羊、牛、鸡和猪）都发现该菌。在土壤和腐烂植物中也有。这种微生物的其他潜在来源是溪流、阴沟水、烂泥、鳟鱼、甲壳动物、家蝇、扁虱、人类携带者的肠道。在许多食品中，如巧克力、大麦面包、乳制品、肉及家禽类制品中也存在这种致病菌。该菌在用被感染的动物粪便作肥料的蔬菜中也有发现。家用冰箱中也常发现这种致病菌。美国疾病控制和预防中心报道，在抽查的 123 只家用冰箱中，64%存在单核细胞增生李斯特菌。

食品加工厂所用的各种原料是这种微生物的潜在污染源。原料不断把这种微生物带入工厂环境中，并通过不卫生操作将其传染到产品上。有时，这种微生物也会通过空气或人与人之间的接触传播。例如，只要一个人直接接触被感染的物质，如动物、土壤或粪便，其手和手臂就容易被污染。彻底消灭单核细胞增生李斯特菌是不切实际的。因此，预防单核细胞增生李斯特菌疾病的重点是如何控制它们的生存，如何把注意力集中在减少这种微生物对成品的污染方面。

　　防止单核细胞增生李斯特菌最有效的方法是：①不食用生牛乳、生肉和由污染原料制成的食品；②食用前彻底加热已经在冰箱中冷藏了一段时间的消毒牛乳、熟肉制品、直接入口的食品。对孕妇而言，避免接触被感染的动物尤其重要。由于杀菌剂对该致病菌无效，Anon（1988）建议在某些产品中加入天然存在的溶菌酶，以便在加工过程中破坏单核细胞增生李斯特菌。目前还没有成功地研究出如何生产无单核细胞增生李斯特菌污染的产品。因此，食品加工者必须根据环境卫生规范和 HACCP 原理建立控制措施。防止污染最关键的环节是工厂的设计和布局、设备设计、加工操作过程、控制措施（如，充分加热以杀灭单核细胞增生李斯特菌）、卫生操作规程以及对各种单核细胞增生李斯特菌控制过程的确认。

（七）幽门螺杆菌

　　幽门螺杆菌（*Helicobacter pylori*）与弯曲菌属有关，这种病原菌能引起肠胃炎，是导致胃炎、胃肠溃疡和胃癌的病原体。这种微生物会游动，能抑制胃壁肌肉收缩从而影响胃的排空，并导致慢性细菌感染疾病。幽门螺杆菌存在于动物体内，主要存在于猪消化道中，其在十二指肠中出现的概率高达95%，在人类胃溃疡病例中出现的概率达80%，其中除了医学上健康的个体之外，还包括病人的家庭成员。被污水污染的饮用水是这种微生物的主要传染源之一。因此，保证食品加工用水的卫生是预防幽门螺杆菌危害的重要措施。

（八）结肠炎耶尔森氏菌

　　结肠炎耶尔森氏菌（*Yersinia enterocolitica*）又称小肠结肠炎耶尔森氏菌，为肠杆菌科耶尔森氏菌属中的一种，是引起食物中毒和结肠炎的重要病原菌之一。

　　结肠炎绝大多数发生在儿童与青少年中，但是也会在成人中发生。通常在摄入污染食品后 $1 \sim 3d$ 内出现发烧、腹痛和腹泻等症状，还可能会出现呕吐和皮疹。与结肠炎有关的腹痛和阑尾炎症状非常相似，过去曾在食源性结肠炎大爆发中发生一些儿童由于误诊而被切除阑尾的病例。尽管轻微腹泻和腹痛会持续 $1 \sim 2$ 周，但是由结肠炎导致的疾病一般仅持续 $2 \sim 3d$，出现死亡的病例很少见，不过如果出现并发症也可能会导致死亡。

　　结肠炎耶尔森氏菌是一种嗜冷性病原菌，具有下列特性：

　　（1）生长温度范围为 $4 \sim 40℃$，一般生长温度为 $30 \sim 37℃$，最适生长温度为 $32 \sim 34℃$。

　　（2）耐低温，能在冰箱温度下分裂繁殖，但繁殖速率比在室温下低。

　　（3）对热（50℃）和盐（>7%）敏感，当温度超过60℃时就可以将其杀死。

　　食品在热处理后受污染是导致终产品中出现这种微生物的主要原因。因此，预防结肠炎耶尔森氏菌最有效的措施是保证食品在加工、处理、储藏和制备过程中维持适当的环境卫生，防止二次污染。

（九）大肠埃希氏菌

　　埃希氏菌属（*Escherichia*）俗称大肠杆菌属。大肠杆菌（*E. Coli*）是埃希氏菌属中的常见细菌，主要存在于人和动物肠道中，随粪便排出，分布于自然界中，是肠道正常菌群，通常不致病，有时还能合成适量维生素，并能抑制分解蛋白质一类细菌的繁殖。但是，在大肠杆菌中也有致病菌。当人体抵抗力减弱或摄入被大量活的致病性大肠杆菌污染的食品时，往往引起食物中毒。

　　目前，已经确认有六种大肠杆菌会导致腹泻。它们分别是内出血型（EHEC）、内毒素型（ETEC）、内侵袭型（EIEC）、内聚集型（EAggEC）、内致病型（EPEC）和扩散黏着型大肠杆菌。所有内出血型菌株都会产生志贺氏毒素 1 和（或）志贺氏毒素 2，这两种毒素又称为毒素

Varatoxin1 和 Varatoxin2。这类细菌可能是通过噬菌体感染，直接或间接地从志贺氏菌获得产志贺氏毒素的能力。

大肠杆菌 O_{157}：H_7是根据它的 O 抗原和鞭毛 H 抗原来命名的，属内出血型，是一种兼性、革兰氏阴性棒杆菌，产生 Vero 细胞毒素，能导致出血性大肠炎和溶血性尿毒综合征的大流行，从而引起社会各界人士对这种病原菌的高度重视。早期曾将其视为非致病菌，直到 1982 年，美国发生了两次出血性大肠炎流行性爆发，科学家从导致食物中毒的汉堡包中分离出大肠杆菌 O_{157}：H_7，人们才认识到它是人类的一种致病菌。目前还不能确定这种病原菌是如何从大肠杆菌突变而来的，有些科学家认为它得到了能导致人体出现同样病症的志贺氏菌的某些基因。

大肠杆菌 O_{157}：H_7似乎可以在 8~45℃生长。在 pH5.5~7.5，其生长速率相近，但在比较酸性的环境中，其生长速率很快下降。Buchanan 和 Dagi（1994）曾报道，大肠杆菌 O_{157}：H_7生长的最低 pH 在 4.0~4.5。实验结果表明，这种病原菌在酸性食品（如香肠和苹果果酒）中，存活时间长达几周。如果在冷冻温度下贮藏，那么这种病原菌在这些食品中的存活时间将更长。

容易引发致病性大肠杆菌病的典型食物是生鲜或烧煮不彻底的牛肉、未加工的牛乳以及一系列酸性食品，如蛋黄酱、发酵香肠、果酒、苹果汁。由于这种病原菌具有较强的耐酸性，其引发食源性疾病暴发流行所需要的感染剂量很低（2000 个细胞或更少）。

导致致病性大肠杆菌食物中毒的原因同沙门氏菌，其预防和控制措施亦与沙门氏菌基本相同。对肉制品而言，建立一项从牲畜屠宰到肉制品加工过程的检测和预防措施对于控制这种微生物的生长繁殖来说是非常重要的。将牛肉制品加热到 70℃并保证有充足的热处理时间以杀死这种病原菌是一个绝对关键控制点。实施严格的卫生管理程序能有效减少由这种病原菌造成的食源性疾病大流行。

总之，要预防生物危害应达到三个基本要求：①破坏、消除或减少生物危害；②防止再次污染；③抑制有害微生物的生长和毒素的产生。为了达到这三项基本要求可采取一些预防措施。例如：在加热等过程中破坏和消除微生物。当微生物被消除后，应当采取措施防止再次污染。最后，如果生物危害不能从食品中彻底消除，则应当抑制微生物生长和毒素产生。借助于食品固有的特性，如 pH、水分活度或通过添加盐和其他防腐剂来抑制微生物生长。食品的包装条件和贮存温度也可用于抑制微生物生长（钱和，2003）。

二、 病毒危害及其预防措施

目前，已经发现 150 多种病毒，这种呈非生命体的致病因子可以说无处不在。病毒自身不能繁殖，个体小，用光学显微镜也看不见。病毒外膜为蛋白质，内部为核酸，通常称之为"细胞内的寄生体"。当病毒附着在细胞上时，向细胞注射其病毒核酸并夺取寄主细胞成分，产生成百万个新病毒，同时破坏细胞。病毒感染剂量低，在环境中易存活，与表征性细菌的相关性不明显。虽然多数病毒不耐热，但是，也存在一些非常耐热、不易被破坏的病毒。病毒只对特定动物的特定细胞产生感染作用，因此，食品安全控制过程中只需考虑对人类有致病作用的病毒。

病毒能通过直接或间接的方式由排泄物传染到食品中。携带病毒的食品加工者可导致食品的直接性污染，而污水则常导致食品的间接性污染。食品中有些病毒在烹调过程中被钝化，有些病毒在干燥过程中被钝化。不论怎样，应该避免食品被病毒污染。目前，常见的食源性病毒主要有甲型肝炎病毒（HAV）、诺沃克病毒（SRSV）、疯牛病病毒（BSE）、口蹄疫病毒（FMD）。

（一）甲型肝炎病毒

甲型肝炎病毒在较低温度下较稳定，但在高温下可被破坏。所以，肝炎多发于冬季和早春。此病毒能在海水中长期生存，且能在海洋沉积物中存活一年以上。

甲型肝炎的症状可重可轻，有突感不适、恶心、黄疸、食欲减退、呕吐等。甲型肝炎主要发生在老年人和有潜在疾病的人身上，病程一般为 2d 到几周，死亡率较低，除孕妇外，其死亡率为 17%。1988 年，上海流行甲型肝炎，约有 29 万人感染，其主要原因是人们食用了被污染而又未经过彻底加热的毛蚶。

在甲型肝炎暴发的案例中，病毒通常来自食品操作者、受污水污染的生产用水、贝类。贝类通常与甲型肝炎暴发有关，生的或熟的蛤、蛎和贻贝都曾与引发甲型肝炎相关，其中包括从被认可捕捞水域内收获的贝类。因为，贝类经常受污水排放的影响，而且它们能富集病毒。

甲型肝炎病毒主要通过粪口传播，直接的人与人接触是最主要的传播方式，其次是通过被污染的水和食物传播。因此，可以针对其传播方式实施预防措施。例如，关注员工的健康状况、保持良好卫生操作环境、保证生产用水卫生、彻底加热水产品并防止其在加热后发生交叉污染等措施。

（二）诺沃克病毒

诺沃克病毒是引起非细菌性肠道疾病的主要原因，其症状为：恶心、呕吐、腹泻、痉挛和偶尔发烧。

诺沃克病毒的预防和控制措施与甲型肝炎病毒相似。此外，控制贝类捕捞船向贝类生长水域排放未经处理的污水可以降低诺沃克病毒爆发的可能性。

（三）疯牛病病毒

疯牛病病毒是 20 世纪 90 年代以来最大的食源性病毒。所谓疯牛病是一种牛海绵状脑病（BSE），具有传播性，是一类可侵犯人类和动物中枢神经系统的致死性疾病，其潜伏期长，病程短，死亡率 100%。目前已知的动物的海绵状脑病有 6 种包括羊瘙痒病、传染性水貂脑病、马骡和麋鹿的慢性消耗病、猫海绵状脑病、捕获的野生反刍动物海绵状脑病和牛海绵状脑病。人的海绵状脑病有 4 种，包括克雅氏病（分为散发性、家族性、医源性、新变异性）、格斯特曼氏综合征、库鲁病和致死性家族性失眠症。其中新变异性克雅氏病与疯牛病的爆发密切相关。

如果人食用了携带小圆结构病毒（SRSV）的牛肉或其加工的产品，就有可能被感染。但是，人类至今还没有找到预防和治疗疯牛病的有效方法。目前世界上也还没有科学家能够在人或牛活着的时候确诊其是否得了疯牛病，只能在其死亡后检测其脑组织确诊。因此，疯牛病引起了严重的社会恐慌。

目前能够采取的预防和控制疯牛病病毒传播的方法是必须实施全程质量控制体系，杜绝其传播渠道，特别需要做好养殖场的安全管理工作。

（四）口蹄疫病毒

口蹄疫病毒主要有 3 型，各型不能互相免疫。病畜水泡中及淋巴液中病毒含量最多。病毒多由于直接接触而传播。此病的发生和流行有明显的季节性，气候寒冷相对容易流行。

口蹄疫病毒以牛最易感染，而羊的感染率较低。英国科学家指出，牲畜将口蹄疫传染给人类的可能性非常小。即使有人染上口蹄疫，病情也很轻，目前还没有口蹄疫疫情在人类中大规模传播的记录。曾有人因接触口蹄疫病畜及其污染的毛皮，或误饮病畜的奶，或误食病畜的肉品等途径而感染。患者对人基本无传染性，但可把病毒传染给牲畜动物，再度引起畜间口蹄疫流行。

预防口蹄疫的主要措施是一旦发现可疑病畜，应立即报告兽医机关，病畜就地封锁，所用器具及污染地面用2%苛性钠消毒。确认后，立即进行严格封锁、隔离、消毒及防治等一系列工作。发病畜群扑杀后要进行无害化处理，工作人员外出要全面消毒，病畜吃剩的草料或饮水，要烧毁或深埋，畜舍及附近用2%苛性钠、二氯异氰脲酸钠（含有效氯≥20%）、1%~2%福尔马林喷洒消毒，以免散毒。然后选用与当地流行的口蹄疫毒型相同的疫苗，对疫区周围牛羊进行紧急接种，用量、注射方法及注意事项须严格按疫苗说明书执行（钱和，2003）。

三、 寄生虫危害及其预防措施

寄生虫是需要有寄主才能存活的生物，生活在寄主体表或其体内。世界上存在几千种寄生虫，只有约20%的寄生虫能在食物或水中生存，目前所知的通过食品感染人类的寄生虫不到100种。通过食物或水感染人类的寄生虫有线虫（nematodes/round worms）、绦虫（cestodes/tape worms）、吸虫（trematodes/flukes）和原生动物。这些虫大小不同，从肉眼几乎看不见到几米长。原生动物是单细胞动物，如果没有显微镜，大多数是看不见的。

寄生于肉用动物（包括家畜及鱼贝类）的寄生虫，有的可通过肉品、鱼类而传染给人。有的虽不直接传染给人，但由于存在于肉品、鱼类，导致消费者对其产生厌恶感。

（一）畜肉中常见寄生虫

1. 囊尾蚴（cysticercus）

囊尾蚴是绦虫的幼虫，寄生在宿主的横纹肌及结缔组织中（图2-1），呈包囊状，故俗称"囊虫"，在肉用动物体内寄生的囊尾蚴有多种，其中最常见的通过肉食能直接对人产生危害是猪囊尾蚴。

猪囊尾蚴是人体有钩绦虫的幼虫，又称"猪囊虫"，呈圆形或椭圆形的包囊（图2-2），透明或灰白色，米粒至豌豆大（5~10mm）。囊内充满透明液体，囊壁的一边凹入呈白色点为囊尾蚴的头节，有四个吸盘与二排钩（图2-3），共约22~32个钩。

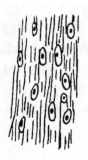

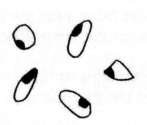

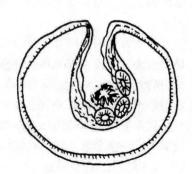

图2-1 肌肉组织中的囊尾蚴　　　　图2-2 猪囊尾蚴　　　　图2-3 猪囊尾蚴头节

　　人吃了未经煮熟的患有囊尾蚴病的猪肉，囊尾蚴由于肠液及胆汁的刺激，头节从包囊中引颈而出，以吸盘或钩子着生于肠壁而发育为成虫——绦虫，使人得绦虫病。在人体内寄生的绦虫可生活很多年，因而人能长期排出孕卵节片，猪吃了后能得囊尾蚴病。造成人畜间的相互感染（图2-4）。

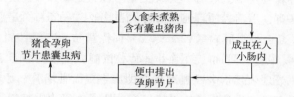

图2-4　囊尾蚴病在人畜间的互感图

　　人感染了钩绦虫病时往往会出现贫血、消瘦、腹痛、消化不良、腹泻等症状，患者应进行药物驱虫、治疗。

　　不论是有钩绦虫病还是猪囊尾蚴病，人得了这类病都会对健康造成危害。如果囊尾蚴寄生在人体肌肉中，则感到酸痛、僵硬；寄生于脑内则因脑组织受到压迫而出现神经症状，抽搐、癫痫、瘫痪甚至死亡；如侵犯眼部可影响视力，甚至失明。目前尚无治疗囊尾蚴病的特效药物。

　　要控制和消灭绦虫病及猪囊尾蚴病，必须在发病地区积极地开展群众性"驱绦灭囊"工作，大力宣传相关卫生的知识，不用人粪喂猪，这是从根本上消灭绦虫病、囊虫病的有效措施。

　　2. 旋毛虫（trichinella spipalis）

　　旋毛虫是一种很细小的线虫，一般肉眼不易看出。成虫寄生在宿主的十二指肠及空肠内，雄虫长1.4~1.6mm，雌虫长3~4mm，幼虫寄生在宿主横纹肌肉（膈肌、肋间肌、咬肌等）卷曲呈蚴旋形，外面有一层包囊呈柠檬状，大小为（0.25~0.66）mm×（0.21~0.42）mm（图2-5和图2-6），猪、狗、野生动物都能感染旋毛虫病，人若吃了患有旋毛虫病的未经烧熟的动物肉品亦能感染此病，所以它是人畜共患的寄生虫病。

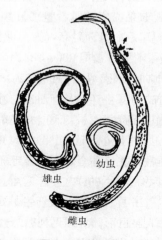

图2-5　旋毛虫

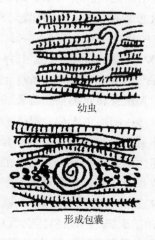

图2-6　肌肉组织中的旋毛虫

人感染了旋毛虫病后会出现头晕、头痛、腹痛、腹泻、发烧等症状，严重的还出现呼吸、咀嚼及语言障碍，轻者会出现肌肉酸痛、眼睑和下肢浮肿，短时期内不会消失。目前对此病尚无特效药物，一般用支持和对症疗法。

控制旋毛虫病的关键在于预防。在流行地区特别要加强对易感动物肉品的旋毛虫检验，我国有关肉品卫生检验法规中规定，对屠宰猪肉要经过旋毛虫检验，这是预防此病的重要措施之一。鉴于我国某些地区有食用狗肉的习惯，而且狗和其他肉食兽一样是旋毛虫易感动物，所以也需要进行检验。

防止猪患旋毛虫病，是预防人得旋毛虫病的重要措施，采用泔脚养猪的地区，要实行煮熟后喂食的方法，通过热处理杀死猪肉残羹泔脚内的旋毛虫，杜绝其病原。此外提倡猪只圈养，不宜野牧；同时，由于老鼠也是易感动物，所以饲养场要加强防鼠灭鼠措施；患旋毛虫病的死鼠被猪吞食也是造成猪感染的重要原因。

3. 肝片形吸虫（fasciola hepatica）

肝片形吸虫是寄生于家畜肝脏、胆管中的一种寄生虫，人类也能遭其侵袭。肝片形吸虫外观呈叶片状，灰褐色，虫体长 20~35mm，宽 5~13mm，也有更大的。前端部呈三角形，底部两侧扩展形成"肩"，前端有口吸盘，腹面中线上的肩部水平位置有腹吸盘，腹吸盘与口吸盘之间有生殖孔，虫体后端有排泄孔（图 2-7）。

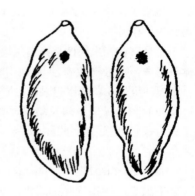

图 2-7　肝片形吸虫

成虫寄生在终宿主（绵羊、山羊、黄牛、水牛、骆驼以及猪、兔、人）的肝脏胆管中，中间宿主为椎实螺。当幼虫穿过肝组织时，引起肝组织损伤和坏死，肝包膜上有纤维素沉积；当幼虫经过体腔或其他器官时可发生脓胞或形成结节似包囊管。成虫在宿主胆管里生长，能使胆管堵塞，由于胆汁停滞而引起黄疸，刺激胆管可使胆管发炎，变厚或扩张，并导致肝硬化。

肝片吸虫需要经过其生活史的一定阶段后才能侵袭人类，所以，只要对检出受该病侵袭的内脏器官进行适当处理，就可以预防其伤害消费者。具体方法是，如果发现肝脏损害较为轻微，只要割除感染部分即可，其他部分不受限制食用；如果损害严重，整个肝脏作工业用或销毁。

4. 弓形体（toxoplasma）

弓形体是一种原虫，病原为龚地弓形体，可寄生于多种动物，也可寄生于人。猪患弓形体病已发现于许多国家和地区，近几十年来，这一问题已成为肉品卫生中令人关注的问题。

在猪及其他中间宿主内，弓形体为滋养体和"伪囊"两种形态；而在终末宿主（猫）体内则为袭殖体、卵囊等多种形态。

猫为弓形体的终末宿主，病原体在猫的小肠上皮细胞内进行有性繁殖，最后形成卵囊；而猪及其他动物，包括人均为中间宿主，弓形体在中间宿主的各种细胞内进行无性繁殖，最后形成含有很多有感染力的滋养体和"伪囊"。

由患病动物而传染及人是弓形体的主要传播方式。人患弓形体病多见为胎盘感染，造成胎儿早产、死产、小头病、脑小肿、脑脊髓炎、脑石灰化、运动障碍等；成人发病者极少，一般为无症状经过。

就畜肉生产而言，预防和控制弓形体病的主要手段是加强饲养卫生工作，因为防止感染是预防该病通过肉食传染给人的重要措施。此外，将弓形体病流行地区的猪肉经冷冻处理后销售，也有利于防病。

（二）鱼贝类中常见寄生虫

1. 华枝睾吸虫（Lonorchis sinensis）

华枝睾吸虫是一种雌雄同体的吸虫。虫体长窄扁平（图2-8），呈乳白色。成虫寄生在人、猪、猫、犬的胆管里。虫卵随宿主粪便排出，被螺蛳吞食后，经过包蚴、雷蚴和尾蚴阶段，从螺体逸出，附在淡水鱼的身上，侵入鱼的肌肉、鳞下或鳃部后成囊蚴（图2-9）。如人或动物（终宿主）吃了这种生鱼或半生半熟的鱼后，就会受到感染。

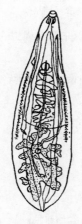

图2-8 中华分枝睾吸虫的成虫

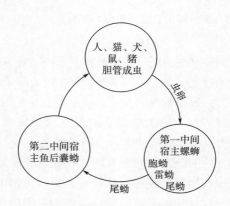

图2-9 华枝睾吸虫的生活史

华枝睾吸虫主要损害胆管，引起胆管阻塞及胆囊炎。由于久经刺激，使肝脏发炎硬化和局部坏死，肝细胞变性萎缩。有时亦可使胰腺纤维变性。此外，脾胀大和腹水（约40%），胆石（约10%）及原发性胆管性肝癌也很常见。

人受华枝睾吸虫侵袭后，其症状与寄生虫数的多少有密切关系。如感染轻者基本上无症状。症状较重者，食欲异常、消化不良、腹部膨胀、腹泻、水肿、肝肿大。重症者，上腹疼痛、白细胞增加、阻塞性黄疸、胆绞痛，胆囊和胆管发炎，以致出现贫血、肝硬化等症状。

预防华枝睾吸虫污染的主要措施包括：

（1）改变卫生习惯，不吃生鱼或半生不熟的鱼，禁止出售生鱼片和生鱼粥；

（2）不给家畜及其他动物吃生鱼和鱼的内脏等废弃物；

（3）淡水鱼养殖禁止用人粪作饲料；

（4）患病鱼宜切块烧熟煮透；

（5）猪等动物的肝脏、胆管等有病变部应割除后出售，肝脏病变严重者应予废弃。

2. 阔节裂头绦虫（DiphyLLobothrium Latum）

阔节裂头绦虫为人肠中最大的绦虫，体长3~4m，具有3000~4000个节片，体色淡黄或深黄色，活体为象牙色。初排出的卵并不成熟，能抵抗化学药品，但易被干燥和腐化杀死。

成虫寄生在人、猪、猫、犬、狐等动物体内，但人是该虫的主要宿主。虫卵随人的粪便排出，被剑水蚤吞食后，变成原尾蚴。水蚤被淡水鱼吞食后，侵入鱼的脏腑或肌肉，渐渐发育成裂头蚴。如果人或动物吃下含有这种幼虫的鱼肉后就被感染（图2-10和图2-11）。

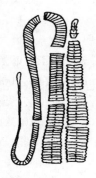

图2-10　阔节裂头绦虫（全虫×2/3）

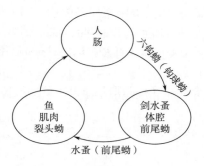

图2-11　阔节裂头绦虫的生活史

阔节裂头绦虫的新陈代谢产物对人特别有毒，常导致患者贫血，也有科学家认为，该虫所致贫血，不过是一种诱因，不能作为主因。除了毒素作用外，在营养、机械性堵塞以及炎质的损害方面，一般要看虫的多少，或个人的感受性而定。

感染阔节裂头绦虫的患者一般症状为腹痛、消瘦、乏力、轻度的嗜酸性粒细胞增多。

如果在鱼的肌肉中发现有乳白色或有卷成球形的白色球状物时，经过压片镜检，确诊为阔节裂头绦虫时应将其加工成干制品或烧熟煮透后食用；平时要注意不吃生鱼或半生不熟的鱼，如生鱼粥等。

3. 猫后睾吸虫（Opisthorchis feLineus）

猫后睾吸虫的虫体背腹面窄扁，呈透明淡黄色或橙色。前端稍带尖锐，后端钝圆（图2-12）。成虫寄生在人、猫、犬等动物体内。虫卵随宿主粪便排出。被螺蛳吞食后成毛蚴，进一步发育成胞蚴、雷蚴和尾蚴。尾蚴离螺体入侵淡水鱼类后，

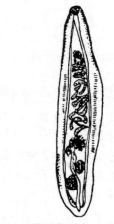

图2-12　猫后睾吸虫（无包囊的幼虫）

在鱼的皮肤肌肉和结缔组织中形成囊蚴（图2-13）。如人、畜食下这种受污染的淡水鱼后就被感染（图2-14）。

猫后睾吸虫主要损害胆囊和肝脏。由于囊壁发炎致使胆囊急剧增大，有时胆管黏化。如果虫体侵入胰管内，则出现消化系统障碍症状。它能使肝脏结缔组织增殖，形成赘瘤。

鉴于淡水鱼是猫后睾吸虫的第二中间宿主，导致人致病的囊蚴存在于鱼体可食部位，所以其预防措施：

（1）向消费者宣传不进食生鱼或半生不熟鱼以及没有腌透、熏熟的鱼；

（2）对该病流行区域内所捕之鱼，应放在-12℃低温箱内冷藏5~6d后再食用，这样可提高食用安全性；

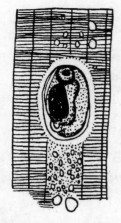

图2-13 鱼肌肉内的后睾吸虫

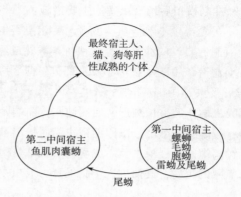

图2-14 猫后睾吸虫的生活史

（3）经卫生检验确诊患该虫囊蚴的淡水鱼，或将其在低温-12℃冷库中冷藏5~6d，或用5%~10%的盐溶液腌渍10d，15%~20%盐溶液腌渍3d以上后，再供食用；

（4）对于患该病的猪、狗等动物，由于它们也是猫后睾吸虫的最终宿主，其胆、肝、胰等器官常常受到感染。如果这些器官被侵袭而出现病变，应割除其病变部并废弃之，其他部位可供食用。

4. 横川后殖吸虫（Metagoninus yokogawai）

横川后殖吸虫的虫体很小，呈长梨形，前端较尖，后端钝圆（图2-15）。虫体前半部有很密的小刺。成虫寄生在人、猫、犬、猪、狐等动物体内。虫卵随宿主粪便排出被螺蛳吞食，在螺体内发育为胞蚴、雷蚴、尾蚴。尾蚴离螺体入水，遇到淡水鱼就寄居在鳞、鳃和其他组织内形成囊蚴（图2-16）。如人进食了半生不熟的鱼后，幼虫就在人的小肠里发育为成虫。

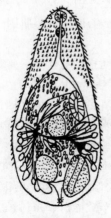

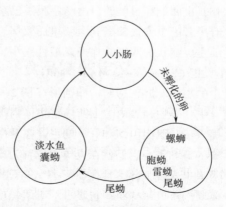

图2-15 横川后殖吸虫的成虫　　图2-16 横川后殖吸虫的生活史

横川后殖吸虫主要寄生在人和动物的小肠里，吸附在肠的黏膜上或埋藏在黏膜内，由于长期受虫的刺激，导致黏膜分泌过多，肠黏膜表层糜烂发炎。如虫被带到心肌、大脑和脊椎等处，可引起这些器官的病变。

预防和控制横川后殖吸虫病的主要措施：

（1）不进食半生不熟的鱼，或者对受该虫寄生的淡水鱼经过腌渍处理后食用；

（2）对患有囊蚴的淡水鱼，必须将其煮熟或经腌渍、制干后食用；

（3）对患有该虫的动物小肠发炎部分，应予废弃，其他部分可食用。

5. 异形吸虫（Heterophyes）

异形吸虫的体型呈长圆形，后端钝圆，前端稍窄（图2-17）。成虫寄生在猫、犬或人宿主的小肠里，吸附在肠壁上。虫卵随宿主粪便排出被螺蛳吞食后，在螺体内发育成胞蚴、雷蚴和尾蚴。尾蚴离螺体入侵淡水鱼后成囊蚴（图2-18）。如人、猫、犬吃了被异形吸虫囊蚴感染的生鱼或未煮熟的鱼后，其便进入小肠发育为成虫。

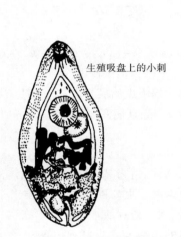

图2-17　异形吸虫

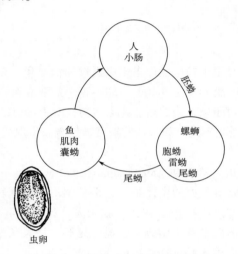

图2-18　异形吸虫的生活史

异形吸虫寄生在小肠里，吸附在肠壁上，或钻到黏膜下层，引起发炎，导致肠壁出现黏液过剩和坏死。此外，虫卵能穿过肠壁，由肠系膜淋巴系输送到心肌内。心肌因受卵的刺激而发生心脏衰弱。也有患者因虫卵被输送到大脑里而致病。

异形吸虫病的主要症状为腹部绞痛及黏液性腹泻。其预防措施与横川后殖吸虫病相似。

6. 卫氏并殖吸虫（Paragonimus Westermani）

卫氏并殖吸虫的虫体肥胖，透明，卵圆形（图2-19和图2-20），呈红棕色。成虫寄生在人、猪、狗、猫、牛、羊的肺脏内。虫卵随宿主体内排出入水，遇螺入侵发育成胞蚴、雷蚴和尾蚴，遇到虾、蟹入侵其肌肉组织和肝、鳃，并在其中发育成囊蚴（图2-21）。如果人们吃了半生不熟的被污染的虾和蟹，它们就在人体内发育为成虫。

如果卫氏并殖吸虫入侵肺部，常存在于小支气管的附近，刺激宿主的组织发生炎症，继而在组织反应下虫体周围形成结缔组织包裹、纤维组织成为结节或脓肿，虫体被包在其内。包囊一般为豌豆大小，隆起，呈暗褐色或灰白色，若切破病灶，在包囊内可见单个或两个成虫被包围其中，并有淡绿色液体流出，所以病人痰多。其病理变化分为四种：①非化脓性的结缔组织反应，常形成脓肿；②形成结核样的结节；③化脓性脓肿；④溃疡性型。

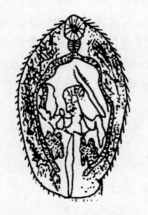

图 2-19　卫氏并殖吸虫

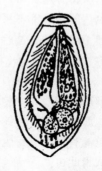

图 2-20　卫氏并殖吸虫卵

卫氏并殖吸虫的预防措施包括：①将虾、蟹等水产食品煮熟后食用，不吃生虾和腌制不透的醉蟹、咸蟹和咸蝲蛄等生食水产品；②割除并废弃被卫氏并殖吸虫寄生的动物脏器。

7. 有棘颚口线虫（Gnathostona Spinigerum）

有棘颚口线虫的虫体肥短，淡红色（图 2-22）。虫卵为卵圆形，有小塞。此虫常寄生在鱼类的肌肉内形成包囊性的幼虫。这种受染的鱼被人吃下后，幼虫即移行到各脏器和肌肉内发育为成虫（图 2-23）。

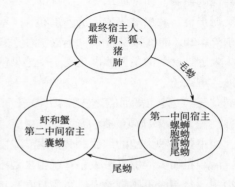

图 2-21　卫氏并殖吸虫的生活史

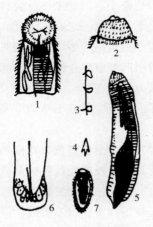

图 2-22　有棘颚口线虫

1—未成熟虫体的前端，腹面观　2—较成熟虫体的
前端，侧面观　3—颈小沟　4—体棘　5—未成熟
幼虫，侧面观　6—雄虫的后端，腹面观　7—猫粪中的卵

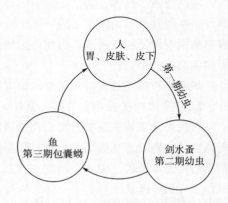

图 2-23　有棘颚口线虫的生活史

一旦有棘颚口线虫的成虫侵入宿主胃壁，被刺激处将发炎，并形成肿块或硬结。如寄生于皮肤时，使深皮层或皮下形成隧道，引起爬行性皮炎。人体所见病例为患者食用未煮熟的鳝鱼而导致人体皮肤患病，有棘颚口线虫寄生在皮肤或皮下组织里，使病者很痛苦。

有棘颚口线虫一般情况下不易检出，如发现鱼肉中有白点状的包囊时，应去除鱼肌肉中的包囊后进行腌渍加工或烧熟煮透后食用。这类疾病的预防措施为不吃生的或半生不熟的鱼，包括鳝鱼等。

8. 无饰线虫（Anisakis）

无饰线虫的形态似棉线，白色，虫体大小在（37~130）mm×（0.9~2.5）mm。此虫常寄生在黄鱼、带鱼、海鳗、鲐鱼、鲱鱼等海产鱼类的消化道及肌肉中，墨鱼、鲳鱼、鲅鱼、河豚、白姑鱼、鲤鱼等有时亦有寄生。

过去人们曾认为此虫对人无害，但是近来发现海产鱼类是它的中间宿主，海产哺乳动物（海兽）是它的终宿主。此虫进入人体内后，寄生于胃壁黏膜下，也有透过胃壁进入腹腔寄生于其他脏器者。如果此虫寄生于胃部，将出现类似胃癌、胃溃疡、阑尾炎等症状。

据报道，此虫对热的抵抗力很弱，一般60℃、10s以上即可将其杀死。烫煮1min可将其彻底杀死，20%的食盐浸渍24h不能存活，-20℃下冷冻10h以上可杀灭虫体。

人感染此病的主要原因是吃了受感染的生鱼所致。所以预防该病的主要措施仍然是禁止生食海产鱼类。

（三）其他食品的寄生虫污染

1. 蔬菜瓜果导致的蛔虫病

蛔虫是一种大型的线虫，虫体呈黄白色，有时呈粉红色，雌雄异体，圆柱状。前端细而钝，后端粗而尖。蛔虫是人、畜寄生虫病中最常见的疾病，流行十分广泛。不同种的蛔虫各有其宿主。猪蛔虫不感染给人。宿主自吞食传染性虫卵到成长为成虫大约需要2个月，成虫在肠内寿命大约1年。

蛔虫对儿童生长发育特别有危害，对成人也有影响，但比较小。当幼虫移行经肺部时可出现阵发性咳嗽、气喘，偶尔亦能引起肺炎。成虫在肠道里会引起肚痛、恶心、呕吐，当大量虫体寄生在肠管里时相互扭结成一团，造成肠梗阻，当肠内对蛔虫生活产生不良改变时，蛔虫窜入总输胆管而使胆道阻塞，由此而引起黄疸。其窜入肝脏可引起肝脏疡，使患者出现上腹部剧烈疼痛。

预防蛔虫感染首先要注意个人卫生，饭前便后必须洗手，不吃生菜或不洁的瓜果。

2. 水生植物（菱角、茭白、荸荠）表面的姜片虫

布氏姜片虫成虫主要寄生于人、猪的小肠壁。虫体肥厚宽大，呈肉红色，背面稍凸而腹面平，呈长卵圆形，如横切的姜片，前端略狭，后端较宽。有口吸盘及腹吸盘各一个。

当人感染了姜片虫后，消瘦、贫血、嗜伊红白细胞增多，嗜中性白细胞减少，水肿、腹水，出现腹痛等症状。如果虫体寄生过多，往往还会引起肠道的损害，以及机械性堵塞。

猪亦能感染本病，在宰后内脏检验过程中，可见患猪小肠上叮满了许多姜片状成虫。这种有损害的肠子不应作为食用，其肉体及其他脏器不受限制，可作食用。

为防止姜片虫感染，提倡不吃生的水生植物，如菱角、茭白、荸荠等。

3. 贮藏食品中的螨类

螨属于节肢动物门蜘蛛纲中的螨目。螨和昆虫在形态上有些相似，但在分类上它们之间有

区别。螨的成虫期没有翅膀，有四对足，而昆虫成虫有翅膀，有三对足；螨的特征是体节较少，不但不像昆虫有头、胸、腹三部分，而且也不像蜘蛛有界限分明的头胸和腹两部分，它是节肢动物中非常特殊的一个类群。螨的体形微小，肉眼不易观察，要借助于放大镜或显微镜才能观察鉴别，一般以微米来计算其大小。螨的品种很多，其中有的能导致人生病，也有寄生于食品内，并且能通过食品而给人造成危害。

贮藏于食品中的螨有粉螨、肉食螨和革螨，它们绝大多数是卵生的。一般螨类适宜生长温度为25℃左右，相对湿度80%以上，如果温、湿度过高或过低都将直接响它们的生长发育。螨类喜欢阴暗、潮湿，无论是植物性还是动物性的食品均能受其害。

贮藏的食品常常因螨类大量繁殖并积集螨尸、螨粪以及其排出的大量水分而在短期内发霉变质，它使粉类食品结成块状，使种子发芽率降低。螨类还能通过食品导致人体患病，例如，引起皮炎，此外，还可能导致消化系统、泌尿系统、呼吸系统方面的疾病。

因此，凡是被螨寄生的面粉、砂糖，以及其他干肉类制品，必须根据其质量情况，分别予以废弃或无害化处理，以预防其对人造成危害。为了预防螨类危害，食品加工企业特别应该注意原材料贮藏过程中的卫生控制。

总之，防止寄生虫传染给人类的方法很多，具体包括：食品加工中保持良好的个人卫生；适当处理人类排泄物，不用未经处理或处理不充分的污水浇灌农作物及适当的污水处理；充分蒸煮食品能消除原料中的寄生虫，冷冻或在特殊情况下进行盐渍也可以消灭食品中各种寄生虫（钱和，2003）。

四、 新型病毒及其预防措施

（一）尼帕病毒

尼帕病毒是一新型人兽共患病毒，它是RNA病毒，属于副黏病毒科，能引起广泛的血管炎，感染者有发热、严重头痛、脑膜炎等症状，给人及动物带来严重危害。尼帕病毒病（Nipah Virus Disease，NVD）是继英国疯牛病、台湾地区猪口蹄疫、香港地区禽流感后，又一引起世界各国广泛关注和恐慌的人畜共患病。从公共卫生的角度出发，本病应引起国内医学和畜牧兽医界人士的高度重视。

病毒在猪的扁桃体、呼吸道上皮组织和呼吸道受感染细胞碎片中繁殖，并通过咽喉部和气管分泌物传播的可能性较大。也有报道分析，脑炎及肺水肿，限制了病毒的传播，外排途径可能是通过泌尿系统，或与有病毒感染的体液接触。

同一猪场内传播也可能是直接接触病猪的尿、体液、气管分泌物等而引起，此外也可能是通过使用同一针头及人工授精器械等方式传播。在尼帕病毒感染人的途径中，猪起了关键的作用。病人主要是通过伤口与感染猪的分泌液、排泄物及呼出气体等接触而感染。

尼帕病毒病发生后，应封锁感染猪场，捕杀病猪和疑似感染猪及同群猪，加以深埋处理，烧毁猪舍，并对感染猪场进行全面彻底的消毒，以消灭或减少传染源。同时禁止疫区猪只向外转运，以防止疫情的蔓延；并对猪、马等易感动物，以及养猪从业人员和与猪密切接触的人员，进行紧急免疫接种。除按常规脑炎治疗外，抗病毒药 Ribavirin 正在试用中。

广泛灭蚊，清除积水，以消灭蚊子滋生地，也是防止病原传播的重要措施。注意日常管理，定期对猪进行检疫监测，防重于治，减少对于人和动物的危害。

（二）新型冠状病毒（2019-nCoV）

2019新型冠状病毒（2019-nCoV），因2019年武汉病毒性肺炎病例而被发现，2020年1月12日被世界卫生组织命名。冠状病毒是一个大型病毒家族，已知可引起感冒以及中东呼吸综合征（MERS）和严重急性呼吸综合征（SARS）等较严重疾病。新型冠状病毒是以前从未在人体中发现的冠状病毒新毒株。感染了冠状病毒后常见体征有呼吸道症状、发热、咳嗽、气促和呼吸困难等。在较严重病例中，感染可导致肺炎、严重急性呼吸综合征、肾衰竭，甚至死亡。目前对于新型冠状病毒所致疾病没有特异治疗方法。但许多症状是可以处理的，因此需根据患者临床情况进行治疗。此外，对感染者的辅助护理可能非常有效。感染病毒的人会出现程度不同的症状，有的只是发烧或轻微咳嗽，有的会发展为肺炎，有的则更为严重甚至死亡。该病毒致死率约为2%～4%，但这是一个非常早期的百分比，随着更多信息的获得可能会改变。同时，这并不意味着它不严重，只是说病毒感染者不一定人人都会面临最严重的后果。

预防措施：

（1）加强个人防护。

①避免前往人群密集的公共场所。避免接触发热呼吸道感染病人，如需接触时要佩戴口罩。

②勤洗手。尤其在手被呼吸道分泌物污染时、触摸过公共设施后、照顾发热呼吸道感染或呕吐腹泻病人后、探访医院后、处理被污染的物品以及接触动物、动物饲料或动物粪便后。

③不要随地吐痰。打喷嚏或咳嗽时用纸巾或袖肘遮住口、鼻。

④加强锻炼，规律作息，保持室内空气流通。

（2）避免接触野生禽畜。

①避免接触禽畜、野生动物及其排泄物和分泌物，避免购买活禽和野生动物。

②避免前往动物农场和屠宰场、活禽动物交易市场或摊位、野生动物栖息地或等场所。必须前往时要做好防护，尤其是职业暴露人群。

③避免食用野生动物。不要食用已经患病的动物及其制品；要从正规渠道购买冰鲜禽肉，食用禽肉蛋奶时要充分煮熟，处理生鲜制品时，器具要生熟分开并及时清洗，避免交叉污染。

（3）杜绝带病上班、聚会。

（4）如有发烧、咳嗽等呼吸道感染的症状，居家休息，减少外出和旅行，天气良好时居室多通风，接触他人请佩戴口罩。要避免带病上班、上课及聚会。

（5）及时就医。

（6）外出旅行归来，如出现发热咳嗽等呼吸道感染症状，应根据病情就近选择医院发热门诊就医，并戴上口罩就诊，同时告知医生类似病人或动物接触史、旅行史等。

第三节　食品链中的化学危害及其防控措施

目前，我们已经知道一千多万种的化学物质，在全世界广泛使用的大约有几十万种，其中绝大多数化学物质对人体的潜在毒性，尤其是对人体的长期毒性作用我们并没有完全了解。对食品中化学危害进行风险评估仍是整个研究领域中难度最大的领域，因为被怀疑的对健康的影响不会以明显、具有区别性的方式表现出来。随着科技的发展，化学污染物的数量和种类越来越多。化学污染可能发生在食物链——食品原料生产（种植或养殖）、加工、贮藏、运输、消费过程中的任何一个阶段。在动物饲养中（如抗生素、激素、镇静剂等）、在农业生产中（如杀虫剂、除草剂等）、在食品加工过程中（如各种食品添加剂、清洁剂、润滑剂等）使用的人工合成的化学品，只要适当地、有控制地使用是没有危害的，但是，如果使用不当或超量使用就会对消费者造成危害。表 2-4 所示为食品中化学污染物导致的人体健康危害。

表 2-4　　　　　　　　　　食品中化学污染物导致的人体健康危害

传统毒性	不可逆或微弱可逆的影响
急性毒性（天然毒性物，许多产生畸形和遗传性影响，婴儿体重变化，神经影响）	分子（随机的）过程（致突变，致癌和一些畸形）
慢性毒性（类胆碱，抑制血红素合成酶，对神经和肾功能影响）	慢性积累影响（动脉硬化症，高血压，成熟卵母细胞的排除，神经帕金森病，阿尔茨海默病）

根据食品中化学危害的来源，可以将其分为以下几类：

（1）天然存在的化学危害，如真菌毒素、细菌毒素、藻类毒素、植物毒素、动物毒素；

（2）环境污染导致的化学危害，如重金属、环境中的有机物等；

（3）有意加入的化学品，如防腐剂、营养添加剂、色素添加剂、违禁品等；

（4）无意或偶然加入的化学品，如农业上的化学药品、养殖业中用的化学药品、食品企业生产过程中用的化学物质等；

（5）食品加工中产生的化学危害；

（6）来自于容器、加工设备和包装材料的化学危害；

（7）放射性污染造成的化学危害。

一、　天然存在的化学危害及其预防措施

食品中天然存在的化学危害主要指食品中自然（存在的）毒素，根据其来源可将其分成五类：真菌毒素、细菌毒素、藻类毒素、植物毒素、动物毒素。前三种自然毒素属于生物污染剂，是微生物分泌的有毒物质，它们或直接在食品中形成，或是食物链迁移的结果。后两类是食品中固有的成分，但是对人类和动物均有危害作用（由于我们在生物危害中已经讨论过细菌危害及其相应的毒素，如肉毒梭菌毒素、金黄色葡萄球菌毒素，故在天然存在的化学危害中不再讨论细菌毒素）。

（一）真菌毒素

有些真菌可用于食品生产，如利用真菌制作奶酪，生产豆腐乳；有些真菌可用于抗生素生产，如青霉素。但是，也有些真菌可以产生一些对人体和家畜有毒性作用或其他有害生物学学效应的一类化合物或代谢产物，这些代谢产物就称之为真菌毒素或霉菌毒素（表 2-5）。

表 2-5   食品工业中常见的真菌及其毒素

真菌	真菌毒素	可能涉及的产品
黄曲霉（*Aspergillus flavus*）	黄曲霉毒素（aflatoxin）	谷类，坚果
寄生曲霉（*Aspergillus parasiticus*）		花生
镰刀菌（*Fusarium graminearium*）	脱氧瓜萎镰菌醇［deoxynivalenon（DON）］	谷类
串珠镰刀菌（*Fusarium moniliforme*）	串珠镰刀菌毒素（fumonism）	谷类
赫曲霉（*Aspergillus ochraceus*）	赭曲霉素（ochratoxin）	谷类
疣孢青霉（*Penicillium verrucosum*）		咖啡
禾谷镰刀菌（*Fusarium graminearum*）	玉米烯酮（zearalenone）	谷类

真菌毒素中毒同其他食物中毒一样，没有传染性；病人和病畜不能成为一种传染源去感染别人或其他家畜；但它也不同于一般化学性食物中毒，在流行病学上仍然受着生物学因子的支配，因而真菌毒素中毒往往具有地方性、相对的季节性和波动性等流行特点。真菌毒素和细菌内、外毒素不同，它能耐高温，没有抗原性，不能引起机体产生抗毒素，也不能使机体产生其他感应机体（如沉淀素等）。

1. 曲霉菌毒素

（1）黄曲霉毒素　黄曲霉毒素是黄曲霉和寄生曲霉（*A. parasiticus*）的代谢产物，它主要污染粮油及其制品，如花生、花生油、玉米、大米、棉籽等。但也有报道，从胡桃、杏仁、榛子、无花果、乳与乳制品、肝脏等中检出黄曲霉毒素。

黄曲霉毒素是一类结构类似的化合物，如黄曲霉毒素 B_1、黄曲霉毒素 B_2、黄曲霉毒素 G_1、黄曲霉毒素 G_2、黄曲霉毒素 M_1、黄曲霉毒素 M_2、黄曲霉毒素 P_1 等十几种。其中黄曲霉毒素 B_1 毒性最强，黄曲霉毒素 B_1 的鸭雏经口 LD_{50} 为 $0.24\sim0.56mg/kg$。黄曲霉毒素耐热，一般烹调加工温度很难将其破坏，易溶于油，在水中溶解度低。黄曲霉毒素对各种动物的急性毒性共有的特点是损害肝脏，其病理表现主要为肝脏的急性损害，如肝细胞变性、脂肪浸润并有胆小管及纤维组织增生。非洲一些国家，以及印度、泰国、我国台湾地区，都报道过人类摄入黄曲霉毒素污染的食品引起的急性中毒。

这些年来，黄曲霉毒素已经成为人们持续关注的真菌毒素，通过生物监测器确证了在一些发展中国家，消费者终生都有遭受黄曲霉毒素侵害的危险。

（2）赭曲霉毒素　赭曲霉毒素是由曲霉属和青霉属某些微生物产生的有毒代谢产物，如赭曲霉、硫色曲霉、蜂蜜曲霉、洋葱曲留、孔曲霉及圆弧青霉、纯绿青霉等。赭曲霉毒素主要污染小麦、玉米等谷物和豆类。赭曲霉毒素是肾脏毒，该毒素分为 A、B、C、D 四种化合物，以赭曲霉毒素 A 在谷物中的污染率和污染水平最高，毒性最大，对人体健康影响最大。赭曲霉毒素 A 微溶于水，大鼠经口 LD_{50} 为 $20mg/kg$。在谷物收割前雨量过多或在贮藏时遭到雨淋均易受到赭曲霉毒素 A 的污染。除在谷物和大豆中检出赭曲霉毒素 A 外，在花生、棉籽、胡椒、鱼制品、火腿、面包中亦检出赭曲霉毒素 A。烹调过程只能减少部分赭曲霉毒素，该毒素能渗入面包深层，故切除霉变面包的表层，仍不能除去该毒素。赭曲霉产生赭曲霉毒素 A 的最低温度为 $12℃$，青霉为 $4℃$，最小水分活度均为 $0.83\sim0.87$。急性毒性研究表明，猪和狗是最敏感的动物，肾脏是赭曲霉毒素 A 作用的靶器官，即发生进行性肾病。该毒素还有致畸作用。由于在这些人类疾病的病原学中，还存在其他目前不能确定的因素，所以，国际癌症研究机构（IARC）将赭曲霉素 A 作为 2B 致癌物质（可能对人类具有致癌性）。

人类感染的主要途径是食用了被赭曲霉素 A 污染的产品（如谷物、坚果、大米、无花果、咖啡、橄榄、啤酒），但也可能通过动物间接感染。猪血和血浆用于各种香肠的制作中，如果猪被赭曲霉素 A 污染，那么肉制品也会被赭曲霉素 A 污染。

（3）杂色曲霉毒素　除杂色曲霉能产生杂色曲霉毒素外，构巢曲霉、焦曲霉、离蠕孢霉亦能产生。自然存在的杂色曲霉毒素及其同类物有 10 多种，用 ^{14}C 标记方法证实，杂色曲霉毒素能转变成黄曲霉毒素。试验证明，杂色曲霉产生毒素的数量明显高于黄曲霉，杂色曲霉毒素污染食品的危害，可能比黄曲霉毒素还严重。杂色曲霉毒素的雄性大鼠经口 LD_{50} 为 166mg/kg，雌性为 122mg/kg。急性中毒时病变为肝和肾的坏死。

2. 青霉菌毒素

青霉菌属系半知菌类、丛梗孢目、丛梗孢科的真菌，某些菌种主要寄生于稻米上，也容易污染其他食品。其中黄绿青霉、橘青霉、岛青霉所致病变米，分别称为黄绿青霉黄变米、桔青霉黄变米、岛青霉黄变米。其他青霉还有圆弧青霉、展开青霉、皱褶青霉等。

（1）黄绿青霉素　黄绿青霉产生的毒素为黄绿青霉素，属于神经毒，大白鼠经口 LD_{50} 为 30mg/kg。实验动物在 3~8h 即可致死，初起动物是后肢麻痹，继之全身麻痹，最后呼吸停止而死亡。人吃了毒青霉黄变米，即可引起中毒。急性中毒时，可出现中枢神经麻痹、下肢瘫痪，最后可导致横膈和心脏麻痹。

（2）岛青霉毒素　岛青霉的有毒代谢产物有黄米毒素（又名黄天精）和环氯素，属于肝脏毒。其中，环氯素对肝脏的毒性更强烈。人若食用被岛青霉污染的谷物后，主要侵犯肝脏，引起肝脏脂肪变性，最后致肝硬化，并可能导致肝癌。

（3）橘青霉素　如果稻米的含水量与温度等条件适宜，橘青霉可产生橘青霉素，属于肾脏毒。橘青霉素的大鼠经口 LD_{50} 为 50mg/kg。其他青霉和某些曲霉（如赭典霉）亦能产生橘青霉素。橘青霉素引起的中毒症状，主要为肾脏机能的障碍。将橘青霉黄变米饲喂大白鼠，能引起肾脏肿大，尿量增多，肾小管扩张和坏死现象。

（4）展青霉素　除展青霉产生展青霉素外，其他一些青霉和曲霉亦可产生展青霉素。如扩张青霉、圆弧青霉、娄地青霉、产黄青霉、棒曲霉、巨大曲霉等。展青霉素是一种神经毒，具有致癌性和致畸性，常易污染水果及其制品。

（5）圆弧青霉毒素　圆弧青霉在自然界中分布较广，极易在贮存不当的含糖食物中繁殖并产毒，产生的毒素有圆弧偶氮酸、青霉酸、展青霉素、棕曲霉素等。其中毒症状主要表现为腹痛、腹泻、头昏、全身不适，部分人还有头痛、恶心、呕吐等。

3. 单端孢霉烯

单端孢霉烯族化合物包括很多种毒素，目前人们已经知道 80 多种单端孢霉烯的代谢产物，他们均由倍半萜烯环组成，且这个环在 C12~C13 这个位置上有一个特征基团——环氧基团。这些毒素主要由镰刀菌属，也有木霉属微生物产生。镰刀菌属能在相对低温下产生毒素，因此在气候湿润地区的谷子中往往会发现单端孢霉烯，特别是在秋天和冬天时，如果含有镰刀菌的谷子先被遗落在田地里，后又被人们收获贮存，不论谁吃到这样的谷子，都有可能引起中毒，其中一种情况就是患白细胞缺乏症。

在动物和一些人身上的实验表明，单端孢霉烯可能引起神经紊乱、免疫抑制行动、胃与肠的不适、出血。呕吐是单端孢霉烯中毒的最早症状之一。

人们还不知道在动物产品中（如肉制品、牛乳和鸡蛋中）是否存在单端孢霉烯的残留物，但知道它们确实存在于一些食品加工过程中，例如在粉碎后的食品和饲料原料中就曾发现其踪迹，而且经过食品加工后（如焙烤或在水和油中煮制），并未完全将其除去。最近加拿大学者研究发现，在加拿大和进口啤酒中发现脱氧雪腐镰刀菌烯醇（DON，亦称致吐素）和雪腐镰刀菌烯醇（NIV），分别占抽查样品的58%和6%。

虽然在细菌试验中单端孢霉烯不是诱导有机体突变的物质，并且世界癌症研究机构指出：单端孢霉烯的致癌性还未被充分证明。但它们在食品中的出现还是应引起关注，因为这些毒素可能具有对毒性免疫的效果。

4. 麦角生物碱

植物麦角菌常寄生在草和谷物中（如黑麦、小麦、大麦）。麦角中毒是最早为人们所认识的真菌毒素中毒，曾使成千上万人丧生或致残。植物麦角菌在谷物籽粒上所形成的麦角主要是含氮物质，即麦角生物碱，其毒性非常稳定，贮存数年之久，其毒性也不受影响，在焙烤时毒性也不能破坏。

分析研究谷物中总的和个别的麦角生物碱得出：黑麦、小麦、大麦常常被麦角新碱、麦角辛宁、麦角胺、麦角考宁、麦角隐亭和麦角日亭宁污染。通常，麦角日亭宁和麦角胺在这些植物中最常见。加热处理麦类食物，例如焙烤面包，可降低麦角生物碱的含量。由于麦角生物碱和加热方法的不同，其降低量从50%～100%不等。

目前仍然缺少麦角生物碱毒理分析的数据。麦角生物碱的药理反应种类繁多、情况复杂，有可能造成外围血管收缩、中心血管舒缩压力、外围肾上腺素的阻塞、产生泌乳刺激素分泌物、刺激子宫平滑肌。

尽管人类对麦角生物碱的中毒事件已有很长的研究历史，且耗资巨大，但是对于长期服用少量麦角生物碱所产生的不良反应还知之甚少。就麦角生物碱对动物所产生的亚急性、慢性中毒反应所做的实验室研究还未见报道，关于麦角生物碱所导致的诱变、致畸性、致癌性也没有可提供的数据。

5. 真菌毒素的控制

无论是发展中国家，还是发达国家，预防真菌毒素的形成都是一个严峻的问题。预防食品和动物饲料中真菌毒素的最好方法是减少农业商品中真菌的生长。控制产生真菌毒素的真菌是一个可行的基本策略。这个方法可以分成以下几个步骤：

（1）选育对植物病原体有抵抗力的品种　选育对许多重要植物病原体，包括对镰孢菌属头孢枯萎病具有抵抗性的品种是一个理想的方法。利用这种方法将根除来自食品的脱氧雪腐镰刀菌烯醇（DON）和雪腐镰刀菌烯醇（NIV）。但是，用这种方法抑制玉米和花生中黄曲霉毒素成功的概率就较小，问题在于黄曲霉毒素本质上不是植物病原体，因此使用育种方法不起作用。不过这种方法的发展应该谨慎对待，因为抵抗性本身也暗含着对消费者有一些毒理性的伤害。

（2）减少产生毒素的真菌的水平　通过使用杀真菌剂和杀昆虫剂（昆虫是产毒素真菌的重要携带者），以及自然界存在的抗真菌剂和抗害虫剂（植物抗毒素）来减少产品中产生毒素的真菌的水平。杀真菌剂和杀虫剂的使用由于环境问题可能在实践中受到阻碍，而植物抗毒素可能牵涉毒理性，使用专门的不产生毒素的真菌作为竞争物是一种新的方法，它是植物病原学中应用越来越多的技术。以黄曲霉和寄生曲霉非产毒的菌株为研究对象的前沿性研究已经在花生上实施了。

（3）预防真菌生长　真菌的生长和毒素的产生很大程度上取决于物理因素，如水分活度（A_w）和温度。将食品的水分活度 A_w 维持在 0.7 以下和保持低温是控制真菌腐败以及真菌毒素的有效途径。但是，仅依靠贮藏手段并不能彻底预防真菌毒素的形成，因为真菌毒素在收获前或收获后立即会产生。

如果预防措施失败了，避免食品中出现真菌毒素的最后途径是根除毒素，原则上，食品和饲料中被真菌毒素污染的物质可以通过分离真菌毒素或使真菌毒素转化成非毒性的形式（降解）而被纯化。降解过程可以通过物理、化学或生物手段加以实现。

在食品和饲料中可通过物理方法（如热处理、微波、γ-射线、X-射线、紫外光和吸附）降解真菌毒素。为了减少牛乳中黄曲霉毒素 M_1 的含量，从动物饲料中吸附黄曲霉毒素。

在动物饲料中常用化学方法降解真菌毒素，例如，用氧化剂、乙醛、酸和碱破坏黄曲霉毒素。氨水或氨气是最常用的化学解毒试剂。用氨水处理黄曲霉毒素 B_1 会使分子内酯环张开，进一步反应的发生则取决于反应条件。农产品中的含氨化合物往往导致 95% ~ 98% 黄曲霉毒素的分解。许多国家都应用含氨化合物净化动物饲料。但是，此方法目前还没有得到美国食品与药物管理局以及欧洲委员会的正式批准。

除了用物理和化学方法去除真菌毒素外，还有可能使用生物方法，例如，目前正在研究用细菌黄杆菌属（*auranthiacum*）降解饲料中的黄曲霉毒素。虽然，能采用一些方法除去真菌毒素，但是每种方法都有其弊端，所以，还是应该以预防为主。

（二）藻类毒素

藻类毒素是由微小的单细胞藻类产生的毒性成分，就目前所知，至少有 3 种类型的藻类——腰鞭毛虫、蓝绿藻和金褐藻可造成食物带有毒性。

藻类毒素对人类食物链的影响常见于海产品中。海藻位于海洋食物链的始端，海藻在生长过程中会产生海洋生物毒素。当有毒海藻被海洋生物摄食后，毒素就会通过生物链在海产品体内积聚。人类食用受污染的海产品（如甲壳类、虾类和鳍鱼类）时，海洋生物毒素就会进入人体，并对健康构成巨大的威胁。

随着现代运输和冷冻系统的出现，鱼和甲壳类食品不但在沿海地区，甚至在内地都成为重要的食品。因此，藻类毒素的问题随之成为公众健康领域的全球性的重要问题。在过去三十年，因藻类繁殖而形成的赤潮在世界各地均有出现，而且出现的频率和密度以及地理分布均明显提高。因此，如何预防和控制这类毒素的危害是一个不容忽视的问题。

最重要的海洋藻类毒素：麻痹性贝类毒素（PSP）、神经性贝类毒素（NSP）、腹泻性贝类毒素（DSP）、遗忘性贝类毒素（ASP）、鱼肉毒素。

1. 麻痹性贝类毒素（PSP）

许多种有毒海藻引起 PSP，包括 *Alexandrium*，*Pyrodinium* 和 *Gymnodinium* 属的海藻。按海藻的种类、地域和贝类的种类，可以形成 18 种基本化学结构为 Saxitoxin 的有毒化合物，PSP是这些化合物的总称。PSP 主要发生在美国东北和西北海岸线上所捕捞的受污染的贝类。所有的滤食性甲壳类都富集 PSP。然而贻贝在接触有毒海藻后可以在数天或数小时内获得很强的毒性，并随之迅速地消失毒性。因此，贻贝常被用作预警 PSP 污染的指示生物。蛤和牡蛎富集

PSP 一般没有贻贝那么快，聚集高浓度的毒素需要较长的时间，同时也需要较长时间才能使毒性降低。扇贝甚至在有毒藻类还未达到生长旺盛期时就会变得相当有毒，但扇贝在西方国家的习惯食用部位是其闭壳肌——扇贝柱，不富集毒素，因此，不受 PSP 的威胁。

哺乳动物中 PSP 的基本作用形式是：极小浓度的 PSP 与神经细胞膜通过钠桥结合，从而抑制神经的传导，导致麻痹、呼吸困难和循环系统紊乱。人类 PSP 中毒的症状从有轻微的麻刺感到呼吸彻底麻木、窒息死亡。在嘴、齿龈、舌头周围的麻刺感常发生在食用有毒食品后 5~30min，有时接着会出现头痛、口渴、反胃和呕吐。同时，还经常会出现指尖和足尖麻木，在 4~6h，胳膊、腿和脖子会出现相同的感觉。在致命的情况下，食用含 PSP 的食物将会使患者在 2~12h 内停止呼吸。据报道，人类 PSP 中毒的剂量为 144~1660μg/人，大约食用 PSP 456~12400μg/人就会致命。

2. 神经性贝类毒素（NSP）

早在 20 世纪 60 年代中期就有 *Gymnodinium breve* 海藻引起 NSP 的报道。这种海藻在生长旺盛期往往会导致鱼类死亡和贝类产生毒性。有毒海藻能在海岸线外旺盛生长并向近岸移动。*G. breve* 海藻可以产生 NSP 中 3 种毒素（Brevetoxins）。

在美国，NSP 是由东南海岸贝类受污染引起，蚝和蛤是与 NSP 产生相关的贝类。所有滤食性甲壳类都能引起 NSP 的富集。

由 NSP 引起的人类中毒通常在摄食后 3h 内会出现一些症状。NSP 引起的症状与轻度 PSP 症状类似，如皮肤感觉异样、面部刺疼且传至身体其他部位、忽冷忽热、反胃、呕吐、腹泻和运动不协调。麻痹症状还未被观察到。

3. 腹泻性贝类毒素（DSP）

DSP 是由被污染的甲壳类引起的，主要是来自美国东北和西北部及从类似气候海域进口的贝类。*Dinophysis* 和 *Prorocentrum* 属的海藻与 DSP 产生有关，这些藻类产生大量 DSP 毒素（Okadaic acid 和其衍生物）。滤食性甲壳类即使在海藻密度不足以使水域发生赤潮时也能富集毒素。贻贝、蚝、硬蛤和软壳蛤都与 DSP 相关。在日本污染的扇贝不是典型的消费方式，因此其引发疾病的可能性相对降低。

由 DSP 引起的中毒与 PSP 引起的中毒有很大的不同。症状（如反胃、呕吐、腹痛、腹泻）在摄食后 30min 出现，呕吐的周期取决于摄入毒素的量。不适可能会延续 3d，但是不存在后遗症，也无致死报道。

4. 遗忘性贝类毒素（ASP）

ASP 是由被污染的甲壳类引起，主要来自美国东北和西北部和从类似气候海域进口的贝类。当 *Pseudonitzschia*（硅藻）属海藻大量生长时会产生软骨藻酸（Domoic acid）而使贝类受 ASP 的污染。所有的滤食性软体动物都有富集软骨藻酸的可能。然而，在美国，与发生 ASP 相关的唯一贝类是贻贝。此外，ASP 还在蟹和石鱼内脏内发现过。ASP 引发症状的早期，病人感到肠内不适，重症时引起面部怪相或咬牙的表情、短期记忆丢失和呼吸困难，也可发生死亡。

上述 4 种贝类毒素均无法通过一般性加热、冷冻、腌制或熏制加工予以彻底破坏。但是，罐藏时的高温杀菌有可能使 PSP 或其他毒素降低到安全水平。预防这些毒素的主要手段就是由官方控制对贝类捕捞人实施管制，保证贝类捕捞在规定时间和许可水域内进行的，包括：贝类原料容器上附有列明贝类种类、数量、捕捞人，捕捞水域和捕捞日期的标示牌；贝类捕捞人有捕捞许可证；从事贝肉生产、发运和包装的工厂要经过认证批准；盛装贝肉的容器要附有加工厂的名称、地址和认证编号的标示牌。

由于单纯的扇贝柱不富集贝类毒素，所以对贝类毒素的控制只包括蚝、蛤、贻贝和带内脏的扇贝。

5. 鱼肉毒素（CFR）

某些种类的热带和亚热带鱼类食用有毒藻类，能对人类产生毒性。与引起 CFP 最相关的藻类品种是 *Gambierdiscus toxicus*，其他海藻有时也与之相关。至少有 4 种已知毒素可以在鱼类肠道、头部或中枢神经系统富集，西加毒素（Ciguatoxin）是主要毒素。鱼肉毒素通过食入含毒的有鳍鱼而进入人体。在美国最东南部海区、夏威夷和热带海域，佛罗里达南部、巴哈马群岛和加勒比海海域以及澳大利亚海域生活着的不少鱼类都可有可能带有鱼肉毒素。鱼类毒化是散发性的，即并非同品种、同海域捕捞的鱼都带有相同的毒性。通过生物链的作用，草食和食鱼性的鱼类都可能带有毒素。大的鱼类比小的鱼类食用更大量的毒素因而更具有毒性。鱼肉毒素引起的症状为：腹泻、腹疼、恶心、呕吐、皮肤过敏、头晕、肌肉缺乏协调性、忽冷忽热、肌肉疼痒，有些症状可在 6 个月内反复发作，个别有死亡报道。

目前，世界各国尚未建立起与贝类相似的水域分类系统来控制有鳍鱼类的鱼肉毒素。但有些国家或有关管理部门颁发了一些指导性指南，警告渔民哪些礁区鱼类有毒。

6. 藻类毒素的控制措施

由于海洋生物毒素、鱼以及甲壳类之间的反应随其种属，甚至亚群的变化而变化，再加上甲壳类的商业收获区和水产业设施经常会受到意外的毒素泛滥的影响，因此很难采取预防措施。最近世界上许多地区发生的毒性甲壳类事件都说明：政府部门、甲壳类的收获者、生产者和销售者必须对毒性海藻泛滥保持警惕，以保护人类健康。必须对甲壳类收获地区进行持续监控与检查，如果必要，要采取临时关闭措施。

一旦甲壳类被毒素污染，要使其将毒素释放出来可能会需要相当长的一段时间。由毒性海藻而导致的甲壳类中毒和解毒的速率随物种而变，释放毒素的速率也随着季节的变化而变化。低水温明显会阻止毒素的释放，但是，目前对温度影响毒素吸收和释放的机理还不清楚。不论怎样，应尽量避免甲壳类中藻类毒素的吸收和保留。某些属甲壳类可以长期保留毒性（保留时间>3 年）。如果要在一个会有毒性海藻泛滥的地区选择某个种属的甲壳类进行养殖，应该事先考虑毒素积累和保留速率之间的差别。

为了解除麻痹性贝类毒素，人们尝试了很多办法。最简单的方法就是将甲壳类迁移到没有毒性有机物的海域中。虽然这种办法对甲壳类的许多属都是一种令人满意的方法，但是解毒的速率随甲壳类种属的不同而有很大程度的变化，而且很多种甲壳类保留毒性的时间较长。此外，迁移大量的甲壳类需要高强度的体力，且花费较大。垂直放置蚌类在解除 PSP 中毒方面具有一些积极的效果，但是研究者指出，垂直放置蚌类的培养基受到高剂量 PSP 的限制（加拿大东部）。此外，科学家已经开始研究消除贝类毒素（特别是 PSP）的其他一些物理和化学解毒方法，这些方法包括：温度、渗透压、电击处理，降低 pH，用氯处理和臭氧处理等。但是，目前还没有发现任何一种真正有效的方法，在虚拟体系中发明大规模的有效且可行的解毒方法还不是一件现实的事。

烹调也被推荐为消除甲壳类中 PSP 的一种可行的方法。这种方法能减少毒素水平，但是不能从根本上排除中毒的危险。实践证明，商业罐装可以有效减少甲壳类中 PSP 的毒性。但是，该方法的有效性取决于毒素的最初水平，对此必须加以注意。如果最初的毒性水平较高，烹调过程就不能将毒素减少到安全水平。

（三）植物毒素

固有的植物毒素是植物中自然含有的成分，它们具有毒性并且会对几种营养成分的生物利用率带来消极的影响。一些植物产生的毒素在阻止细菌进入植物的防御系统中有重要作用。这个作用可能是植物在其发展进程中积极选择有利于自身的结果。虽然由植物毒素引起的中毒早已广为人知，但是，目前人们对植物毒素的功能还不清楚，缺乏植物毒素的基本数据和充分考虑植物毒素发生的安全性评估。

另一方面，随着现代分子基因技术和选择培养技术在发展具有抗性的植物品种中的成功应用，有可能导致已知植物毒素浓度的增加以及在可食用植物产品中出现新的植物毒素，并给消费者带来健康问题。例如，可以利用培养的野生型菌株使马铃薯取得对植物疾病的抗性，用这种方式获得的新品种马铃薯曾被美国作为可食用马铃薯引进，但是，由于其中毒性生物碱和卡茄碱的积累，引起了公众健康问题，它被迫从市场上迅速撤退。因此，防止新的植物毒素也是人们面临的一个新问题。

1. 糖苷生物碱

糖苷生物碱由含有一个或多个单糖的类固醇组成。它们产生于一些茄类植物中，如马铃薯、番茄、茄子和红辣椒。虽然缺乏有效的数据，但食用实践证明，如果在糖苷生物碱处于高水平的情况下，将会引起人体内毒素。马铃薯中最重要的糖苷生物碱是 α-茄碱和 α-卡茄碱，马铃薯发芽会导致这些毒素的快速形成。

糖苷生物碱对热很稳定，它们在烧煮、通蒸汽、烘焙或者油炸的情况下也不会分解。它们有苦味且不易溶于水。当糖苷生物碱的水平大于 2.8mg/kg 时可观察到人体急性中毒症状。总的来说，人体内中毒的严重症状为肠胃和神经紊乱，它没有特定的专一性。人体内的糖苷生物碱内毒素在有些病例中会被误诊为细菌的肠胃感染。但是，偶尔摄入大量含糖苷生物碱的马铃薯所导致的严重中毒和长期摄入低水平糖苷生物碱可能引起的毒性作用之间没有联系。

因为缺乏实际的慢性中毒数据，还无法评估马铃薯中糖苷生物碱有没有消极影响，目前也不能确定人体每天能摄入的量。科学家正进行各项研究，包括亚慢性毒性研究，以确定马铃薯糖苷生物碱亚急性和亚慢性中毒情况。

2. 硫代葡萄糖苷

硫代葡萄糖苷，特别是其水解产物具有非常复杂的生理学特性。硫代葡萄糖苷由含有硫氰酸盐的糖苷配基组成。目前已发现 100 多种硫代葡萄糖苷。这种化合物主要存在于十字花科植物中，如油菜、花椰菜、皱叶甘蓝、红白菜、大头菜和萝卜等。硫代葡萄糖苷使这些蔬菜具有特定的风味。烧煮能降低 25%～35% 的硫代葡萄糖苷含量。

硫代葡萄糖苷在加入芥子酶的情况下会降解，这个酶反应通常发生于植物中。降解产物是异硫氰酸盐、硫氰酸盐、腈和含硫的唑烷酮。这些降解产物能引起一些毒性作用，如肝毒素和致甲状腺肿。最重要的毒性作用是抑制甲状腺功能。异硫氰酸盐、硫氰酸盐和腈作用的方式是建立在对碘的竞争上。含硫的唑烷酮干扰甲状腺素的合成，这种合成不依赖于碘的提供。另外，已观察到某些降解产物对肝、肾和胰腺的损害。不过，硫代葡萄糖苷在解毒过程中也有积极的作用，例如，吲哚的降解产物可能具有抗癌的效果。

估计每人每年摄入硫代葡萄糖苷 3～11g。长期低剂量接触不同种类硫代葡萄糖苷及其降解产物对人类健康的影响目前还不清楚，需要进行更多的研究来确定其对人体的影响。

3. 氰

甲状腺肿可能是由可产生氰的糖苷引起的，因为氰在水解时释放 HCN。HCN 代谢致甲状腺肿物质、硫氰酸盐。氰广泛存在于植物中，如木薯、高粱、巴旦杏、竹子和豆类种子。木薯（非洲亚撒哈拉地区的一种食物）的消费，特别在饮食营养状况下降时，会引起严重的毒性作用。最近 WHO 和 FAO 食品添加剂联合专家委员会评估了可产生氰的糖苷的毒性并对此进行总结。人体有一个积极的解毒机制，如果饮食中的硫黄充分的话，能将氰化物转化为毒性更小的硫氰酸盐。在进行免疫学观察的基础上，已经在慢性感染可产生氰的糖苷和疾病间建立了联系，如痉挛性下肢轻瘫和甲状腺肿。高水平氰化物的摄入和低水平硫黄的摄入，这两种情况叠加在一起可引起双腿瘫痪。碘供应匮乏可以使氰化物引起甲状腺肿的症状。通过机械分解或者根茎发酵可以从木薯中去除氰化物。

4. 肼

虽然蘑菇是真菌，蘑菇肼常常被认为是植物毒素而不是真菌菌素。最近引起国际科学界关注的一个蘑菇毒素是伞菌氨酸，它是一种苯肼，常常在培育的 *Agaricus pispocus* 中发现。目前对伞菌氨酸的兴趣在于以下的观察结果，当老鼠吃了生蘑菇后会引诱瘤的产生。另外，有些人相信伞菌氨酸的代谢具有诱变性。伞菌氨酸的意义和它的代谢对人体健康的影响还不清楚，值得去做更深入地研究。

5. 吡咯双烷类生物碱

吡咯双烷类生物碱有 200 种不同的化合物。它们存在于药草、药茶和紫草科植物中。食用紫草科植物的人每天可消化 5mg 吡咯双烷类生物碱。十多种吡咯双烷类生物碱在动物研究中有毒性和致肝癌性。它们也是诱发人体癌症的潜在因素。在亚洲和非洲国家，消费含有吡咯双烷类生物碱的药草可能导致慢性肝病的高频发生，包括肝癌，特别是当它们和肝毒素试剂、黄曲霉毒素和肝炎 B 病毒协同作用时。目前已获得一些毒性数据，如在肝活化、伴随肺部高血压的肺中血管的损害、动物实验中慢性肝炎等方面的数据。关于急性静脉闭塞的作用、人体的肝硬化、神经作用等方面也有报道，儿童更易感染。

6. 其他植物毒素

除了这里列举的主要毒素外，其他一些植物毒素也被专家委员会认为会对消费者构成危险。这其中包括呋喃骈香豆精、皂角苷、蚕豆嘧啶葡萄糖苷、伴蚕豆嘧啶核苷。此外，还可包括草酸盐、薯蓣属和毒性脂肪酸。

（四）动物毒素

自然界中有毒动物种类很多，下文所述仅限于在食品加工中可能遇到的一部分动物毒素。

1. 河豚毒素

河豚又称气泡鱼，属于鲀形目，鲀亚目，鲀科，是暖水性海洋底栖鱼类，在我国各大海区都有分布，个别品种也进入江河产卵繁殖。河豚体内只含有一种毒素，称为河豚毒素。河豚毒素具多羟基过氢化-5，6-苯吡啶母核结构，分子式为 $C_{11}H_{17}N_3O_8$，是一种低分子质量化合物（相对分子质量为 319），提纯后为白色柱状结晶，无臭味，微溶于水和乙醇，不溶于油脂和脂溶性试剂，具有葡萄糖脂性质，易被碱还原。

河豚含毒情况复杂，其毒力强弱随鱼体部位、品种、季节、性别以及生长水域等因素而异。在鱼体部位中，卵、卵巢、皮、肝的毒力最强，肾、肠、眼、鳃、脑髓等次之，肌肉和睾丸毒力较小。河豚所含毒素比较稳定，不易被一般物理性处理方法所破坏，日晒、盐腌、一般加热烧煮等方法都不能解毒。

河豚中毒患者一般都在食后 0.5~3h 时间出现症状，最初表现为口渴，唇舌和指头等神经末梢分布处发麻，以后发展到四肢麻痹，共济失调和全身软瘫，心率由加速变缓慢，血压下降，瞳孔先收缩而后放大，重症因呼吸困难窒息致死。

目前对河豚中毒患者尚无特效的解救药物，对患者首先应尽快洗胃，并行导尿。预防河豚中毒应从渔业产销上严格控制，具体要求如下：

（1）凡在渔业生产中捕获得到的河豚都应送交水产购销部门收购，不得私自出售、赠送或食用。水产购销部门应将收购到的河豚调送指定单位处理。

（2）供市售的水产品中不得混入河豚。

（3）经批准加工河豚的单位应严格按照规定进行"三去"加工，即去脏、皮、头；洗净血污，再盐腌晒干。

（4）各销售加工单位存放、调运河豚等过程必须严格妥善保管，严防流失。

（5）向群众，特别是渔业管理人员宣传河豚的危险性和有关法制，劝导不要自行取食河豚。

2. 嗜焦素

在泥螺的黏液和内脏中，以及鲍鱼体内均含有一种称作嗜焦素的脱镁叶绿素，当人体摄入后，再经太阳照射，会发生日光性皮肤炎。症状多出现在人体暴露的部位，在手背、足背、颜面和颈项处，发生局限性红肿，皮肤潮红、发痒、发胀、并有灼热、疼痛或麻痹僵硬等感觉，红肿退后，患处出现淤点，有水疱、血疱，溃烂。

预防发生泥螺日光性皮肤炎应从以下几个方面着手：

（1）有日光性皮肤炎病史的人忌食泥螺。

（2）进食泥螺后避免在日光下长时间的照射，室外工作者是尽可能的少吃泥螺。

（3）咸泥螺的加工应采用多次卤腌法，以去除黏液，减少其体内的嗜焦素。

3. 蟾蜍毒素

蟾蜍又称癞蛤蟆，属两栖类无尾目蟾蜍科。蟾蜍的耳腺、皮肤腺能分泌一种白色的浆液，称为蟾酥，可制药，但具有毒性，服用过量可致中毒。蟾酥是结构复杂的有机组合物，迄今仍不清楚其成分，仅从其脂溶性部分分离到十多种具有强心作用的毒素和配质，如华蟾蜍毒素、华蟾蜍素、华蟾蜍次素等，上述各种蟾蜍配质均可由蟾蜍毒素水解而产生，其基本结构与强心苷相似。蟾蜍毒素可以刺激消化系统，导致恶心、呕吐、腹鸣、腹泻、严重失水；也可以刺激循环系统，导致胸部胀闷、心悸、脉搏缓慢而不规则、心率慢到 40 次/min 以下。重症有休克、厥冷、房室传导阻滞、房颤；在神经系统方面，头晕、头痛、唇舌四肢麻木，嗜睡、冷汗。

预防蟾蜍中毒的主要措施：

（1）向群众宣传蟾蜍中毒的危险性，教育群众勿食。

（2）用蟾蜍治病，要严格按照剂量，不仅每次不能多吃，而且还要限制历次相加的总剂量。

除了上述几种动物毒素外，还有一些其他动物也含有自然毒素，如玳瑁、湟鱼、海兔、海葵、章鱼、鳝鱼、海黄鳝等。

4. 组胺

青皮红肉的鱼类中含有血红蛋白较多，因此组氨酸含量也较高，当受到富含组氨酸脱羧酶的细菌污染，并在适宜的环境中，组氨酸就被大量分解脱羧而产生组胺。摄入含有大量组胺的鱼肉，就会发生过敏中毒。青皮红肉的鱼类品种很多，如鲣鱼、金枪鱼、沙丁鱼、秋刀鱼、竹荚鱼等。

组胺的毒理作用主要是刺激血管系统和神经系统，促使毛细血管扩张充血，使毛细血管通透性加强，使血浆大量进入组织，血液浓缩，血压下降，引起反射性心率加快，刺激平滑肌使之发生痉挛。

组胺产生细菌普遍存在于海水环境中，一般生活在活鱼的鳃和内脏中。当鱼体成活时，该细菌不对鱼产生危害，但一旦鱼死亡，鱼类的防御系统就不再能抑制细菌的生长，产组胺细菌就开始生长并产生组胺。某些捕捞方法会使鱼类在离开水面时即已死亡，因此，鱼刚上渔船甲板即已有组胺。如鱼在水下挣扎死亡，鱼体温度会升高，更有利于产脱羧酶的细菌生长。

鲭鱼毒素可以通过以下措施控制：

（1）改善捕捞方法，防止鱼体在水下死亡时间过长。

（2）将死亡后的鱼体快速冷却，在6h内，冷却到10℃以下；并在另外18h内将鱼体温度从10℃冷却至冻结点或以下。

（3）鱼体从渔船上冷却至4.4℃后在4.4℃以上贮存时间累计不能超过12h；连续时间不得超过6h。

（4）防止已加热半成品受产组胺脱羧酶细菌的再次污染。

5. 动物甲状腺毒

如果牲畜屠宰时没有进行甲状腺摘除，使之混在喉颈等碎肉中被人误食就会导致动物甲状腺毒中毒。甲状腺的毒理作用是使组织细胞的氧化率突然提高，分解代谢加速，产热量增加，交感神经中枢过度兴奋，并影响下丘脑的神经分泌功能，扰乱肌体的正常内分泌活动，各系统和器官的平衡失调。

预防甲状腺中毒的方法主要是在屠宰牲畜时严格摘除甲状腺，因为甲状腺耐高温，须加热到600℃才开始破坏，一般烧煮方法不能使之无毒化。所以只有防止甲状腺流入市场，才能防止其中毒事故。

6. 动物肾上腺毒

肾上腺的皮质能分泌多种重要的溶脂性激素，已知的有20余种，肾上腺皮质激素能促进体内非糖化合物或葡萄糖维持体内钠离子间的平衡，对肾脏、肌肉等功能都有影响，但当浓度过高时，就形成了剧毒。

肾上腺又称"小腰子"，为一对，分别在肾肠前端两侧，大部分埋于腹腔油脂里，造成危害的原因往往是在牲畜屠宰时未进行摘除或摘除未尽。患者多在食用后15~30min内发病，潜伏期短，主要症状为心窝部位疼痛，恶心、呕吐、腹泻、头晕、手麻舌麻、心跳加速，个别还有面色苍白、瞳孔变大、恶寒等症状。

预防肾上腺毒的方法主要是在屠宰时要严格将肾上腺摘除，在摘除时还应慎防髓质流失（钱和，2003）。

二、　过敏原及其危害的预防措施

变态反应又称超敏反应，是机体受同一抗原再次刺激后所发生的一种表现为组织损伤或生理功能紊乱的特异性免疫反应。也可以说，变态反应是异常的、有害的、病理性的免疫反应。

引起变态反应的抗原物质称为过敏原或者变应原（Allergen）。变态反应发生的原因和表现十分复杂，对其分类曾有不同的观点。变态反应发生的特点是：必须有变应原的刺激；具有严格的针对性；有一定的潜伏期，必须经历从致敏到变态反应发生两个阶段；必须有过敏体质者存在。

预防过敏的最好方法是远离过敏原。要想远离过敏原，首先我们要知道自己对什么过敏，即在出现过敏反应之后，仔细回忆近期接触到了什么新的外来物质，比如新换的化妆品。如果是在新环境中发生了过敏，无法判断过敏原，就可以去医院进行过敏原筛查。新环境特有的动植物都可以成为过敏原。如果过敏原充斥于环境中，实在难以避免，可以服用药物来抑制过敏反应。

（一）常见的食品过敏原及其制品

1. 含麸质的谷类及其制品

近年来，食物过敏患者日益增多，流行病学研究显示，约33%的过敏反应由食物诱发，食物过敏已成为重要的食品安全问题，引起了广泛的关注。据联合国粮食与农业组织（FAO）（1995）报告报道，有8类食物经常引起过敏反应，占所有食物过敏原的90%以上。谷物就是这八大过敏原之一，它会使人患乳糜泻———一种因摄入谷蛋白而引起多种营养物质吸收障碍的小肠慢性炎症性疾病。乳糜泻患者如果不进行严格的无谷蛋白食品治疗，将会导致严重并发症。儿童期乳糜泻可造成生长和智力的发育不良和牙齿异常；成人患者有消化不良、腹部胀气、腹泻和口腔溃疡等症状；部分患者因多种营养物质吸收不良而有体重减轻、低蛋白血症、贫血或骨质疏松等表现。此外，还有肝功能、胆、胰异常，男女不孕和恶性肿瘤等并发症。总之，乳糜泻是一种普遍易被漏诊的疾病，有较高的患病率和死亡率。这种不良反应是终身的，目前只能通过无谷蛋白食品治疗。此病在欧美地区高发，平均患病率为1%。除印度外，以往认为乳糜泻在亚洲国家非常罕见。但越来越多数据显示，亚洲国家的乳糜泻患病率比实际高很多，并且患病率呈上升趋势。

谷物如小麦（包括斯佩尔特小麦，卡姆小麦）、黑麦和大麦均能引发乳糜泻。经研究证明小麦的麦胶蛋白、黑麦的黑麦碱、大麦的大麦醇溶谷蛋白是过敏蛋白。燕麦是否会引发乳糜泻还存在争议。然而，临床试验和体外研究都表明大多数的乳糜泻患者可以容忍燕麦。在芬兰、挪威、英国和瑞典允许在成人乳糜泻患者的无谷蛋白食品中添加燕麦。而其他谷物如玉米、大米、小米、荞麦、高粱、水稻等不含谷蛋白（柯燕娜等，2011）。

谷蛋白通常是食品中的一种隐藏成分，因此坚持无谷蛋白饮食存在很大难度。为了使消费者在知情的情况下做出选择，这就要求所有食品都必须加以清楚标明。食品标注的准确性以及无谷蛋白产品的开发都依赖于有效的分析方法的建立。目前，国外已建立了许多谷蛋白检测方法，而国内在这方面的研究还很缺乏。而且欧盟、美国等已经制定了无谷蛋白标识法规，我们必须加快研究进程，建立有效的检测方法以支持无谷蛋白标识法规的实施以及对该法规的遵守，使乳糜泻患者对他们所吃的食物更放心。

2. 鸡蛋及其制品

鸡蛋中含有丰富的营养物质，是最物美价廉的食物，也是婴幼儿早期主要的膳食蛋白来源，还是许多加工食品的组成成分、某些疫苗的培养基。然而，鸡蛋过敏是3岁以下儿童最常见的食物过敏问题，可严重影响过敏患儿的生活质量。鸡蛋中的过敏原主要存在于蛋清中，蛋清中含有23种糖蛋白，目前发现蛋清中主要有5种蛋白成分能与人类血清IgE结合而引起过敏反应，它们是卵类黏蛋白（Ovomucoid，OVM或Gal d 1）、卵白蛋白（Ovalbumin，OVA或Gal d 2）、卵转铁蛋白（Ovotransferrin，Gal d 3）、溶菌酶（Lysozyme，Gal d 4）以及卵黏蛋白（Ovomucin）。

鸡蛋过敏发生与多种因素有关，如遗传性、接触鸡蛋的最初年龄、接触的途径和剂量、机体的反应性、胃肠道黏膜的发育状况、病毒感染、肠道菌群的稳定等。初次致敏的途径与过敏症状出现的时间密切相关，有些婴儿出现第一次鸡蛋过敏症状时并未进食鸡蛋，但是血清中可以检测到鸡蛋特异性抗体，认为鸡蛋抗原可以通过胎盘传递，也可以通过乳汁传递，或者通过气道途径、皮肤接触途径实现初次致敏，而产生食物抗体（Food Specific IgE Antibody），而当这些存在于体内的抗体与过敏食物再次接触时，会引发肥大细胞、嗜碱性粒细胞释放一些化学物质，如组胺、前列腺素及白三烯，使皮肤血管扩张而引起风疹、皮疹；使胃肠道平滑肌痉挛而引起腹泻、腹痛；使支气管平滑肌收缩，而导致喘鸣。

鸡蛋过敏的治疗主要是控制饮食，避免进食鸡蛋和任何鸡蛋加工的食品。但是，鸡蛋作为日常生活的基本食物很难在饮食上完全避免，严格的鸡蛋回避影响了鸡蛋过敏患儿及家庭成员的生活质量，并有可能带来营养问题。

3. 鱼类及其制品

水产品因其鲜美的味道、丰富的营养价值而深受人们的喜爱，是居民食物消费的重要组成部分，中国已多年居水产养殖和消费总量第一大国的地位，并保持稳步增长的趋势。1981 年人均水产品消费量约 7.1 kg，2016 年增长到 20.53kg，稍高于全球人均水产品消费量 20.5 kg。作为世界上最大的水产品生产国和消费国，降低水产品中过敏原的食用风险及减少过敏性疾病的发生，建立水产品中过敏原的检测技术标准及评价标准，确保中国水产品出口贸易的稳定发展，开展水产品中过敏原的监控、风险评价及致敏机理等方面的基础研究和应用性研究尤为必要。依据过敏原的品种来源，常见的水产品过敏原可分为 3 大类：硬骨鱼类过敏原、甲壳类过敏原和软体动物过敏原。

（1）硬骨鱼类过敏原　在水产品中，鱼类的消费量居于榜首，同时也是导致过敏反应频发的产品。其中，尤以海水鱼引发的过敏事件较多，淡水鱼相对较少。因此，目前国内外针对鱼类过敏原的研究主要集中在海水鱼，主要的致敏品种包括狼鲈、鲣、比目鱼、金枪鱼、凤尾鱼、鳕、鲑等；另外，部分鱼类加工品如鱼粉、鱼油、鱼明胶等亦可引发过敏性疾病。据研究，在鱼类引发的过敏性疾病中，小清蛋白（PV）占据主要因素，约为 95%。除此之外，鱼卵蛋白（如鲑的硫酸鱼精蛋白）和胶原蛋白等也可能会引发一定数量的致敏反应。PV 是一种钙结合型水溶性蛋白，大量存在于鱼类肌肉中，分 α、β 两个类型，分子质量约为 12ku，易溶于水，耐热，不易酶解，等电点较小，偏酸性，且不同鱼类中 PV 同源性较高。

（2）甲壳类过敏原　甲壳动物也属于水产品中主要过敏食品之一，易引起致敏的产品包括对虾、蟹、龙虾等，主要的过敏原有原肌球蛋白（TM）、精氨酸激酶（AK）、肌钙结合蛋白（SCP）、肌球蛋白轻链（MLC）及血蓝蛋白亚基（HCS）等。TM 是虾、蟹等甲壳类动物中的主要过敏原，也是研究者早期的关注焦点。据报道，TM 与肌动蛋白结合，在肌肉收缩中起关键作用。目前，已发现刀额新对虾、中华绒螯蟹等多种虾蟹类的主要过敏原为 TM，虽分子质量大小不一，但其结构上均具有 8 个 IgE 结合位点，而每个结合位点均是由 5 ~14 个氨基酸残基组成。

（3）软体动物过敏原　软体动物中易造成致敏反应的种类包括乌贼、帽贝、蚌类、蛤类、鱿、章鱼等。研究表明软体动物的主要过敏原也是原肌球蛋白（TM），次要过敏原主要是精氨酸激酶（AK）。相较于国外对软体动物过敏原的研究，国内在此方面的认知还略欠缺。不同软体动物中的主要过敏原其分子质量具有明显差异。在章鱼中，35ku的原肌球蛋白和38ku的精氨酸激酶为其主要过敏原，同时与甲壳类精氨酸激酶也具有明显的免疫交叉反应。水产品中的过敏原通过口服途径进入机体后会引发黏膜免疫系统的异常反应。正常情况下，黏膜屏障通过物理、化学或细胞因子阻止外来抗原的渗透。但具有完整免疫原性的水产品蛋白质可通过胃黏膜的透壁通道，逃脱或抵抗蛋白酶消化，以相对完整的形式穿过肠腔，导致初级的免疫反应。

（4）水产品中过敏原的脱除技术　过敏原具有良好的稳定性，进入人体后，不易被消化降解。降低过敏原致敏性的方法目前主要分为物理法（加热、辐照、超高压等）、化学法（糖基化修饰、强酸、强碱、水解等）以及生物法（酶解、发酵、基因改良等），可将食物中的过敏原蛋白及其抗原决定簇进行结构性改变或破坏，进而消除或降低过敏原对人的免疫原活性。水产品中过敏原的脱除技术研究起步相对较晚，脱敏效果并不理想。目前，水产品中相对有效的过敏原脱除方法主要有辐照、超高压、超声、酶解等，经处理后可明显降低过敏原的免疫活性及消化稳定性，但对水产品的质构和风味破坏较大，有效的脱敏方法仍需进一步开发。

4. 花生及其制品

花生是较常见的重要食物过敏原之一，会导致严重的过敏反应，并且热稳定性高、能耐酸和耐酶解，一般的生产方式无法去除花生食品的致敏性。目前，正式命名的花生过敏原蛋白有11种。随着经济的发展，食品的流通也趋于国际化，花生过敏问题也得到了广泛关注。

（1）主要过敏原　Ara h1是最主要的花生过敏原，在花生过敏原中含量最多，约占总花生蛋白含量的12%~16%，属于豌豆球类蛋白，分子质量为63.5ku。花生过敏患者的血清90%以上都能够识别。在天然状态下有单聚体和三聚体两种，以可溶性蛋白的形式存在。对于Ara h1的三聚体形式，是疏水相互作用将三个单体连接起来形成的同源三聚体糖蛋白，具有很高的稳定性，并且可以耐受胃肠道的消化作用，加热也不会破坏其过敏性，因此具有很稳定的IgE结合位点，不容易被破坏，过敏反应非常强。Ara h2属于蓝豆蛋白，也是主要的花生过敏原，含量约为花生蛋白总量的5.9%~9.3%，同样能够引起90%以上的过敏反应。Ara h2包含Ara h2.01和Ara h2.02这两种遗传变异体，分子质量范围在17~20ku之间。在72~83号位点上，Ara h2.02比Ara h2.01缺失了12个氨基酸。由于Ara h2中二硫键较多，所以结构非常的稳定，并且耐酶解。如果二硫键被破坏，其水解敏感性将显著增加。此外，Ara h2具有抑制胰蛋白酶的特性，并且热处理能够提高抑制能力。Ara h3的序列与大豆球蛋白有62%~72%的相似，因此属于大豆球蛋白，结构稳定。有Ara h3.01和Ara h3.02两个同种异形蛋白，分子质量分别为60、37ku。44%以上的花生过敏患者的血清能够识别Ara h3.01。Ara h3.01可以水解成一个酸性和碱性的片段，再经胰蛋白酶消化后，形成一些分子质量在13~45ku的片段，其中的IgE的结合位点可以导致过敏反应（白卫东等，2012）。

（2）脱敏方法　由于花生过敏原主要是蛋白质，热处理可通过蛋白质结构的改变，从而影响花生的致敏性。在35~60℃温度下不会改变花生过敏原的致敏性，但温度超过77℃时却会提高花生过敏原的致敏性。干燥生花生的温度一般不会超过60℃，所以干制不会提高花生致敏性。花生经过蒸煮后，其与IgE的结合能力要降低一半。花生在煎炸过程中Ara h1单体及三聚体的含量相对减少，虽然Ara h2和Ara h3过敏原的含量并没有减少，但它们与IgE结合能力都显著降低。花生经85、100或115℃处理后，Ara h2抗原性显著降低，且随着温度和时间的增加其抗原性均不断降低。热加工产生的糖基化产物也是重要的食物过敏原。虽然通过热处理可破坏花生过敏原，但是也会有营养成分损耗、感官质量下降、加工性能降低和产生新过敏原等缺陷。因此，采用热处理脱敏方法开发低过敏性花生制品受到一定的限制。

酶技术是通过修饰花生抗原决定基，破坏花生过敏原的抗原决定簇，从而降低其致敏性。Alcalase 碱性蛋白酶是降低烘烤花生致敏性的最佳用酶。在温度 55℃、pH8.0、底物浓度 3%、酶用量（E/S）3 000 U/g 蛋白质、时间为 6h 的最适条件下水解，花生蛋白致敏性降低了 34.5%。过氧化物酶（Peroxidase，POD）可通过引起 Ara h1 和 Ara h2 的聚合反应而降低花生蛋白的致敏性。选用胰蛋白酶水解可以有效去除花生乳中致敏蛋白，在酶用量（E/S）为 1：600、样品 pH7.0、酶解温度 55℃、反应时间 4h 的最适条件下水解，将花生乳蛋白的抗体滴度降低 61.6%。相对于热处理脱敏，酶技术具有高效、反应温和、可控等优点。由于酶制剂工业的快速发展和酶技术在食品行业的广泛应用，针对过敏原可筛选出高效专一性的酶进行定向酶解，或采用复合酶进行限制性水解，控制酶解工艺和优化酶解参数等方法。这些为开发低致敏性花生制品提供了发展方向。酶制剂法具有绿色、环保、安全等特点，是降解抗原蛋白的最理想方法，将会在开发低过敏性花生制品中有广泛的应用（白卫东，沈棚，钱敏，黄静瑜，2012）。

5. 大豆及其制品

大豆是一种十分重要的植物蛋白资源，在食品工业中被广泛使用，但同时大豆也是 8 类主要致敏食物之一，给大豆过敏人群带来了不可回避的食品安全问题。大豆过敏大多表现为过敏性皮炎，如荨麻疹等；也可引起胃肠道紊乱，如大豆蛋白刺激的结肠炎，一些患者可能严重失水导致休克和死亡。据调查发现，约 0.3%~0.4% 的婴幼儿患有大豆过敏症，此外随着大豆制品越来越多，成年人大豆过敏的发病率也在不断上升。迄今为止，大豆过敏尚无特效疗法，严格避免食用含大豆的食物是大豆过敏患者的最佳选择。然而大豆营养丰富，若从大豆过敏患者的膳食中去除大豆成分，势必会造成营养的不均衡。而且，现在食物配料多样化，食物的组成变得十分复杂，很难避免不食用大豆成分。大豆过敏已经严重影响了部分人群的生活质量，甚至危及生命。因此，开发低致敏性大豆制品，保护大豆过敏患者的消费安全，具有重要的现实意义。

（1）大豆过敏原的分类　大豆中过敏原蛋白众多，蛋白含量多少和致敏能力的大小各不相同，Gly m Bd 30K、Gly m Bd 28K 和 Gly m Bd 60K 被认为是大豆中最主要的过敏原。Gly m Bd 30K 是大豆 7S 组分中的一种低丰度蛋白，其含量低于大豆蛋白质总含量的 1%，由 257 个氨基酸残基组成，是一种单分子、不溶于水的糖蛋白。它通过二硫键与大豆中其他蛋白连接，并参与大豆球蛋白的折叠。Gly m Bd 30K 能被 65% 大豆过敏患者的血清所识别，是大豆中致敏性最强的储藏蛋白。而抗原表位法分析发现，成熟的 Glym Bd 30K 蛋白至少有 10 个抗原表位，而且不同的 IgE 抗原表位针对不同过敏病人血清的结合能力有显著性的差异。但是通过 2-D 电泳和免疫印迹法，认为大豆中致敏性最强的蛋白是 11S 球蛋白中的酸性多肽（A3 多肽），而不是 Gly m Bd 30K。

Gly m Bd 28K 是大豆 7S 组分中的另一种重要的过敏原，属于天冬酰胺糖蛋白，由 220 个氨基酸残基组成。在植物体内以寡聚体形式存在，纯化后单体的分子质量为 26ku，等电点为 6.1。它的含量低于 Gly m Bd 30K 蛋白，也是一种低丰度蛋白，属于 Cupin 蛋白家族。Cupin 蛋白家族的很多成员都具有过敏原性，比如 β-伴大豆球蛋白、大豆球蛋白的 G1 和 G2 蛋白、胡桃中的 Jug r2 和花生中的 Ara h1、Ara h2。

（2）大豆脱敏方法　对于过敏原是蛋白质的食品，热处理会破坏蛋白质的空间构象，进而在一定程度上可降低食品的致敏性。高温会引起大豆球蛋白空间构象及三维结构的变化，即加热到一定程度可以降低其致敏性或去除致敏性。加热使 11S 豆球蛋白变性，其四级结构会发生变化，从而使大豆的致敏性降低。

超高压是利用 100MPa 以上的压力，在常温或较低温度下，使食品中的酶、蛋白质和淀粉等生物大分子改变活性、变性或糊化，同时杀灭细菌等微生物以达到灭菌的过程，而食品的天然味道、风味和营养价值不受或很少受到影响，并可能产生一些新的质构特点的一种加工方法。因此，超高压处理技术可能为开发低过敏性大豆制品开辟一种新的方法。

大豆中的过敏原绝大多数是蛋白质，而酶解是一种常用的蛋白质改性方法。在蛋白酶的作用下，可以通过改变过敏原表位原有的空间结构，或者断裂一些化学键改变原有结构而降低其致敏性，也可通过水解酰胺键产生小分子肽段来减弱或消除其致敏性。此外，可产生具有调节免疫功能，降血压等其他生理功能的活性肽。基于以上原因，利用酶解改性降低大豆蛋白过敏原性也受到了广泛关注。

6. 乳类及其制品

乳制品过敏是牛乳过敏原蛋白所引发的食物不良反应，主要是 IgE 介导的由免疫机制调节的变态反应。乳中最主要的过敏原是酪蛋白、β-乳球蛋白和 α-乳白蛋白。这些蛋白都含有可以被免疫系统识别的抗原表位，包括构象表位和线性表位。构象表位的活性依赖于构象，线性表位则是依赖于氨基酸序列的一级结构。目前，已有很多学者通过化学法或酶法切割、肽文库技术和肽扫描技术进行了过敏原表位定位。酪蛋白是牛乳中最主要的蛋白质，占总蛋白的 80% 左右，分为 α_{S1}-、α_{S2}-、β-、κ-酪蛋白，大部分对酪蛋白过敏的患者对这 4 种酪蛋白均过敏。大部分酪蛋白以胶束形式存在，具有柔性和热稳定性。β-乳球蛋白占总蛋白的 10%，不存在于人乳中，由于其耐胃酸和胃蛋白酶消化，因此可通过肠道进入血液循环，约有 82% 的牛乳过敏患者对 β-乳球蛋白过敏。牛乳 α-乳白蛋白与人乳 α-乳白蛋白有 74% 的氨基酸同源，但是仍是一种主要过敏原，这说明其致敏性可能主要依赖于构象表位。

乳及其制品需通过一定的加工处理，以确保其微生物安全性，提高风味和质地，虽然充分了解过敏原的结构特点有助于研究其致敏性，但在食品加工过程中蛋白质结构会发生变化，继而引起其致敏性强弱改变，故研究加工技术对其致敏性的影响更具现实意义和指导作用。热处理是乳及其制品加工保藏过程最常用的方法。针对乳常见的热处理方式为高温短时巴氏杀菌和超高温瞬时杀菌，不同的热处理方式对乳蛋白致敏性影响不尽相同，加热可以诱导过敏原蛋白构象发生变化，一方面可能会导致蛋白质失活聚集，掩蔽抗原表位，降低致敏性；另一方面，可能会引起蛋白质结构舒展开来，使得内部掩盖的抗原表位暴露，增强其致敏性。这取决于处理方法的强弱和不同蛋白的热敏性强弱。

在食品工业中，发酵是一种传统的加工技术。发酵的乳制品除了具有生物活性、减少肠道致病菌的功能外，还能调节免疫力，减少过敏症状。乳经过发酵后，其抗原性会大大降低，其原因可能有两种：一是乳酸菌具有复杂的蛋白酶系，发酵过程中产生的蛋白酶、肽酶使得牛乳蛋白分解成肽和氨基酸，破坏了一些抗原表位，从而降低其致敏性；二是乳酸菌本身具有调节免疫系统的作用，能促进 I 型和 II 型干扰素的产生，降低炎症性细胞因子 IL-4 和 IL-5 的分泌，从而起到降低过敏的效果。

随着食品酶制剂的快速发展，蛋白水解酶已经广泛用于处理各类过敏原，降低其致敏性。

蛋白酶能够水解大分子的蛋白质生成小分子肽和氨基酸，破坏一些引起过敏反应的空间表位和线性表位，使得致敏性降低。目前研究较多的酶主要有胃蛋白酶、胰蛋白酶、碱性蛋白酶、中性蛋白酶及木瓜蛋白酶等。

7. 坚果类过敏原

全球有 0.2% ~0.7% 的人受到植物坚果过敏的困扰。15% 的过敏体质儿童对坚果过敏。坚果过敏患者在摄食坚果及其制品可能出现多种不良反应，主要表现在呼吸道、胃肠道、皮肤等综合性临床症状，如恶心、呕吐、嘴唇红肿等，严重时会导致休克甚至死亡。这些症状不仅对过敏症患者的身心健康构成威胁，而且还极大影响其生活质量。限制摄食坚果过敏原是防止坚果过敏的有效途径。但由于坚果食用的广泛性，完全避免食入过敏原极为困难。因此，欧美等发达国家为了更好地保护食物过敏人群，以立法的方式规定食品生产商要在产品标签上标明食物过敏原。显而易见，与之相适应的过敏原检测技术的发展意义重大，坚果过敏原的检测可为过敏症患者的安全消费提供重要的技术支撑。

8. 芝麻类过敏原

芝麻也是常见的食物过敏原之一，芝麻过敏患者在接触芝麻及制品后会出现包括皮肤和黏膜反应、呼吸反应、胃肠道反应在内的全身性反应，甚至可能休克或死亡。流行病学调查发现，美国约有 50 万人对芝麻及其制品过敏。各国儿童对芝麻及其制品过敏的比例为 0.1% ~ 0.8%，其中美国和加拿大 0.1%、澳大利亚 0.8%、以色列 0.2%。在以色列，芝麻是仅次于牛乳和鸡蛋的第三大常见食物过敏原。欧洲（意大利、法国、英国、丹麦、瑞典、瑞士等）及亚洲（日本）各国都有芝麻过敏的相关报道。近年来，随着芝麻过敏发病率的升高，芝麻过敏已引起全球很多国家重视。由于芝麻及其制品在食品中使用广泛，芝麻过敏患者生活中接触芝麻过敏原的机会也大幅增加。各国开展了对芝麻过敏原阈值的相关研究，发现芝麻过敏原的引发剂量（Eliciting Dose，ED）05 在芝麻蛋白的 1.2~4.0mg，ED10 在 4.2~6.2mg。过敏原的正确标识是预防过敏患者误食相关食品的唯一有效途径。欧盟、加拿大、澳大利亚和新西兰等国要求含有芝麻成分的食品必须进行标识，2014 年日本也建议生产商对含芝麻制品进行过敏原标识。芝麻中的主要过敏原是 Ses i 1 和 Ses i 2。Ses i 1 和 Ses i 2 属于醇溶蛋白超家族（AF050）中的 2S 清蛋白家族，该类蛋白占芝麻总蛋白的 25% 左右。醇溶蛋白超家族主要是依据其在醇-水混合物中的溶解性而定义，该家族成员通常分子质量低，在低浓度盐溶液中可溶于水，富含精氨酸、谷氨酰胺、天冬酰胺和半胱氨酸残基，含约 100 个氨基酸残基，其中含有 6~8 个半胱氨酸残基用于分别形成 3~4 个二硫键，以维系蛋白质在合成后修饰切割形成的大小为两个亚基的正常折叠结构。通常认为 2S 清蛋白可直接通过胃肠道致敏。其高度稳定的蛋白结构表明，这些蛋白质可以穿过肠道黏膜屏障，使黏膜免疫系统处于致敏状态或引起过敏反应（马秀丽等，2019）。

截至目前，饮食上严格控制芝麻的摄入仍然是避免芝麻过敏反应最为有效的途径，消费者对于过敏食物的预防主要来自于明确的标签标识。因此，准确、可靠的芝麻过敏原检测方法显得尤为重要。对于芝麻过敏原，目前主要的检测方法是聚合酶链式反应（PCR）法和酶联免疫吸附测定（ELSIA）法（马秀丽，黄文胜，张九凯，韩建勋，葛毅强，陈颖，2019）。

（二）过敏原的防控措施

避免食物过敏原的饮食方案往往可使患者不药而愈。为避免营养失衡，对于轻度食物过敏可以少吃、常吃、逐渐加量以便让机体对过敏食物产生耐受性，增加的数量以不引起过敏症状为宜，这样随着食用量的慢慢增加就会逐渐耐受，通常经过一段时间后可以正常进食而不再过敏。严重过敏者，应该忌食一段时间，待病情稳定后再从极小剂量开始试吃。为保证足够的营养成分，也可选择一种营养相宜的食物替代品以代替饮食中剔除的食物，如牛乳过敏的患者可采用豆奶或羊奶代替，也可采用米汁和油脂的混合物或鸡汤来替代。研究发现，对芒果、坚果类、鱼和甲壳类海产品过敏的患者往往需要终生禁食。最近，美国食品加工联合会与食品过敏问题研究联盟共同制定和颁布了《食品过敏标识准则》。根据这项准则，食品加工企业应对容易诱发过敏的食物成分应在食物说明书上加以标识，以让过敏患者避开那些含有过敏成分的食物。还应去除蟑螂、不养宠物、避免尘土或烟雾等。

三、 环境污染导致的化学危害及其预防措施

从陆地和水生环境中的生产到人们对产品的消费，在这条食物链中，污染产生的源头和路径是相当复杂的。环境污染——空气、水和土壤的污染是引起食品污染的主要原因之一。但是，环境污染相当复杂，这里我们主要介绍痕量金属的污染、有机物污染及其预防措施〔这些污染物同样也可能在食品加工和贮藏过程中污染食品，但是，污染源是食品加工过程中的生产环境（如生产设备、工器具等）或食品贮藏过程中的包装及容器〕。

（一）痕量金属的污染

早在石器时代，金属元素就被人们当成最古老的有毒物质。元素周期表中所列的 80 多个金属元素中，有些金属元素是生命体必需的（如硒、锌、铜、铁、锰、铬、钼）；有些不但没有生理功能，而且还会对人类造成危害；还有些元素具有引发毒性的潜能。作为必需营养元素的金属，一旦超过人体所需的量，将破坏维持自身平衡的生理极限，产生毒害作用。

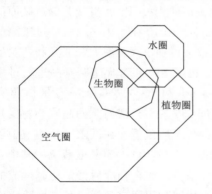

图2-24 金属在自然环境中的分配过程

金属在自然环境中通过自然的地理和生物循环进行再分配（Geijer & Jernelor, 1986）：岩石与矿石溶解于雨水中，再流入溪水和河水中（水圈）；流水把附加物质从附近的土壤中解吸出来，并将其运送到海洋中，部分金属将作为沉淀物沉降下来；在水蒸气中，空气把金属带入大气层，和雨水一起降落在土壤上（植物圈）。生物循环（生物圈）是通过植物和食物循环中的生物放大来实现生物浓缩金属元素的过程（图2-24）。但是，人类的工业活动不可避免地缩短了金属在矿石中停留的时间，极大地提高了金属元素在世界范围内的分配。例如，从公元前 800—1920 年间，冰岛冰角中铅的含量增加了 200 倍，这是由于人类将铅作为防振剂加入到汽油中所导致的（Ng & Patterson, 1981）。

1. 铅

铅自然存在于泥土中。环境中的铅是电池、弹药、焊料、染料、色素、电烙电镀、管道、农药等的产物。它也是水晶饰品、白蜡等家用器皿的组成部分或者污染。四乙基铅是一种汽油中的抗爆剂，通过交通工具排放含铅汽油废气传入环境中。

植物可通过根部吸收土壤中溶解状态的铅，人类很容易通过吸入含铅废气，通过皮肤吸收含铅化学物质或者食用含铅食物和水而将铅吸收到体内。在家庭中，铅可以随家庭管道中使用

的铅管、铅材料和铜一起作为焊接材料而出现在饮用水中。此外，铅还可能添加到玩具、家具、墙面等的涂料中，也可能出现在厨具、瓷器的上釉中以及在罐头食品和饮料的焊接中。

铅在人体内至少有 5 个可以积累的地方，其中 2 个为骨骼（90%铅蓄积于其中），即表层骨和小梁骨。铅在表层骨中的半衰期与镉类似（约 20 年）。储存铅的其他 3 个地方为肾脏、肺和中枢神经系统。

正常情况下，沉积在骨骼中的铅，并不表现出毒性，当机体受感染，抵抗力降低时，可从骨骼中释放出来，引起明显的中毒症状。铅对人体的毒性作用，主要表现为神经毒。人类常见铅中毒的损伤和症状为血液（贫血病）、脑（痉挛、麻木）和肾（蛋白尿）（NRC，1993）。

通过口腔吸收无机铅是铅进入儿童体内的主要途径。儿童对铅的吸收率往往高于成年人。铅对儿童最重要的影响是神经系统。国外报道 425 例小儿急性铅中毒病例，有 25%遗留有视力发育迟缓、癫痫、脑性瘫痪和视神经萎缩等永久性后遗症。研究还发现，婴幼儿血液铅含量高会导致他们成年后注意力集中时间变短，存在阅读障碍。对那些孕期吸收铅极少的妇女的研究表明，铅会导致新生婴儿和学龄前儿童的行为障碍。另外，不善社交和失智行为也和接触铅有关。

铅对其他动物也有危害作用，例如，引起鸟类死亡或者通过影响食物、鸟类行为、繁殖、迁移方式来影响鸟群，导致它们不适应寒冷，更容易被捕获。

2. 砷

砷普遍存在于环境和植物、动物体内，农田中砷含量为 1 ~ 20mg/kg，平均含砷量约 5mg/kg，淡水中含砷大部分在 0.01mg/L。因此，一般食品中多少含有砷。

砷有较强的富集能力，据资料显示：一般鱼含砷 1.1mg/kg，虾 3 ~ 10mg/kg，龙虾 70mg/kg，对虾 170mg/kg。

元素砷没有毒性，砷化合物，如氧化物、盐类及有机化合物均有毒性，三价砷化物的毒性比五价的高。砷是机体的微量元素，在细胞代谢中起一定作用，但长期摄入可致慢性中毒。砷可通过饮水、食物经消化道吸收分布到整个身体中，最后蓄积在肝、肺、肾、脾、皮肤、指甲及毛发内，其中以指甲、毛发的蓄积量最高，可超过肝脏的 50 倍。

近年来发现砷有致癌作用，职业性接触砷的人和饮水中含砷高区域的居民，其皮肤癌发病率高。

3. 汞

环境中汞的污染，是由于人类经济活动而造成的。微量汞对人体一般不引起危害，其摄入量与排泄量基本上平衡。如果汞的摄入量过多，就会对人体引起危害。汞对人体的毒性，主要决定于它们的吸收率。金属汞吸收率约为 0.01%以下，无机汞平均为 7%，有机汞较高，其中甲基汞最高达 95%，因此甲基汞的毒性最大。有机汞除了从胃肠道进入体内外，还可以通过胎盘进入胎儿体内。人体吸收汞后，直接进入血液，主要与红细胞结合，少数在血浆中，二者的比例为 10∶1。甲基汞在体内与巯基亲和力高，脂渗性强，分子小，因此易扩散到各种组织中去，如肾、肝、脑，但以肾脏含量最多。

4. 镉

镉是一种独特的有毒物质，直到 1817 年才作为元素被发现，70 多年前才有了工业上的应用。镉主要应用于电镀，由于它具有抗腐蚀能力，常作为塑料稳定剂、颜料成分、镍－镉电池阴极材料使用。镉产生于工业上的金属原料的释放，化肥中的磷石，以及采矿和金属工业。镉存在于周围空气、饮用水、烟草、工作环境、土壤、灰尘和食物中，并且食物是非职业环境中镉的主要来源（IARC，1976）。镉进入食品主要通过含镉的土壤（Sherlock，1984），一般说来，动物性食物含镉量比植物性食物略高，此外，香烟也是人类受镉污染的原因之一。每支香烟中含有 $1\sim2\mu g$ 镉，大约 10% 香烟中的镉（$0.1\sim0.2\mu g$）被吸烟者吸入体内。每天吸一盒或者更多烟的人，其镉的每天摄入量比不吸烟的人高一倍（Goyer，1995）。

镉主要通过消化道和呼吸道进入人体，估计每人每天从食物中摄入镉 $10\sim80\mu g$，从水中摄入 $2\sim4\mu g$，从空气中吸入 $0.24\mu g$，吸烟者摄入的镉较多，呼吸道对镉的吸收率（30%）比消化道吸收率（5%）高。镉进入人体后，由血液带到各个脏器中，最后蓄积在肾脏和肝脏，肾脏含镉量占全身蓄积量1/3，肝脏占1/6。镉在血液中主要与低分子的胞浆蛋白结合，形成金属硫蛋白（metalloth—ionein），金属硫蛋白相对分子质量约6600，其功能是捕获和储存机体必需微量元素，也捕获有毒金属。当大量摄入镉后，金属硫蛋白的量不能与其全部结合，因而出现毒作用。此外，金属硫蛋白还对镉的迁移起重要作用。镉与金属硫蛋白结合后，由血液带到肾脏，经肾小球过滤进入肾小管或排出体外，或者重新吸收，因而镉主要蓄积在肾脏。镉在体内生物半衰期很长，为 $16\sim31$ 年，因此其在体内的蓄积作用很明显。镉摄入体内后，通过粪、尿、汗、乳、毛发等途径排泄。大部分由粪便排出，尿次之。

5. 铬

自然界、水、土壤、植物、动物体内都有铬。一般蔬菜水果含铬量在 0.1mg/kg 以下，畜禽肉由于生物浓缩作用，含铬量往往比植物高，但一般不超过 0.5mg/kg。

铬可以通过食物、水、空气进入人体，其中以食物为主。含铬废水和废渣是污染食品的主要来源，尤其是皮革厂下脚料含铬量极高，污泥含铬量为 0.32%～3.78%。用这种污水灌溉农田后，土壤和农作物籽实中含铬量随灌溉水的浓度及污灌年限而增加。食品中的铬也可能随着其与含铬器皿的接触而增加。

每人每天从食物中摄入约 $100\sim900\mu g$ 铬。六价铬的毒性比三价铬大 100 倍，经口进入体内的铬主要分布在肝、肾、脾和骨内。铬盐在血液中可形成氧化铬，使血红蛋白变为高铁血红蛋白，导致红细胞携带氧的机能发生障碍，血氧含量减少，发生内窒息，人口服铬酸盐（红矾）致死量为 6～8g。

三价铬是机体的必需微量元素，成人每天需要量约 $100\mu g$，缺少时将导致糖耐量受损，严重时可导致糖尿和高血压。动物试验表明，饮食中缺少铬时，胆固醇、血糖相对升高，糖耐量不正常，出现粥样硬化症，与人类相似。据报道死于冠状动脉阻塞的人其动脉铬含量极少。

食品中铬的容许量目前尚无规定，由于铬为机体正常代谢所必需，容许量不应低于正常需要量。目前，铬的成人每日容许摄入约为 3mg。

6. 铝

铝是地壳中储量量第二大的元素，主要矿石为铝土矿。它主要集中在海水中，淡水中含量很少，但是由于酸雨的作用而逐渐增加。铝是应用广泛的建筑材料，并在减少重量和抗腐蚀方面有重要的用途。

食物中摄入铝的量为 $3\sim5$ mg/d，其来源为原辅料、加工食品所使用的设备和容器、食品包装与器皿。

在英格兰和威尔士地区，阿尔茨海默病的发生与供应的水中铝的浓度有关。患者体内细胞间有高浓度的铝存在于海马趾区的神经纤维末梢。食物中含铝量增加（如关岛的扎莫罗，新几内亚），易导致横向肌肉萎缩硬化症和帕金森病。在这些地区，土壤和水中含铝量多，而含钙和镁的量较少，这表明铝可能是影响神经状态的几个常见病原之一，其在脑组织中的积累可能是影响神经退化的第二大因素。

7. 钼

钼的最重要的矿物来源是二硫化钼（MoS_2），这种金属的工业用途包括制造耐高温的合金钢，以及生产催化钢、润滑剂和干燥剂。美国是世界上主要的钼生产国。钼作为一种主要元素广泛分布在自然界中。它是黄嘌呤氧化酶和醛氧化酶的一种辅助因子。在植物中，它在蛋白质开始合成时的细菌固定氮上扮演着重要的角色，因此，人们在促进植物生长的肥料中添加了痕量的钼。钼在食品中是无所不在的。浮游生物中钼的浓度往往是海水中钼浓度的 25 倍，贝类也常常积累这种元素。钼在空气中的平均浓度为 $<0.002\mu g/m^3$。痛风与过量摄入钼有关。目前还没有文献报道因工业暴露于过量钼中对人类产生毒害作用。

（二）有机物污染

环境中稳定的有机废物有多种来源，而不是单一的来源，它大部分沉积在脂肪食品中，是一种普遍的食品污染物，包括多氯化联（二）苯（PBSS）、多氯化（二）氧（二）苯（PC-DDs）、多氯二苯并呋喃（PCDFs）、多环芳香碳水化合物（PAH）、邻苯二甲酸甲酯和有机磷酸酯。这些有机物多数与癌症有关。

1. 多环芳香烃、石油和其他烃污染物

随着石油化工工业的发展，烃在自然界中无处不在的，空气、水、土壤和所有微生物中都有它们的足迹，因此，不难理解烃类化合物同样会通过生物聚集作用存在于人类食物链中。

挥发性单环芳香烃（MAHS）［如苯（众所周知的人类致癌物）、甲苯、乙苯和二甲苯］、多环芳香烃（PAHS）、石油和其他烃污染物在人类食物链中表现出广泛的物理、化学、生化以及致癌性质。科学证明，烃类类化合物可以视为致癌或辅助致癌因素，或诱癌因素，PAHS 是环境致癌物中传播最广泛的环境污染物之一。表 2-6 所示为可能的人类致癌物的烃类化合物及其相对致癌能力。如果需要进一步了解环境中烃类化合物对人类的危害，读者可以阅读关于烃方面的各种论著。

表 2-6　　　　　　　　　可能的人类致癌物和估计的相对概率

多环芳香烃	相对致癌能力	多环芳香烃	相对致癌能力
苯并（a）芘	1.0	二苯（a，h）蒽	1.0
苯（a）蒽	0.1	二苯并（a，e）荧蒽	
苯并（b）荧蒽	0.1	二苯并（a，e）芘	
苯并（j）荧蒽		二苯并（a，h）芘	
苯并（k）荧蒽	0.01	二苯并（a，I）芘	
䓛	0.001	二苯并（a，l）芘	
环戊（c，d）芘		茚并（1，2，3-d）芘	0.1

2. 多聚联苯

多聚联苯（PCB）是具有很好的热与化学稳定性的工业用液体，自 1930 年就在全世界得到广泛的应用。它作为电解质液体用于转换器和电容中，在影印纸、黏结剂、密封胶和塑料中都有所应用，还用于润滑剂和切削油中。1970 年初，对其生产和许多应用开始采取严格的限制；1977 年，美国禁止其使用。

对 PCBS 危险性的评估者面临着一个麻烦的问题，因为商业制造产品是许多氯苯的混合物，在个别化合物的苯环上发现不同数目和位置的氯原子。在理论上，存在 209 种不同的同分异构体和同族元素是可能的。商业产品明显含有 70~100 种这些化合物。

被 PCBS 污染的米糠油于 1968 年在日本和 1979 年在我国台湾引起大规模的中毒，从日本发生的事件中只能获得其致癌性的有限证据。尽管观察到的对人体不良影响及导致肝癌作用的证据有限。但是，在动物试验和短期试验中，有大量的证据表明 PCB 具有致癌性，包括导致肝癌和造成染色体变异。另外，还具有其他毒害作用，例如，生长延迟等不良影响。

3. 多聚氯化恶类化合物和呋喃

多聚氯二苯-β-二恶类化合物（PCDD）和呋喃（PCDF）主要是工业生产过程中，二恶类化合物和呋喃的热力学反应所释放的产物。纸浆漂白厂及其他工业化学物质生产中也存在这些化合物和反应。这些污染物的其他一些次要来源包括咖啡过滤器、牛乳包装纸和香烟。人可以通过呼吸、皮肤吸收和食用食品摄入这些污染物。其中，90% 污染物自食物。

尽管这些同系物比四氯二苯并-P-二恶英（TCDD）的毒性低，但是动物实验显示血浆酶改变，肝和肾的重量增加，并加速肝细胞衰退，细胞色素 P450 的量增加，血红蛋白和血清蛋白的浓度减少。

（三）地膜的污染

1. 对土壤的危害

大量残留地膜造成的白色污染严重影响了农业生产。地膜进行农业生产留下的危害主要体现在残留上，在自然条件下需要上百年时间才能完全降解，由于地膜不易分解，残留在田间的地膜会对土壤造成一系列危害，大量的残膜存在会导致土壤的物理结构层次改变，使得土壤水分、养分向下输送受到阻碍，土壤间隙和通透性降低，不利于土壤空气循环和浇灌，从而影响土壤的吸湿性，在一定程度上破坏土壤空气的循环和交换，进而影响土壤微生物的正常活动，造成土壤板结和破坏土壤理化性状，降低土壤肥力水平。

2. 对农作物的危害

残膜对土壤的影响必然造成农作物在生长时其幼小的根系被残膜缠绕，种子发芽困难，根系生长受阻，农作物生长发育受抑制，从而导致水分、养分的吸收被阻碍，造成弱苗、死苗。同时，残膜的隔离作用影响农作物正常吸收水分、养分，致使产量下降。

3. 对农村环境的影响

由于回收残膜的局限性，加上处理回收残膜不彻底，方法欠妥，部分清理出的残膜弃于田边、地头，大风刮过后，残膜被吹至家前屋后、田间、树梢，影响农村环境景观，造成"视觉污染"。

4. 对农牧业生产的影响

土壤中残留大量地膜，会影响日常农事操作，在进行耕地、整地、播种等农作时会缠绕在农具上或堵塞播种机，影响农事操作或播种的质量。如果被牛羊等牲畜误食，可能会引起牲畜中毒死亡（李方方，2018）。

（四）控制环境污染物的主要措施

只要大气、水体、土壤受到污染，其中的污染物必将通过农作物的根系吸收，进入叶、茎或籽实中，或通过水生生物富集而最终带入人体，危害人体健康。因此，控制环境污染物最根本的措施就是减少并最终消除环境污染。具体措施包括：减少不合格污物排放；不用不合格污水灌溉农作物；搞好综合利用，减少工业污染等。此外，在减少痕量金属污染和有机物污染方面，还需要注意必须采用合格的材料制造生产食品的设备、工器具，保证食品包装材料的安全性。

四、有意加入的化学品及其预防措施

在现代食品工业中，为了延长食品的保质期、防止腐败变质，改善食品的感官性质，提高风味，赋予食品颜色，利于食品加工操作，保持并提高食品的营养价值以及其他特殊需要而加入食品中的各种添加剂越来越多，这种现象的利弊目前还很难下定论，虽然所有食品添加剂的使用都必须经过适当的安全性毒理学评价，要求对具有一定毒性的食品添加剂应尽可能不用或少用，使用时必须严格控制使用范围和使用量，但是消费者，甚至包括科学家对此仍然心存疑虑。

食品中有意加入的化学品主要指各类食品添加剂，投毒亦属在食品中有意加入危害物，而且这种危害的发生率在我国食品安全案例中还占有相当高的比例。

食品添加剂的种类很多，包含防腐剂、营养素添加剂、抗结剂、消泡剂、抗氧化剂、漂白剂、膨松剂、着色剂、护色剂、乳化剂、面粉处理剂、被膜剂、保水剂、稳定剂、甜味剂、增稠剂、香精等。只要这些食品添加剂按有关法律或法规的要求使用，应该是没有危害的，但使用不当或超剂量使用，就有可能成为食品中的化学危害。随着食品添加剂的广泛运用，造成不少食品中毒事件，这引起了有关部门的重视。各国纷纷立法进行管理，甚至对各种添加剂进行再评价，对致癌、致突变或毒性较强的添加剂皆加以限制禁用（李方方，2018；钱和，2003）。对食品添加剂可能导致的潜在危害主要有以下几方面。

（一）急性和慢性中毒

食品中滥用有害化合物，可引起急性和慢性中毒，这种案例在世界各国均有发生。例如，我国天津、江苏、新疆等地曾发生因使用含砷的盐酸、食碱而导致急性中毒，过量食用添加剂，如亚硝酸盐、漂白剂、色素和一度食用某些致癌性添加剂，在短期内一般都不容易看出其危害。在批准使用的添加剂中，有许多都不能过量使用。近年来各国安全名单删除的添加剂日益增多，如色素中的金胺、奶黄油、碱性菊橙、品红等。

（二）引起的变态反应

近年来添加剂引起变态反应的报道日益增多，例如，糖精可引起皮肤瘙痒症、日光性过敏变性皮炎（以脱屑性红斑及浮肿性丘疹为主）；苯甲酸及偶氮类染料皆可引起哮喘等系统过敏症状；香料中很多物质可引起呼吸道器官发炎，咳嗽、喉头浮肿、支气管哮喘、皮肤瘙痒、皮肤划痕症、麻疹、血管性浮肿、口腔炎、便秘、头痛、行动异常、浮肿及关节痛；柠檬黄等可引起支气管哮喘、麻疹、血管性浮肿等。

（三）体内蓄积问题

国外，在儿童食品中加入维生素 A 作为营养强化剂，维生素 A 具有脂溶性，在人体内有蓄积作用。例如，在蛋黄酱、乳粉、饮料中加入这些强化剂，经摄入后 3~6 月总摄入量达到 25~28 万单位时，消费者出现食欲不振、便秘、体重停止增加、失眠、兴奋、肝大、脱毛、脂溢、脱屑、口唇龟裂、痉挛，甚至出现神经症状、头痛、复视、视神经乳头浮肿，四肢疼痛，步行障碍。动物实验证明，大量食用维生素 A 会发生畸形。维生素 D 过度摄入也可引起慢性中毒。

还有一些脂溶性添加剂，如二丁基羟基甲苯（BHT）可在体内蓄积，近年来在尸体脂肪中含量增加，英国人是 0.49mg/kg，美国人是 3.19mg/kg，这种情况与有机氯农药相类似，至于蓄积最后会不会导致疾病目前还不清楚。但设想，一旦由于疾病，体脂急剧减少的情况下，其在血液中可达到充分的中毒量，因此，潜在的危害性较大。

（四）食品添加剂转化产物问题

食品添加剂转化产物问题包括：

（1）制造过程中产生的一些杂质，如糖精中的杂质邻甲苯磺酰胺，用氨法生产的焦糖色素中的 4-甲基咪唑等；

（2）食品贮藏过程中添加剂的转化，如赤藓红色素转为内荧光素等；

（3）同食品成分起反应的物质，如焦碳酸二乙酯，形成强烈的致癌物质氨基甲酸乙酯，亚硝酸盐形成亚硝基化合物等，又如环乙基糖精形成环己胺，偶氮染料形成游离芳香族胺。

上述这些问题所产生的危害都是已知的，令人担心的对某些添加剂共同使用时能产生的有害物质目前还不清楚，有待进一步研究。

（五）禁止使用的添加剂

目前禁止使用的有毒添加剂共 20 种，有些使用不普遍，常见的主要有以下几种。

1. 甲醛

甲醛为原生质毒物，能和核酸的氨基及羟基结合使之失去活性，能影响代谢，对大白鼠 $LD_{50}260mg/kg$，其 30%~40% 水溶液即福尔马林，日本报道在牛乳中加入 0.01% 的甲醛，婴儿连服 20d 即引起死亡，对果蝇和微生物有致突变性，由于有强的腐蚀性，欧洲各国曾用于酒类和肉制品、牛奶及其他制品中防腐，其 0.05% 即可防止细菌生长，但食后引起胃痛、呕吐、呼吸困难等，国内外皆禁用。

2. 硼酸、硼砂

早年各国曾用硼酸或硼砂作为肉、人造奶油等防腐剂及膨松剂，该物质在体内蓄积，排泄很慢，影响消化酶的作用，每日食用 0.5g 即将引起食欲减退，妨碍营养物质的吸收，以致体重下降。

3. β-萘酚

β-萘酚对于丝状菌和酵母菌有抑制作用，曾用作酱油的防腐剂，毒性很强，对人体黏膜有刺激作用，造成肾脏障碍，引起膀胱疼痛，蛋白质、血色素尿，大量可引起石炭酸样中毒，也可引起视觉神经萎缩，可经皮肤吸收引起膀胱癌，对狗皮下注射 $LD_{50}400mg/kg$，给 16 只狗喂服 β-萘酚 20~26 个月，13 只出现乳头状膀胱癌。

4. 水杨酸（柳酸）

水杨酸对蛋白质有凝固作用，对大鼠 $LD_{50}1500~2000mg/kg$，对大鼠慢性中毒剂量为 500mg/kg，可引起生长障碍，700mg/kg 可引起胃出血、肾障碍，10g/d 以上可引起中枢神经麻痹，呼吸困难，听觉异常，目前世界各国皆禁用。

5. 吊白块

吊白块为甲醛—酸性亚硫酸钠制剂，有强烈还原作用，曾用于食品漂白，由于有甲醛残留，对肾脏有损害，我国已经禁用。

6. 硫酸铜

硫酸铜的 LD_{50} 400mg/kg，吸入本品可引起金属热，口服本品大白鼠 LD_{50} 300mg/kg，人服 0.3g 可引起胃部黏膜刺激，呕吐，大量可引起肠腐蚀，部分被肠吸收可引起铜中毒，由于能引起红细胞溶血，在肝、肾蓄积可引起肝硬化，长期食用可引起呕吐、胃痛、贫血、肝大和黄疸、昏睡死亡。

7. 黄樟素

国际肿瘤中心已经确证黄樟素、异黄樟素、二氢黄樟素有致癌作用，大鼠饲料中含有 5000mg/kg 黄樟素饲养两年，50 只大鼠中 19 只发生肿瘤，其中 14 只为恶性。

8. 香豆素

香豆素动物实验可导致肝脏损伤，将其配制成 100mg/kg 溶液，进行大白鼠灌胃，9~16d 肝有病变，改为 25mg/kg，133~330d 有病变。饲料中加入 10000mg/kg，4 周即有明显的肝脏损坏。二氢香豆素、6-甲基香豆素有类似毒性作用，黑香豆酊和黑香豆浸膏主要成分为香豆素，故均禁用。

（六）食品添加剂与致癌物

近十多年来，国际上认为可疑或确定的致癌添加剂为数不多，但也有目前尚未定论的。例如，甘精（对-乙苯尿）已确证为致癌物；溴酸钾，经大鼠实验，已确定为致癌物；食用紫色一号，已确定为致癌物；甜精（环己基磺酸胺），据报道可能导致膀胱癌，有否定报告，因此目前尚无定论；过氧化氢，日本实验表明有致癌性，美国 FDA 病理结果，认为有过度病变，而否定其致癌；丁基羟基甲苯（BHT）经大鼠实验确定为致癌物。

预防出现因添加剂导致的食物中毒事件的主要措施就是严格按照相关法规和标准使用食品添加剂，切实、有效实施良好操作规范（GMP）和危害分析与关键控制点（HACCP）的各项要求和规定。

五、 无意或偶然加入的化学品及其预防措施

无意或偶然加入的化学品主要有农用化学物（如杀虫剂、饲料添加剂）和工厂中使用的化学药品（如润滑剂、清洁剂、消毒剂和油漆等）。

（一）农药

1. 农药是把"双刃剑"

化学农药按其用途可分为杀虫剂、杀菌剂、除草剂、植物生长调节素、粮食熏蒸剂等；按其化学组成可分为有机氯、有机磷、有机氟、有机氮、有机硫、有机砷、有机汞、氨基甲酸酯类等。另外还有氯化苦、磷化锌、溴甲烷等粮仓熏蒸剂。

化学农药是有机化学污染中最集中研究的群体，他影响食品从生产到消费几乎所有的阶段。毫无疑问，农药是把"双刃剑"。一方面，农药是人类用以与植物病虫害、杂草做斗争的武器，也是实现农业机械化保证农业获得高产、稳产的主要措施。第二次世界大战后，化学农药取得了迅速发展，有力地促进了农业生产。实践也证明，化学农药的单位面积用量越多，产量越高，粮食的损失率也越小。另一方面，农药具有各种毒性。化学农药自 20 世纪 40 年代工业化以来，人们就注意到其容易造成人畜急性中毒的"剧毒"品种，如内吸磷、对硫磷等，在使用时就采取了相应的安全措施。但对急性毒性较低的另一些品种，在生产和使用上没有加以限制，盲目推销和滥用，造成了公害。如日本从 1952 年开始使用有机汞农药，到 1967 年禁

止大田使用的 17 年间，共施用了 6800t 汞制剂农药，使自然环境造成严重的污染，人畜中毒事故屡见不鲜。随后，滴滴涕（DDT）、六六六等农药在环境中的长期残留，通过食物链进入人体并在脂肪组织内蓄积的现象被发现和证实，引起了人们的极大关注。特别是近年来，由于农药管理监督力度不够，高毒农药生产和使用没有得到有效控制，滥用农药现象较严重，因而造成农作物药害，环境污染，农产品中农药残留量超标，农药中毒等事件时有发生，不仅经济损失惊人，而且还严重威胁着人们的健康和安全。

化学农药主要通过生物浓缩、食品残留这两个重要途径进入人体，造成人类健康的潜在威胁（图 2-25）。随食物进入人体的残留农药将在人体内运转与积累（图 2-26）。目前最令人关注的是某些农药对人和动物的遗传与生殖方面的不良影响，产生畸形和引起癌症等方面的毒害作用。不仅如此，农药在杀灭病虫害的同时还杀害了其他有益的生物和鱼类、益鸟、益虫等，不但破坏了生物界相互制约的平衡关系，而且使鱼虾等水产品的大幅度减产。因此，20 世纪 70 年代以后杀虫剂发展趋势波动较大，有机杀虫剂代替无机杀虫剂，高效低残留农药逐步代替了高残留的品种，有机氯杀虫剂如 DDT、六六六基本被淘汰，汞砷制剂农药被限制使用，有机磷杀虫剂发展最快，品种最多，氨基甲酸酯、拟除虫菊酯类也有很大发展，除草剂的发展也比较快。近年来，人们倾注了较大精力研究无残留的生物农药。

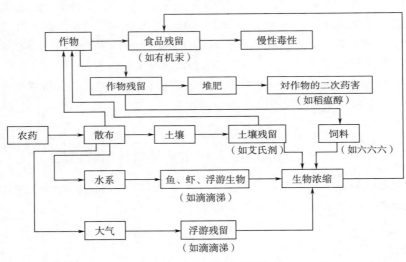

图 2-25 农药对环境的污染

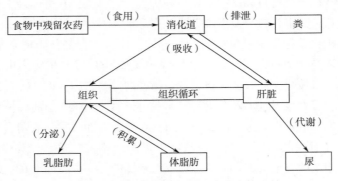

图 2-26 食物中农药残留在人体内的运转

2. 农药污染食品的途径

据研究，进入人体的农药，通过大气和饮水仅占10%，有90%是通过食物进入人体的。农药污染食品的途径主要有以下几方面：

（1）防治农作物病虫害中使用的农药 农药施用后，部分农药黏附在作物上，通过叶片组织渗入植物体内，运转到植物各部分，并在植物体内进行代谢。影响农药进入植物体内的因素主要有：农药的性质、施药次数、施药方法、施药浓度、施药时间、气象条件以及植物种类。

（2）植物根部吸收土壤中污染的农药 大田喷洒农药后，一般只有10%~20%是吸附或黏着在农作物茎、叶、果实的表面，起杀虫或杀菌作用，而有40%~60%的农药降落在地面，且主要集中在土壤耕作层，污染土壤。土壤中农药通过植物的根系吸收转移到植物组织内部和食物中去，土壤中农药污染量越高，食物中农药残留量也越高。

（3）通过生物富集环境中的农药 化学性质比较稳定的农药，例如，有机氯和汞砷制剂，与酶和蛋白质的亲和力强，不易排出体外，可在食物链中逐级浓缩，尤其是水产生物。假设湖水中DDT浓度为1，则藻类为500，鱼类为2600，食鱼水鸟高达12万多倍。因此，这种食物链的生物浓缩作用，可使水体中微小污染变成严重污染。陆生生物也有类似作用，但富集程度没有水生生物那么高。实验证明，长期喂饲含有农药的饲料可造成动物组织内农药蓄积，饲料中农药残留量越高，该动物各器官和组织内的蓄积量也越高，哺乳动物乳汁中的含量也相应增高。

（4）通过气流扩散大气层污染的农药 农药的喷洒可直接污染大气层，虽其量甚微，但长时期的接触也会造成土壤和水域的污染，并危及在大气层生活的生物和人类。同时还可通过气流进行远距离的扩散，据研究DDT等有机氯杀虫剂已通过气流污染到南北极地区，如在格陵兰等北极地区的$580km^2$的冰区，每年可沉积DDT高达294.8t，在那里生活的因纽特人虽然没有见过DDT，但在他们的体内已检出有微量的DDT蓄积，在那里的海豹、海豚的脂肪中也有较高浓度的DDT蓄积。

3. 常用农药对食品的污染与危害

农药施用后，即进入环境，在环境中的农药代谢途径、代谢物以及它们在外环境中的特定残留部位，随农药的结构、化学物理性质等特点的不同而不同。目前还有不少农药的代谢及其代谢物的情况还不清楚，所以它们在各种食品中的残留及其对人体的危害问题，还有待深入研究。

（1）有机氯杀虫剂 常用有机氯杀虫剂有DDT、六六六和林丹。其他还有毒杀酚、氯丹、七氯、艾氏剂和狄氏剂等。有机氯农药具有高度的物理、化学、生物学的稳定性，在自然界不易分解，在土壤中消失95%所需要的时间可达数年甚至数十年。1940—1960年期间，这些化学物质被广泛用于农业和林业各方面，甚至在建筑上也用来防止害虫。因为它们在环境中残留，并在脂肪组织中生物富集，在食物链，例如鱼和其他野生动物，特别是在鸟类（如塘鹅、猎鹰、鹰）中生物富集，所以，它们占据了相应热带食物链的顶层。这些化学物质主要存在于脂肪组织，并发现存在于人和乳制品中，动物脂肪，鱼和蛋中。它们会影响钠、钾、钙和氯离子对膜的穿透性；阻碍神经系统选择性酶活力，并有助于在神经尾部末梢释放或保持化学传递物。许多这些物质的短期实验表明其对人和动物具有致癌性（NRC，1989）。

即使有机氯杀虫剂只用于非食品用途，但是它们仍可以通过谷物、土壤和水污染动物源食品而进入食品供应。这些严重的环境问题导致其在欧洲和北美被禁用。但是它们在发展中国家仍被广泛使用，因为它们具有相当低廉的生产成本和十分有效的杀虫效果，因此得以继续使用。

（2）有机磷杀虫剂　1938年德国发现有机磷有强大的杀虫效果后，开始使用于农业。目前世界上有机磷制剂有数百种，广泛用于农业、林业的有60多种，早期发展的多为高效高毒品种，如对硫磷、内吸磷、甲拌磷等，近期发展的多为高效低毒低残留品种，如乐果、敌百虫、杀螟松、倍硫磷，还有毒性极低的马拉硫磷、双硫磷、氯硫磷、锌硫磷、碘硫磷、地亚农等，但剧毒的有机磷杀虫剂目前有使用。

有机磷农药除少数为固体外，大多为油状液体，脂溶性，一般不溶于水，易溶于有机溶剂。化学性质不稳定，易降解失去毒性，无论在土壤或水体中的作物上和动物体内，都能较快的分解，不致长期残留，所以在生物体内不易蓄积。因此，有机磷杀虫剂正逐渐取代有机氯杀虫剂。

有机磷农药对人的毒性属于一种神经毒，主要抑制体内的胆碱酯酶，使在神经连接点到实现神经的传递作用而产生的乙酰胆碱，不能水解的无毒的乙酸及胆碱，从而造成乙酰胆碱在体内大量积聚而引起乙酰胆碱的中毒。

有机磷杀虫剂可经呼吸道、皮肤、黏膜及消化道侵入人体。进入体内6~12h以后血中浓度达到高峰，以后逐渐分解，至24h以后已难查出，48h内可完全消失。

有机磷杀虫剂的急性中毒主要表现是中枢神经系统功能失常，一般在临床上可分为：

①轻度中毒：头晕、无力、多汗、胸闷、恶心、食欲不振、瞳孔缩小。血中胆碱酯酶活力下降20%~30%。

②中度中毒：除上述症状加重外，还有流涎；大汗、呕吐、腹痛、腹泻、气管分泌物增多、轻度呼吸困难、血压和体温升高，神志清楚或模糊，肌肉纤颤等。血中胆碱酯酶活性可下降50%~75%。

③重症中毒：除上述症状表现外，瞳孔小似针尖，呼吸极度困难，发绀，肺水肿，肌纤颤更加明显，大小便失禁，昏迷及惊厥等。血中胆碱酯酶活性可降低75%以上。

（3）氨基甲酸酯类杀虫剂　氨基甲酸酯类杀虫剂是一种N-取代基氨基甲酸酯类化合物。用于农业上的氨基甲酸酯类化合物可分为两类：一类为具N-烷基的化合物，用作杀虫剂；另一类为N-芳香基的化合物，用作除草剂。此外，尚有6种不同结构的氨基甲酸酯，包括肟、乙酰胺基等。它们的优点是杀虫的药效快，选择性高，不伤害天敌，大多数品种对温血动物和鱼毒性较低，易被土壤微生物所分解，不留残毒。而且它们被微生物分解后所产生的氨基酸和脂肪酸，又可作为土壤微生物的营养来源，促进微生物的繁殖，同时还提高水稻蛋白质和脂肪的含量，改进大米品味。

氨基甲酸酯类是一种抑制胆碱酯酶的神经毒，其杀虫作用与有机磷相似，但氨基甲酸酯类与胆碱酯酶作用时不发生化学反应，即不形成氨基甲酸酯，水介后可复原成具有活性的酯酶和氨基甲酸酯。因此，是一种可逆性的抑制剂。急性中毒可见流涎、流泪、颤动、瞳孔缩小等胆碱酯酶抑制症状。在低剂量轻度中毒时，可见一时性的麻醉作用，大剂量中毒时可表现深度麻痹，并有严重的呼吸困难。对鱼类进行实验证明，中毒症状和有机磷相似，鱼体失去平衡，侧卧水中，尾向下弯曲，中毒鱼的脑胆碱酯酶活性显著降低。

4. 控制农药污染食物链的主要措施

（1）加强农药管理和监督 最主要的是建立农药注册制度。各种出售农药必须申请注册，申请时必须具备该农药的化学性质、使用范围、使用方法和药效、药害试验资料，对温血动物的急性与慢性毒性和致癌、致畸、致突变的试验资料，对水生生物毒性残留及分析方法等有关资料。未经注册批准的农药，不准投产出售。一般注册有效期应为三年，以后应重行申请注册。

（2）禁止和限制某些农药的使用范围 根据农药的化学结构，对一些有致癌等危害基团的农药应该绝对禁止使用，对于残效期长，又有蓄积作用的农药只能用于作物种子的处理，残效长而无蓄积作用的农药可用于果树；某些农药急性毒性较大，但分解迅速又无不良气味的可用于蔬菜、水果及茶等经济作物。

对现有生产和使用的农药品种进行全面研究，包括农药残留、急性毒性、慢性毒性及对环境的污染（包括水、土壤），根据检测和研究结果，综合分析确定农药使用范围，提出合理用药的安全措施，以及对一些剧毒、高毒及化学稳定性高的农药加以限制和禁用，以高效低残毒的新农药来替代。

（3）规定施药与作物收获的安全间隔期 规定农药最后一次使用至收割前的间隔期（或称收割前的农药禁用期），这是从食品安全角度来考虑防止农药污染食品的一项重要安全措施。在施药与作物收获的安全间隔期方面，国外对某些农药都有相关规定。

（4）制订农药在食品中的残留量标准 为了保障安全，对各种化学农药都要制定食品中残留量标准，凡是超过该标准的原料一律不能直接加工或直接给消费者食用。

（5）研究高效低残留以及无残留毒性的新农药 为了逐步消除和根本解决化学农药对食品和环境的污染问题，必须积极研究和推广高效低残留以及无残留毒性的新农药，特别是对高效无残留毒性的生物农药的研究，是当前国内外农药研究的总趋势。

（二）饲料添加剂

1. 饲料添加剂使用现状

与农药一样，饲料添加剂的发展也极大地促进了饲料工业和养殖业的发展，在预防动物生病、提高产量等方面做出了突出贡献。但近年来，在饲料生产、使用中出现了过量使用抗生素、非法使用违禁药品的现象，导致这些现象的主要原因有以下几点：

（1）受经济利益驱动，为使畜禽增重，或提高蛋白质比例，人为给予畜禽违禁药品，如"瘦肉精"，其化学名为盐酸克伦特罗（Clenbuterol），也称 β-兴奋剂，是一种高选择性的兴奋剂和激素，可以选择性地作用于肾上腺受体，在医疗上，用于治疗哮喘。盐酸克伦特罗是20世纪80年代起应用的一类营养重新分配剂，在动物代谢中可促进蛋白质的合成，降低脂肪的沉积，加速脂肪的转化和分解。掺入猪饲料，猪吃后，瘦肉率明显提高，脂肪含量降低，所以养猪户俗称其为"瘦肉精"。

（2）饲料添加剂使用不科学、不规范。畜禽发病，一出现临床症状，在未确定病因的情况下，立即使用青霉素类、磺胺类和喹诺酮类抗生素；为预防疾病，在饲料中大量重复使用药物；治疗时随意加大用药量，改变给药途径。

（3）对临近出栏屠宰残留监督管理不严。以往对畜产品安全认识停留在是否卫生、注水和染疫上，未把饲料添加剂残留作为影响畜产品安全的重要因素之一；对生产销售和使用违禁药品管而不严；缺乏饲料添加剂残留检验机构和必要的检测设备；饲料添加剂残留检测标准不够完善。

2. 饲料添加剂残留的危害

饲料添加剂残留的危害主要体现在：危害人体健康、影响畜牧业发展和畜产品国际、国内贸易。饲料添加剂残留是人体的"隐形杀手"，口中的"定时炸弹"，长期食用会破坏人体各个系统和器官。如盐酸克伦特罗会导致心跳过速，心慌，不由自主地颤抖、双脚站不住，心悸胸闷，四肢肌肉颤动，头晕乏力等神经中枢中毒后失控的现象，甚至导致死亡。这种瘦肉精含量过大或无病用药的中毒，尤其对高血压、心脏病、糖尿病、前列腺肥大、甲亢患者的危险性很大。慢性摄入盐酸克伦特罗，还会导致儿童性早熟，部分专家表示，β-兴奋剂还可能使人体组织致癌致畸。此外，滥用药物造成饲料添加剂残留，畜禽一旦发病，难以控制和治疗，致使发病和死亡率升高，饲养畜禽成本增高，严重挫伤养殖户饲养的积极性，从而影响畜牧业的发展。

3. 控制措施

（1）强化饲料添加剂监督管理，加大查处假冒伪劣和违禁饲料添加剂力度，不定期对饲料添加剂生产和经营户进行检查，重点是β-兴奋剂、促生长类激素和安眠镇静类违禁药品，监督企业依法生产、经营饲料添加剂，对违法者给予严厉打击，对造成严重后果的违法行为要从重从严查处。加强药物添加剂使用管理，与相关部门联合对饲料厂家生产情况进行检查，禁止饲料添加剂直接加入饲料中。严格饲料添加剂审批制度，禁止使用农业部规定以外的饲料添加剂药物添加剂。在饲料添加剂审批中明确规定出给药途径、使用量和停药期，生产商必须在产品说明书上注明。

（2）建立饲料添加剂残留监督控制体系。利用现有的饲料添加剂管理体系，将饲料添加剂残留监督与控制工作纳入其中。组织制订地方性法规、规章和办法，把饲料添加剂残留监督与控制纳入法制管理的轨道，使其有法可依，有章可循，推动和促进饲料添加剂残留监控工作开展。

（3）搞好饲料添加剂的开发与研究。努力开发新饲料添加剂和饲料添加剂新制剂，用高效、残留量少的饲料添加剂替代残留量大、易产生抗药性的药物，减轻药物残留的危害。重视中药饲料添加剂、微生态剂和酶制剂等高效、低毒、无公害的饲料添加剂或药物添加剂研制、开发和应用。组织力量进一步开展饲料添加剂残留检测方法研究，尽快研制出快速、准确、简便的检测方法，以适应检测工作的开展。

（4）食品企业需建立原料供货商制度，加强对动物原料的监控，保证所有动物性原料中饲料添加剂残留符合相关标准或法规的要求（张守明等，2018）。

（三）工厂中使用的化学药品

食品工厂中使用的化学药品是那些在食品生产和制备过程中使用的化合物，其中包括清洗剂、消毒剂、杀虫剂、灭鼠剂和空气清新剂。这些物质作为食品污染的传递载体，可能会污染设备、器具或食品接触表面。例如，只要使用带明显餐具清洗剂味道的玻璃杯就可以感觉到这一点。采用喷雾或蒸汽形式使用杀虫剂、灭鼠剂、空气清新剂和脱臭剂，有时也会污染食品。

建立严格的卫生管理制度并在生产、清洗、消毒过程中监督执行，就能有效防止工厂中化学药品的污染。除了一般性问题和细节需要注意之外，实施卫生操作规程可防止用于食品的容器、玻璃、金属、塑料、纸张、纸板和异物引起的污染。只要全体雇员改掉粗心和不整洁的个人习惯就可以减少甚至消除这方面的污染（张守明，吴丽媛，程军军，2018）。

六、　食品加工中产生的化学危害及其预防措施

食品在加工过程中也会产生一些化学危害，例如，亚硝胺、氯丙醇、3,4-苯并芘等。

（一）亚硝胺

亚硝胺化合物中有一些是潜在的致癌物质，主要在加工和干燥过程中由硝酸盐和仲胺反应产生。亚硝胺类的基本结构：

$$\begin{array}{c} R_1 \\ \diagdown \\ N-N\!=\!O \\ \diagup \\ R_2 \end{array}$$

根据化学性质可将其分为两大类：

（1）亚硝胺，R_1 与 R_2 为烷基、芳烷基和芳基；

（2）亚硝酰胺，R_1 为烷基或芳烷基，R_2 为酰基。

通常所说的亚硝胺类是这两类的总称。

一般来说，亚硝胺为黄色中性物质，常温下为油状液体或固体，稍溶于水和脂肪，易溶于有机溶剂，一般化学性质稳定，但是亚硝酰胺的化学性质较活泼。两者在紫外光（波长220nm）作用下均可发生光分解反应。胺类化合物在酸性介质中经亚硝化作用易生成亚硝胺。若在甲醛的催化作用下，在碱性介质中也能发生。亚硝基不仅能同二级胺起反应，也能同一级和三级胺反应，生成亚硝胺。亚硝胺类在动物体内、人体内、食品中以及环境中皆可由前体物质合成。

亚硝胺与亚硝酰胺的毒性不同，这与二者稳定性不同有关。二烷基和环状亚硝胺主要是造成肝脏损伤，包括出血及小叶中性坏死，有时胸腹腔血性渗出或肺等器官出血等，也有肾小管及睾丸坏死。如长期接受小剂量亚硝胺，除诱发癌肿外，还可有胆管增生、纤维化，肝实质细胞结节状增生等变化。亚硝酰胺所致肝中毒病变则较轻，如肝坏死多为小叶周缘坏死。还可引起摄入部位的局部损伤，可能是亚硝酸胺分解产物所致，因它是不稳定的。亚硝胺类化合物因其结构不同，对动物的 LD_{50} 也不同，毒性随着烷链的延长而逐渐降低，毒性最大的是甲基苄基亚硝胺，LD_{50} 为 18mg/kg。

（二）氯丙醇

氯丙醇是一类公认的食品污染物，其中的 3-氯-1,2-丙二醇可以引起某些实验动物肿瘤，并造成肾脏和生殖系统损伤，它产生于利用浓盐酸水解植物蛋白的加工过程中，盐酸与植物蛋白中的残留脂肪作用生成氯丙醇。食品工业中利用这种富含氨基酸的酸水解植物蛋白液作为一种增鲜剂，添加到酱油、蚝油等调味汁及固体汤料等复合固体调味品中以增加其鲜度，从而造成对食品的污染。目前，美国、日本等国已明确指出"氯丙醇 4 种异构体对人体可产生不同程度致癌应"。1999 年，欧盟曾 3 次对从中国进口的酱油抽样检查，发现三氯丙醇严重超标，为此欧盟派代表团来华考察，如果中国酱油中氯丙醇继续超标，欧盟将限制中国酱油出口到欧洲市场。我国出入境检验检疫局抽查六省（市）市场销售的 93 种品牌的酱油，经检测，氯丙醇含量按"欧盟标准"考核，不合格率达 84%；按我国行业标准（SB 10338—2000）考核，不合格率达 41%。因此，氯丙醇已成为中国酱油生产企业的心腹大患。

（三）3,4-苯并芘

3,4-苯并芘在自然环境中分布很广，有人认为，有机物质在土壤中分解或经过微生物的作

用，可以形成 3,4-苯并芘，而且有的作物可以自己合成，所以食物中普遍含有 3,4-苯并芘，但在正常情况下，食品中的含量甚微，有些食品中 3,4-苯并芘含量较高，主要是由于环境污染所致，尤其工业废水和烟尘的污染，可使食品中 3,4-苯并芘含量明显增加。但是，在某些食品加工过程中也会产生 3,4-苯并芘。

烘烤或油炸是常用的食品加工方法，有许多食品，如面包、饼干、糕点、大饼、烤肉、烤鸭等都是采用烘烤的方法制作。一般烘烤食品常用的燃料有煤、木炭、焦炭、煤气和电热等。烤制时食品与燃烧产物直接接触，除烟尘中的 3,4-苯并芘可使食品遭受污染外，由于烘烤时温度较高，有机物质受热分解，经环化、聚合而形成 3,4-苯并芘，使食品中 3,4-苯并芘含量增加。烘烤对食品的污染程度，往往与烘烤温度、燃料种类以及烘烤时间长短有关，一般烘烤食品的温度约 400℃，在正常情况下，烘烤对食品的污染并不严重；当食物被烤焦或炭化时，则 3,4-苯并芘显著增加。烘烤动物性食品，在烤制过程中滴下来的油中 3,4-苯并芘含量比产品中高 10~70 倍。有时为迅速降低粮食中的水分，往往采用烘烤的方法进行处理，直接烘干，也可使粮食的 3,4-苯并芘含量增加。

油脂经多次反复加热，可促使脂肪氧化分解，而产生 3,4-苯并芘，如炸油条的油，由于反复循环使用，经测定 3,4-苯并芘含量比一般植物油高，油条中含量有的高达 11μg/kg。

（四）预防措施

预防食品加工过程中产生化学危害的主要措施包括：改进生产工艺，规范操作过程，减少危害物的生成。例如，烘烤食品时选用发烟少的燃料，煤气、木炭比木材、煤炭、锯末等燃料发烟量少，最好用电热烘烤食品可大大减少 3,4-苯并芘的污染。用发烟燃料烘烤时，不要使食品与燃烧产物接触。据报道，炉子上装有烟熏洗净装置，食品中 3,4-苯并芘含量可以减少 70%左右。在烘烤食品时掌握好炉温和时间，防止烤焦和炭化。

七、 来自于容器、 加工设备和包装材料的化学危害及其预防措施

食品容器、加工设备、包装材料在食品加工、运输、销售及使用过程中占有相当重要的地位，因使用不当而造成的对食品的污染屡有发生。如果生产加工设备和工用具的材料中存在有毒有害物质，并通过与食品的直接接触而转移到食品中，将对消费者造成危害。

（一）塑料制品及其危害性

关于塑料制品的安全性应该注意以下几个问题：①塑料本身的毒性；②助剂的毒性；③未聚合物及裂解产物的毒性；④接触食品后有害物质向食品中迁移等问题。针对这几个问题，我们主要介绍有关聚苯乙烯、聚氯乙烯中有关化学危害。

1. 聚苯乙烯

聚苯乙烯（PS）是以石油为原料制成乙苯，乙苯脱氢精馏得苯乙烯，再由苯乙烯聚合而成。为无色透明固体，相对密度为 1.10，熔点为 240℃，耐水耐酸碱，用聚苯乙烯做成的薄膜、薄板使用于食品包装，有类似玻璃光泽，容易染色加工等优点。但其耐热性较差，在沸水中易变形，容易破碎。

聚苯乙烯在兔或大鼠体内氧化成苯甲酸，在体内代谢后以葡萄糖醛酸的形式排出体外。有人用 ^{14}C 标记的聚苯乙烯给大鼠皮下注射，发现很快从体内排出，1h 内迅速分布于体内，以肝肾中最多，6h 后组织内减少，24h 仅能检出少量。最主要的排出途径是尿，其次是粪便。但聚

苯乙烯与聚乙烯、聚丙烯不同。聚苯乙烯还含有苯乙烯及挥发性成分，包括乙苯和异丙苯、甲苯等，这些成分分子质量小，有一定毒性。当使用含苯乙烯单体 5020mg/kg 的聚苯乙烯贮藏发酵乳和乳酸菌饮料时，经一定时间在发酵乳和乳酸菌饮料中可测得苯乙烯单体。

丙烯腈可通过苯乙烯包装中含量较少的聚合物形式存在的单体转移而污染食品。在英国的人造黄油桶和食品包装膜中检测到其存在。在美国，在人造黄油（13～45μg/kg）和橄榄油（38～50μg/L），坚果中也以微量形式被检测到。在美国没有对丙烯腈每日暴露量的评估，并且，人体暴露于来自包装和饮用水的丙烯腈的影响没有进行充分的评估。但是，对纺织车间的男性工人的回顾性研究表明，接触丙烯腈有在人体各部位增加致癌趋势的危险，特别是肺部。这些有限的证据，以及丙烯腈通过消化和呼吸对鼠具有致癌性的实验，艾姆斯沙门氏菌和埃希氏菌属短期的诱变性实验的发现，表明丙烯腈在特定的条件下，会增加人体患癌症的危险。

2. 聚氯乙烯

聚氯乙烯（PVC）在汞的催化下，由氯乙烯单体聚合而成，聚合过程中的副产物为二氯乙烷。聚氯乙烯树脂本身无毒，但是所含残留催化剂及二氯乙烷有一定毒性。尤其是氯乙烯单体。氯乙烯经吸收到肠胃道，一部分可原样不变排出，一部分转化为氯化醇及一氯醋酸。氯乙烯在体内可与脱氧核糖核酸结合，产生毒性，是一种致癌物，主要表现在危害神经系统、骨骼和肝脏。

PVC 是食品包装材料使用的一系列聚合物的透明物质。其单体可以转移到食品中，PVC 存在于很多酒精饮料（0.2～1.0mg/L）、醋（0～9mg/L）和使用 PVC 包装、储藏的产品中，如可食性油（0.05～14.8mg/L）、人造黄油（0.5mg/L）、美国长须鲸饮用水（10.0μg/L）中被检测出。目前，世界各国没有对 PVC 平均暴露值进行评估，也没有对 PVC 作为食品污染物的流行病学进行研究。

（二）橡胶制品及其危害性

橡胶分天然橡胶和合成橡胶。天然橡胶是橡胶树上流出的乳胶，经过凝固、干燥等工序加工而成的弹性固体。橡胶是一种以异戊二烯为主要成分的不饱和状态的天然高分子化合物，含烃量达 90% 以上，含有少量蛋白质、脂肪酸、糖分及灰分等。由于加工不同，种类很多。天然橡胶因不受消化酶分解和细菌分解，也不被人体吸收，所以一般无毒，但由于加工中往往需要添加多种配合剂，可能带来一定有毒物质，必须加以防范。

橡胶加工中使用的配合剂种类繁多，常用的有以下几种：

（1）促进剂　促进橡胶硫化作用，提高硬度及耐热性等。无机促进剂有氧化锌、氧化镁、氧化钙等，除含铅的促进剂外，少量使用尚较安全。有机促进剂有醛胺类乌洛托品（促进剂）能产生甲醛，对肝脏有毒性，不能使用；硫脲类乙撑硫脲（NA-22），有致癌性（美国禁用），2-巯醇基苯并噻唑（M）含有异硫氰苯。秋兰姆类（Thiuram 或 Thiram）（如二硫化四甲基秋兰姆类）与锌结合可能对人体有害。

（2）防老剂　促进橡胶耐热、防酸、耐臭氧、耐曲折等，在食品中主要使用的有酚类和芳香胺类。芳香胺类衍生物有明显毒性，如苯基 β-萘胺中含 1～20mg/kg，β-萘胺能引起膀胱癌，禁用。N, N′-二苯基对苯二胺，在人体内可转化为 β-苯胺。

（3）填充剂　填充剂多用炭黑，常含有 3,4-苯并芘，炭黑提取物有明显致突变作用，有些国家规定先除去 3,4-苯并芘后才能应用。炭黑中 3,4-苯并芘含量，法国规定 <0.01%，德国规定 <0.15%。所以，在使用橡胶制品时必须考虑如何防止有毒物质的迁移。

（三）其他包装材料和容器及其危害

1. 食品复合包装材料

复合材料有纸张－塑料复合、塑料－铝箔－塑料复合，有的为了增加强度，与尼龙复合。复合材料具有耐水性好、不透气、耐热、避光等优点，可用于高温消毒，采用复合材料包装的食品可明显提高货架寿命。使用这类材料最突出的安全问题是黏合剂。目前黏合的方式有两种：一种是采用改性聚丙烯直接复合，不存在黏合剂影响食品安全的问题；另外一种是采用黏合剂。多数厂家采用聚氨酯黏合剂，该黏合剂中含有甲苯二异氰酸酯（TDI），遇水，尤其是在酸性情况下，容易水解生成甲苯二胺（TDA），为一种致癌物，应注意其向食品中迁移的问题。

2. 陶瓷食品容器

陶瓷器以黏土为主要原料，加入长石、石英等原料，经过配料、细碎、除铁、炼泥、成型、干燥、上釉等工序，经高温烧结而成，由于烧结温度不同，又分为陶器、瓷器。一般陶器、瓷器本身没有毒性，其卫生问题主要是釉彩问题，有的企业在釉彩中加铅盐以降低烧釉的温度；另一个问题是彩色，一般经得起高温烧结的彩色，多为金属颜料，如硫化镉、所氧化铅、氧化铬、硝酸锰等。在一定条件下，这些有害物质会迁移出来。所以，对陶器、瓷器的要求是：容器内壁应光滑，上釉均匀，花饰无脱落现象；浸泡后铅、镉等有害物溶出量符合规定；接触食品部位不应有花饰。

3. 金属食具容器

金属食具容器包括铁、铝、不锈钢制品。影响其安全性的主要问题是：原材料的选择以及有害金属溶出情况。由于铁易生锈，不宜长期存放食品，镀锌铁皮接触食品后，锌可迁移到食品中，引起锌中毒，所以不能用镀锌铁皮制作食具和容器。

总之，预防来自于容器、加工设备和包装材料中化学危害的主要措施就是把好生产这些容器、加工设备和包装材料的原料关，不用或尽量少用有毒有害物质；此外，还须注意正确的使用方法，防止其中的化学危害迁移到食品中（钱和，2003）。

八、 放射性污染造成的化学危害及其预防措施

食品中放射性污染的危害属有害物质对人体慢性长期作用的性质。环境中的放射性核素可以通过消化道、呼吸道、皮肤三种途径进入人体。一般情况下，放射性均通过生物循环，主要通过食物链经消化道进入人体，食物占94%～95%，饮水占4%～5%，呼吸道次之，经皮肤的可能性极小。

（一）放射性污染的来源

食物中的放射性物质来自于天然放射性物质和人工放射性物质。

天然放射性物质在自然界中分布很广，它存在于矿石、土壤、天然水、大气及动植物的所有组织中。从卫生学意义上讲研究最多的辐射 α 射线的核素有铀（U）、钍（Th）、镭（Ra）、氡（Rn），以及辐射 β 射线的核素有 ^{40}K、^{14}C 和 ^{3}H。由于放射性核素与其稳定性核素都具有相同的化学性质，都可参与周围环境与生物体间的转移、吸收过程，所以均可通过土壤转移到植物而进入生物圈，成为动植物组织成分之一，因此在任何动植物组织中，都有放射性核素。并且由于它的化学性质对某些组织有亲和性而蓄积在动植物机体组织内，使得该放射性核素的含量可能显著超过周围环境中存在的该核素比放射性。从放射性含量来看，动植物组织中含有的天然放射性主要是 ^{40}K，其他天然放射性核素含量均很低，因 ^{226}Ra 的毒理学意义较大，故相比

之下，与人体关系较密切的是^{40}K、^{226}Ra。

人工放射性物质来自于核试验、核工业和核动力、放射性核素的应用等人类活动。由于核试验大部分放射性沉降于地面，放射性在应用过程中三废（废气、废物、废水）的排放，因而导致土壤和水源的污染，而这些放射性物质通过水及土壤，污染农作物、水产品、饲料和牧草，经过生物圈进入食品，最终进入人体。近年来世界范围内的核试验、核事故构成了对食品安全的新威胁，1986 年苏联切尔诺贝利的核事故，几乎使整个欧洲都受到核沉降的影响，牛羊等食草动物首当其冲，导致欧洲许多国家当时生产的牛乳、肉类、肝脏都因存在超量放射性核素而被大量废弃。

（二）放射性污染的危害

1. 天然核素对人体的危害

^{226}Ra 是^{238}U 的子体，毒性比铀大，属于 α 放射体，进行 α 衰变的同时放射 γ 射线，是亲骨性、极毒性的放射性核素。因为发现早，它的危害早已被人们重视。可溶性镭盐进入人体内后，沉积在骨组织中，骨中固定的镭大约四十年后才能排出 50%。

^{210}Po 是铀镭系中另一员，存在于一切铀矿中，在开采时，通过排放三废污染水源和农作物，进而转移至人体，根据半衰期，α 粒子能量、排泄特点认为其毒性比镭大 120 倍。

钍具卫生学意义的是子体氡，为 α 放射性，分散相的气溶胶体通过吸入或污染食品而进入体内引起内照射。

铀、钍、镭是天然放射性核素，广泛分布在自然界中。铀钍在环境样品中的含量为 $10^{-4} \sim 10^{-6}$ 数量级。随着原子能事业的发展，放射性铀、钍矿的开发造成对环境的污染，经过自然界生态环节、由食品、水源及大气进入人体造成危害。

铀、镭及它们的子体产物，作为一种超微量元素、被农作物所吸收和积累，参与整个生物链和通过地质循环造成对人畜危害，国内外早有报道。有的学者认为，当土壤中铀含量达 5g/kg 时，所培育的农作物供入畜食用将使每日摄入的总铀量超过现行允许标准，并带来一定的危害。

2. 人工核素对人体的危害

（1）放射性碘　其主要来源是核工业和核试验，在核爆炸早期及核动力装置运转过程中产生。^{131}I 是 β、γ 辐射源，半衰期为 8.05d；极易由消化道、呼吸道及伤口吸收，且吸收速度快，吸收率又高，而机体内甲状腺具有选择性蓄积碘的能力。从对核试验进行期监测和实验证明，一些牲畜甲状腺内放射性碘主要来自被污染的牧草；而人体甲状腺内所含放射性碘与摄入被污染的动植物性食品有关。

碘绝大部分经肾排出，尿排出率与甲状腺吸碘率之间呈相反关系。^{131}I 由甲状腺内排出很缓慢，生物半衰期为 138d，有效半衰期为 7.6d，从生物半衰期考虑，^{131}I 几乎全部在甲状腺内衰变。^{131}I 的物理半衰期虽短，但是对甲状腺的损伤作用，所以属高毒性核素。从动物实验研究表明，微量放射性碘对动物的甲状腺有损害作用，且年幼动物比成年动物敏感性强。也有人报道胎儿与新生儿对放射性碘也具有较大敏感性。放射性碘对动物甲状腺致癌作用已经有许多实验证明。有关资料也认为处于发育时期的儿童，其甲状腺细胞分裂旺盛，分化能力高，且对射线敏感，而成年人甲状腺中细胞分裂较少见，有理由认为儿童时期放射性碘的蓄积要引起重视。

（2）放射性锶　放射性锶是裂变产物，它随核武器爆炸或反应堆事故后进入到环境，其

中特别是 ^{90}Sr，对人体危害性最大，因其半衰期为 28 年，纯 β 辐射源。化学性质类似于钙。在计算该核素放射性量时常以锶单位表示（即微量居里 ^{90}Sr/g 钙）。^{90}Sr 参与生物循环，易被机体吸收，蓄积于骨骼内，其特点是进入骨内速度相当快，量也多，且难以排出。可溶性锶盐易被肠胃道吸收，也能经完整皮肤进入体内。因锶与钙化学性质相似，这就决定了它在体内的行径和钙一样，在器官组织中的分布通常是和钙平行的，即含钙盐多的部位锶含量也高，其机理可能与骨骼的物理化学性质和生理代谢过程有关。

环境中放射性锶通过食物链进入人体的，自体内排出均随时间、年龄及食料成分不同而变动。通常进入体内后，早期排出快而多，越到晚期排出越少，甚至不排出。国际辐射防护委员会资料认为：^{90}Sr 由骨排出的生物半衰期为 10.7 年，有效半衰期为 7.5 年。^{90}Sr 进入人体内的危害作用主要是 β 射线引起的电离辐射，由于其半衰期较长，除非进入量多会引起急性放射损伤外，一般 ^{90}Sr 以远期效应引起人们的重视，如染色体畸变和遗传效应等。

（3）放射性铯　铯是核裂变产物的重要成分之一，不论在放射性沉降物中，还是以核燃料为动力的工业部门的污染物中，均含有放射性铯，其中特别是 ^{137}Cs，因其本身为 β 辐射，而其子体 ^{138}Ba 为 γ 辐射，半衰期为 2.6min，能迅速与母体 ^{137}Cs 达到放射性平衡，故称 β、γ 辐射源。^{137}Cs 半衰期为 30 年，是核裂变后产生寿命最长的 β、γ 辐射源之一。

铯为碱金属元素，化学性质与钾相似，因而在体内参与钾的代谢，在计算该核素放射性量时常以铯单位表示（即微量居里 ^{137}Cs/g 钾）。^{137}Cs 化学活性极强，它的各种盐类易溶于水，呈离子态，因此易进入体内，在体内分布较均匀，软组织内含量较高。^{137}Cs 不论通过何种途径摄入均以肾脏排出为主。在人体内的生物半衰期为 50~130d。母体中 ^{137}Cs 易透过胎盘而转递给胎儿，或由乳汁转移给婴儿。^{137}Cs 自体内排出较快，在一定程度上降低了对机体的辐射作用，但因其半衰期长，极易被机体吸收，一次大量或长期小量摄入，可引起急慢性放射损伤及远期效应。

（4）其他有关放射性核素　^{3}H、^{14}C 这两个核素随着核动力的发展而引起了人们的重视。其他还有 ^{144}Ce、^{95}Zr、^{106}Ru 等核素。

^{3}H 是纯 β 射线，其产生 β 射线能量又极低，所以在组织内射程很短，故属低毒类放射性核素。^{14}C 是纯 β 射线，由于其半衰期长达 5750 年，摄入体内后剂量负荷在活体内是较小的。

^{3}H 和 ^{14}C 的生物代谢过程和在组织中的剂量负荷，国际上学者都在进行研究。其他放射性核素，如 ^{144}Ce 主要蓄积于肝脏，^{95}Zr、^{106}Ru、^{91}Y 主要蓄积于骨中。有人认为产生 β 射线的放射性物质，不管其分布特点如何，晚期常引起白血病，而主要沉积在肝中的核素晚期可引起肝肿瘤，也有学者认为凡均匀分布的核素不会引起骨瘤，而常见引起肺及皮肤和内分泌腺方面的肿瘤以及软组织的肉瘤。

（三）预防和控制措施

食品中放射性污染，除核试验外，在生产和使用各种放射性物质过程中，由于废物的排放或意外事故发生时均可造成对食品的污染。因此，平时须防止环境污染，加强检测，凡产生放射性废物的单位应严格执行国家颁发的有关规定，防止对食品的污染。食品加工厂和食品仓库应建立在放射性工作单位的防护监测区外，而在生产过程中严防放射性物质污染食品。交通运输部门应加强食品运输管理，严禁食品与放射性物质同仓库同车厢（舱）贮运，运输放射性物质的车辆、船舶清洗后经检查合格后方可运输食品。各有关部门对进出口食品要进行放射性物质的检验。在核试验进行期或发生放射性事故使局部地区遭到严重污染时，则该地区蔬菜、茶叶等（表面吸附量大），不宜及时采摘，或采用贮存方法让其自然衰变；如急需食用时须反复洗涤；对污染区的奶牛应立即从污染牧区迁出，或用没有污染的饲料喂养；新鲜牛乳和新鲜蔬菜可制成乳制品或干菜等贮存衰变措施。

目前很多国家对放射性污染指标，采取"尽可能小"的原则，并制订了相应的具体规定。我国制订的食品中放射性物质限制量和食品放射卫生管理办法，都是为了控制食品被放射性污染的重要措施，从而也保障了我国居民免受放射性的危害（钱和，2003）。

九、 食品企业控制化学危害的常用措施

食品企业控制化学危害的常用措施见表2-7。农用化学试剂（农药残留和饲料添加剂残留）超过容许限量的食品原料应当拒绝接收。检查和现场检查原料的说明、卖主的证明和能提供确定食品原料中是否存在化学危害的证明。应当检查其他化学试剂的使用目的、纯度、分子式和正确的标签。必须控制和记录添加于食品中以及用于食品加工区域的化学试剂的量。为避免因缺乏管理而引起混淆，将一些要预先称量的食品添加剂，如防腐剂、亚硝酸盐、营养强化剂、色素添加剂等提前称好，贴上适当标签或涂上不同的颜色。

表 2-7　　　　　　　　　　　　　　　化学危害的控制

Ⅰ 配方之前的控制	Ⅲ 控制贮藏和管理条件
原材料的说明	防止自然生成毒素
卖主的证明/保证	Ⅳ 登记加工中使用的所有化学制品
现场检查——确证	总结使用目的
Ⅱ 使用之前的控制	记录使用情况
审查使用化学试剂的目的	
确保化学试剂的纯度、分子式和标签	
控制化学试剂的添加量	

第四节　食品链中的物理危害及其防控措施

物理危害通常描述为从外部来的物体或异物，包括在食品中非正常性出现的能引起疾病（包括心理性外伤）和对个人伤害的任何物理物质。与生物危害和化学危害一样，物理危害可能在食品生产的任何环节中进入食品。有一点必须说明，就是并不是所有在食品中检出的异物都会导致人体伤害和致病，对消费者来说，在其食品中发现一根头发是件非常不高兴的事，但是，头发对他并不会造成伤害。

1991年，FDA下属的一个投诉机构共收到10923项对有关食品的投诉。投诉最多一项占总数的25%，涉及的内容是食品中存在异物，即物理危害。在所有关于食品中存在异物的投诉中，有387次（14%）导致了疾病和伤害。这类投诉中最多的异物是玻璃。

表2-8所示为消费者投诉最多的几种食品含有异物的统计结果。物理危害受到投诉最多的

一个原因就是异物本身就是一个确凿的证据。当公众发现掺杂食品或食品受污染或证明食品是在对健康有害的条件下生产、包装和管理时，就开始要求有法规来制约食品的生产。虽然产品中存在异物不会导致对健康的严重危害，但是不良的加工、包装和贮藏条件会为能严重损害健康的危险开拓一个通道。因此，食品生产者必须将物理危害置于 HACCP 体系的控制之下。

表 2-8   一年中八种最常食用的食品发生物理危害的频率

食品种类	投诉次数	危害发生的百分率[*]/%	食品种类	投诉次数	危害发生的百分率[*]/%
焙烤食品	227	10.2	水 果	183	6.7
软饮料	228	8.4	谷类食品	180	6.6
蔬 菜	226	8.3	鱼制品	145	5.3
婴儿食品	187	6.9	巧克力及其制品	132	4.8

注：* 在一年所收到的 2726 件物理危害投诉中所占的百分率。

表 2-9 所示为有关物理危害及其来源、可能导致的危害。这份总结并不全面，因为几乎所有能想象到的东西最终都有可能被混入到食品中导致物理危害。表中并没有列出的物理危害有头发、尘埃、油漆及其碎片、铁锈、机油、垃圾和纸。物理危害的来源包括：原料、水、粉碎设备、加工设备、建筑材料和雇员本身。物理危害可能是运输和贮藏过程中不小心加入的，也有可能是故意加入的（破坏）。

表 2-9   常见物理危害及其来源

物理危害	潜在危害	来源
玻璃	割伤、流血、需外科手术查找并除去危害物	玻璃瓶、罐，各种玻璃器具
木屑	割伤、感染、窒息或需外科手术除去危害物	原料、货盘、盒子、建筑材料
石头	窒息、损坏牙齿	原料、建筑材料
金属	割伤、窒息或需外科手术除去危害物	原料、机器、电线、员工
昆虫及其他污秽	疾病、外伤、窒息	原料、工厂内
绝缘体	窒息，若异物是石棉则会引起长期不适	建筑材料
骨头	窒息、外伤	原料、不良加工过程
塑料	窒息、割伤、感染或需外科手术除去危害物	原料、包装材料、货盘、员工

控制物理危害的方法包括列出生产原料明细表和验证卖方的证书及保证。各项检测和除去某些物理危害的预防措施也是有效的。如许多金属检测器能发现食品中含铁的和不含铁金属微粒，X 射线技术能发现食品中各种异物，特别是骨头碎片。要在食品生产过程中有效地控制物理危害，及时除去异物，必须坚持预防为主，保持厂区和设备的卫生，要充分了解一些可能引入物理危害的环节，如运输、加工、包装和贮藏过程以及包装材料的处理（特别是一些玻璃包装材料）等过程中加以防范。雇员的教育和学习应包括有关物理危害的知识和预防措施两方面。

第五节　食品贮存与流通过程中的安全危害及其防控措施

食品供应链呈链条型，每个链条上的各个环环紧密相扣，任何一个环节出现问题，危机便沿着供应链不断扩大。基于此，食品的安全管理与控制必须实现覆盖（从农田到餐桌）整个食品供应链的每一个环节。但是，我国现阶段实施是食品安全分段监管体制。在这种分段监管体制下，各个监管部门根据食品生产的阶段属性，每个阶段由不同的胳管部口负责，由于部门利益等因素，这样的监管极易出现"多头监管""监管真空""监管灰色地带"等权责不清或权利交易事件，这也是食品安全问题屡禁不止的原因之一。

一、食品贮存与流通过程中的安全危害

食品安全关系着广大消费者的健康乃至生命安全。保障食品安全需要从农产品生产到食品加工直至流通过程实施全程监管。食品流通过程中的安全隐患主要来自于销售过期、假冒伪劣、来路不明的食品等。餐饮业在食品进料和储存、餐具消毒与食物加工环境的卫生方面同样会存在食品安全隐患。加强流通过程中的食品安全的监管，需要不断地完善与食品安全相关的法律和制度，在政府监管的体制与方式上不断地改革与创新，并通过消费者教育提高全民的食品安全意识和让更多的消费者掌握食品安全常识。

（一）生物污染

1. 食品腐败变质

米面制品、淀粉及其制品是老百姓日常生活中的主食。高温高湿的天气环境，较容易使新鲜制作的米面制品、淀粉及其制品产生蜡样芽孢杆菌等致病菌，引发食物中毒。腐败变质食品对人体健康的影响主要表现在以下三个方面。

（1）产生厌恶感　由于微生物在生长繁殖过程中促进食品中各种成分（分解）变化，改变了食品原来的感官性状。使人对其产生厌恶感。例如蛋白质在分解过程中可以产生有机胺、硫化氢、硫醇、吲哚、粪臭素等，这些物质具有蛋白质分解所特有的恶臭；细菌和霉菌在繁殖过程中能产生色素，使食品呈现各种异常的颜色，使食品失去原有的色香味；脂肪腐败的"哈喇"味和碳水化合物分解后产生的特殊气味，也往往使人们难以接受。

（2）降低食品的营养价值　由于食品中蛋白质、脂肪、碳水化合物腐败变质后结构发生变化，因而丧失了原有的营养价值。例如蛋白质腐败分解后产生低分子有毒物质，因而丧失了蛋白质原有的营养价值；脂肪腐败、水解、氧化产生过氧化物，再分解为羰基化合物、低分子脂肪酸与醛、酮等，丧失了脂肪对人体的生理作用和营养价值；碳水化合物腐败变质，分解为酪、醛、酮、酸和二氧化碳，也失去了碳水化合物的生理功能。总之，出于营养成分分解。因而使食品的营养价值降低。

（3）引起中毒或潜在危害　食品从生产加上到销售的整个过程小，食品被污染的方式和程度也很复杂。食品腐败变质产生的有毒物质多种多样，因此，腐败变质食品对人体健康造成的危害也表现不同（陈锋，2010）。

２. 食品腐败变质的预防

（１）加强食品的防腐保藏　食品保藏是从生产到消费过程的重要环节，如果保藏不当就会腐败变质，造成重大的经济损失，还会危及消费者的健康和生命安全。另外也是调节不同地区、不同季节以及各种环境条件下都能吃到营养可口的食物的重要手段和措施。食品保藏的原理就是围绕着防止微生物污染、杀灭或抑制微生物生长繁殖以及延缓食品自身组织酶的分解作用，采用物理学、化学和生物学方法，使食品在尽可能长的时间内保持其原有的营养价值、色、香、味及良好的感官性状。防止微生物的污染，就需要对食品进行必要的包装，使食品与外界环境隔绝，并在贮藏中始终保持其完整和密封性。因此食品的保藏与食品的包装也是紧密联系的。

（２）对食品进行脱水　食品中的水分降低至一定限度以下，微生物不能繁殖，酶的活性也受到抑制，从而防止食品腐败变质。脱水防腐的含水量应达到下列要求：乳粉＜８％，全蛋粉＜15％，脱脂乳粉＜15％，豆类＜15％，蔬菜为14％～25％。同时，提高渗透压可起到防腐作用，常用有盐腌法和糖渍法。微生物处于高渗状态的介质中，菌体原生质脱水收缩，与细胞膜脱离，原生质凝固，从而使微生物死亡。一般盐腌浓度达10％，大多数细菌受到抑制，但糖渍时必须达至60％～65％，才较可靠。

（二）化学污染物

１. 甲醛

甲醛是一种生物细胞毒性物质，能与细胞亲核物质发生化学反应，导致DNA损伤，对人体的嗅觉、肺功能、肝功能、免疫功能等有一定的危害作用。《中华人民共和国食品安全法》明确规定禁止将甲醛及甲醛化合物作为添加剂应用到食品中，同时甲醛能够使蛋白质变性，具有防腐杀菌性能，目前一些不法商贩为延长水产品贮藏期，将一定浓度的甲醛溶液添加到水产品中，或利用甲醛溶液对食品加工设施消毒并会导致残留，这些人为添加的甲醛给人体健康带来严重威胁。然而，大量对水产品中甲醛本底含量的调查和研究表明，一些水产品在其加工和贮藏过程中自身代谢产生一定含量的内源性甲醛，其中鱿鱼、鳕鱼、龙头鱼、梭子蟹等水产品甲醛本底含量较高，目前也有许多相关研究来控制水产品在加工及贮藏过程中内源性甲醛的产生。虽然我国严禁使用甲醛处理水产品或将其作为食品添加剂应用于食品中，但是明确的限量标准的缺失则会使水产品经营者放松警惕，不引起重视。这使得水产品经销商有了很大的自由度，同时给监管部门及广大群众带来很多困惑。因此政府应当对此给予重视，用权威科学的评估报告和限量标准安定人心，规范市场。我国水产品种类繁多，产量较大，消费人群较多，特别是沿海城市居民已成为水产品高膳食摄入人群，严控甲醛安全问题，明确限量标准，避免引起突发性甲醛毒性危害，规范稳定水产市场，规避一些贸易损失，不但能够拉动水产品内需，还可增加出口创汇，同时为食品安全问题做出了很大的贡献（韩冬娇等，2015）。

２. 镇静剂

我国是渔业大国，每年渔获量很大。现实中大量的水产品被从水中捕捞上岸到成为餐桌上的美食往往需要较长时间，因此使水产品在各类环境下长时间存活、保持品质新鲜的研究显得尤其重要。一些人为追求利益的最大化，在捕鱼时，利用水产动物食用含镇静剂的饵料后会昏厥继而漂于水面这一现象作业；还有一些人在水产品的长途运输过程中，给其喂食含镇静剂的饲料，使它们在运输途中处于昏睡状态，降低它们在运输途中的体重减轻率和死亡率。常用镇静剂有安眠酮和地西泮。之所以如此，是因为在它们作用下，水产动物的抗应激能力得到大大增强，同时它们易被唤醒；但这两种药物进入水产品体内后，代谢均较慢，难以排尽，易在体内残留。食用含有镇静剂残留的水产品会给人体带来一系列危害，因此加强水产品中镇静剂残留的监督是非常重要的。

安眠酮曾经是作为毒品替代药物使用的，它在人体内，会使人肌肉放松、运动机能失调、在精神上出现幻觉，而且极易成瘾。已有资料研究表明地西泮的代谢物主要是去甲地西泮、奥沙西泮、替马西泮，它们都具有生理活性，与地西泮具有相类似的作用，在临床上也都作为治疗精神性疾病的常用药物。正常人长期摄入含地西泮的水产品，最常见的就是出现头脑长期昏昏沉沉，记忆受到影响；有个别人出现皮疹、白细胞减少、男性患者发生乳腺增生、运动神经和肌肉功能受抑制现象。基于以上，2002年，中华人民共和国农业部第235号公告中已将安眠酮规定为"禁止使用的药物，在动物性食品中不得检出"，地西泮规定为"允许作治疗用，但不得在动物性食品中检出的药物"。

3. 地沟油

"地沟油"是一种质量极差、极不卫生的非食用油。"地沟油"进入人体内，会破坏白细胞和消化道黏膜，引起食物中毒，甚至致癌的严重后果。所以"地沟油"是严禁用于食用油领域的。但是，也确有一些人私自生产加工"地沟油"并作为食用油低价销售给一些小餐馆，给人们的身心都带来极大伤害。因此"地沟油"这个名称已经成为对人们生活中带来身体伤害的各类劣质油的代名词。

地沟油可分为三类：一是狭义的地沟油，即将下水道中的油腻漂浮物或者将宾馆、酒楼的剩饭、剩菜（通称泔水）经过简单加工、提炼出的油；二是劣质猪肉、猪内脏、猪皮加工以及提炼后产出的油；三是用于油炸食品的油使用次数超过一定次数后，再被重复使用或往其中添加一些新油后重新使用的油。执法人员检查时，使用食用油酸败快速检测试纸，对比所检测油的过氧化值、酸价是否超标，一旦超标就能确定是问题油。在炼制"地沟油"的过程中，动植物油经污染后发生酸败、氧化和分解等一系列化学变化，产生对人体有重毒性的物质。砷就是其中的一种，人一旦使用砷量巨大的"地沟油"后，会引起消化不良、头痛、头晕、失眠、乏力、肝区不适等症状。潲水油中含有黄曲霉素、苯并芘，这两种毒素都是致癌物质，可以导致胃癌、肠癌、肾癌及乳腺、卵巢、小肠等部位癌肿。

（三）食品电商在流通过程中存在的风险

1. 农产品产品本身质量安全风险伴随着流通过程

由于农产品大多是生鲜产品，需要进行冷链流通。据有关资料，近年我国果蔬、肉类、水产品冷链流通率分别只有5%、15%、23%，造成农产品流通损耗率高达25%~30%；而欧美发达国家的肉禽冷链流通率已经达到100%，蔬菜、水果的冷链流通率也在95%以上。因此，落后的冷链配送技术和设备是我国农产品物流过程损耗高、质量难以保证的根本原因（韩冬娇等，2015）。

2. 假冒伪劣产品

电子商务的经营模式决定了消费者和食品销售者无法面对面交易，消费者无法对食品进行真实性鉴别，无论是品牌、厂家还是生产日期、保质期等信息，消费者都只能得到卖家的口头承诺，食品质量无法得到切实保障。另外就是欺诈、售假比较严重，网络食品经营者通常会利用消费者对商品信息的不了解，在网上发布虚假的食品介绍及宣传广告，有的经营者会销售假冒伪劣、"三无"、有瑕疵、质价不符的食品。食品掺假造假的辨别难度大，非专业人士的消费者很难通过自身知识与生活阅历来辨别出食品的真假。同时，电商平台及政府主管部门面对千千万万的入网商家，资质审查难度较大，网店信息的真实性及经营资质核实存在一定困难，无证、套证、假证经营现象还在个别平台的一定范围内存在。此外，网店没有实体产业及财产供执法执行，且缺乏后续追罚措施，一些不法商家被查处后换个名称、换个平台继续经营，违法所得远高于违法成本，造成部分不法商家甘愿冒险造假，以牟取暴利。

3. "溯源"定域尚待理清

食品不像标准产品一样可以规定规格和尺寸，如果产地没有在产品出厂时进行编码认证，靠流通时制定统一的标准比较困难，在全球分工的大背景下，现在所谓"溯源"定域不明，比如一件货物可能是美国的品牌，但工厂建在越南，源头并未界定是原产地、加工原料产地、管理地还是分销商。目前食品的溯源制度才刚刚开始建立，多数食品消费者还不能了解其原料的产地和农产品生产过程中农药、化肥使用的情况，畜禽水产类产品饲养和养殖过程中饲料（含添加剂）使用情况与用药情况，也无从知晓食品企业以此为原料加工成食品的过程中加入了何种、什么性质的、多少数量的添加剂。由于缺乏食品溯源制度，就使监管部门从市场中发现了问题也难以找到源头，这就给了假冒伪劣产品（如假绿色食品、假有机食品等）进入市场的机会，也给不规范、不负责任的生产者留下了生存的空间（耿莉萍，2009）。

二、 食品贮存与流通过程中安全危害的防控措施

生活水平的提高使得百姓对于食品安全的重视程度越来越高。经济发展过程中，我国食品安全状况也着实令人担忧，多年来不断地出现各类食品安全问题，严重威胁着百姓健康。食品流通环节的安全监管越来越重要。为了提高这一环节的安全检验能力和效率，有关部门应制订完善的管理法律，提供监管措施并要求企业和其他执行者严格遵守这一规定。并从科技上着手，提高食品速检技术，加大对于食品检测的管理力度，对违法者进行严格的查处，保证食品安全。

1. 完善食品安全法律体系

法律监管是食品流通安全确保的重要手段，因此要满足民众的需求，就要不断地对法律进行完善，制定关于食品流通的各个环节的需求和法律监管体系，并且严格执行。从根本上去改变食品安全监管的现象，在流通环节上，主要是针对流通食品安全监管构建一套有效的、具有很强操作性的监管机制，深入研究我国食品流通法，并且要深入了解市场经济以及产品安全隐患类型，以使法律具有更强的针对性。借鉴其他国家更完善的食品安全监管体系，提高对于优质食品的要求标准。

2. 利用现代信息科技确保食品监管的高效性

食品安全监管任务量大，随着科技的发展，监管部门也应随之引进先进的监管设备，提高食品安全检查效果。对企业实施合理的管理方案，确保企业生产的合理性，这样才能确保食品生产的安全。在食品流通环节，必须将技术与安全监管结合在一起，并且将现代信息技术更好的应用于食品安全监管领域，目前我国食品安全监管中的科技较为落后，存在一定的问题，需要及时完善。

3. 全方位管理方案的实施

消费者的参与是食品安全监管的重要组成部分，消费者是食品接收者，因此应实施全方位的管理方案，从消费者出发对食品安全监管进行调整。全方位管理分为两个方面：①要在食品安全生产法的基础上对企业生产活动进行全方位的监督；②需要对执行部门进行监督，确保管理体系作用的发挥。时刻以百姓为出发点，管理者要注重细节。专业的食品检验设备还需要配

上专业的检测人员，对食品安全检测人员进行培训，包括道德培训、管理能力和技术水平的培训，发挥检测人员在食品安检过程中的作用，做到随巡查、随检查的效果。加强行业的自我约束能力，通过法律以外的其他手段去实现对企业的监督和促进，提高企业生产的积极性，确保企业正规合法的利益，但是要对其产品进行严格的监管，一旦出现不合规定的产品，要尽快销毁。同时，还应做到建立专业的人才库，对检测结果进行及时的分析与处理，通过考核的形式来建立食品安全机制。总之，要在食品监管过程中实施全方位的管理方案，使监管体系的作用得以实现。

4. 逐步实现快速检测

快速检验是对当下大规模生产的一种检验方式，要求技术到位，并且能够在最短的时间内检验出食品的问题。为此，我国应加强对于快速检验新设备的支持程度，提供技术和资金支持，使这一设备尽快在企业中得以实现，改变速检速检的方式，从单一的目标指定转变为多参数定量检测，充分重视现场快速检验对于食品安全的特殊作用，保证消费者权益。

本章小结

本章系统阐述了食品链中的生物危害、化学危害、物理危害及其防控制措施，总结了食品流通与贮存过程中的安全危害及其防控措施，为学习 HACCP 原理以及基于 HACCP 的食品安全管理体系奠定了坚实的基础。

关键概念

生物危害、化学危害、物理危害、过敏原、生物毒素

思考题

1. 食品链中有哪些生物危害？这些危害的预防措施是什么？
2. 食品链中有哪些化学危害？这些危害的预防措施是什么？
3. 食品链中有哪些物理危害？这些危害的预防措施是什么？
4. 请阐述食品流通与贮存中常见的食品安全危害及其防控措施。

参考文献

［1］白卫东，沈棚，钱敏等．花生过敏原物质及其脱敏方法研究进展．广东农业科学，2012，39（07）：233-236.

［2］白新鹏．食品安全危害及控制措施．北京：中国计量出版社，2010.

［3］陈锋．食品腐败变质的常见类型、危害及其控制．法制与社会，2010，（13）：182-183.

　　［4］耿莉萍．我国流通环节中食品安全隐患及其有效监管．北京工商大学学报（社会科学版），2009，24（04）：17-21.

　　［5］韩冬娇，李敬，刘红英．水产品中内源性甲醛的研究进展．食品安全质量检测学报，2015，（10）：3953-3958.

　　［6］柯燕娜，葛宇，巢强国．谷物过敏原研究进展．农业机械，2011，（02）：91-94.

　　［7］李方方．农用地膜的污染与防治．河南农业，2018，（16）：24.

　　［8］马秀丽，黄文胜，张九凯等．芝麻过敏原分子特征与检测方法研究进展．食品科学，2019，40（07）：342-351.

　　［9］张守明，吴丽媛，程军军．畜产品中兽药残留的原因分析、危害与监控措施探讨．南方农业，2018，12（06）：117-118.

　　［10］郑彤彤，王雅鹏．我国农业电子商务发展风险研究．理论月刊，2017，（06）：116-121.

第三章

CHAPTER

食品安全控制的前提方案

3

学习目标

1. 了解前提方案对食品安全控制的重要性。
2. 法律法规对食品链中前提方案的要求。
3. 良好操作规范（GMP）实施要点。
4. 标准卫生操作程序（SSOP）实施要点。
5. 食品安全保障计划的主要内容。

　　食品企业 HACCP 体系应建立在良好的卫生条件基础之上，即：工厂厂区、工艺布局、材料、设备、人员等方面应满足相关强制性的法律法规的要求，以形成食品企业的前提方案（也称为基础计划或前提计划）。

　　随着 HACCP 原理在食品链中的广泛应用以及食品安全管理体系要求的发展，前提方案的内容也在不断扩展。GB/T 27341—2009《危害分析与关键控制点（HACCP）体系　食品生产企业通用要求》中第 6.1 条规定：前提计划应包括人力资源保障计划、企业良好生产规范（GMP）、卫生标准操作程序（SSOP）、原辅料和直接接触食品的包装材料安全卫保障制度、召回与追溯体系、设备设施维修保养计划、应急预案等。2018 年 5 月 14 日，国家认监委制定了《危害分析与关键控制点（HACCP 体系）认证补充要求 1.0》，增加了致敏物质的管理和食品欺诈的预防的认证要求。

第一节　法律与法规要求

一、食品企业的从业资质

（一）食品生产许可证制度的沿革

1. 食品安全市场准入（QS）

2003 年 7 月 18 日，原国家质量监督检验检疫总局发布并实施《食品生产加工企业质量安全监督管理办法》规定：从事食品生产加工的企业（含个体经营者）所生产加工的食品，食品市场准入标志由"QS"（Quality Safety）和"质量安全"中文字样组成。2004 年 1 月 1 日起首先在大米、食用植物油、小麦面、酱油和醋五类食品企业中实行食品安全市场准入制度。之后又扩大到肉制品、乳制品、饮料、调味品（糖、味精）、方便面、饼干、罐头、冷冻饮品、速冻米面食品、膨化食品等 10 类食品。2005 年底，将 28 大类食品纳入食品质量安全准入制度。

2010 年 4 月 12 日，原国家质量监督检验检疫总局发布《关于使用企业食品生产许可证标志有关事项的公告》（总局 2010 年第 34 号公告），要求：企业食品生产许可证标志以"企业食品生产许可"的拼音"Qiyeshipin Shengchanxuke"的缩写"QS"表示，并标注"生产许可"中文字样，与原有的英文缩写 QS（Quality Safety，质量安全）表达意思有所不同，并规定从 2010 年 6 月 1 日起，新获得食品生产许可的企业应使用企业食品生产许可证标志（图 3-1）。

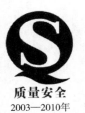 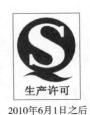

图 3-1　新旧食品生产许可标志

2. 食品生产许可证（SC）

2015 年 8 月 31 日，原国家食品药品监督管理总局令第 16 号公布《食品生产许可管理办法》，将食品类别由 28 大类增至 31 大类，将保健食品、特殊医学用途配方食品、婴幼儿配方食品三大类纳入食品管理范围，并且首次将食品添加剂列入食品生产许可证管理。该办法自 2015 年 10 月 1 日起正式施行，其中第四章许可证管理，第二十九条规定：食品生产许可证编号由 SC（"生产"的汉语拼音字母缩写）和 14 位阿拉伯数字组成（图 3-2）。原有的 QS 证书于 2018 年 10 月 1 日正式退出。

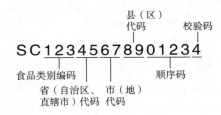

图 3-2　食品生产许可证编号

食品生产许可证的相关规定：

《中华人民共和国食品安全法》（2018 修正）第三十五条规定：国家对食品生产经营实行许可制度。从事食品生产、食品销售、餐饮服务，应当依法取得许可。但是，销售食用农产品，不需要取得许可。

《中华人民共和国食品安全法实施条例》第四章第十五条规定：食品生产经营许可的有效期为 5 年。第二十五条规定：非食品生产经营者从事对温度、湿度等有特殊要求的食品贮存业务的，应当自取得营业执照之日起 30 个工作日内向所在地县级人民政府食品安全监督管理部门备案。

《食品生产许可证管理办法》（2020 年 1 月 2 日发布）中第十条规定：申请食品生产许可，应当先行取得营业执照等合法主体资格。

《食品生产许可证管理办法》还规定了申请食品生产许可的食品类别：粮食加工品，食用油、油脂及其制品，调味品，肉制品，乳制品，饮料，方便食品，饼干，罐头，冷冻饮品，速冻食品，薯类和膨化食品，糖果制品，茶叶及相关制品，酒类，蔬菜制品；从事食品添加剂生产活动，应当依法取得食品添加剂生产许可。

食品生产许可证（即 SC 证）包括正本和副本；副本中应载明食品明细。生产保健食品、特殊医学用途配方食品、婴幼儿配方食品的，还应当载明产品或者产品配方的注册号或者备案登记号；接受委托生产保健食品的，还应当载明委托企业名称及住所等相关信息。

（二）其他食品生产经营许可

其他食品生产经营许可有：

（1）餐饮服务企业 餐饮服务许可证（《餐饮服务许可管理办法》和《餐饮服务食品安全监督管理办法》，2010 年 5 月 1 日施行）。

（2）出口食品生产企业 出口食品生产企业备案证（《出口食品生产企业备案管理规定》，2018 年 1 月 1 日施行）。

（3）饲料及饮料添加剂生产企业 饲料生产许可证（《饲料和饲料添加剂生产许可管理办法》，2012 年 7 月 1 日施行）。

（4）辐照食品生产企业 辐照安全许可证（《中华人民共和国放射性污染防治法》《放射性同位素与射线装置安全和防护条例》，2005 年 12 月 1 日施行）。

（5）食品清洁剂、消毒剂生产企业 食品清洁剂、消毒剂卫生许可证（《食品工具设备用洗涤剂、消毒剂、洗涤消毒剂卫生管理办法》，1985 年 8 月 5 日施行）。

二、 与前提方案有关的法律法规要求

（一）国际相关法律法规要求

国际食品法典委员会（CAC）于 1969 年发布了《食品卫生通用规范》，现行版本为 2003 年修订的，虽然其本身没有法律法规的强制性，但它是世界各国政府制定本国食品前提方案良好操作规范（GMP）的主要要求。

1. 美国

《联邦食品药品化妆品法》的第 402、701、704 部分（21U. S. C. 342，371，374）和公众健康服务法的第 361 部分（42U. S. C. 264）规定，凡在不卫生的条件下生产、包装或贮桌子上的食品均被视为不卫生和不安全的。

2. 欧盟

1972 年，当时的欧洲共同体 14 个成员国公布了食品卫生条件总则，欧盟官方以指令或决议的形式颁布食品的法规要求。欧盟法律中有关食品生产的卫生条件在以下几个法律文件内：

（1）欧盟 91/493/EEC 欧洲理事会指令《水产品生产和投放市场的卫生条件》。

（2）（EC）No 178/2002 关于食品法的一般原则和要求。

（3）（EC）No 882/2002 关于确保符合饲料和食品法、动物健康及动物福利规定的官方控制。

（4）（EC）No 852/2004 关于食品卫生。

（5）（EC）No 853/2004 关于动物源性食品的特殊卫生规定。

（6）（EC）No 854/2004 关于对用于人类消费的动物源性食品进行官方控制的特殊规定。

（7）关于动物健康、动物福利、植物卫生和一些食品标准（如食品添加剂、最高残留限量等）的其他法规。

（二）国内相关法律法规要求

《中华人民共和国食品安全法》（2018 修正）在第四章"食品生产经营"第一节"一般要求"、第二节"生产经营过程控制"、第三节"标签、说明书和广告"、第四节"特殊食品"和第五章"食品检验"中明确规定食品生产经营中的卫生管理要求。

2009 年，原国家质量监督检验检疫总局、国家标准化管理委员会发布了 GB/T 27341—2009《危害分析与关键控制点（HACCP）体系　食品生产企业通用要求》，也称为 China HAC-CP，其中明确了食品企业的前提计划包括以下内容：

（1）人力资源保障计划；

（2）良好生产规范（GMP）；

（3）卫生标准操作程序（SSOP）；

（4）原辅料、食品包装材料安全卫生保障制度；

（5）维护保养计划；

（6）标识和追溯计划、产品召回计划；

（7）应急预案；

（8）致敏原管理（认证补充要求 1.0）；

（9）预防食品欺诈（认证补充要求 1.0）。

另外，原国家食品药品监督管理总局发布的《食品生产许可审查通则》和原国家进出口商品检验局发布的《出口食品生产企业卫生要求》，也对食品企业的前提计划提出了相应要求。

三、　食品安全管理体系标准对前提方案的要求

危害分析与关键控制点（HACCP）管理体系（中国国家认证认可监督管理委员会，2002）被公认为是在食品行业内对影响食品安全的危害实施有效控制的一种行之有效的管理手段。随后，一些国际或区域组织为了指导食品链中的组织建立有效的食品安全管理体系，保证全球或特定的供应链上安全食品的供应，分别制定发布了相应的食品安全管理体系标准。这些标准中都不同程度地运用了 HACCP 原理，同时对保障食品安全的前提方案也提出不同的要求。

（一）ISO 22000 的相关要求

国际标准化组织于 2005 年 9 月 1 日发布了 ISO 22000：2005《食品安全管理体系　食品链中各类组织的要求》。该标准中将"在整个食品链中为保持卫生环境所必需的基本条件和活动，以适合生产、处理和提供安全终产品和人类消费的安全食品"作为食品安全管理体系的前提方案（Prerequisite Program，PRP）或前提条件（Prerequisite）。前提方案（前提计划）包括的内容在标准的 8.2.3 和 8.2.4 条款中有相应的规定。

1. 条款 8.2.3

当选择和/或建立前提方案时，组织应确保法律法规的可适用性及顾客的要求达成互相统一。组织还应考虑：

（1）ISO/TS 22002-X 系列的适用技术规范。

①ISO/TS 22002-1《食品安全前提方案　第 1 部分　食品制造》：在 ISO 22000 标准的8.2.3 条款的基础上增加了：a. 返工；b. 产品召回程序；c. 仓储；d. 产品信息和消费者意识；e. 产品防护、生物警觉和生物恐怖。

②ISO/TS 22002-2《食品安全前提方案 第 2 部分 餐饮》；

③ISO/TS 22002-3《食品安全前提方案 第 3 部分 农场》；

④ISO/TS 22002-4《食品安全前提方案 第 4 部分 食品包装制造》；

⑤ISO/TS 22002-5《食品安全前提方案 第 5 部分 饲料和动物食品加工》。

（2）适用实践守则和指南。

2. 条款 8.2.4

建立前提方案时，组织应考虑下述内容：

（1）建筑物和相关设施的施工与布置；

（2）场地布置，包括工作场所和员工设施；

（3）送风、供水、供电和其他公用设施；

（4）虫害控制、废物和废水处理以及辅助服务设施；

（5）设施适宜性及其是否方便清洁、维修和预防性维护；

（6）供应商批准和保证过程（如原材料、配料、化学品和包装）；

（7）来料接收、产品储存、运输和搬运；

（8）交叉污染预防措施；

（9）清洁和消毒；

（10）个人卫生；

（11）产品信息/消费者意识；

（12）其他适当内容。

成文信息应规定前提方案的选择、建立、适当监视和验证（ISO 22000：2018）。

（二）FSSC 22000 的相关要求

2009 年食品安全认证基金会正式发布了食品安全体系认证项目（FSSC 22000）。该标准 2010 年被欧洲认可合作组织（EA）所接受，并获得了全球食品安全倡议（GFSI）组织的认可。家乐福、沃尔玛等国际零售商巨头逐步把这个全球性食品安全认证作为供应商准入制度中的一项标准。

FSSC 22000 第五版认证方案（V5）的认证要求包括三部分：

（1）管理体系满足 ISO 22000《食品安全管理体系 食品链各类组织的要求》。

（2）前提方案满足 ISO/TS 22000-X 系列标准、NEN/NTA8059 仓储和运输、BSI/PAS221 零售/批发。

（3）附加要求：

①服务的管理；

②产品标签；

③食品防护；

④食品欺诈缓解；

⑤标志使用；

⑥过敏原的管理；

⑦环境监视；

⑧产品配方（仅对食品链 D 动物饲料）；

⑨运输和配送（仅食品链 F1 零售/批发）。

（三）BRC 食品安全全球标准的相关要求

英国零售商协会（British Retail Consortium, BRC）是一个重要的国际性贸易协会，其成员包括大型的跨国连锁零售企业、百货商场、城镇店铺、网络卖场等各类零售商，产品涉及种类非常广泛。1998 年，英国零售商协会应行业需要，制定了《BRC 食品技术标准》（BRC Food Technical Standard），用以评估零售商自有品牌食品的安全性。目前 BRC 注册有四个全球标准 [最新版为 Issue 4（2005-01）]，其中包括"食品安全"。

BRC 食品安全全球标准的食品安全管理体系要求包括：

（1）管级管理层承诺；

（2）食品安全计划——HACCP；

（3）食品安全与质量管理体系；

（4）现场标准；

（5）产品控制；

（6）流程控制；

（7）人事；

（8）高风险、高关注和常温高关注生产风险区；

（9）对贸易产品的要求。

其中（4）～（9）为食品企业前提条件和基础管理的要求。

第二节　食品链各环节良好操作规范

良好生产规范（Good Manufacture Practice, GMP）是指对产品的生产加工应具备条件（如厂房、建筑物与设施、加工设备与用具）和管理要求（如生产和加工控制、包装、仓储和分销、人员卫生、培训等）的规定。是由政府（权威机构）颁布的强制性的企业环境、硬件设施、加工操作、贮存、卫生操作和质量管理而制定的法规性文件，是企业必须满足和新手的法定要求，也是企业应该达到的最低要求。

一、　国内外良好操作规范（GMP）法规

良好操作规范（GMP）是人类社会科学技术进步和管理科学发展的必然产物，它最早是为适应保证药品生产质量管理的需要而产生的，是从药品生产中获取经验考试的总结。人类社会在经历了 12 次较大的药物灾难，特别是 20 世纪出现最大的药物灾难"反应停"事件后，公众要求制定对药品制剂严格监督的法律。在此背景下，美国食品与药物管理局（FDA）于 1962 年修订了《联邦食品药品化妆品法》第 402（a）的有关规定（即凡在不卫生的条件下生产、包装或贮存的或不符合生产食品条件下生产的食品是不卫生和不安全的），制定了食品生产的良好生产规范（联邦法典 21 CFR part 110）。1963 年美国颁布了世界上第一部药品 GMP。1969 年美国 FDA 发布了食品制造、加工、包装、保存的良好生产规范，简称 GMP 或 FGMP 基本法，并陆续发布各类食品的 GMP。

随着国际社会对食品安全控制需求的增加，GMP 已在全球范围内得到认可并被采纳。

1969 年，世界卫生组织向全世界推荐 GMP。1972 年，当时的欧共体 14 个成员国公布了 GMP 总则。随后，日本、英国、新加坡和很多工业先进国家引进了食品 GMP。

（一）国际食品法典委员会（CAC） 发布的 GMP

国际食品法典委员会（CAC）发布的 GMP 包括《食品卫生通用规范》（CAC/RCP1-1969，Rev. 4-2003）；低酸和酸化罐头食品推荐卫生操作规范；无菌加工和包装低酸食品良好生产规范；延长货架期的冷藏食品良好生产规范；散装和半包装食品运输卫生操作规范；大众餐饮业预烹调和烹调食品卫生操作规范。

（二）美国 GMP

美国 GMP 包括：21 CFR part 106——适用于婴儿食品的营养品质控制；21 CFR part 113——适用于低酸罐头食品加工企业良好生产规范；21 CFR part 114—— 适用于酸化食品加工企业良好生产规范；21 CFR part 129——适用于瓶装饮料加工企业良好生产规范；21 CFR part 117——食品良好生产规范和危害分析以及基于风险的预防控制措施法规；21 CFR part 112——农产品种植、收获、包装和贮存法规；21 CFR part 120、123——果汁、水产品 HACCP 法规；美国联邦肉品检验法；美国联邦禽产品检验法；美国联邦蛋品检验法；美国联邦人道屠宰法等。

（三）欧盟 GMP

欧盟 GMP 包括：（EC）No 2004/852 食品卫生法规；（EC）No 2004/853 动物源性食品的特殊规则；（EU）No 2017/625 官方控制法规（关于动物源性/植物源性食品、饲料、动物健康/福利）；98/83EC 人类饮用水质量要求等。

（四）我国 GMP 相关法规、 标准

1994 年，原中华人民共和国卫生部按照《中华人民共和国食品卫生法》的规定，参照 CAC 的《食品卫生通用规范》 ［CAC/PCR Rev. 2（1985）］，制定了《食品企业通用卫生规范》（GB 14881—1994），2013 年修订发布了《食品安全国家标准　食品生产通用卫生规范》（GB 14881—2013）。2014 年国家发布了《食品安全国家标准　食品经营过程卫生规范》（GB 31621—2014），作为我国食品链各组织强制执行的国家标准。我国于 1994 年起陆续颁布了食品链从种植、养殖、加工、制造、运输、贮存、分销等过程相应的 GMP 的要求（即加工卫生规范），企业应识别这些法律、法规和标准要求，策划和建立相应的保障计划（GMP）。

根据《食品生产许可管理办法》，2016 年原国家食品药品监督管理总局发布了《食品生产许可审查通则》以及配套的产品的生产许可证审查细则。

2011 年原中华人民共和国出入境检验检疫局修订发布了《出口食品生产企业卫生要求》，随后发布了多个专业的卫生规范。

表 3-1 所示为国内外 GMP 包含的主要内容。

表 3-1　　　　　　　　　　国内外 GMP 包含的主要内容

	GB 14881	出口食品企业卫生要求及卫生注册规范	CAC《食品卫生通用规范》	美国 GMP 法规	欧盟 GMP 91/493/EEC 欧共体理事会指令
1	选址和厂区环境	卫生质量管理	初级生产	人员	厂库和设备的一般条件

续表

	GB 14881	出口食品企业卫生要求及卫生注册规范	CAC《食品卫生通用规范》	美国 GMP 法规	欧盟 GMP 91/493/EEC 欧共体理事会指令
2	厂房和车间	厂区环境卫生	工厂：设计与设施	厂房和场地	卫生条件
3	设施、设备	车间及设备设施卫生	操作的控制	卫生操作	工作人员卫生条件
4	卫生管理	原料、辅料机加工用水卫生	工厂：维护和卫生	卫生设施和管理	加工卫生要求
5	食品原料、食品添加剂和食品相关产品	加工检验人员卫生	工厂：个人卫生	设备和加工器具	生产条件的卫生监控
6	生产过程的食品安全控制	加工卫生	运输	加工和控制	水产品的卫生标准
7	检验	包装、储存、运输卫生	产品信息和消费者的意识	仓储和销售	
8	食品贮存和运输	卫生检验管理	培训		
9	产品召回管理				
10	培训				
11	管理制度和人员				
12	文件和记录				

我国 GMP 相关规定如下：

1. 强制性国家标准及规范

GB 14881—2013 食品安全国家标准　食品生产通用卫生规范

GB 12694—2016 食品安全国家标准　畜禽屠宰加工卫生规范

GB 20799—2016 食品安全国家标准　肉和肉制品经营卫生规范

GB 19303—2003 熟肉制品企业生产卫生规范

GB/T 50317—2009 猪屠宰与分割车间设计规范

GB 21710—2016 食品安全国家标准　蛋与蛋制品生产卫生规范

GB 12693—2010 乳制品良好生产规范

GB 50998—2014 乳制品厂设计规范

GB 20941—2016 食品安全国家标准　水产制品生产卫生规范

GB 22508—2016 食品安全国家标准　原粮储运卫生规范

GB 13122—2016 食品安全国家标准　谷物加工卫生规范

GB 31646—2018 食品安全国家标准　速冻食品生产和经营卫生规范

GB 17404—2016 食品安全国家标准　膨化食品生产卫生规范

GB 8957—2016 食品安全国家标准　糕点、面包卫生规范

GB 17403—2016 食品安全国家标准　糖果巧克力生产卫生规范

GB 8956—2016 食品安全国家标准　蜜饯生产卫生规范

GB 17051—1997 二次供水设施卫生规范

GB 19304—2018 食品安全国家标准　包装饮用水生产卫生规范

GB 8955—2016 食品安全国家标准　食用植物油及其制品生产卫生规范

GB 12695—2016 食品安全国家标准　饮料生产卫生规范

GB 8951—2016 食品安全国家标准　蒸馏酒及其配制酒生产卫生规范

GB 8952—2016 食品安全国家标准　啤酒生产卫生规范

GB 8954—2016 食品安全国家标准　食醋生产卫生规范

GB 8953—2018 食品安全国家标准　酱油生产卫生规范

GB 31641—2016 食品安全国家标准　航空食品卫生规范

GB 17405—1998 食品安全国家标准　保健食品良好生产规范

GB 29923—2013 食品安全国家标准　特殊医学用途配方食品良好生产规范

GB 18524—2016 食品安全国家标准　食品辐照加工卫生规范

GB 31647—2018 食品安全国家标准　食品添加剂生产通用卫生规范

GB 31603—2015 食品安全国家标准　食品接触材料及制品生产通用卫生规范

……

2. 生产许可证审查细则

食品生产许可审查通则

小麦粉生产许可证审查细则

大米生产许可证审查细则

挂面生产许可证审查细则

其他粮食加工品生产许可证审查细则

食用植物没生产许可证审查细则

食用油脂制品生产许可证审查细则

食用动物油脂生产许可证审查细则

酱油生产许可证审查细则

食醋生产许可证审查细则

糖生产许可证审查细则

味精生产许可证审查细则

鸡精调味料生产许可证审查细则

酱类生产许可证审查细则

调味料产品生产许可证审查细则

肉制品生产许可证审查细则

企业生产乳制品许可条件审查细则

企业生产婴幼儿配方乳粉许可条件审查细则

饮料产品生产许可证审查细则

瓶（桶）装饮用水类生产许可证审查细则

其他饮料类生产许可证审查细则

固体饮料生产许可证审查细则

蛋白饮料类生产许可证审查细则

果汁和蔬菜汁类饮料生产许可证审查细则

茶饮料类生产许可证审查细则

碳酸饮料（汽水）类生产许可证审查细则

其他方便食品生产许可证审查细则

方便食品生产许可证审查细则

饼干生产许可证审查细则

罐头食品生产许可证审查细则

……

3. 出口食品企业 GMP 规范

出口食品生产企业安全卫生要求

出口肉类屠宰加工企业注册卫生规范

出口肠衣加工企业注册卫生规范

出口水产品生产企业注册卫生规范

出口罐头生产企业注册卫生规范

出口饮料生产企业注册卫生规范

出口速冻方便食品生产企业注册卫生规范

出口速冻果蔬生产企业注册卫生规范

出口脱水果蔬生产企业注册卫生规范

出口泡菜生产企业注册卫生规范

出口糖类加工企业注册卫生规范

出口面糖制品加工企业注册卫生规范

出口茶叶生产企业注册卫生规范

出口氨糖类生产企业良好生产规范

……

4. 推荐性国家标准及认证专项技术要求

GB/T 27301—2008 食品安全管理体系　肉及肉制品生产企业要求

GB/T 27302—2008 食品安全管理体系　速冻方便食品生产企业要求

GB/T 27303—2008 食品安全管理体系　罐头食品生产企业要求

GB/T 27304—2008 食品安全管理体系　水产品加工企业要求

GB/T 27305—2008 食品安全管理体系　果汁和蔬菜汁类生产企业要求

GB/T 27306—2008 食品安全管理体系　餐饮业要求

GB/T 27307—2008 食品安全管理体系　速冻果蔬生产企业要求

CNCA/CTS 0006—2008A（CCAA 0001—2014）食品安全管理体系　谷物加工企业要求

CNCA/CTS 0007—2008A（CCAA 0002—2014）食品安全管理体系　饲料加工企业要求

CNCA/CTS 0008—2008A（CCAA 0003—2014）食品安全管理体系　食用油、油脂及其制品生产企业要求

CNCA/CTS 0009—2008A（CCAA 0004—2014）食品安全管理体系　制糖企业要求

CNCA/CTS 0010—2008A（CCAA 0005—2014）食品安全管理体系　淀粉及淀粉制品生产企业要求

CNCA/CTS 0011—2008A（CCAA 0006—2014）食品安全管理体系　豆制品生产企业要求

CNCA/CTS 0012—2008A（CCAA 0007—2014）食品安全管理体系　蛋及蛋制品生产企业要求

CNCA/CTS 0013—2008A（CCAA 0008—2014）食品安全管理体系　糕点生产企业要求

CNCA/CTS 0014—2008A（CCAA 0009—2014）食品安全管理体系　糖果类生产企业要求

CNCA/CTS 0016—2008A（CCAA 0010—2014）食品安全管理体系　调味品、发酵制品生产企业要求

CNCA/CTS 0017—2008A（CCAA 0011—2014）食品安全管理体系　味精生产企业要求

CNCA/CTS 0018—2008A（CCAA 0012—2014）食品安全管理体系　营养保健品生产企业要求

CNCA/CTS 0019—2008A（CCAA 0013—2014）食品安全管理体系　冷冻饮品及食用冰生产企业要求

CNCA/CTS 0020—2008A（CCAA 0014—2014）食品安全管理体系　食品及饲料添加剂生产企业要求

CNCA/CTS 0021—2008A（CCAA 0015—2014）食品安全管理体系　食用酒精生产企业要求

CNCA/CTS 0026—2008A（CCAA 0016—2014）食品安全管理体系　饮料生产企业要求

CNCA/CTS 0027—2008A（CCAA 0017—2014）食品安全管理体系　茶叶、含茶制品及代用茶加工生产企业要求

CNCA/CTS 0010—2014（CCAA 0018—2014）食品安全管理体系　坚果加工企业要求

CNCA/CTS 0011—2014（CCAA 0019—2014）食品安全管理体系　方便食品生产企业要求

CNCA/CTS 0012—2014（CCAA 0020—2014）食品安全管理体系　果蔬制品生产企业要求

CNCA/CTS 0013—2014（CCAA 0021—2014）食品安全管理体系　运输和贮藏企业要求

CNCA/CTS 0014—2014（CCAA 0022—2014）食品安全管理体系　食品包装容器及材料生产企业要求

……

5. 工程设计方面 GMP

GB 50187—2012 工业企业总平面设计规范

GB 50037—2013 建筑地面设计规范

GB 50015—2019 建筑给水排水设计标准

GB 50019—2015 工业建筑供暖通风与空气调节设计规范

GB 50264—2013 工业设备及管道绝热工程设计规范

GB 50016—2014 建筑设计防火规范（2018 年版）

GB 50057—2010 建筑物防雷设计规范

GB 50017—2017 钢结构设计规范（附条文说明［另册］）

GB 50052—2009 供配电系统设计规范

GB 50055—2011 通用用电设备配电设计规范

GB 50034—2013 建筑照明设计标准

GB 50041—2008 锅炉房设计规范

GB 50072—2010 冷库设计规范

GB 50073—2013 洁净厂房设计规范

GB 50687—2011 食品工业洁净厂房建筑技术规范

……

6. 国际/国内的认证标准/协会标准

ISO 22000：2018《食品安全管理体系　食品链中各类组织要求》

ISO/TS 22002-X《食品安全前提方案》

GB/T 27341—2009《危害分析与关键控制点（HACCP）体系　食品生产企业通用要求》

食品认证基金会 FSSC 22000

英国零售商协会《BRC 全球食品标准》

IFS《国际食品供应商标准》

……

二、 食品链各环节良好生产规范简介

针对食品链各环节，各国都制定了相关的法规对这些过程提出管理要求，形成这些环节的良好生产规范。如：

良好农业（种植、水产养殖）规范（GAP）；

良好兽医规范（GVP）；

良好卫生规范（GHP）；

良好生产（操作）规范（GMP）；

良好流通规范（GDP）；

良好贸易规范（GTP）。

食品各环节的企业在建立良好生产规范时，不仅要充分识别相关法律法规的通用要求，还应针对企业在食品链中的位置、产品的特性、产品销售的市场、客户的特殊要求，来建立良好生产规范。以下以良好农业（种植、水产养殖）规范（GAP）为例，介绍食品链中的 GMP。

良好农业规范（Good Agriculture Practice，GAP）是应用现有的知识来处理农场生产和生产后过程，实现环境、经济和社会可持续性发展，从而获得安全而健康的食物和非食用农产品。通过病虫害综合防治、养分综合管理和保护性农业等可持续农作方法来实现良好农业规范。

1991 年联合国粮食与农业组织（FAO，简称粮农组织）召开了部长级的"农业与环境会议"。发表了著名的"博斯登宣言"，提出了"可持续农业和农村发展（SARD）"的概念，得到联合国和各国的广泛支持。"可持续"已成为世界农业发展的时代要求。"自然农业""生态

农业"和"再生农业",已经成为当今世界农业生产的替代方式。2003 年 3 月,粮农组织(FAO) 在意大利罗马召开的农业委员会第十七届会议上,提出了良好农业规范应遵循的四项原则和基本内容要求,指导各国和相关组织良好农业规范的制定和实施。粮农组织（FAO）良好农业规范的基本内容包括:

（1）与土壤有关的良好规范;

（2）与水有关的良好规范;

（3）与作物和饲料生产有关的良好规范;

（4）与作物保护有关的良好规范;

（5）与家畜生产有关的良好规范;

（6）与家畜健康和福利有关的良好规范;

（7）与收获和农场加工及储存有关的良好规范;

（8）与能源和废物管理有关的良好规范;

（9）与人的福利、健康和安全有关的良好规范;

（10）与野生生物和地貌有关的良好规范。

良好农业规范（GAP）起源于 20 世纪 90 年代中后期,最早有美国在棉花生产中采用标准化的管理技术,美国零售商组织制定的 SQF/1000 标准等。

欧盟一些国家积极引用,后成为欧洲农产品认证体系的一部分。其中比较有影响力的是由欧洲零售商协会（Euro-Retailer Produce Working Group，EUREP）发起 EUREP GAP。

我国台湾地区在这方面起步较早,已经形成"吉园圃（GAP）"蔬果认证,简称 TGAP。

根据《中华人民共和国农业产品质量安全法》《中华人民共和国土壤污染防治法》《农药管理条例》《兽药管理条例》,2003 年 4 月,中国国家认证认可监督管理委员会首次提出从食品链源头建立"良好农业规范"体系（包括种植和水产养殖）;2005 年 11 月 12—13 日,国家标准化管理委员会召开良好农业规范系列国家标准审定会,通过专家审定了 GB/T 20014 良好农业规范系列国家标准（任宣）,并于 2005 年 12 月 31 日发布,2006 年 5 月 1 日正式实施,该系列标准称为 China GAP。

GB/T 20014 良好农业规范系列国家标准包含:

第 1 部分: 术语

第 2 部分: 农场基础控制点与符合性规范

第 3 部分: 作物基础控制点与符合性规范

第 4 部分: 大田作物控制点与符合性规范

第 5 部分: 果蔬控制点与符合性规范

第 6 部分: 畜禽基础控制点与符合性规范

第 7 部分: 牛羊控制点与符合性规范

第 8 部分: 奶牛控制点与符合性规范

第 9 部分: 生猪控制点与符合性规范

第 10 部分: 家禽控制点与符合性规范

第 11 部分: 畜禽公路运输控制点与符合性规范

第 12 部分: 茶叶控制点与符合性规范

第 13 部分: 水产养殖基础控制点与符合性规范

第 14 部分：水产池塘基础控制点与符合性规范

第 15 部分：水产工厂化养殖基础控制点与符合性规范

第 16 部分：水产网箱养殖基础控制点与符合性规范

第 17 部分：水产围栏养殖基础控制点与符合性规范

第 18 部分：水产滩涂、吊养、底播养殖基础控制点与符合性规范

第 19 部分：罗非鱼池塘养殖控制点与符合性规范

第 20 部分：鳗鲡池塘养殖控制点与符合性规范

第 21 部分：对虾池塘养殖控制点与符合性规范

第 22 部分：鲆鲽工厂化养殖控制点与符合性规范

第 23 部分：大黄鱼网箱养殖控制点与符合性规范

第 24 部分：中华绒螯蟹围栏养殖控制点与符合性规范

第 25 部分：花卉和观赏植物控制点与符合性规范

第 26 部分：烟叶控制点与符合性规范

第 27 部分：蜜蜂控制点与符合性规范

该系列标准包括初级生产遵循的操作规范，从种植和养殖的可追溯性、食品安全、动物福利、环境保护以及工人健康、安全、福利等方面提出了规范要求，在控制食品安全危害点的同时，将对环境的负面影响降到最低程度，对工人健康给予保障兼顾了可持续发展。

三、 良好操作规范（GMP） 的要求及实施要点

食品企业在建立实施 GMP 时，不仅要考虑识别通用的法律法规要求，还应识别与产品有关专项卫生规范；不仅考虑识别国内的法律法规、标准要求，出口企业还应考虑识别进口国的法律法规标准要求以及公认的指南、国际食品法典委员会的法典原则和操作规范等。

例如：一个罐头食品生产企业，如果其产品出口给欧洲客户，那么建立生产加工的 GMP（包括企业选址、环境、建筑物与设施、布局、生产与加工管理、人员、卫生检验等） 就应该考虑：《出口食品生产企业安全卫生要求》《出口罐头生产企业注册卫生规范》、国际食品法典委员会《食品卫生通用规范》、国际食品法典委员会《低酸和酸化罐头食品推荐卫生操作规范》《欧洲议会与欧盟理事会关于食品卫生的第 852 号规章》等要求。

如果这个企业的产品仅仅是国内销售，那么，GMP 的建立在考虑满足 GB 14881—2013《食品安全国家标准 食品生产企业卫生规范》的基础上，还应考虑 GB/T 27303—2008《食品安全管理体系 罐头食品生产企业要求》和《罐头食品生产许可证审查细则》 等专项规范要求。如果客户有特殊要求时，企业的 GMP 的建立还应考虑客户的相应要求。

为了使读者加强对国内相关食品法规的认识和理解，本章介绍 GB 14881—2013《食品企业通用卫生规范》《出口食品生产企业卫生要求》《食品生产许可审查通则》和国际食品法典委员会《食品卫生通用规范》的 GMP 主要内容。

（一） 选址

表 3-2 所示为选址的相关条款。

表 3-2   选址的相关条款

来源	相关条款内容
GB 14881—2013《食品安全国家标准 食品生产通用卫生规范》	3.1 选址 3.1.1 厂区不应选择对食品有显著污染的区域。如某地对食品安全和食品宜食用性存在明显的不利影响，且无法通过采取措施加以改善，应避免在该地址建厂。 3.1.2 厂区不应选择有害废弃物以及粉尘、有害气体、放射性物质和其他扩散性污染源不能有效清除的地址。 3.1.3 厂区不宜择易发生洪涝灾害的地区，难以避开时应设计必要的防范措施。 3.1.4 厂区周围不宜有虫害大量滋生的潜在场所，难以避开时应设计必要的防范措施。 3.2 厂区环境 3.2.1 应考虑环境给食品生产带来的潜在污染风险，并采取适当的措施将其降至最低水平。 3.2.2 厂区应合理布局，各功能区域划分明显，并有适当的分离或分隔措施，防止交叉污染。 3.2.3 厂区内的道路应铺设混凝土、沥青，或者其他硬质材料；空地应采取必要措施，如铺设水泥、地砖或铺设草坪等方式，保持环境清洁，防止正常天气下扬尘和积水等现象的发生。 3.2.4 厂区绿化应与生产车间保持适当距离，植被应定期维护，以防止虫害的滋生。 3.2.5 厂区应有适当的排水系统。 3.2.6 宿舍、食堂、职工娱乐设施等生活区应与生产区保持适当距离或分隔。
《出口食品生产企业卫生要求》（2011 年）	第六条 出口食品生产企业的厂区环境应避免污染，并符合下列要求： （一）企业选址应远离有毒有害场所及其他污染源，其设计和建造应避免形成污垢聚集、接触有毒材料，厂区内不得兼营、生产、存放有碍食品卫生的其他产品； （二）生产区域宜与非生产区域隔离，否则应采取有效措施使得生产区域不会受到非生产区域污染和干扰； （三）建有与生产能力相适应并符合卫生要求的原料、辅料、成品、化学物品和包装物料的储存设施，以及污水处理、废弃物和垃圾暂存等设施； （四）主要道路应铺设适于车辆通行的硬化路面（如混凝土或沥青路面等），路面平整、无积水、无积尘； （五）避免存有卫生死角和蚊蝇滋生地，废弃物和垃圾应用防溢味、不透水、防腐蚀的容器具盛放和运输，放置废弃物和垃圾的场所应保持整洁，废弃物和垃圾应及时清理出厂；

续表

来源	相关条款内容
《出口食品生产企业卫生要求》（2011 年）	（六）卫生间应有冲水、洗手、防蝇、防虫、防鼠设施，保持足够的自然通风或机械通风，保持清洁、无异味； （七）排水系统应保持畅通、无异味； （八）应有防鼠、防虫蝇设施，不得使用有毒饵料；不宜饲养与生产加工无关的动物，为安全目的饲养的犬只等不得进入生产区域； （九）生产中产生的废水、废料、烟尘的处理和排放应符合国家有关规定。
《食品生产许可审查通则》（2016 年）附件二：食品、食品添加剂生产许可现场核查评分记录表	1.1 厂区要求 1. 保持生产场所环境整洁，周围无虫害大量滋生的潜在场所，无有害废弃物以及粉尘、有害气体、放射性物质和其他扩散性污染源。各类污染源难以避开时应当有必要的防范措施，能有效清除污染源造成的影响。 2. 厂区布局合理，各功能区划分明显。生活区与生产区保持适当距离或分隔，防止交叉污染。 3. 厂区道路应当采用硬质材料铺设，厂区无扬尘或积水现象。厂区绿化应当与生产车间保持适当距离，植被应当定期维护，防止虫害滋生。
CAC《食品卫生通用规范》CAC/RCP1-1969，Rev.4-2003	3.1 环境卫生 对周围环境潜在的污染源应加以考虑，尤其是初级食品加工，应避免在有潜在有害物的场所内进行，否则这些有害物会污染食品使其超出可接受的水平。 4.1 选址 4.1.1 加工厂 在决定食品加工厂厂址时，不仅要考虑潜在的污染源问题，同时也要考虑为保护食品免受污染所采取得一切合理措施的有效性问题。加工厂的厂址不能随意选择，即使在采取保护措施之后，仍有可能对食品的安全性和适应性构成危害的场所，尤其应注意的是，加工厂通常都远离以下地方： • 对食品有严重污染的工业区和环境污染区； • 除非有充分的防范措施，否则应远离易发生洪涝灾害的地区； • 易于遭受害虫侵扰的地区； • 不能有效消除固体和液体废弃物的地区。 4.1.2 设备 设备应设置和安装在： • 易于维护和清洗的地点； • 能保证设备的正常运转和与其预期用途一致的地点； • 便于良好的卫生操作，包括卫生监控。

选址的实施要点：

（1）从环境污染、空气污染和害虫侵扰方面综合考量，避免将厂址选在有可能对食品的安全性和适宜性构成损害的场所。选择在其他工厂的上风向。

（2）企业应选择建成后厂区内部环境与厂区外部环境卫生状况都适宜的区域。工厂周围不应有产生大量散发粉尘、有害烟雾、微生物、放射性物质、重金属、危险废物和其他扩散性的污染源（如化工厂、水泥厂、医院、畜禽养殖场、机场、铁路、码头等），避免建在闹市区和人口比较稠密的居民区，要远离环境遭污染的场所及有严重食品污染性的工业活动区等有碍食品卫生的区域，防止工业或生活污染源对工厂造成污染；应保持工厂周边的清洁。

（3）工厂所处的地理位置，应具有较好的交通运输条件，方便公司各种货物车辆畅通运输；工厂应在无尘土飞扬的公路旁建厂，连接工厂与公路的道路应该与厂区内的道路一样为水泥或柏油铺设的非土质路面，在地势上应不低于周围环境，以便工厂废水的排放和防止厂外污水和雨水流入厂区。

（4）企业应有充足的、符合卫生要求的水源（一般包括自备水、公共用水、海水等）。符合要求的水源是保证食品生产正常进行的基本条件，因此，建厂的地方必须有充足的水源供应。如果是靠工厂自行供水，那么水源的水质必须符合国家规定的生活饮用水卫生标准。如果是取江湖水，在取水点的上游较近的距离范围内不得有诸如化工厂、造纸厂、医院和城镇居民生活区等污染排放源。如果是取用井水，井的附近不得有人畜粪池、垃圾掩埋场等污染源，同时要经过布点勘探取样进行水质分析，各项物理、化学、微生物以及放射性指标符合国家生活饮用水卫生要求后方可用于生产，否则必须采取相应的水处理措施，如沉淀、过滤和消毒等，使水质达到卫生要求后方可用于生产。

（5）选址应考虑工厂今后的发展，为扩建、改建留有余地。

（二）相关设施的设计和车间布局

表3-3所示为相关设施的设计和布局相关条款。

表3-3　　　　　　　　　　相关设施的设计和车间布局的相关条款

来源	相关条款内容
GB 14881—2013《食品安全国家标准　食品生产通用卫生规范》	4.1 设计和布局 4.1.1 厂房和车间的内部设计和布局应满足食品卫生操作要求，避免食品生产中发生交叉污染。 4.1.2 厂房和车间的设计应根据生产工艺合理布局，预防和降低产品受污染的风险。 4.1.3 厂房和车间应根据产品特点、生产工艺、生产特性以及生产过程对清洁程度的要求合理划分作业区，并采取有效分离或分隔。如：通常可划分为清洁作业区、准清洁作业区和一般作业区；或清洁作业区和一般作业区等。一般作业区应与其他作业区域分隔。 4.1.4 厂房内设置的检验室应与生产区域分隔。 4.1.5 厂房的面积和空间应与生产能力相适应，便于设备安置、清洁消毒、物料存储及人员操作。

续表

来源	相关条款内容
《出口食品生产企业卫生要求》（2011 年）	第七条　食品生产加工车间及设施均应设置合理，易于进行适当的维护和清洗，与食品接触的物品、装置和设备表面均应保持清洁、光滑，以合适的频次进行有效清洗和消毒，并符合下列要求： （一）车间的面积、高度应与生产能力和设备的安置相适应，满足所加工的食品工艺流程和加工卫生要求；车间地面应用防滑、密封性好、防吸附、易清洗的无毒材料修建，具有便于排水和清洗的构造，保持清洁、无积水，确保污水从清洁区域流向非清洁区域；车间出口及与外界连通处应有防鼠、防虫蝇措施。
《食品生产许可审查通则》（2016 年）附件二：食品、食品添加剂生产许可现场核查评分记录表	1.2 厂房和车间 1. 应当具有与生产的产品品种、数量相适应的厂房和车间，并根据生产工艺及清洁程度的要求合理布局和划分作业区，避免交叉污染；厂房内设置的检验室应当与生产区域分隔。 2. 车间保持清洁，顶棚、墙壁和地面应当采用无毒、无味、防渗透、防霉、不易破损脱落的材料建造，易于清洁；顶棚在结构上不利于冷凝水垂直滴落，裸露食品上方的管路应当有防止灰尘散落及水滴掉落的措施；门窗应当闭合严密，不透水、不变形，并有防止虫害侵入的措施。
CAC《食品卫生通用规范》CAC/RCP1-1969，Rev. 4-2003	4.2 厂房和车间 4.2.1 设计和布局 食品加工厂的内部设计和布局应满足良好的食品卫生操作的要求，包括防止食品加工生产中或工序间造成食品间的交叉污染。

相关设施的设计和车间布局实施要点：车间设计时，工艺设计应与土建、给排水、供电、供汽、通风、采暖、制冷以及安全卫生等方面协调一致。主车间布局一般可按照工艺流程进行，以平面一层和“一”字直线型为宜，便于各生产环节的相互衔接，物料传送不倒流。常见的类型包括：直线型、U 型、L 型，不宜选择交叉型（图 3-3）。

（1）生产设备、工作台　按生产顺序合理安排。

（2）物料输送　按原料—半成品—成品的加工过程，避免迂回运输。

（3）划分清洁作业区　一般作业区与清洁作业区要有物理隔离，防止不同区域的人员、工器具、物料互相流动，不同区域设置缓冲间。

（4）人员流、物料流、空气流、水流设计　应考虑：

①人流：从高清洁区到低清洁区，且不能来回串岗，应分区进入；

②物流：低清洁区到高清洁区，要去包装、消毒；不造成交叉污染，可用时间、空间分隔；

③水流：从高清洁区到低清洁区；

④气流：从高清洁区到低清洁区，正压排气。

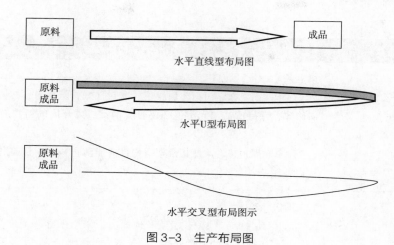

图 3-3　生产布局图

（三）建筑内部结构与材料

表 3-4 所示为建筑内部结构与材料的相关条款。

表 3-4　　　　　　　　　　建筑内部结构与材料的相关条款

来源	相关条款内容
GB 14881—2013《食品安全国家标准　食品生产通用卫生规范》	4.2 建筑内部结构与材料 4.2.1 内部结构 建筑内部结构应易于维护、清洁或消毒。应采用适当的耐用材料建造。 4.2.2 顶棚 4.2.2.1 顶棚应使用无毒、无味、与生产需求相适应、易于观察清洁状况的材料建造；若直接在屋顶内层喷涂涂料作为顶棚，应使用无毒、无味、防霉、不易脱落、易于清洁的涂料。 4.2.2.2 顶棚应易于清洁、消毒，在结构上不利于冷凝水垂直滴下，防止虫害和霉菌滋生。 4.2.2.3 蒸汽、水、电等配件管路应避免设置于暴露食品的上方；如确需设置，应有能防止灰尘散落及水滴掉落的装置或措施。 4.2.3 墙壁 4.2.3.1 墙面、隔断应使用无毒、无味的防渗透材料建造，在操作高度范围内的墙面应光滑、不易积累污垢且易于清洁；若使用涂料，应无毒、无味、防霉、不易脱落、易于清洁。 4.2.3.2 墙壁、隔断和地面交界处应结构合理、易于清洁，能有效避免污垢积存。例如设置漫弯形交界面等。 4.2.4 门窗 4.2.4.1 门窗应闭合严密。门的表面应平滑、防吸附、不渗透，并易于清洁、消毒。应使用不透水、坚固、不变形的材料制成。 4.2.4.2 清洁作业区和准清洁作业区与其他区域之间的门应能及时关闭。 4.2.4.3 窗户玻璃应使用不易碎材料。若使用普通玻璃，应采取必要的措施防止玻璃破碎后对原料、包装材料及食品造成污染。 4.2.4.4 窗户如设置窗台，其结构应能避免灰尘积存且易于清洁。可开启的窗户应装有易于清洁的防虫害窗纱。

续表

来源	相关条款内容
《出口食品生产企业卫生要求》（2011 年）	第七条 （二）车间内墙面、门窗应用浅色、密封性好、防吸附、易清洗的无毒材料修建，保持清洁、光滑，必要时应消毒，可开启的窗户应装有防虫蝇窗纱； （三）车间屋顶或者天花板及架空构件应能防止灰尘、霉斑和冷凝水的形成以及脱落，保持清洁；
《食品生产许可审查通则》（2016 年）附件二：食品、食品添加剂生产许可现场核查评分记录表	1.2 厂房和车间 2. 车间保持清洁，顶棚、墙壁和地面应当采用无毒、无味、防渗透、防霉、不易破损脱落的材料建造，易于清洁；顶棚在结构上不利于冷凝水垂直滴落，裸露食品上方的管路应当有防止灰尘散落及水滴掉落的措施；门窗应当闭合严密，不透水、不变形，并有防止虫害侵入的措施。
CAC《食品卫生通用规范》CAC/RCP1-1969，Rev. 4-2003	4.2.2 内部结构和设施 食品加工厂的内部结构应该采用耐用的材料建造，并易于维护和清洗，必要时可以对其进行消毒；为了保证食品的安全性和适应性，必要时还应满足以下条件： • 根据其用途，墙壁表面、隔板和地面应采用不渗水、无毒的材料制造； • 在符合操作要求的高度内，墙壁和隔板的表面是光滑的； • 地面的结构应有利于排污和清洗的需要； • 天花板和顶部固定物的结构应有利于减少积尘，水珠的凝结和碎物的脱落； • 窗户应易于清洗，其结构应有利于减少积尘，必要时还应安装可拆卸、可清洗的防虫纱窗。 • 门的表面应当光滑、无吸附性，并易于清洗，必要时可以进行消毒处理； • 直接与食品接触的工作表面，其卫生条件应符合要求，易于清洗、维护和消毒。它们应该采用光滑的、不易吸水的材料制成，对食品无毒害作用，可以用正常的操作方法进行清洗和消毒。

建筑内部结构与材料实施要点：

（1）顶棚　材质符合无毒、无味、表面光滑、可清洁，涂料应无毒、无味、防霉、不易脱落、易于清洁的涂料。结构宜设计成圆角，并保持一定的坡度，以防止冷凝水的聚集，防止霉菌和虫害的滋生。

（2）墙壁　防霉、防湿、防腐、光滑，有利于卫生，不宜藏污纳垢。转角宜设计为圆弧形，墙角宜有包角或护栏，墙面涂料应无毒、无味、防霉、不易脱落、易于清洁。

（3）门窗　闭合严密，不透水、不变形，完整无孔洞，防止虫害进入。浅色材料制作，便于清洗，车间内门框不留门槛，外部入口处加装挡鼠板，防止老鼠进入；入口装风幕，应具有一定的风速（最小值 500m/min）阻止昆虫和空气污染物进入，风幕宽度大于门洞的宽度，便于吹扫；风幕开关应直接与门开关相联，保证一开门风幕就开始工作，并持续到关门为止。窗户固定，窗台宜与内墙面呈斜角（下斜45°）或不留窗台，外窗台宜倾斜60°，防止鸟类栖息和灰尘积聚。

（4）蒸汽、水、电等配件管路设置于暴露食品的上方的　应考虑安装吊顶，技术夹层的墙面与天棚需刷涂料饰面；天花板宜用聚氯乙烯（PVC）、塑钢板，天花板不宜安装金属嵌板，也不能采用玻璃纤维制作天花板，因为啮齿类动物在其中生活繁殖。

（四）工作场所和员工设施等

表3-5所示为工作场所和员工设施的相关条款。

表3-5　　　　　　　　　　　工作场所和员工设施的相关条款

来源	相关条款内容
GB 14881—2013《食品安全国家标准　食品生产通用卫生规范》	5.1.3 清洁消毒设施 应配备足够的食品、工器具和设备的专用清洁设施，必要时应配备适宜的消毒设施。应采取措施避免清洁、消毒工器具带来的交叉污染。 5.1.4 废弃物存放设施 应配备设计合理、防止渗漏、易于清洁的存放废弃物的专用设施；车间内存放废弃物的设施和容器应标识清晰。必要时应在适当地点设置废弃物临时存放设施，并依废弃物特性分类存放。 5.1.5 个人卫生设施 5.1.5.1 生产场所或生产车间入口处应设置更衣室；必要时特定的作业区入口处可按需要设置更衣室。更衣室应保证工作服与个人服装及其他物品分开放置。 5.1.5.2 生产车间入口及车间内必要处，应按需设置换鞋（穿戴鞋套）设施或工作鞋靴消毒设施。如设置工作鞋靴消毒设施，其规格尺寸应能满足消毒需要。 5.1.5.3 应根据需要设置卫生间，卫生间的结构、设施与内部材质应易于保持清洁；卫生间内的适当位置应设置洗手设施。卫生间不得与食品生产、包装或贮存等区域直接连通。 5.1.5.4 应在清洁作业区入口设置洗手、干手和消毒设施；如有需要，应在作业区内适当位置加设洗手和（或）消毒设施；与消毒设施配套的水龙头其开关应为非手动式。 5.1.5.5 洗手设施的水龙头数量应与同班次食品加工人员数量相匹配，必要时应设置冷热水混合器。洗手池应采用光滑、不透水、易清洁的材质制成，其设计及构造应易于清洁消毒。应在临近洗手设施的显著位置标示简明易懂的洗手方法。
《出口食品生产企业卫生要求》（2011年）	第七条 （七）在车间内适当的地点设足够数量的洗手、消毒、干手设备或者用品、鞋靴消毒设施，洗手水龙头应为非手动开关，必要时车间还应供应用于洗手的适宜温度热水； （八）设有与车间连接并与员工数量相适应的更衣室，不同清洁要求的区域设有单独的更衣室，视需要设立符合卫生要求的卫生间，更衣室和卫生间应保持清洁卫生、无异味，其设施和布局应避免对车间造成污染；

续表

来源	相关条款内容
《出口食品生产企业卫生要求》（2011 年）	（九）车间内宜有独立区域用于食品容器和工器具的清洗消毒，防止清洗消毒区域对加工区域的污染，清洗消毒设施应易于清洁，具有充分的水供应和排水能力，必要时供应热水； （十）与食品接触的设备和容器（一次性使用的容器和包装除外），应用耐腐蚀、防锈、防吸附、易清洗的无毒材料制成，其构造应易于清洗消毒，摆放整齐并维护良好； （十一）盛装废弃物及非食用产品的容器应由防渗透材料制成并予以特别标明。盛装化学物质的容器应标识，必要时上锁。
《食品生产许可审查通则》（2016 年）附件二：食品、食品添加剂生产许可现场核查评分记录表	2.3 清洁消毒设施 应当配备相应的食品、工器具和设备的清洁设施，必要时配备相应的消毒设施。清洁、消毒方式应当避免对食品造成交叉污染，使用的洗涤剂、消毒剂应当符合相关规定要求。 2.4 废弃物存放设施 应当配备设计合理、防止渗漏、易于清洁的存放废弃物的专用设施。车间内存放废弃物的设施和容器应当标识清晰，不得与盛装原辅料、半成品、成品的容器混用。 2.5 个人卫生设施 生产场所或车间入口处应当设置更衣室，更衣室应当保证工作服与个人服装及其他物品分开放置；车间入口及车间内必要处，应当按需设置换鞋（穿戴鞋套）设施或鞋靴消毒设施；清洁作业区入口应当设置与生产加工人员数量相匹配的非手动式洗手、干手和消毒设施。卫生间不得与生产、包装或贮存等区域直接连通。
CAC《食品卫生通用规范》CAC/RCP1-1969，Rev.4-2003	4.4.2 排水和废物处理 应当具有完善的排水和废物处理系统和设施。在设计和建造排水和废物处理系统时，应避免其污染食品和饮用水。 4.4.3 清洗 应提供适当、专用的设施，用于食品、器具和设备的清洗。必要时这些设施应提供充足的热和冷的饮用水。 4.4.4 个人卫生设施和卫生间 提供适当的个人卫生设施，以保证个人卫生保持在适当的水平，并避免污染食品。适当的设施包括： • 足够的洗手和干手设施，包括足够的洗手池和冷热水（或适当温度的水）供应； • 卫生间的设计应满足适当的卫生要求； • 足够的更衣设施。 上述设施的选址和设计应合理。

工作场所和员工设施实施要点：

（1）专用清洗消毒设施　如清洗消毒间、清洗池、热水浸泡池、消毒池等，配有清洗消毒的标准操作程序（SOP），明确工器具、设备清洗消毒的方法、频率、消毒液浓度、清洗消毒的流程等。清洁剂、消毒剂的存放应考虑产品防护的要求。

（2）废弃物装置　材质和设计应考虑防渗漏、易于清洁、防止扩散；车间内存放废弃物的设施和容器应标识清晰，有非手接触式的顶盖。必要时应在适当地点设置废弃物临时存放设施，并依废弃物特性分类存放。

（3）个人卫生设施　更衣室与加工人员数量相适宜，并与车间相连，清洁区和非清洁区作业的加工人员分别设置更衣室；个人衣物、鞋与工作服、靴分开放置，挂衣架与墙壁保持一定距离，安装紫外光灯或臭氧发生器对空气消毒；洗手间不应设在加工作业区内，门窗不能直接开向加工区，配有冲水、洗手消毒设施，窗口有防虫蝇设施。洗手消毒设施，水龙头数量与员工数量相匹配，比例宜 10 人 1 个，200 人以上每增加 20 个人增设 1 个；非手动开关，洗手处配有皂液，有热水装置，配有自动干手器。

（五）供排水、通风和其他公用设施

1. 供排水设施

表 3-6 所示为供排水设施的相关条款。

表 3-6　　　　　　　　　　　　　　供排水设施的相关条款

来源	相关条款内容
GB 14881—2013《食品安全国家标准　食品生产通用卫生规范》	5.1 设施 5.1.1 供水设施 5.1.1.1 应能保证水质、水压、水量及其他要求符合生产需要。 5.1.1.2 食品加工用水的水质应符合 GB 5749 的规定，对加工用水水质有特殊要求的食品应符合相应规定。间接冷却水、锅炉用水等食品生产用水的水质应符合生产需要。 5.1.1.3 食品加工用水与其他不与食品接触的用水（如间接冷却水、污水或废水等）应以完全分离的管路输送，避免交叉污染。各管路系统应明确标识以便区分。 5.1.1.4 自备水源及供水设施应符合有关规定。供水设施中使用的涉及饮用水卫生安全产品还应符合国家相关规定。 5.1.2 排水设施 5.1.2.1 排水系统的设计和建造应保证排水畅通、便于清洁维护；应适应食品生产的需要，保证食品及生产、清洁用水不受污染。 5.1.2.2 排水系统入口应安装带水封的地漏等装置，以防止固体废弃物进入及浊气逸出。 5.1.2.3 排水系统出口应有适当措施以降低虫害风险。 5.1.2.4 室内排水的流向应由清洁程度要求高的区域流向清洁程度要求低的区域，且应有防止逆流的设计。 5.1.2.5 污水在排放前应经适当方式处理，以符合国家污水排放的相关规定。

续表

来源	相关条款内容
《出口食品生产企业卫生要求》（2011年）	第七条 （十二）应设有充分的污水排放系统并保持通畅，应设有适宜的废弃物处理设施，避免其污染食品或生产加工用水。 第八条 生产加工用水（包括冰、蒸汽）应确保安全卫生，并符合以下要求： （一）属于城市供水的，应按当地卫生行政部门要求每年检测并取得官方出具的检测合格证明； （二）属于自备水源的，应在使用前经当地卫生行政部门检测合格；使用中应至少每半年检测一次并取得官方出具的检测合格证明； （三）进口国（地区）对水质有明确要求的，按相关要求执行； （四）储水设施、输水管道应用无毒材料制成，出水口应有防止回流的装置。储水设施应建在无污染区域，定期清洗消毒，并加以防护； （五）非生产加工用水应在充分标识的独立系统中循环，不得进入生产加工用水系统。
《食品生产许可审查通则》（2016年）附件二：食品、食品添加剂生产许可现场核查评分记录表	2.2 供排水设施 1. 食品加工用水的水质应当符合 GB 5749 的规定，有特殊要求的应当符合相应规定。食品加工用水与其他不与食品接触的用水应当以完全分离的管路输送，避免交叉污染，各管路系统应当明确标识以便区分。 2. 室内排水应当由清洁程度高的区域流向清洁程度低的区域，且有防止逆流的措施。排水系统出入口设计合理并有防止污染和虫害侵入的措施。
CAC《食品卫生通用规范》CAC/RCP1-1969，Rev.4-2003	4.4 设施 4.4.1 供水 饮用水供水系统应配有适当的存储、输送和温度控制设施，在需要的时候就能提供充足的饮用水，以保证食品的安全性和适宜性。饮用水应达到世界卫生组织（WHO）最新出版的《饮用水的质量指南》中所规定的标准，或者高于该标准。非饮用水（例如用于消防、锅炉、冷却或其他类似用途，不会对食品产生污染的水）应有单独的供水系统。非饮用水供水系统应该与饮用水系统区别开来，并且不能够与饮用水系统连接或回流到饮用水的供水系统中。 4.4.2 排水和废物处理 应当具有完善的排水和废物处理系统和设施。在设计和建造排水和废物处理系统时，应避免其污染食品和饮用水。

供排水设施实施要点：

（1）非饮用水不能和饮用水系统相连接，防止逆流进入饮用水系统，管路系统采用颜色或加贴标识加以识别。

（2）自备水源应对水源出水口实施防护，防止水源被污染；中间蓄水环节，应加以防护，定期清洗消毒。

（3）使用水质净化设施对加工水净化处理，水质净化程序要符合国家关于二次供水的有关规定。

（4）蓄水设备，如水塔、蓄水罐、贮水池、输水管道采用无毒、无害的材料制成，如不锈钢、铝塑复合式管，储水设施设在无污染区域，有防尘、防虫、防鼠设施，设备结构易于消毒处理。

（5）防止水管外不洁水的虹吸或倒流入管路内，安装止回阀等。

（6）食品加工中不宜使用循环水，防止带来的交叉污染。

（7）排水设计避免污染食品和饮用水，加工产生的废水应通过管道或设施直接排到下水道，避免直排地面，确保排放的污水从非清洁区域流向清洁区域；防止管道系统的交叉连接。

（8）废水排放应按排污许可证的要求，采取污水处理措施达标排放，污水处理应有防止鼠类、昆虫通过排水管道潜入车间的有效措施。

2. 通风、照明、仓储、温控设施

表3-7所示为通风、照明、仓储、温控设施的相关条款。

表3-7　　　　　　　　　　通风、照明、仓储、温控设施的相关条

来源	相关条款内容
GB 14881—2013《食品安全国家标准　食品生产通用卫生规范》	5.1.6 通风设施 5.1.6.1 应具有适宜的自然通风或人工通风措施；必要时应通过自然通风或机械设施有效控制生产环境的温度和湿度。通风设施应避免空气从清洁度要求低的作业区域流向清洁度要求高的作业区域。 5.1.6.2 应合理设置进气口位置，进气口与排气口和户外垃圾存放装置等污染源保持适宜的距离和角度。进、排气口应装有防止虫害侵入的网罩等设施。通风排气设施应易于清洁、维修或更换。 5.1.6.3 若生产过程需要对空气进行过滤净化处理，应加装空气过滤装置并定期清洁。 5.1.6.4 根据生产需要，必要时应安装除尘设施。 5.1.7 照明设施 5.1.7.1 厂房内应有充足的自然采光或人工照明，光泽和亮度应能满足生产和操作需要；光源应使食品呈现真实的颜色。 5.1.7.2 如需在暴露食品和原料的正上方安装照明设施，应使用安全型照明设施或采取防护措施。 5.1.8 仓储设施 5.1.8.1 应具有与所生产产品的数量、贮存要求相适应的仓储设施。 5.1.8.2 仓库应以无毒、坚固的材料建成；仓库地面应平整，便于通风换气。仓库的设计应能易于维护和清洁，防止虫害藏匿，并应有防止虫害侵入的装置。

续表

来源	相关条款内容
GB 14881—2013《食品安全国家标准 食品生产通用卫生规范》	5.1.8.3 原料、半成品、成品、包装材料等应依据性质的不同分设贮存场所，或分区域码放，并有明确标识，防止交叉污染。必要时仓库应设有温、湿度控制设施。 5.1.8.4 贮存物品应与墙壁、地面保持适当距离，以利于空气流通及物品搬运。 5.1.8.5 清洁剂、消毒剂、杀虫剂、润滑剂、燃料等物质应分别安全包装，明确标识，并应与原料、半成品、成品、包装材料等分隔放置。 5.1.9 温控设施 5.1.9.1 应根据食品生产的特点，配备适宜的加热、冷却、冷冻等设施，以及用于监测温度的设施。 5.1.9.2 根据生产需要，可设置控制室温的设施。
《出口食品生产企业卫生要求》（2011 年）	第七条 （四）车间内应具备充足的自然或人工照明，光线以不改变被加工物的本色为宜，光线强度应能保证生产、检验各岗位正常操作；固定的照明设施应具有保护装置，防止碎片落入食品； （五）在有温度、湿度控制要求的工序和场所安装温湿度显示装置； （六）车间应具有适宜的自然或机械通风设施，保持车间内通风良好。进排风系统在设计和建造上应便于维护和清洁，使空气从高清洁区域流向低清洁区域； （十三）原辅料库应满足储存要求，保持卫生和整洁，必要时控制温度和湿度；不同原辅料分别存放，避免受到损坏和污染。
《食品生产许可审查通则》（2016 年）附件二：食品、食品添加剂生产许可现场核查评分记录表	2.6 通风设施 应当配备适宜的通风、排气设施，避免空气从清洁程度要求低的作业区域流向清洁程度要求高的作业区域；合理设置进气口位置，必要时应当安装空气过滤净化或除尘设施。通风设施应当易于清洁、维修或更换，并能防止虫害侵入。 2.7 照明设施 厂房内应当有充足的自然采光或人工照明，光泽和亮度应能满足生产和操作需要，光源应能使物料呈现真实的颜色。在暴露食品和原辅料正上方的照明设施应当使用安全型或有防护措施的照明设施；如需要，还应当配备应急照明设施。 2.8 温控设施 应当根据生产的需要，配备适宜的加热、冷却、冷冻以及用于监测温度和控制室温的设施。

续表

来源	相关条款内容
CAC《食品卫生通用规范》CAC/RCP1-1969，Rev.4-2003	**4.4.5 温度控制** 根据食品生产加工的特点，要有完善的设施对食品进行加热、冷却、烹饪、冷藏和冷冻处理。对存放冷藏和冷冻食品的设施，应对食品的温度进行监控；必要时，应控制环境温度以确保食品的安全性和适宜性。 **4.4.6 空气质量和通风** 提供适当的自然或机械通风设施，尤其为了以下几个方面的需要： <ul><li>尽量减少由空气造成的食品污染，例如，烟雾和雾滴；</li><li>控制周围环境温度；</li><li>控制可能影响食品适宜性的异味；</li><li>必要时对湿度加以控制，以确保食品的安全性和适宜性。</li></ul>通风系统的设计和安装应避免空气从污染区流向清洁区，必要时，通风设施可以进行彻底地维护和清洗。 **4.4.7 照明** 提供充足的自然光线或照明，以保证工作在卫生的方式下进行。照明光线的色彩不应产生误导。灯光的强度应满足食品加工的要求。照明设施的安装和保护措施要恰当，以免在其破裂时而对食品造成污染。 **4.4.8 存储** 提供适当的设施用于储存食品、配料和非食物性的化学物质（例如：清洁剂、润滑滑剂、燃油等）。在适当的情况下，食品储存设施的设计和建造应能达到下述要求： <ul><li>可进行充分的维护和清洗；</li><li>避免害虫的侵入和藏匿；</li><li>保证食品在储存期内得到有效的保护，免受污染；</li><li>必要时，提供一个能够尽量避免食品变质的环境（例如：控制温度和湿度）。</li></ul>储存设施的类型取决于食品本身的特点。必要时，清洁的材料和有害物质应该分开存放或存放在安全的地方。

通风、照明、仓储、温控设施实施要点：

（1）通风设施

①通风设施应易于维护清洁，进气设施应有过滤净化装置，过滤用的网罩易于拆卸、清洗和更换，进气口应设有防虫网，防止车间内排出的空气通过进气口进入车间；

②蒸煮、油炸、烟熏、烘烤等产生大量蒸汽和烟雾的区域，应加设带有机械排风的排气装置；废气排放应符合《大气污染物综合排标准》（GB 16297—1996）；

③使清洁区和非清洁区的空气形成压力差，保证车间的气流方向从清洁区向非清洁区流动，以免非清洁区的不洁空气对清洁区造成污染。

（2）照明设施

①车间产品加工操作、产品检验等岗位的采光和照明应保证充分；

②照明装置应考虑冷光源，操作台或裸露产品的上方照明应加装防护罩；

③紫外光灯不得加装防护罩，但应避免安装在有裸露产品（如加料斗、操作台等）的正上方；

④速冷库、冷藏库、速冻机、易产生高浓度粉尘的区域须安装防低温、防爆防护设施。

（3）仓储设施

①贮存的条件和贮存能力适应。贮存面积、功能、温度、湿度应满足工艺及食品安全的要求；干燥、通风、防雨、防霉，物料离墙离地，保证先进先出；

②原料、产品的贮存应进行物理分隔；

③食品添加剂采取专人、专区管理；

④化学品专库专人管理；

⑤结合食品防护，对关键区域安装监控装置；

⑥防止有害生物（昆虫、鼠、蟑螂、鸟）的进入，设置挡鼠板、灭蝇灯、粘鼠板等装置。

（4）温控装置

①生产和物料贮存过程中的加热、冷却、冷冻等环节配备温控装置；

②温控装置应有监视程序，定时进行温度监控；

③有温度要求的生产现场，应有温度控制的装置。

（六）设施适宜性及其是否方便清洁、维修和预防性维护

表3-8所示为设施适宜性及其是否方便清洁、维修和预防性维护的相关条款。

表3-8　　　　设施适宜性及其是否方便清洁、维修和预防性维护的相关条款

来源	相关条款内容
GB 14881—2013《食品安全国家标准　食品生产通用卫生规范》	5.2 设备 5.2.1 生产设备 5.2.1.1 一般要求 应配备与生产能力相适应的生产设备，并按工艺流程有序排列，避免引起交叉污染。 5.2.1.2 材质 5.2.1.2.1 与原料、半成品、成品接触的设备与用具，应使用无毒、无味、抗腐蚀、不易脱落的材料制作，并应易于清洁和保养。 5.2.1.2.2 设备、工器具等与食品接触的表面应使用光滑、无吸收性、易于清洁保养和消毒的材料制成，在正常生产条件下不会与食品、清洁剂和消毒剂发生反应，并应保持完好无损。 5.2.1.3 设计 5.2.1.3.1 所有生产设备应从设计和结构上避免零件、金属碎屑、润滑油，或其他污染因素混入食品，并应易于清洁消毒、易于检查和维护。 5.2.1.3.2 设备应不留空隙地固定在墙壁或地板上，或在安装时与地面和墙壁间保留足够空间，以便清洁和维护。 5.2.2 监控设备 用于监测、控制、记录的设备，如压力表、温度计、记录仪等，应定期校准、维护。

续表

来源	相关条款内容
GB 14881—2013《食品安全国家标准　食品生产通用卫生规范》	5.2.3 设备的保养和维修 应建立设备保养和维修制度，加强设备的日常维护和保养，定期检修，及时记录。
《出口食品生产企业卫生要求》（2011 年）	第十条　食品生产加工过程应防止交叉污染，确保产品适合消费者食用，并符合下列要求： （四）建立并有效执行生产设备、工具、容器、场地等清洗消毒程序，班前班后进行卫生清洁工作，专人负责检查。
《食品生产许可审查通则》（2016 年）附件二：食品、食品添加剂生产许可现场核查评分记录表	2.1 生产设备 1. 应当配备与生产的产品品种、数量相适应的生产设备，设备的性能和精度应当满足生产加工的要求。 2. 生产设备清洁卫生，直接接触食品的设备、工器具材质应当无毒、无味、抗腐蚀、不易脱落，表面光滑、无吸收性，易于清洁保养和消毒。 3.1 设备布局 生产设备应当按照工艺流程有序排列，合理布局，便于清洁、消毒和维护，避免交叉污染。
CAC《食品卫生通用规范》CAC/RCP1-1969，Rev.4-2003	4.3 设备 4.3.1 总体要求 直接与食品接触的设备和容器（除了一次性容器和包装），其设计和制造应确保其在需要时，可以进行充分的清洗、消毒和维护，不会污染食品。设备和容器应根据其用途，采用无毒材料制成。设备还应是耐用的，可移动的，或是可拆装式的，以便于维护、清洗、消毒和监控。例如，便于虫害的检查。 4.3.2 食品控制和监测设备 除 4.3.1 中提出的总体要求之外，用于烹饪、加热、冷却、储存或冷冻食品的设备，应根据食品的安全性和适宜性出发，使设备能够在必要时尽可能地快速达到所要求的温度，并处于良好的保温状况。这些设备的温度应该是可以监测和控制的。必要时这些设备应该以有效的方式对湿度、空气流速及其他对于食品的安全性和适宜性有重要影响的参数进行监测和控制。这些要求的目的是为了保证： • 消除有害的或不需要的微生物或它们产生的毒素，或将其数量减少至安全的范围内，或将它们的残余量和繁殖数量进行有效的控制； • 在适当的情况下，可对 HACCP 计划中所确立的关键限值进行监控； • 能快速地达到食品安全性和适宜性所要求的温度及其他必要条件，并能保持这种状态。

设施适宜性及其是否方便清洁、维修和预防性维护实施要点：

（1）食品生产加工设备应从使用材质、设计、设备案置位置以及易于清洁消毒等方面加以考虑。

（2）食品加工生产中为了保证设施设备清洁卫生，使用清洁剂、消毒剂等化学物质所以设备设施的材质应使用无毒、无味、不吸水、耐腐蚀、不生锈、易清洗消毒、坚固的材料。不锈钢和食品级塑料是普遍选用的。

（3）设备设计尽量无缝隙，与产品接触表面应避免凹凸不平和接缝、孔隙、突出物、螺栓、铆钉、死角等，避免藏污纳垢。

（4）设备管道接头要严密、光滑，便于清洁消毒，防止微生物繁殖。长管和变曲管道应方便拆洗。

（5）设备布置，宜确保有足够的空间，以便于设备的操作、清洁、维护和减少交叉污染。设备与地面、屋顶、墙壁的距离应足以让员工进行操作而不至于造成员工的衣裤或人体同地面、屋顶、墙壁接触。

（七）人员健康管理与卫生要求

表3-9所示为人员健康管理与卫生要求的相关条款。

表3-9 人员健康管理与卫生要求的相关条款

来源	相关条款内容
GB 14881—2013《食品安全国家标准 食品生产通用卫生规范》	6.3 食品加工人员健康管理与卫生要求 6.3.1 食品加工人员健康管理 6.3.1.1 应建立并执行食品加工人员健康管理制度。 6.3.1.2 食品加工人员每年应进行健康检查，取得健康证明；上岗前应接受卫生培训。 6.3.1.3 食品加工人员如患有痢疾、伤寒、甲型病毒性肝炎、戊型病毒性肝炎等消化道传染病，以及患有活动性肺结核、化脓性或者渗出性皮肤病等有碍食品安全的疾病，或有明显皮肤损伤未愈合的，应当调整到其他不影响食品安全的工作岗位。 6.3.2 食品加工人员卫生要求 6.3.2.1 进入食品生产场所前应整理个人卫生，防止污染食品。 6.3.2.2 进入作业区域应规范穿着洁净的工作服，并按要求洗手、消毒；头发应藏于工作帽内或使用发网约束。 6.3.2.3 进入作业区域不应配戴饰物、手表，不应化妆、染指甲、喷洒香水；不得携带或存放与食品生产无关的个人用品。 6.3.2.4 使用卫生间、接触可能污染食品的物品，或从事与食品生产无关的其他活动后，再次从事接触食品、食品工器具、食品设备等与食品生产相关的活动前应洗手消毒。 6.3.3 来访者 非食品加工人员不得进入食品生产场所，特殊情况下进入时应遵守和食品加工人员同样的卫生要求。

续表

来源	相关条款内容
《出口食品生产企业卫生要求》（2011 年）	第五条　出口食品生产企业应保证其生产和管理人员适合其岗位需要，并符合下列要求： （一）进入生产区域应保持良好的个人清洁卫生和操作卫生；进入车间时应更衣、洗手、消毒；工作服、帽和鞋应消毒并保持清洁卫生； （二）与食品生产相关的人员应经体检合格后方可上岗并每年进行健康检查，凡出现伤口感染或者患有可能污染食品的皮肤病、消化道疾病或呼吸道疾病者，应立即报告其症状或疾病，不得继续工作； （三）从事监督、指导、员工培训的卫生质量管理人员，应熟悉国家和相关进口国（地区）的相关法律法规、食品安全卫生标准，具备适应其工作相关的资质和能力，考核合格后方可上岗。
《食品生产许可审查通则》（2016 年）附件二：食品、食品添加剂生产许可现场核查评分记录表	4.1 人员要求 应当配备食品安全管理人员和食品安全专业技术人员，明确其职责。人员要求应当符合有关规定。 4.2 人员培训 应当制定职工培训计划，开展食品安全知识及卫生培训。食品安全管理人员上岗前应当经过培训，并考核合格。 4.3 人员健康管理制度 应当建立从业人员健康管理制度，明确患有国务院卫生行政部门规定的有碍食品安全疾病的或有明显皮肤损伤未愈合的人员，不得从事接触直接入口食品的工作。从事接触直接入口食品工作的食品生产人员应当每年进行健康检查，取得健康证明后方可上岗工作。
CAC《食品卫生通用规范》CAC/RCP1-1969，Rev. 4-2003	7.1 健康状况 被查明或被怀疑患有某种疾病的人员或某种病原菌的携带者，或某种疾病可以通过食品传染给其他人，只要认为这些人员可能会对食品构成威胁，就应禁止他们进入食品加工区。任何患有疾病的人都应及时向管理人员汇报病情和疾病的症状。如果食品操作人员出现临床性或流行病情疾病症状时，就应进行体检。 7.2 疾病和受伤 工作人员的疾病或受伤情况应向管理人员报告，以便及时进行身体检查或者考虑将其调离与食品处理有关的岗位： 黄疸；腹泻；呕吐；发烧；带发烧的喉痛；明显受感染的皮肤损伤（烫伤、割伤等）；耳朵、眼睛或鼻子中有流出物。 7.3 个人清洁 食品操作者应该保持良好的个人清洁卫生，在适当的场合，要穿戴防护性工作服、帽子及鞋子。患有割伤、碰伤的工作的人员，如允许他们继续工作，则应将伤口处用防水性材料进行包扎。当个人的清洁可能影响到食品安全性时，操作人员通常要洗手，如：

续表

来源	相关条款内容
CAC《食品卫生通用规范》CAC/RCP1-1969，Rev. 4-2003	• 在开始进行食品加工前； • 去洗手间后； • 处理食品原料或其他任何被污染的材料之后，如果不及时清洗将会污染其他食品，一般情况下，应避免他们再去处理即食食品。 **7.4 个人行为举止** 从事食品加工操作的人员应克制那些可能导致食品污染的行为，如： • 抽烟； • 吐痰； • 咀嚼或吃东西； • 在未加保护的食品上打喷嚏或咳嗽。 个人佩戴的物品如首饰、手表、饰针或其他类似物品不准佩戴或带入食品加工场所，只要它们可能对食品的安全性和适宜性带来危害。 **7.5 外来人员** 进入食品制造、加工和处理场所的参观人员，在适当的情况下，应该穿防护性服装并遵守本节中提到的其他个人卫生的要求。

人员健康管理与卫生要求实施要点：

（1）有下列疾病和疾患者不得从事食品生产：

①肝炎（病毒性肝炎和带毒者）；

②活动性肺结核；

③肠伤寒和肠伤寒带菌者；

④细菌性疾和痢疾带菌者；

⑤化脓性或渗出性脱屑性皮肤病；

⑥其他有碍食品卫生的疾病或疾患。

（2）企业的生产加工人员、检验人员、生产管理人员以及进入生产区域实施检查、参观的人员都要保持良好的健康状况和个人卫生清洁。

（3）食品从业人员应经国家卫生行政主管部门认可的医疗机构体检合格后方可上岗。患有影响食品卫生疾病的人员不得从事食品生产活动。

（4）生产企业应制订员工健康检查计划，按时组织健康检查，并建立档案；至少每年进行一次员工健康体检，对患有影响食品安全的疾病的员工调离食品生产岗位。

（5）对员工的食品卫生和安全意识进行培训提升，使员工培养良好的卫生习惯，与生产无关的物品、首饰、手表、化妆品等有可能成为食品的污染源，不得带入车间。员工应严格遵守洗手流程和卫生操作程序；设立专用的洗衣房，工作服、帽集中管理、清洗、消毒和发放，防止造成交叉污染。

（6）对员工进行食品卫生制度的培训，建立员工卫生的检查制度，明确卫生检查的职责，对生产操作中员工不规范的行为予以制止和教育，对发现员工上班时有发热、打喷嚏、流鼻涕、黄疸、手部外伤等情况要及时调岗至非接触食品的岗位，或劝其休息。

（八）生产过程的控制

表3-10所示为生产过程控制的相关条款。

表3-10　　　　　　　　　　　　　生产过程控制相关条款

来源	相关条款内容
GB 14881—2013《食品生产通用卫生规范》	8 生产过程的食品安全控制 8.1 产品污染风险控制 8.1.1 应通过危害分析方法明确生产过程中的食品安全关键环节，并设立食品安全关键环节的控制措施。在关键环节所在区域，应配备相关的文件以落实控制措施，如配料（投料）表、岗位操作规程等。 8.1.2 鼓励采用危害分析与关键控制点体系（HACCP）对生产过程进行食品安全控制。 8.2 生物污染的控制 8.2.1 清洁和消毒 8.2.1.1 应根据原料、产品和工艺的特点，针对生产设备和环境制定有效的清洁消毒制度，降低微生物污染的风险。 8.2.1.2 清洁消毒制度应包括以下内容：清洁消毒的区域、设备或器具名称；清洁消毒工作的职责；使用的洗涤、消毒剂；清洁消毒方法和频率；清洁消毒效果的验证及不符合的处理；清洁消毒工作及监控记录。 8.2.1.3 应确保实施清洁消毒制度，如实记录；及时验证消毒效果，发现问题及时纠正。 8.2.2 食品加工过程的微生物监控 8.2.2.1 根据产品特点确定关键控制环节进行微生物监控；必要时应建立食品加工过程的微生物监控程序，包括生产环境的微生物监控和过程产品的微生物监控。 8.2.2.2 食品加工过程的微生物监控程序应包括：微生物监控指标、取样点、监控频率、取样和检测方法、评判原则和整改措施等，具体可参照附录A的要求，结合生产工艺及产品特点制定。 8.2.2.3 微生物监控应包括致病菌监控和指示菌监控，食品加工过程的微生物监控结果应能反映食品加工过程中对微生物污染的控制水平。 8.3 化学污染的控制 8.3.1 应建立防止化学污染的管理制度，分析可能的污染源和污染途径，制定适当的控制计划和控制程序。 8.3.2 应当建立食品添加剂和食品工业用加工助剂的使用制度，按照GB 2760的要求使用食品添加剂。 8.3.3 不得在食品加工中添加食品添加剂以外的非食用化学物质和其他可能危害人体健康的物质。 8.3.4 生产设备上可能直接或间接接触食品的活动部件若需润滑，应当使用食用油脂或能保证食品安全要求的其他油脂。 8.3.5 建立清洁剂、消毒剂等化学品的使用制度。除清洁消毒必需和工艺需要，不应在生产场所使用和存放可能污染食品的化学制剂。

续表

来源	相关条款内容
GB 14881—2013《食品生产通用卫生规范》	8.3.6 食品添加剂、清洁剂、消毒剂等均应采用适宜的容器妥善保存，且应明显标示、分类贮存；领用时应准确计量、作好使用记录。 8.3.7 应当关注食品在加工过程中可能产生有害物质的情况，鼓励采取有效措施减低其风险。 8.4 物理污染的控制 8.4.1 应建立防止异物污染的管理制度，分析可能的污染源和污染途径，并制定相应的控制计划和控制程序。 8.4.2 应通过采取设备维护、卫生管理、现场管理、外来人员管理及加工过程监督等措施，最大限度地降低食品受到玻璃、金属、塑胶等异物污染的风险。 8.4.3 应采取设置筛网、捕集器、磁铁、金属检查器等有效措施降低金属或其他异物污染食品的风险。 8.4.4 当进行现场维修、维护及施工等工作时，应采取适当措施避免异物、异味、碎屑等污染食品。
《出口食品生产企业卫生要求》（2011 年）	第十二条　企业使用化学物品应避免污染产品，并符合下列要求： （一）厂区、车间和实验室使用的洗涤剂、消毒剂、杀虫剂、燃油、润滑油、化学试剂等应专库存放，标识清晰，建立并严格执行化学品储存和领用管理规定，设立专人保管并记录，按照产品的使用说明谨慎使用； （二）在生产加工区域临时使用的化学物品应专柜上锁并由专人保管； （三）避免对食品、食品接触表面和食品包装物料造成污染。
《食品生产许可审查通则》（2016 年）附件二：食品、食品添加剂生产许可现场核查评分记录表	3.2 1. 应当具备合理的生产工艺流程，防止生产过程中造成交叉污染。工艺流程应当与产品执行标准相适应。执行企业标准的，应当依法备案。 2. 应当制定所需的产品配方、工艺规程、作业指导书等工艺文件，明确生产过程中的食品安全关键环节。复配食品添加剂的产品配方、有害物质、致病性微生物等的控制要求应当符合食品安全标准的规定。
CAC《食品卫生通用规范》CAC/RCP1-1969, Rev.4-2003	5.1 食品危害的控制 食品经营者应该通过运用诸如 HACCP 的体系来控制食品危害。他们应该： ● 识别食品加工操作过程中对食品安全起关键作用的所有步骤； ● 对关键步骤实施有效的控制程序； ● 监测控制程序，确保它们持续有效； ● 定期或操作进行变更时，对控制程序进行评审。 这些体系应该运用于整个食物链，通过适当的产品加工和设计来控制产品保质期内食品卫生。 控制程序可以很简单，例如：检查存货周期校准装置，或正确使用冷藏展示柜。有时候，听取专家的建议和具有相关文件记录的体系可能更好。这种食品安全体系的模型在 HACCP 体系和应用指南（附录）中有描述。

续表

来源	相关条款内容
CAC《食品卫生通用规范》CAC/RCP1-1969，Rev.4-2003	5.2 卫生控制系统的关键 5.2.1 时间和温度控制 温度控制不当是导致食品引发疾病和食品腐败变质的最为常见的原因之一。 这包括对烹饪、冷却、加工和储存的时间和温度的控制。应制定适当的控制系统，以确保对食品的安全性和适宜性起关键作用的温度进行有效的控制。 温度控制系统应该考虑： • 食品本身的特性，例如：其水分活性、pH、食品中微生物的初始数量和微生物的种类； • 产品预期的保质期； • 包装和加工方法； • 产品的预期用途。例如，需进一步烹饪/处理后食用还是可以直接食用的。 这些体系应说明食品对时间和温度允许的变动范围。应定期对温度记录装置进行检查和校准以保证其准确度。 5.2.2 特殊的加工步骤 与食品卫生相关的其他加工步骤还包括： • 冷却； • 热处理； • 辐照； • 干燥； • 化学防腐； • 真空或充气包装。 5.2.3 微生物及其他说明在5.1中所述的管理体系为保证食品的安全性和适宜性提供了一个有效的方法。在任何食品控制系统中涉及有关微生物、化学或物理的说明时，都应具有坚实的科学理论基础和水平，而且在适当之处，还需要说明其监测程序、分析方法和应用范围。 5.2.4 微生物交叉感染 致病菌可以通过一种食品传染给另一种食品，感染的方式可以是食品的直接接触，也可能是通过食品操作人员、食品接触面或者空气间接感染。原料、未经加工的食品要与即食食品有效的隔离，隔离可根据食品的物理性质或按时间间隔来完成，并要对中间物进行有效的清洁，必要时还要对其进行消毒。 进入加工区域的人员需要严格管理或控制。尤其是进入风险较大的加工区，一定要有更衣设施。工作人员进入这些区域前需要洗手和穿戴干净的保护服装（包括鞋子）。 与食品有关的接触面、器具、设备、固定装置使用后必须彻底地进行清洗，必要时，在处理食品原料，尤其是肉类和家禽类之后还要进行消毒。 5.2.5 物理和化学污染 应有适当的体系来防止食品受到其他异物的污染，诸如：玻璃、从机器上脱落的金属碎屑、灰尘、有害的烟雾和有害的化学物质的污染。如有必要，在生产加工过程中还应配备探测仪和过滤装置。

加工控制应重点为食品加工的一切工序，包括包装和贮存，控制在必要的条件下，尽量减少微生物生长繁殖的可能性，或尽量防止食品受到污染。

食品加工中影响微生物生长繁殖的基本要素有：营养成分、pH、温度、抑制剂、水分活度、气体等（病毒除外）。

①食品富含碳、氮、硫和磷，本身是微生物的最好营养源，生产过程中应对食品的接触面进行彻底的清洁和消毒，去除残留食物，减少微生物的生长繁殖。

②食品中的水分控制，应考虑厂房建造和布局的通风，地面、墙面的材质和平整度，避免积水、潮湿。0.85 的水分活度（A_w）被认为是病原微生物生长的安全界限。A_w 在 0.85 以上的食品应当冷藏或做其他形式的安全处理（白新鹏，2010）；A_w 在 0.6~0.85 的食品，不需要冷藏，但要严格控制货架期，因为酵母菌和霉菌仍会引起食品的腐败变质；A_w 在 0.6 以下的食品，不需要冷藏，有较长的货架期。

③食品加工环境温度对微生物的生长和繁殖有较大的影响。病原性微生物能在 0~90℃ 的温度范围内生长，微生物根据其生产的温度范围可分为：嗜冷菌（可生长的温度范围为 0~30℃，最适生长温度为 10~20℃）；嗜温菌（可生长的温度范围为 10~43℃，最适生长温度为 36.5℃）；嗜热菌（可生长的温度范围为 43~90℃，最适生长温度为 55℃）。

控制措施主要考虑尽量减少细菌在可生长温度范围内的环境中停留的时间（白新鹏，2010）。应将生产出的产品迅速转移到冷藏条件下或迅速加热杀菌。

④食品的 pH 是表示物质酸碱程度的指标，其值在 1~14。高表示食品酸度低；反之，酸度高。酵母菌和霉菌可在较低的 pH 环境下生长，通常认为 pH4.6 以下可以抑制致病菌的生长和毒素的产生。

a. 酸性食品：pH 为 4.6 或以下，大部分水果汁为酸性食品；

b. 低酸食品：pH 高于 4.6 的食品，水产品、肉类和蔬菜一般为低酸食品。

在食品中直接加入酸性物质的过程称为酸化，如添加醋酸、乳酸、柠檬酸。通常情况下，微生物生长的 pH 范围为：革兰氏阳性细菌 4.0~8.5；革兰氏阴性细菌 4.5~9.0；霉菌 1.5~9.0；酵母菌 2.0~8.5。

⑤抑制剂是食品中本身含有或人工添加的，一些可抑制或防止微生物生长的化学物质。

a. 天然抑制剂：大蒜素。

b. 化学抑制剂：氯化钠（食盐）、亚硝酸钠、山梨酸盐、苯甲酸盐、亚硫酸盐和抗生素等。

防止过量使用化学抑制剂造成的化学危害，按 GB 2760—2014《食品安全国家标准　食品添加剂使用标准》的规定控制添加量。

⑥有些病原性微生物生长需要特定的氧气环境。根据微生物生长时对氧气的需求不同，细菌分为：

a. 需（嗜）氧菌：只能在有氧环境中生长，如芽孢杆菌属。

b. 厌氧菌：只能在无氧环境下生长，如梭状芽孢菌属。

c. 兼性厌氧菌：不论在有氧或无氧环境下都能生长，多数食源性病原菌属于此类。

d. 微嗜氧菌：只能在低氧环境下生长。

食品加工过程中，利用包装可以控制食品所处的气体环境，如真空包装、充气包装、受控气体包装、低氧包装等。包装可以适当延长食品的货架期，但不能认为包装可以控制致病菌的生长。

根据以上原理，冷却、热处理、干燥、化学保藏、真空或改良空气包装等加工步骤控制是否有效将直接影响食品的安全卫生控制或影响食品的货架期。

当产品根据加工工艺要求、食品的性质和食品的消费方式选择通过控制食品放置在适应病原体生长和产生毒素的温度环境中的时间来控制病原体生长和产毒时，应控制加工过程中的温度和时间。如常规控制金黄色葡萄球菌的策略为：控制产品的内部温度和暴露时间。若在加工过程中产品的内部温度在21℃以上，则加工产品的累计暴露时间不应超过2h；若在加工过程产品的内部温度在21℃以下、10℃以上，则加工产品的累计暴露时间不应超过6h；若在加工过程中产品的内部温度在21℃上下波动时，则加工产品超过21℃以上的累计暴露时间不得超过2h；加工产品超过10℃以上的累计暴露时间不得超过4h。

应加强生产工艺管理：

①各项工艺操作均应保持相应的温度、时间、水分活度、pH、压力控制；

②加强对冷冻、脱水、热加工、冷却、酸化、冷藏等加工过程的监控；

③加工过程应在卫生的条件下；

④加强过筛、过磁等工序的监控，严格执行异物管控制度，防止物理危害，必要时配置金属或X光检测装置，剔除金属或其他异物；

⑤加强生产过程的化学品管理，如与食品有接触机会的设备润滑使用食品级润滑油，对润滑油、清洁消毒用品控制使用，防止对产品的污染。

对生产中突发的停水、停电、设备故障等建立应急响应程序。

（九）检验

表3-11所示为检验的相关条款。

表3-11　　　　　　　　　　　　检验相关条款

来源	相关条款内容
GB 14881—2013《食品安全国家标准　食品生产通用卫生规范》	9 检验 9.1 应通过自行检验或委托具备相应资质的食品检验机构对原料和产品进行检验，建立食品出厂检验记录制度。 9.2 自行检验应具备与所检项目适应的检验室和检验能力；由具有相应资质的检验人员按规定的检验方法检验；检验仪器设备应按期检定。 9.3 检验室应有完善的管理制度，妥善保存各项检验的原始记录和检验报告。应建立产品留样制度，及时保留样品。 9.4 应综合考虑产品特性、工艺特点、原料控制情况等因素合理确定检验项目和检验频次以有效验证生产过程中的控制措施。净含量、感官要求以及其他容易受生产过程影响而变化的检验项目的检验频次应大于其他检验项目。 9.5 同一品种不同包装的产品，不受包装规格和包装形式影响的检验项目可以一并检验。

续表

来源	相关条款内容
《出口食品生产企业卫生要求》（2011 年）	第十三条　企业应通过检测监控产品的安全卫生，并符合下列要求： （一）企业如内设实验室，其应布局合理，避免对生产加工和产品造成污染，应配备相应专业技术资格的检测人员，具备开展工作所需要的实验室管理文件、标准资料、检验设施和仪器设备；检测仪器应按规定进行检定或校准；应按照规定的程序和方法抽样，按照相关国家标准、行业标准、企业标准等对产品进行检测判定，并保有检测结果记录； （二）企业如委托社会实验室，其承担的企业产品检测项目，应具有经主管部门认定或批准的相应资质和能力，并签订合同。
《食品生产许可审查通则》（2016 年）附件二：食品、食品添加剂生产许可现场核查评分记录表	5.3 出厂检验记录制度 应当建立出厂检验记录制度，并规定食品出厂时，应当查验出厂食品的检验合格证和安全状况，记录食品的名称、规格、数量、生产日期或者生产批号、保质期、检验合格证号、销售日期以及购货者名称、地址、联系方式等信息，保存相关记录和凭证。
CAC《食品卫生通用规范》CAC/RCP1-1969，Rev.4-2003	6.5 监控的有效性 应对卫生体系的有效性进行监控，定期对工作前的检查进行审核，或在适当时，对环境和食品接触面进行微生物抽样检查等来定期核实情况，并对其进行定期复查和修改，使之适应情况的发展变化。

与检验相关的实施要点：

（1）企业应有与生产能力相适应的内设检验机构和具备相应资格的检验人员；

（2）企业的内设检验机构应具备检验工作所需的标准资料、检验设施和仪器设备；检验仪器应按规定进行计量检定，并应自行开展水质和微生物等相关项目的检测；

（3）企业委托社会实验室承担检测工作的，该实验室应具有相应的资格；

（4）抽样应该按照规定的程序和方法执行，确保抽样工作的公正性和样品的代表性、真实性，抽样方案应科学；抽样人员应经专门的培训；

（5）特殊卫生项目（如微生物、农残、兽残等）的检验，按现行有效的国家标准执行；出口产品按输入国法律法规及合同、信用证规定的方法执行。

（十）废物和废水处理以及辅助服务设施

表 3-12 所示为废物和废水处理以及辅助服务设施的相关条款。

表 3-12　　　　　　　　　　废物和废水处理以及辅助服务设施的相关条款

来源	相关条款内容
GB 14881—2013《食品安全国家标准　食品生产通用卫生规范》	5.1.2 排水设施 5.1.2.1 排水系统的设计和建造应保证排水畅通、便于清洁维护；应适应食品生产的需要，保证食品及生产、清洁用水不受污染。 5.1.2.2 排水系统入口应安装带水封的地漏等装置，以防止固体废弃物进入及浊气逸出。

续表

来源	相关条款内容
GB 14881—2013《食品安全国家标准 食品生产通用卫生规范》	5.1.2.3 排水系统出口应有适当措施以降低虫害风险。 5.1.2.4 室内排水的流向应由清洁程度要求高的区域流向清洁程度要求低的区域，且应有防止逆流的设计。 5.1.2.5 污水在排放前应经适当方式处理，以符合国家污水排放的相关规定。
《出口食品生产企业卫生要求》（2011 年）	第六条 （五）避免存有卫生死角和蚊蝇滋生地，废弃物和垃圾应用防溢味、不透水、防腐蚀的容器具盛放和运输，放置废弃物和垃圾的场所应保持整洁，废弃物和垃圾应及时清理出厂。 （七）排水系统应保持畅通、无异味。 （九）生产中产生的废水、废料、烟尘的处理和排放应符合国家有关规定。 第七条 （十一）盛装废弃物及非食用产品的容器应由防渗透材料制成并予以特别标明。盛装化学物质的容器应标识，必要时上锁。 （十二）应设有充分的污水排放系统并保持通畅，应设有适宜的废弃物处理设施，避免其污染食品或生产加工用水。
《食品生产许可审查通则》（2016 年）附件二：食品、食品添加剂生产许可现场核查评分记录表	2.4 废弃物存放设施 应当配备设计合理、防止渗漏、易于清洁的存放废弃物的专用设施。车间内存放废弃物的设施和容器应当标识清晰，不得与盛装原辅料、半成品、成品的容器混用。
CAC《食品卫生通用规范》CAC/RCP1-1969，Rev. 4-2003	4.3.3 废弃物和不可食物质的容器 盛装废弃物、副产品和不可食用的或有危险性物质的容器，应该有特殊的标识和合理结构，必要时用不渗的水材料制成。用来装有危险性物质的容器应该清楚标识，必要时应该是可以上锁的，以防止有意的或无意的污染食品。 4.4.2 排水和废物处理 应当具有完善的排水和废物处理系统和设施。在设计和建造排水和废物处理系统时，应避免其污染食品和饮用水。 6.4 废弃物的管理 对废弃物的清除和存放应有适当的管理措施。废弃物不允许堆积在食品处理、存放以及其他工作区域及其周围，除非是不得已的情况，否则应离工作区越远越好。废弃物的存放区也应保持清洁卫生。

与废物和废水处理以及辅助服务设施相关的实施要点：

（1）排水系统的设计应避免污染食品和饮用水，加工产生的废水通过管道或设施直接排到下水沟，避免直接排在地面，确保排放的污水从清洁区域流向非清洁区域，确保排放废水或污水的管道系统不会回流或者排放废水或污水的管理系统与食品或食品加工用水的管道系统之间不会有交叉连接。

（2）车间及厂区的排水系统能力应满足最大生产加工排放废水量的要求，不会在生产加工高峰期造成车间或厂区内地面积水现象。

（3）食品生产企业应取得环保部门的排污许可证方可按规定排放污水。具有污水处理设施的企业，应建立污水处理的操作程序，对操作员工进行污水处理的培训，对氨氮、化学需氧量（COD）、pH 等指标进行严格监控，污水指标必须符合国家和地方的排放标准（如 GB 8978—2017《污水综合排放标准》）方可排放。

（4）工业废水与雨水、生活用水排放分离，工业废水经废水处理站处理后排放。地沟应加盖水泥盖板，与外界接口处封防虫、防鼠网。污水排放系统有防止污染水源和鼠类、昆虫通过排水管潜入车间的有效措施。下水道保持排水畅通，无淤积现象。

（5）生产加工中产生的废气排放应符合 GB 16297—1996《大气污染物综合排放标准》，锅炉烟筒高度和排放粉尘量应符合 GB 13271—2014《锅炉大气污染物排放标准》。

（6）食品垃圾、不可食用产品以及其他废弃物要尽可能快地转移到远离食品旋转的其他地方，以防止它们的积聚。临时存放应有固定的盛放设施，盛放的容器或设施应考虑防水、防腐蚀、防渗漏材料制成，便于清洁，使用过程保持清洁。加工过程使用的废弃物容器应加盖，并有明显的标识。

（7）固体废弃物存放场所或器具应便于清洁，防止虫害滋生和对产品的不良影响，其处理必须符合国家有关部门的规定；生产废料暂存间应与生产车间隔离，存放和运输设施应加盖密闭，要便于清洁和消毒。

（8）所有垃圾都要以一种卫生并对周围环境无害的方式进行清除，并且不能成为直接或间接的污染源。

第三节　卫生标准操作程序（SSOP）的要求

一、卫生标准操作程序（SSOP）的概念

卫生标准操作程序（Sanitation standard Operating Procedure，SSOP）是指食品生产企业为了达到良好操作规范（GMP）规定的要求，为保证所生产加工的食品符合卫生要求而制定的一套特殊的与食品卫生处理和企业环境清洁程度有序的目标及为达至这些目标所从事的活动的程序文件。

SSOP 描述加工者如何保证某个关键的卫生条件和操作得到满足，描述食品生产企业的操作如何受到监控来保证达到 GMP 规定的条件和要求。从它的定义我们可以看出，它是将 GMP 中有关卫生方面的要求具体化。

美国 21 CFR part 123 水产品 HACCP 法规中强制性的要求加工者应采取有效的卫生控制程序，充分保证达到 GMP 的要求，并且推荐加工者按 8 个主要卫生控制方面起草卫生操作控制文件——卫生标准操作程序（SSOP），加以实施，以消除与卫生有关的危害。实施过程中还必须有记录、有检查，如果实施不力还要进行纠偏。SSOP 计划应至少应包括以下 8 个方面：水

的安全，食品接触表面的结构、状况和清洁，防止交叉污染，手的清洗消毒及卫生间设施的维护，防止外来污染物（也称掺杂物）的污染，有毒化合物的正确标记、贮存和使用，员工健康状况的控制，害虫、鼠害的灭除。

在我国，食品生产企业都制订有各种卫生规章制度，对食品生产的环境、加工的卫生、人员的健康进行控制。中国国家认证认可监督管理委员会 2002 年第 3 号公告《食品生产企业危害分析与关键控制点（HACCP）管理体系认证管理规定》要求，企业必须建立和实施卫生标准操作程序达到卫生要求。

GB 27341—2009《危害分析与关键控制点（HACCP）体系　食品生产企业通用要求》明确了企业制订实施 SSOP 时，至少应满足以下方面的要求：

（1）接触食品（包括原料、半成品、成品）或与食品有接触的物品的水和冰应当符合安全、卫生要求；

（2）接触食品的器具、手套和内外包装材料等应清洁、卫生和安全；

（3）确保食品免受交叉污染；

（4）保证操作人员手的清洗消毒，保持洗手间设施的清洁；

（5）防止润滑剂、燃料、清洗消毒用品、冷凝水及其他化学、物理和生物等污染物对食品造成安全危害；

（6）正确标注、存放和使用各类有毒化学物质；

（7）保证与食品接触的员工的身体健康和卫生；

（8）清除和预防鼠害、虫害。

二、卫生标准操作程序（SSOP）的文件和记录

（一）SSOP 文件

1. SSOP 文件的组成

SSOP 文件可以由三个方面组成：

（1）8 个方面的要求和程序；

（2）每一环节的作业指导书；

（3）执行、检查和纠正记录。

2. SSOP 文件的要素

（1）应该描述加工者如何保证某个关键的卫生条件和操作得到满足。

（2）应该描述加工操作如何受到监控，来保证达到这些条件和要求。

（3）SSOP 文件应具有较强的操作性，因此可以通过作业指导书的方式来编写。应明确每件事应要达到的目标，需要哪些物资，由谁来完成，具体的实施步骤，实施和检查的频率，如何检查，如何纠正，如何记录等内容。

（二）SSOP 的记录

1. SSOP 记录的组成

（1）执行记录；

（2）监控和检查记录；

（3）纠正记录；

（4）员工培训记录；

（5）其他相关记录。

2. SSOP 记录的基本要素

（1）加工者的名称和地址；

（2）记录活动的日期；

（3）监测操作人员的签字或缩写；

（4）按规定频率记录卫生操作情况和检查结果；

（5）当卫生操作情况和检查结果发生偏离时记录偏离情况，制定有效的纠正措施；

（6）记录至少保存 2 年。

三、 卫生标准操作程序（ SSOP ） 的具体控制方法

（一）保证接触食品（ 包括原料、半成品、成品 ） 或与食品有接触的物品的水和冰符合安全、卫生要求

1. 水源

食品加工企业的水源一般由自供水、城市供水（自来水）构成，部分产品在加工过程中会用到海水。对于任何食品的加工，首要的一点就是要保证水的安全。要考虑与食品接触或与食品接触物表面接触用水（冰）来源与处理应符合有关的规定，并考虑非生产用水及污水处理的交叉污染问题。

使用城市公共用水，要符合 GB 5749—2006《饮用水卫生标准》；使用井水要考虑：周围环境、井深度、污水等因素对水的污染；使用海水要考虑：周围环境、季节变化、污水排放等因素对水的污染，水质应符合 GB 3097—1997《海水水质标准》。

水源控制实施要点：

（1）对于城市供水必须对总口加以控制，特别当自供水和城市供水两供水系统并存时，更要对总接口进行控制，防止交叉污染的发生。

（2）自备水井供水虽费用较低，但比城市供水更易受污染。与自来水相比，井水含有大量的可溶性矿物质、不溶性固体、有机物质、可溶性气体及微生物，因此使用井水都要进行水处理。

（3）在加工中使用海水，常限于一些偏远的海滨地区或某些加工船。在某些情况下是取自当地海港里的水作为自然水源。由于受每日天气、季节状况、环境污染的影响，其水的安全性和质量得不到保证，这时水处理（如加氯处理）能有效减少微生物。如仅限制在初级加工中使用海水，随后的加工或清洗步骤使用清水，其水质应符合 GB 3097—1997，检测的频率应比城市供水或自供水更频繁。

2. 水的输送、贮存和处理

水的贮存称为二次供水，其卫生要求应符合《生活饮用水水质卫生规范》，设施要求须符合 GB 17051—1997《二次供水设备卫生规范》。

水的输送设备有管道和泵。水的贮存方式分为：水塔贮存、蓄水池贮存、储水罐贮存等。水处理的方式有：加氯处理（自动连续加氯系统）、臭氧处理、紫外线消毒处理等。

水的输送、贮存和处理控制要点：

（1）加强出水口水质的监测。

（2）制订水处理和贮水设备清洗消毒的 SOP，定期实施水处理和贮水设备的清洗消毒。

（3）供水系统和排水系统有清晰的区分，能提供供水、排水网络图，并标注出水口编号，便于制定卫生监测控制计划。

（4）杜绝污水源吸入或进入饮用水源的管道间接连接。

（5）通过空气阻断或真空排气阀来防止水输送系统中因压力不同而产生回流，防止饮用水管道中的压力低于空气压力（负压）时导致的虹吸，防虹吸设备：水管离水面距离2倍于水管直径。

（6）采用水的软化或去离子设备，应经常回流清洗树脂层，定期更换树脂层。

（7）日常卫生操作中无保护装置的水管不能直接放在清洗/解冻。

（8）漂洗槽、水管管道不留死水区；供水管道阀门不得埋于污水中；在深井总管出水口或储水罐等出口安装止回阀等措施。

3. 冰的管理

（1）生产过程中直接与产品接触的冰必须符合饮用水标准。

（2）制冰设备和盛放冰块的器具，必须保持良好的清洁卫生状况。

（3）冰的存放、粉碎、运输、盛装贮存等都必须在卫生的条件下进行，防止与地面接触造成污染。

4. 水和冰的监测

（1）余氯　用试纸、比色法检测。

（2）微生物　每月至少检测一次。

（3）城市供水　按 GB 5749—2006 的基本项目每年进行一次第三方检测。

（二）保证接触食品的器具、手套和内外包装材料清洁、卫生和安全

与食品接触的表面主要有：设备表面；工作台面；工器具、容器；计量器具；加工人员的工作服和手套；包装材料等。

1. 材质要求

（1）无毒、无害，符合食品级要求（GB 4806.1～4806.11—2016 食品接触材料系列标准）；

（2）不吸水、耐腐蚀、不生锈、表面光滑明清洗；

（3）不与清洁剂、消毒剂发生反应；

（4）不用竹木制品、纤维制品、含铁金属、镀锌金属、黄铜等；

（5）设计安装及维护方便，便于卫生处理；

（6）制作精细、无粗糙焊缝、凹陷、破裂等。

通常使用的材料有：不锈钢、食品级塑料。各类表面材料用于食品领域的可能性见表3-13。

表3-13　　　　　　　　　　　各类表面材料用于食品领域的可能性

材料	缺陷	建议
黑铁或铸铁	接触酸或氯清洁剂时生锈，缺乏强度	不推荐在食品加工中使用
混凝土	常被酸性水产品和清洁化合物腐蚀，应使用碱性清洁剂	混凝土应填密和抗酸。产生裂缝，物料应不易从表面脱落

续表

材料	缺陷	建议
玻璃	能被强腐蚀性的清洁化合物腐蚀	使用弱碱性或中性清洁剂
塑料	有些易被结污，现有的材料部分不能在很高或很低的加工温度中使用	最好根据用途采用相应的颜色（例如生的和蒸煮的）并且选择在一定温度下不会变形或裂开的塑料（通常选用熟塑料，要考虑使用时的环境温度的耐受性）
橡胶	可被某些溶剂破坏，整理板可能弯曲，表面可能使刀锋变钝	避免使用可存水或食品碎屑的有孔或海绵状的类型
不锈钢	昂贵，某些等级可被氯或其他氧化剂作用产生小凹坑	食品加工中最佳的金属表面、考虑使用300系列等级
铅	含铅超过2%的焊锡和焊剂，不能用于食品接触面	尽量避免用于食品加工厂中
竹木（如串签）	能吸收水和油/油脂，能被碱和其他的腐蚀剂软化，经常难以清洗，潮湿时宜生霉菌，成为滋生源	木材的处理必须符合21CFR178、380木材防腐剂标准的规定，限制用于食品接触面。偶尔用于速冻肉串签
镀锌金属	由于锌被腐蚀可产生白色粉末物质，导致污染产品	避免用于食品接触面，不能用于酸性食品的加工
油漆和密封胶	能被化学物质溶解，产生剥落和脱落	通常不推荐用于直接接触表面，特别是易于摩擦处更不能使用
棉布	掉毛、有吸附性	不推荐使用

2. 清洗消毒的方法

（1）加工设备和工器具

①彻底清洗；

②消毒（热力、紫外线、臭氧、化学消毒剂）；

③再冲洗；

④设有隔离的工器具洗涤消毒间（不同清洁度工器具分开）。

（2）工作服

①不同清洁区域的工作服分别清洗消毒，清洁工作服与脏工作服分区域放置；

②存放工作服的房间设有臭氧、紫外线等设备，且干净、干燥和清洁。

（3）频率

①大型设备，每班加工结束后清洗消毒；

②工器具根据不同产品而定；

③被污染后立即进行。

（4）空气消毒　可采用以下方法：

①紫外线照射法；

②臭氧消毒法；

③药物熏蒸法。

（三）确保食品免受交叉污染

1. 造成交叉污染的来源

（1）工厂选址、设计、车间不合理；

（2）加工人员个人卫生不良；

（3）清洁消毒不当；

（4）卫生操作不当；

（5）生熟产品未分开；

（6）原料和成品未隔离。

2. 交叉污染的预防措施

（1）工厂选址、设计、车间布局等方面按 GMP 中的要求实施（见第二节生产环境的要求中"一、建筑物和相关设施的设计和布局"的要求）；

（2）加强加工人员的卫生操作（洗手、首饰、化妆、饮食等）的控制；

（3）加强员工的培训。

（四）保证操作人员手的清洗消毒，保持洗手间设施的清洁

人体是微生物生长繁殖的良好环境，有可能污染食品身体部位包括：皮肤、手、头发、眼睛、嘴、鼻、鼻咽、呼吸道和排泄器官，这些部位会携带有害微生物，能通过直接或间接传播的方式污染食品。以下行为会导致人体携带的微生物污染食品：吃东西、吐痰、抽烟、咳嗽、打喷嚏、擤鼻子、操作手触摸耳朵、鼻子、头发、口腔或身体其他部位，对着食品未戴口罩说话、唾沫星四溅等。表3-14 和表3-15 所示分别为人体携带的微生物及含有细菌和皮屑的尘粒子数的情况。

表3-14　　　　　　　　　　　　人体携带微生物情况

部位	常见微生物
皮肤	葡萄球菌、枯草杆菌、类白喉杆菌、大肠杆菌、非致病性抗酸杆菌、真菌
口腔	葡萄球菌、绿色链球菌、奈氏菌属、类白喉杆菌、乳酸杆菌、梭形杆菌、放线菌、拟杆菌、螺旋体、真菌
鼻咽腔	葡萄球菌、链球菌、肺炎球菌、奈氏菌属、绿脓杆菌、大肠杆菌、变形杆菌、真菌、腺病毒
处耳道	葡萄球菌、类白喉杆菌、绿脓杆菌

表 3-15 人体所携带的含有细菌和皮屑的尘粒子数

名称	部位	数量
尘粒子数量	手	100~1000 个/cm²
	前额	1000~100 000 个/cm²
	头发	约 100 万个/cm²
	腋窝	约 1 万~1000 万个/cm²
	鼻内分泌物	约 1000 万个/g
	唾液	约 10 亿个/g
	粪便	约 710 亿个/g
皮屑	皮肤表面积数量	约 1.75m²
	皮肤更替次数	约 5d/次
	尘粒子脱落数量	71000 万个/d

与保证操作人员手的清洗消毒，保持洗手间设施清洁相关的实施要点：

1. 手的清洗和消毒要求

（1）配置非手动开关的洗手、消毒设施。

（2）有温水供应，在冬季洗手消毒效果好。

（3）配备合适、满足需要的洗手消毒设施，每 10~15 人设一个水龙头为宜。

（4）配置流动消毒车。

（5）方法：清水洗手—用皂液或无菌皂洗手—冲洗皂液—于 75% 消毒酒精喷洒，然后干手。

（6）频率：每次进入加工车间时，手接触了污染物后及根据不同加工产品规定确定消毒频率。

（7）监测：每天至少检查一次设施的清洁与完好；卫生监控人员巡回监督；化验室定期做表面样品微生物检验；检测消毒液的浓度。

2. 洗手间的清洁要求

（1）位置：与车间建筑连为一体，门不能直接朝向车间，有更衣、换鞋设备。

（2）数量：与加工人员相适应，每 15~20 人设一个为宜。

（3）手纸和纸篓保持清洁卫生。

（4）设有洗手设施和消毒设施。

（5）有防蚊蝇设施。

（6）通风良好，地面干燥，保持清洁卫生。

（7）进入厕所前要脱下工作服和换鞋；如厕之后要进行洗手和消毒；包括所有的厂区、车间和办公楼厕所。

（8）设备定期维护并保持卫生。

（五） 防止润滑剂、燃料、清洗消毒用品、冷凝水及其他化学、物理和生物等污染物对食品造成安全危害

在食品加工过程中，卫生操作不当就有可能造成外来污染物的污染，因此必须对食品加工

中有可能造成外来污染物的各类进行分析和预防（董颖超等，2005）。

1. 食品生产中的污染物种类

（1）生物性污染物 被污染的冷凝水；不清洁水的飞溅；唾沫、喷嚏、伤口的脓液；空气中的灰尘、颗粒。

（2）物理性污染物 ①外来物质：泥土、金属、玻璃、硬塑料等；②无保护装置的照明设备的碎片；③天花板、墙壁脱落（涂料）；④工器具脱落的漆片、铁锈；⑤竹木器具上脱落的硬质纤维；⑥员工的头发。

（3）化学性污染物 化学性污染物主要指润滑剂、燃料；清洁剂、消毒剂；杀虫剂等。

2. 实施要点

（1）保持车间的通风，防止空调管理形成冷凝水，有蒸汽产生的车间，安装适当的排气装置，防止形成水滴；冲洗天花板后，应及时擦干，控制车间温度稳定，或提前降温。天花板设计成弧形，使水滴顺壁流下，防止滴落；将空调风道与加工线、操作台错开，防止冷凝水滴落在产品上。

（2）清扫地面，清除地面积水车间内设专用工器具清洗消毒间；待加工原料或半成品远离加工线或操作台、车间内没有产品时才能冲洗台面、地面；车间内的洗手消毒池旁应没有产品；车间台面、池子中的水不能直接排到地面，应排进管道并引入下水道。

（3）贮存包装物料的仓库应有防尘设施，防止灰尘污染；保持库房通风、干燥、防霉、防鼠；内外包装分别存放，内包装间与外包装间隔离，防止外包装表面的灰尘污染产品。

（4）车间内天花板、墙壁使用耐腐蚀、易清洗、不易脱落的材料；生产线上方的灯具应装有防护罩；加工器具、设备、操作台使用耐腐蚀、易清洗、不易脱落的材料，禁用竹木器具；工人禁止戴耳环、戒指等饰物，不准涂抹化妆品，头发不得外露。

（5）加工设备上使用食用级润滑油；有毒化学物正确标识、保管和使用。在非产品区域操作有毒化合物时，应采取相应措施保护产品不受污染。禁用没有标签的化学品。

（6）对生产过程中的异物进行管控，加强对小件物品、易碎物品等的点检确认。

（六）正确标注、存放和使用各类有毒化学物质

食品加工企业使用和贮存有毒、有害化合物，不正确使用是导致产品外部污染的一个常见原因。因此保证有毒、有害化合物的正确标识、贮存、使用，才能防止食品受到有毒有害化合物的污染。

可能使用的化学物质包括：洗涤剂；消毒剂（如次氯酸、酒精、季铵盐、双氧水等）；杀虫剂；熏蒸剂（如甲醛）；食品添加剂（亚硝酸钠、磷酸盐等）；机械润滑油；试验室药品等。

正确标注、存放和使用各类有毒化学物质的实施要点如下：

（1）贮存和使用有毒有害化合物时，编写有毒有害化学物质一览表。所使用的化合物有主管部门批准生产、销售、使用说明的证明、主要成分、毒性、使用剂量和注意事项。食品级的化学品与非食品级化学品分开存放。

（2）正确使用：单独区域存放，使用带锁的柜子，防止随便乱拿，设有警告标示。化合物正确标识，标识清楚，标明有效期，使用登记记录。由经过培训的人员管理。

（3）监控：建立台账，对化学品的入库、配制、领用、核销等进行严格登记，定期检查帐、卡、物的符合性；设置自动监控探头，确保存放和使用的安全性。

（七）保证与食品接触的员工的身体健康和卫生

食品生产企业的生产人员（包括检验人员）是直接接触食品的人，其身体健康及卫生状况直接影响食品卫生和安全。根据《中华人民共和国食品安全法》，凡从事食品生产的人员必须经过体检合格，获有健康证者方能上岗。

《中华人民共和国食品安全法》第四十五条规定：食品生产经营者应当建立并执行从业人员健康管理制度。患有国务院卫生行政部门规定的有碍食品安全疾病的人员，不得从事接触直接入口食品的工作。

从事接触直接入口食品工作的食品生产经营人员应当每年进行健康检查，取得健康证明后方可上岗工作。

保证与食品接触的员工的身体健康和卫生的实施要点如下：

（1）建立员工健康档案，上岗前及每年进行一次健康体检，具有健康证的员工才能从事直接入口食品工作。

（2）对员工加强培训，培养良好的个人卫生习惯，不得化妆、戴首饰、手表等，进入加工车间更换清洁的工作服、帽、口罩、鞋等。

（3）加强员工个人卫生检查，对临时有不健康症状，如痢疾、腹泻、发烧、呕吐、黄疸（眼睛或皮肤发黄）、发热伴有咽喉疼痛、外伤、烫伤等的员工采用休息、调岗或伤口防护（如手部外伤戴乳胶手套）等措施。

（八）清除和预防鼠害、虫害

有害生物携带一定的病原菌，虫害的防治对食品加工厂至关重要。有害生物包括：啮齿类动物；昆虫、鸟；家养宠物等。

清除和预防鼠害、虫害实施要点如下：

（1）制订防治计划，具体包括：灭鼠分布图、清扫消毒执行规定；全厂范围生活区甚至包括厂周围；重点是厕所、下脚料出口、垃圾箱周围、食堂等。

（2）清除滋生地，清除车间、仓库周围的杂草、灌木丛、垃圾等。

（3）车间和仓库外围放置蚊蝇诱捕器、捕鼠盒、鸟网等。

（4）采用风幕、水幕、纱窗、黄色门帘、暗道、挡鼠板、翻水弯等防止蚊虫进入。

（5）车间入口用灭蝇灯；粘鼠胶、鼠笼；不能用灭鼠药。

（6）检查维护仓库、车间门窗的密封性、完好性，排水沟、地漏加装防护网，防止昆虫、老鼠进入。

（7）进行有害生物痕迹的趋势分析，采取预防措施。

第四节　管理保障计划

一、　人力资源保障计划

食品企业在生产和经营活动中管理者的食品安全意识、操作员工卫生意识和技术、技能的掌握对于食品安全生产的前提条件的建立至关重要。在建立人力资源保障计划中应考虑以下几点：

（1）明确与食品安全有关的人员的职责、权限以及岗位要求（经验、知识、意识、能力），使他们能胜任该岗位。与食品安全有关的人员包括：公司管理层、生产作业人员、HACCP 小组成员、产品检验人员、特种设备操作人员、化学品管理人员、其他人员。

（2）识别员工的培训需求，提供多种形式的培训，提升员工的食品质量安全意识、专业技术能力、管理能力等。

培训的方式包括：内训、外训、专项培训、看板、演示、模拟、实操等。

培训的内容：法律法规要求；食品安全、食品卫生知识；企业管理要求：GMP、SSOP 和 HACCP 计划；技术、技能要求等。

（3）总结评价培训效果，针对不足之处采取纠正措施。

（4）完善、保持员工的人事及培训档案。

二、 原辅料、 食品包装材料安全卫生保障制度

对原料、辅助材料、包装材料、添加剂等进行危害识别和危害分析，根据分析的结果，编制和实施安全卫生保障制度。

对原辅料、食品包装材料安全卫生保障的实施要点：

（1）对原辅料、食品包装材料供应商评审，评审方法包括：

①小批量试用；

②检验验证产品的安全性能指标；

③文件评审，了解供应商的资信、产品安全性、技术能力、管理现状等基本情况；

④现场审核评估。

（2）建立和实施原辅材料、包装材料的验收标准和验收程序。建立和实施对供应商的索证索票制度。验证内容包括：

①供应商的原料安全性声明文件；

②供应商的生产加工资质；

③产品合格证；

④作为生产原料的动物，应来自非疫区，具为检疫合格证明；

⑤产品标识：名称、规格、生产日期、保质期、特殊产品标识（如转基因、辐照）等；

⑥供应商的产品批次检验报告或进口产品卫生证书；

⑦产品第三方检测报告；

⑧必要时，实施检验验证等。

（3）对食品添加剂进行控制，具体措施为：

①供应商具有食品生产许可证（食品添加剂）；

②产品质量符合标准要求（第三方检测报告和 COA 报告）；

③与供应商有效沟通产品标识的要求。

（4）对供应商的供货业绩进行跟踪评价，对供货业绩差的供应商实施淘汰制度。

三、 维护保养计划

企业应制订并实施厂区、厂房、设施、设备等的维护保养计划，使之保持良好状态，并防止对产品的污染。

维护保养的实施要点：

（1）制订预防性维护保养计划，其内容包括：

①列出设施和设备清单，掌握设施和设备的用途；

②逐项编写检测和保养标准作业指导书（规定设施和设备的名称、预防性维护保养的操作步骤、保养频率执行人员、检查程序、记录内容等）。

（2）建立记录保持程序以便为正确的设备保养提供证明文件。

（3）预防性维护保养应注意以下环节：

①食品加工中加热工序的温控器或温度监测装置、传送装置的维护保养；

②冷库设施和冷冻或冷却装置的维护保养；

③水处理设备和消毒设备的维护保养；

④设备接触面的维护保养应使用食用级润滑油，并使用正确的清洗方式和清洁剂、消毒剂；

⑤设备、工器具的维护保养中应防止螺栓、螺帽、螺丝、垫片的脱落和丢失。

四、 标识和追溯计划、 产品召回计划

（一） 食品追溯的定义

食品追溯是指在食物链的各个环节（包括饲料生产、种植、养殖、生产、加工、运输以及销售等）中，食品及其相关信息能够被追踪和回溯，使食品的整个生产经营活动处于有效地监控之中。食品溯源的定义有多种表示，国际食品法典委员会（CAC）的定义为：鉴别/识别食品如何变化、来自何处、送往何地以及产品之间的关系和信息的能力。国际标准化委员会（ISO）的定义为：溯源产品的地点、使用以及来源的能力。

（二） 食品追溯体系的由来

动物源性食品的质量和安全，需要将养殖动物的身份鉴定标识、健康标识、产品、终产品的质量指标、目标纳入追溯计划。如美国农业部（USDA）动植物卫生检验局（APHIS）早在20世纪20年代就开始允许使用耳标、在皮肤或面部纹刻等方法标识动物，随后被联邦法律所强制要求。这些方法可以实现在动物疫病发病时，追溯到病源动物的来源与转移情况的信息。

（三） 食品追溯体系相关法规和政策要求

我国建立了肉类产品追溯体系的法规性要求。

（1）《动物免疫标识管理办法》（中华人民共和国农业部令第13号，2002年5月24日发布）规定猪、牛、羊必须佩戴免疫耳标，建立免疫档案管理的制度。

（2）GB/T 20094—2006《屠宰和肉类加工企业卫生管理规范》规定初级生产的安全卫生要求建立肉类卫生的信息收集、整理和反馈系统。

（3）GB/T 19630—2019《有机产品 生产、加工、标识与管理体系要求》相关条款规定，为保证有机生产完整性，有机产品生产、加工者应建立完善的追踪系统。

（4）《饲料产品认证实施规则》（国家认证认可监督管理委员会2006年第19号）中，在对饮料生产企业质量管理体系要求中规定：为确保可追溯性，企业应在产品实现的全过程中使用适宜的方法识别与记录产品。

（5）GB/T 20014.6—2013《良好农业规范 第6部分：畜禽基础控制点与符合性规范》、GB/T 20014.9—2013《良好农业规范 第9部分：猪基础控制点与符合性规范》、GB/T

20014.10—2013《良好农业规范　第 10 部分：家禽基础控制点与符合性规范》、GB/T 20014.11—2013《良好农业规范　第 11 部分：畜禽公路运输基础控制点与符合性规范》中对追溯性作了具体而明确的规定。

（6）GB/T 22005—2009《饲料和食品链的可追溯性体系　设计与实施的通用原则和基本要求》规定了设计和实施饲料和食品链可追溯体系的原则和基本要求。

（四）食品溯源系统的目的和意义

1. 食品溯源系统的目的

食品溯源系统能在食物链的各个阶段/环节追踪和回溯食品及其相关信息，实现以下目的：

（1）提供可靠的信息　能保证食品配送路径的透明度；能迅速地向消费者和政府食品安全监管部门提供食品信息；加强食品标识的验证（王国政，2010）；防止食品标识和信息的错误辨识，实现公司交易。

（2）提高食品的安全性　一旦发生与食品安全相关的事故，能迅速追溯其原因；能迅速有效地消除不安全食品；有助于收集健康损害的资料，实施风险管理；有利于确定食品安全事故的肇事者。

（3）提高经营效益　食品溯源系统可以通过产品标识的识别、信息收集和储存，增加食品管理的效益，降低成本，提高食品产品质量。

2. 追溯体系的应用实例

（1）肉制品的追溯系统　畜禽往往在养殖场和屠宰厂两个不同的地点以活体和肉进行不同的标识，在丹麦，猪养殖企业和屠宰者签订契约，组合在同一个追溯系统中。饲养要求动物标识记录的数据库中含有的信息为：CHR 编码（官方制定编码），畜主的姓名、住址和电话，所辖地区管理者的姓名、住址和电话，畜群的地理位置，生产目的（如肉用），动物的数量以及责任兽医的姓名、住址和电话。耳标必须经由丹麦兽医与食品检查部门批准，并包含 CHR 编码。家畜的买卖交易过程，必须进行记录存档。在屠宰厂屠宰后，胴体需经兽医检查，确认是否符合供人类食用的标准，加盖欧盟理事会指令规定的印有分割厂编号的标签。分割肉经加工厂再加工后，依据指令规定，贴有加工厂编号的标签。依次进行直到最终肉产品都要逐级进行编码。根据欧盟指令规定的授权编码形式，零售点肉制品根据编码可以追溯到经销商、加工厂、屠宰厂、屠宰车间、动物来源，饲养情况以及兽医治疗等信息。

肉制品的生产可能是多种配料的加工，可能有多种成分，应识别这些配料将其纳入可追溯体系目标中。

通过动物标识技术识别其供应方和顾客，实现畜产品安全可追溯管理。传统畜禽个体标识方法包括戴耳标、打耳号、烙印、脚环以及在畜体上纹刻等方式，20 世纪 90 年代电子标识（EID）开始用于动物管理中，与传统方式相比较，电子标识方法能够遥感测定，收集数据，监控胴体品质，并在后续屠宰加工过程中，确定其在加工链中所处的位置，实现产品的可追溯性。

追溯系统的信息由以下几个方面组成：每一只鉴定动物都有一个标记注册号码的耳签；涉及动物出生、死亡和转移信息的计算机数据库；动物护照；每个农场的登记簿。

荷兰动物标识与登记法，要求所有的猪肉生产从业者必须登记，每个饲养地必须给定唯一编码。这样，当发生动物疫病时能够在第一时间追溯到动物饲养来源地。猪在仔猪阶段（断奶一周以内）就佩戴耳标，育肥猪在出栏屠宰或者出口时，有屠宰编号。

法国对动物生产立法中，对信息的需要包括：

①明确家畜饲养地点，如畜主和动物不在同一地点时，应以动物饲养地为准；

②结合来源地对动物明确标识，由饲养地编码和个体编码组成；

③动物标识的标准化程序；

④动物转移的系统标识。

农场（养殖场）饲养日志保留动物转移的时间、目的地等情况。该信息的记录由计算机系统管理完成（白云峰等，2005）。畜主为适应此种管理方式，必须提供大量的饲养管理信息，对于有病史的个体进行特殊标记。家畜进入屠宰车间之前，必须具备饲养地农场的编码以及计算机内相关信息，尤其是病史记录，要求家畜的个体标识码、屠宰编码与产品（分割肉）编码一一对应。

（2）蔬菜加工厂的追溯系统

①种植：首先确定种植的自属基地和契约基地，按照沟、渠等天然的设施划分成若干块地块，并对每一地块进行编号。公司以地块编号以及基地管理人姓名（可拼音缩写），确定地块代号。种植栽培过程的农药和肥料的使用及作业过程记录，都写上已确定的地块代号（图3-4）（国维华等，2009）。

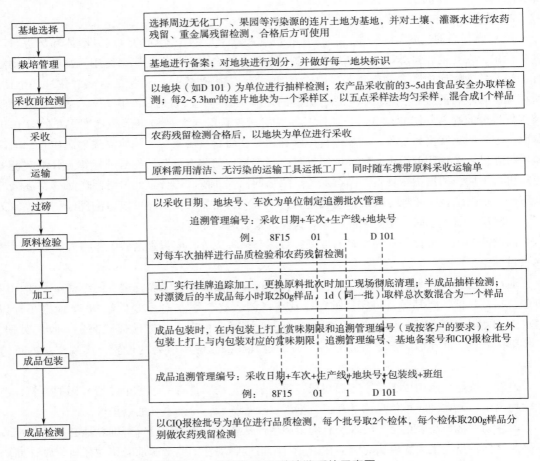

图3-4 蔬菜加工厂的追溯系统示意图

②采收：采购人员应根据采购日期和地块代号，在运输单上写明原料名称、采购人员、采购数量、运输车辆车牌号以及采购日期、地块代号和车次号。

③原料到工厂：生产部门根据运输单上提供的采购日期、产地代号、车次等可追溯信息编制产品的追溯代号，并按追溯代号做到分别堆放和标识。

④车间加工：根据追溯代号和进厂的车次，做到不同地块、不同车次的原料分开加工，并在生产各加工过程记录中明确。

⑤半成品包装：把基地备案号、生产日期、溯源号等可追溯的信息写在小标签纸上，并贴在代用箱上，进库时按同一溯源号、同一生产日期分批堆放。

⑥成品包装：在外包装箱注明生产批次等、溯源号等信息，内袋打上溯源号等内容。整个加工过程中牵涉的检验过程，如采购前的基地农残抽检、半成品检验、成品检验等，均应在检验记录上写明地块号、溯源号、生产日期等。

⑦销售：销售单据或出货明细上也应写明生产批号、生产日期、溯源号，以达到追溯目的。

（五）食品追溯系统的文件

食品企业在食品生产全过程中追溯计划，应建立以下有关信息的文件：

（1）产品定义——名称、规格等；

（2）批定义及其识别——批次的编码规则；

（3）物料流向文件、包括记录保持媒介在内的信息——生产流程单、转序记录；

（4）数据管理和记录规则——记录要求；

（5）信息检索规则。

（6）食品链中相关步骤描述；

（7）追溯数据管理的职责描述；

（8）记载可追溯性活动和制造工艺、流程、追溯验证和审核结果的局面或记录信息；

（9）管理与所建立的可追溯体系有关的不符合所采取措施的文件；

（10）保持产品发运记录，包括所有分销方、零售商、顾客或消费者。

（六）召回计划

召回是指食品生产者按照规定程序，对因生产原因造成的某一批次或类别的确定存在食品安全危害并已脱离了该生产企业控制（如已销售）的食品，通过换货、退货、补充或修正消费说明等方式及时消除或减少食品安全危害的活动。

编制和实施召回计划的主要内容包括：

（1）确定启动和实施产品召回计划人员的职责和权限；

（2）确定产品召回行动需符合的相关法律、法规和其他相关要求；

（3）制订并实施受安全危害影响产品的召回措施及召回时的实施步骤；

（4）用适当的方式通知受影响消费者并详细说明危害类型；

（5）制订对召回的产品进行分析和处置的措施；

（6）定期演练并验证其有效性；

（7）应保持产品召回计划实施记录。

五、 应急预案

影响食品安全的因素是复杂多样的，在运行实施过程中，各项活动及其结果不可避免地会发生偏离标准的现象。企业应对可能的事故和紧急情况进行程序化管理，规定如何预防事故的发生，并在事故发生时根据程序做出响应，事后宜分析原因，对应急程序进行评审，必要时进行修订。应急预案应周期性进行演练，以判断和证实现有的设施及程序是否有效。

潜在的紧急情况包括：火灾、洪水、生物恐怖主义、突发疫情、阴谋破坏、能源故障、直接环境的突然污染、出现新的危害等。

（一）应急准备和响应的要求

（1）企业应分析确定可能遇到的潜在的紧急情况和事故，制订相应的预防措施或应急计划（李志龙，2013）。

（2）考虑紧急事故发生时，如何采取措施以使由此产生的对食品安全的影响减到最低。事故和紧急情况多为突发，后果难以估计。与正常情况相比，它所造成的影响和伤害往往更为集中，更为严重。所以，在应急预案发布前，应评估所制订的预防措施的可行性。

（3）对员工进行应急预案的培训，明确职责分工，熟悉掌握内外沟通方式及处理事故和紧急情况的技术方案。

（4）一旦发生事故和紧急情况，事后应根据程序的规定分析原因，对应急程序评审和修订，以便从根源上杜绝同类事故的再发生。

（5）对应急准备和响应设施及程序进行周期性的演练，通过实战模拟和桌面推演等方式，评估预案中职责分工的合理性、沟通方式和资源准备的充分性以及预防措施的可行性等。

（二）应急预案应包含的内容

（1）潜在紧急情况或事故性质及其后果的预测分析、评价；对产品安全性的主要影响，一旦发生事故或紧急情况应采取的措施。

（2）应急的组织准备，各方的职责、权限，如组织应急领导小组、临时指挥者及其候选负责人名单、应急准备和响应（现场生产安排指挥、产品处理、设备修理、生产恢复）等各阶段中的主要负责人、协助部门及任务分工。

（3）应急准备和响应中可用人员、设备设施；经费和其他资源，必要时包括社会和外援人员，如组织和市消防队员、医疗人员、食品安全专家、环境监测人员等，明确他们的联系电话和备用电话，规定报警、联络步骤。

（4）在潜在事故发生时，明确做出响应步骤，尽可能减少食品安全影响，采取安全的有效措施消除危害后果。明确规定恢复现场的职责、步骤，规定现场清理和设施恢复的步骤和义务，对恢复后的生产情况进行监测，对事故的调查和事故后果进行评估，以达到避免现场恢复过程中可能存在的紧急情况和新的污染的目的，并为长期安全提供建议和指导。明确规定对应急预案的全员培训和演练计划、频次、内容，演练或突发事件后，在规定时间内定期评审预案等。

六、 过敏原管理

（一）背景

绝大多数人很容易消化食物中的蛋白质，但是小部分人会对一些特定食物产生严重的不良反应。据统计：1%成人、5%~6%儿童有真正的食品过敏症。美国约15%（美国农业部调查数据）的人口有过敏症，每年大约有950例对食品有严重过敏反应，需住院治疗，约150人死于食物过敏。英国估计有总数达1500万人对各种物质（不只是食品）过敏（人口总数的1/4）。

在欧盟官方首次声明过敏原存在规定之前的 10 年里，一些国家由过敏人群成立的民间组织不断向连锁超市和生产企业施压，要求其宣布哪些产品含有过敏原（逯文娟等，2011）。随后，欧共体成员国中的很多大型超市已经要求他们的供应商在产品标签上标注其产品是否含有已经被确认的过敏原。但是，因为那时过敏原的声明不是强制性的，因此通过食品产业链来获取相关的信息并不是很容易的事情。此外，民间组织也对本国及欧洲当局施压，以便能够通过相应的法律及法规，确保过敏原信息能够在整个食品产业链中出现。

在欧盟官方文件中，提及已知过敏原存在的文件是《食品安全白皮书》，该白皮书发布于 2000 年 1 月。直到 2003 年 11 月，欧盟 2003/89/EC 法令颁布，其在 2000/13/EC 法令的基础上增加了包含 12 组潜在过敏原的附加条款。后来，在 2006 年 12 月，2006/142/EC 法令颁布，再次对之前的法令进行了修改，增加了 2 类过敏原，并且要求如果有过敏原存在必须声明。生产企业通过合作关系，以便获取必要的信息。而其他企业则必须联络其所有的供货商以获取其是否存在过敏原的相关信息，然后评审其工序流程，尽可能地降低存在过敏原风险的产品数量及其他产品交叉污染的风险。随着 2003/89/EC 法令的颁布，要求欧盟各成员国年内形成必要的法律法规及管理规定并获得通过，而且销售的产品必须遵照法令执行。另外，规定食品生产企业必须在两年内用完已经印好的包装材料，并依据新颁布的法令设立新的标准。

美国食品与药物管理局（FDA）于 2004 年颁布了《食品致原标识与消费者保护法》，规定所有在美国境内销售的包装食品，必须符合该法规中对食物过敏原的标识要求。对于含有未声明过敏原的产品，FDA 可能会要求产品召回，该法规规定：对于鱼类、甲壳贝类、树坚果 3 类食品必须标注具体的食品名称。2015 年 9 月美国发布了《食品安全现代化法案》（FSMA）配套法规《适用于人类食品的现行良好生产规范和危害分析及基于风险预防性控制措施》（21 CFR part 117），将食品安全危害分为：生物危害、物理危害、化学危害、食品过敏原和放射危害 5 种，食品过敏原管理纳入了食品安全管理的范畴。

我国已经具有食品过敏原成分标识管理方面的国家标准及相关规定，并对检测技术在食品行业中的应用提出了要求。现行国家标准包括两个：一个是 GB/T 23779—2009《预包装食品中的过敏原成分》，这是我国第一个有关食品过敏原成分标识管理的国家标准；另个是 GB 7718—2011《食品安全国家标准　预包装食品标签通则》，其中规定了致敏物质的种类和标识方法。2018 年 5 月 14 日中国国家认证认可监督管理委员会发布公告，更新《危害分析与关键控制点（HACCP 体系）认证依据》，新增了认证补充要求 1.0，强调了对致敏物质和预防食品欺诈的要求。

（二）过敏原的定义

过敏疾病是一种免疫疾病，是人体内免疫功能失调、出现不平衡的状况。能够使人发生过敏的抗原就称作过敏原。

GB/T 27339—2009《预包装食品中的过敏原成分》中过敏原的定义为：普通食品中正常存在的天然或人工添加物质，被过敏体质人群消耗后能够诱发过敏反应。

美国 21 CFR part 117《危害分析和基于风险的预防措施》中规定：指满足联邦《食品、药品和化妆品》第 201 节定义的主要食品过敏原。

英国零售商协会《全球食品安全标准》中规定过敏原为：食品中一种已知的因免疫反应而可导致生理反应的成分。

（三）过敏原的临床症状

（1）过敏反应包括呼吸系统、肠胃系统、中枢神经系统、偏头痛、皮扶、肌肉和骨骼等不同形式的临床症状。

（2）可能产生休克，甚至危及生命。

（3）表现为呕吐、腹泻、呼吸困难，嘴唇、舌头或咽喉肿胀，血压骤降、麻疹、鼻炎、全身乏力、哮喘、关节炎、疼痛和儿童多动症等。

（4）过敏反应通常在 1h 内出现，症状明显，激烈，因食品产生的敏感和不适反应可能在几小时内，甚至几天后才会发生。

（四）过敏原的特征

1. 稳定性

稳定性即抗消化系统的能力。大部分过敏原对胃中的酶、酸和胆汁盐具有抵抗力。新鲜水果和蔬菜很容易在血糖生成指数系统中消化并不会影响系统。

2. 抗水解

食品过敏原不易水解消化，对水解蛋白质和消化有抵抗力（如鳕鱼、蛋白）。广泛的水解对于消除食品过敏原的过敏特性是必要的（例如酪蛋白、乳清蛋白质和大豆）。在水解或水解蛋白质时，可使用酶或者化学处理办法使过敏原失去作用。

3. 抗热性

大部分食品过敏原抗热。当加热或煮沸到 100℃ 时，花生和蛋类过敏原仍保持稳定。牛乳在经过凝聚、蒸发和烘干后仍保留过敏性。水果和蔬菜遇热不稳定，可加热或制成罐头食品食用。

4. 酸稳定性

大部分过敏原经过温和的酸处理仍保持稳定性（龚方等，2012）。花生过敏原在 pH2.8，蛋类过敏原在 pH3.0 的情况下仍保持稳定。

5. 个体差异

当个体的食品过敏原防御机制不成熟或存在缺陷时，才会发生致敏反应。

6. 微量作用

极微量过敏原即可造成严重后果，且对食物过敏并无有效的治疗手段。过敏原引发过敏反应的最低量没有定论。

（五）常见的过敏原

目前大约有 160 多种食品含有可以导致过敏反应的食品过敏原，常见的食品有：乳（牛乳、山羊乳等）、树果（杏仁、胡桃、山核桃、榛子和腰果等）、菜籽（葵花籽、芝麻等）、豆类（花生、大豆、豌豆、蚕豆等）、蛋类、巧克力、香辛料、鲜果、海产品（虾、贝壳类）等。

1. 主要严重的过敏原

（1）八大样　蛋品、牛乳、花生、黄豆、小麦、树木坚果、鱼类和甲壳类食品。

（2）八小样　芝麻籽、葵花子、棉籽、罂粟籽、水果、豆类（不包括绿豆）、豌豆和小扁豆。

（3）其他　酒石黄（Tartrazine）、亚硫酸盐和乳胶（Sulphites and Latex）等。

2. 各国规定的过敏原

（1）欧盟　2007/68/EC、2009/41/EC 法令规定了 14 类过敏原：含麸质的谷类及其制品（小麦、黑麦、大麦、燕麦）；甲壳类动物及其制品（蟹、虾）；蛋类及其产品（鸡蛋、鸭蛋）；鱼类及其制品（鲈鱼、鳕鱼）；花生及其制品；大豆及其制品；乳及其制品（牛乳、乳糖）；坚果及其制品（杏仁、腰果、胡桃、板栗）；芹菜及其制品（芹菜）；芥菜及其制品（芥菜）；芝麻及其制品（黑芝麻、白芝麻）；二氧化硫或亚硫酸盐含量在 10mg/kg 以上（以 SO_2 表示）的蜜饯食品（话梅、陈皮）；羽扇豆及其制品（羽扇豆）；软体动物及其制品（牡蛎、蜗牛）。

（2）美国　《食品过敏原标识和消费者保护法》中涉及的过敏原包括：乳（牛乳、乳糖）；蛋（鸡蛋、鸭蛋）；甲壳类动物（蟹、虾）；树生坚果（杏仁、板栗、腰果、胡桃）；含麸质的谷类（小麦、黑麦、大麦、燕麦）；花生；大豆。

（3）中国　GB/T 23779—2009《预包装食品中的过敏原成分》中规定了 8 类过敏原：含有麸质的谷物及其制品（如小麦、黑麦、大麦、燕麦、斯佩耳特小麦或它们的杂交品系）；甲壳纲类动物及其制品（如虾、龙虾、蟹等）；鱼类及其制品；蛋类及其制品；花生及其制品；大豆及其制品；乳及乳制品（包括乳糖）；坚果及其果仁类制品。

各国/地区过敏原种类总结见表 3-16。

表 3-16　　　　　　　　　　　　各国/地区过敏原种类

序号	过敏原各类	美国	加拿大	欧盟	澳大利亚/新西兰	中国香港	中国	日本	韩国
1	含有麸质的谷物及其制品	√	√	√	√	√	√	√	√
2	甲壳纲类动物及其制品（如虾、龙虾、蟹等）	√	√	√	√	√	√	√	√
3	鱼类及其制品	√	√	√	√	√	√		√
4	蛋类及其制品	√	√	√	√	√	√		√
5	花生及其制品	√	√	√	√	√	√		√
6	大豆及其制品	√	√	√	√	√	√		√
7	乳及乳制品（包括乳糖）	√	√	√	√	√	√		√
8	坚果及其果仁类制品	√	√	√	√	√	√		√
9	荞麦								
10	芹菜			√					
11	羽扇豆			√					
12	软体动物及其制品			√					
13	芝麻		√	√	√				
14	芥末		√	√					

续表

序号	过敏原各类	美国	加拿大	欧盟	澳大利亚/新西兰	中国香港	中国	日本	韩国
15	亚硫酸盐	≥10 mg/kg	≥10 mg/kg	≥10 mg/kg	≥10 mg/kg			≥10 mg/kg	≥10 mg/kg
16	猪肉								√
17	番茄								√
18	桃子								√

（六）过敏原管理要求

对于食物过敏还没有非常有效的治疗方法，只能通过抗组胺对症状进行控制。对于食物过敏的人，唯一的方法就是避免食用含有过敏原的食物。因此需要在食品的生产加工中对过敏原采取良好的措施，防止污染并对产品进行过敏原的标识。

1. 致敏物质的管理

《关于更新〈危害分析与关键控制点（HACCP体系）认证依据〉的公告》中，认证补充要求1.0提出的致敏物质管理应包括以下内容：

（1）企业应建立并实施针对所有食品加工过程及设施的致敏物质管理方案，以最大限度地减少或消除致敏物质交叉污染。

（2）企业应对原辅料、中间品、成品、食品添加剂、加工助剂、接触材料及任何新产品开发引入的新成分进行致敏物质评估，以确定致敏物质存在的可能性，并形成文件化信息。

（3）企业应识别致敏物质的污染途径，并对整个加工流程可能的致敏物质污染进行风险评估，避免致敏物质交叉污染的发生。

（4）企业应制订减少或消除致敏物质交叉污染的控制措施，并对控制措施进行确认和验证。

（5）对于产品设计所包含的致敏物质成分，或在生产中由于交叉接触所引入产品的致敏物质成分，应按照工厂所在国和目的国的法律法规要求进行标识。

2. 过敏原管理的实施要点

（1）制订致敏物质管理方案　明确过敏原管理的职责；明确过敏原识别、风险评估的方法和标准以及输出；明确过敏原的控制措施、验证方法和再评估的要求。

（2）过敏原风险评估　对原辅料、中间品、成品、食品添加剂、加工助剂、接触材料及任何新产品开发引入的新成分进行致敏物质识别和风险评估。风险评估应考虑致敏物质导致后果的严重性和可能性。从产品的设计研发过程、采购过程、生产过程（配料环节、生产计划环节、换产环节、清洁环节、返工环节、不合格品处置环节、人员卫生环节、搬运储存环节、成品标签环节）、物流过程（原物料、成品的储存、运输环节）进行致敏物质的污染评估。

（3）根据风险评估的结果制订减少或消除致敏物质交叉污染的控制措施　控制措施可包括：

①设计研发过程的控制措施：

a. 明确产品规格书，将致过敏原危害的引入控制在可接受的范围；

b. 确定不含过敏原，但能应用于生产出样产品的可代替原料；

c. 在产品生产过程中确定已知过敏原的添加点。

②采购过程的控制措施：

a. 识别原材料引入的过敏原风险；

b. 明确原材料规格书；

c. 供应商提供含有或（或可能）含有过敏原的声明或不含过敏原的承诺。

③生产过程的控制措施：

a. 人员：对员工进行过敏原危害以及控制方法的培训；对人员带入车辆的食物、药品进行限制；操作过敏原材料期间使用特定的防护服和工器具。

b. 设备：使用专用的加工设备及器具；制订设备区域清洗方案，严格进行换产、转序的设备清洗和清场，减少过敏原的交叉污染。

c. 物料：对含过敏原材料的储存、加工或包装进行物理或时间的隔离。

d. 方法：减少含过敏原与不含过敏原产品之间的转换；对返工产品进行控制，防止返工产品中的致敏物质对产品的污染；对致敏物质进行正确的标识。

e. 环境：限制含过敏原材料空气悬浮灰尘运动；对废料和不合格品的处置防止泄漏。

④物流过程的控制措施：

a. 储存：过敏原物料和非过敏原物料分开储存，必要的情况下使用专库；未加工的原料应标注、隔离并且适当的储存；使用特定的清洁器具（如扫帚、刷子、抹布、料勺）。

b. 运输：含过敏原的物料与不含过敏原的物料，或含有不同种类过敏原的物料不混装运输，或采取必要的隔离措施；物料运输中包装和标识完整、清晰；配置专用叉车或装运工具配送过敏原，专用叉车或专用装运工具运送完过敏原后，需在指定地点清洁、清洗。

（4）对过敏原控制措施的有效性进行验证和确认　企业应制订周期性的验证和确认方案，以证明生产过程中设备清洁的有效性和过敏原控制措施的有效性，并提供和保持证据。验证和确认的方法包括但不限于以下两种：

①定性评估法：对各过程、各环节的过敏原控制程序进行检查和评估，验证确认控制措施的有效性。

②定量和半定量法：聚合酶链式反应（PCR法）；酶联免疫吸附法（ELISA）。

（5）过敏原的标识　过敏原的标识是过敏原管理的重要手段，在整个食品链中起到有效沟通的作用。各国对过敏原标识的要求不尽相同，因此要识别产品的目标市场和客户，了解所在国和地区的过敏原标识要求（表3-17），对产品进行过敏原标识。

表3-17　　　　　　　　　　各国（组织）　过敏原标识要求

国别	法规依据	标签要求
中国	GB 7718—2011《食品安全国家标准预包装食品标签通则》	4.4.3.1 以下食品及其制品可能导致过敏反应，如果用作配料，宜在配料表中使用易辨识的名称，或在配料表邻近位置加以提示：……（推荐性要求） 4.4.3.2 如加工过程中可能带入上述食品或其制品，宜在配料表临近位置加以提示（推荐性要求）。

续表

国别	法规依据	标签要求
国际食品 法典委员会 （CAC）	《为麸质不耐受的 人准备的特殊膳食 目的食品》	• 未使用含量麸质的谷类加工的食品，麸质含量不大于 20mg/kg，可以称为"无麸质食品"。 • 使用含量麸质的谷类加工的食品，如果采用一定食品加工工艺专门去麸质成分，当食品中麸含量不大于 20mg/kg，也可以称为"无麸质食品"。 • 如果采取去除麸质成分的工艺后食品中麸质含量在 20~100mg/kg，则不能称之为"无麸质食品"。 • 符合"无麸质食品"条件的食品可在食品标签上产品名称旁标识"无麸质食品"字样，不符合条件的食品应在食品标签上产品名称旁指出其与麸质有关的真实成分。 • 食品成分与麸质无关的食品不能标识"特殊膳食目的"之类的条款，只能标识为"本食品性质为无麸质"。
	《预包装食品标签 通则》	• 任何食品或食品成分中存在通过生物技术手段从含上述过敏原成分的产品中得到了过敏原成分也应做出声明。如果含有过敏原成分的食品标签上没有提供足够的关于过敏原存在的信息将不能在市场上销售。
美国	《食品过敏原标识 和消费者保护法》 （2004）	• 食品标签上必须标识的过敏原成分和标识方式（强制性要求）。 • 所有在美国销售的《联邦食品药品化妆品法规》规定的包装食品（包括国产和进口的），必须符合该规定中有关的食品过敏原标识要求，但不包含美国农业部管辖的肉制品、禽肉制品和蛋制品。 • 对于鱼类、甲壳贝类、树坚果三类食品必须标注具体的食品名称。 • 食品过敏原应标注在成分表之后或附近，标注的大小与成分表相同；或者在成分表的相关食品过敏原处用括号标出等。 （1）成分的通用/常用名称采用主要食品过敏原的食品名称； （2）来自主要食品过敏原的食品名称在成分列表的其他部分已经予以标示。否则应在标签中列明来自主要食品过敏原的食品名称。 • 初级农产品（如在自然状态下的新鲜蔬菜和水果）不受《法规》约束。 • 如果违反法规要求，对于公司和其管理者将受到民事制裁或刑事处罚或两者并罚。对于不符合要求的产品将进行扣留。对于含有未声明过敏原的产品，美国 FDA 可能会要求产品召回。 • 食品生产商或包装商必须在含主要食品过敏原的食品包装标签中按以下两种方式之一标识过敏原：

续表

国别	法规依据	标签要求
美国	《食品过敏原标识和消费者保护法》（2004）	（1）当含主要过敏原的食品来源名称没有出现在配料表中时，必须在食品过敏原名称后加括号标注食品来源。 （2）紧邻配料表处标识食品过敏原的食物来源名称，字体必须不得小于配料表所用字体。例如：含有小麦、牛乳和蛋类。 ● 食品标签标识中必须标明所有可能导致过敏的成分，哪怕仅含微量过敏原，厂家也必须将其标示出来，但并未要求标明食品中过敏原的具体含量，因此消费者可能不知道过敏原的含量是否足以引发过敏反应。
	《食品标签：食品的无麸质标识》	● 原料成分含有"禁用谷物"的食品不得使用"无麸质标签"，"禁用谷用"包括小麦、大麦及其杂交品系。 ● 原料成分来源于"禁用谷物"，例如小麦淀粉终产品中麸质含量大于等于200mg/kg，不得使用"无麸质"标签。 ● 食品原料与麸质无关时不得使用"无麸质"食品标签。 ● 以燕麦为原料成分生产的食品，麸质含量大于20mg/kg，不得使用"无麸质"标签。
日本	《关于食品标识》（2015年3月30日消食表第139号）	要求过敏原以单独标识为原则，特殊情况允许统一标识。 ● 单独标识：是指加工食品原料中含有上述27种食材时，每个原材料后面用括号单独标识过敏原的方法，如酱油（含有大豆、小麦）、乳（含有乳成分）等。同样，加工食品中使用了27种食材来源的添加剂时，添加剂名称后面用括号单独标识过敏原，如卵磷脂（蛋来源）、酪蛋白（乳来源）等。 ● 统一标识：是指原材料项下或添加剂项下用括号统一标识所有过敏原的方法。如原材料名最下端用括号标注"部分含有大豆、乳成分、小麦"。

七、 针对非传统食品安全问题的预防措施

（一）食品防护计划

1. 背景介绍

"9.11"事件后，恐怖活动对食品行业的影响日益受到重视。2002年美国总统签发了《2002年公共卫生安全和生物恐怖防范应对法》（俗称"生物反恐法"），提出要保护美国食品供应的两个安全——Safety 和 Security。传统的安全（Safety）着重于防止食品在生产加工过程中受到生物、化学和物理的偶然污染。非传统的安全（Security）着重于降低食品链遭到人为蓄意破坏的危险（崔秀华，2014）。达到保护食品 Security 的控制方法就是食品防护（Food Defense）。

食品安全是一个全球性问题，但国际上的事件大多是环境污染及食物链污染所致，多是非

人为故意污染或蓄意破坏。蓄意破坏与故意污染相比，更强调其动机和对社会的破坏性。产生蓄意破坏的主要原因：①因政治、经济、文化、宗教等方面矛盾的激化，人为制造食品安全恐怖事件等；②员工抱怨社会"不公"或劳资关系紧张等原因恶意报复，污染食品等；③企业为提高市场占有率，对同行产品进行人为破坏等恶性商业竞争行为等（刘先德，2010）。蓄意破坏也存在对社会的破坏性大、影响广泛、不可预测、防控艰巨等的特点。

2002 年以来，相对于传统的"食品安全"，美国提出了"食品防护"的概念，旨在防止食品遭恐怖主义袭击等非传统食品安全危害的威胁。美国食品与药物管理局（FDA）、美国农业部食品安全检验局（FSIS）等机构制定了多项供应链和生产企业的食品防护导则。2008 年 11 月，国际食品法典委员会（CAC）进出口食品检查和认证分委会（CCFICS）决定，在起草的《国家食品安全控制体系建立导则》中考虑增加食品防护内容。食品防护已逐步引起各国的重视。

2008 年 1 月 30 日，日本 NHK 电视台报道，自 2007 年 12 月底至 2008 年 1 月 22 日，日本千叶、兵库两县 3 个家庭共有 10 人，在食用了中国河北省天洋食品加工厂生产的速冻水饺后，先后出现了呕吐、腹泻等中毒症状。此后，日本媒体对中国产"毒饺子"进行了"轰炸式"报道。中毒事件发生后，本着对两国消费者高度负责的态度，从全国抽调侦查、检验等各方面专家，成立了专案组。中国警方投入大量警力走访排查，开展了侦破工作。查明，犯罪嫌疑人吕月庭（男，36 岁，河北省井陉县人，原天洋食品厂临时工），因对天洋食品厂工资待遇及个别职工不满，为报复泄愤，在饺子中投毒。吕月庭对投毒作案供认不讳。公安机关已提取到吕月庭作案用的注射器，并收集到大量的证人证言。

2008 年，因为我国对日本出口食品发生的"毒饺子事件"、"毒青刀豆事件"，使我国出口食品再次成为世界有关国家关注的焦点。在"食品安全"越来越受关注的背景下，防止食品受到的故意污染或蓄意破坏的食品防护问题逐渐浮出水面，食品防护也成为各级领导和从业人员关注的重点。

2009 年，美国 FDA 总结食品防护几年来的实践经验，提出"企业员工是食品防护第一线"的理念，归纳出企业员工执行食品防护的五大要点（FIRST）：

F——遵循企业食品防护计划和程序的要求（Follow company food defense plan and procedures）；

I——检查工作和周边区域（Inspect your work area and surrounding areas）；

R——注意不正常的情况（Recognize anything out of the ordinary）；

S——防护所有的食品成分、原料和终产品（Secure all ingredients, supplies, and finished product）；

T——发现不正常的情况及时报告（Tell management if you notice anything unusual or suspicious）。

2010 年我国发布了 GB/T 27320—2010《食品防护计划应用指南 食品生产企业》，指导食品生产企业建立食品防护计划。食品防护计划是食品生产企业食品防护控制措施的文件化的形式体现。

2. 食品防护计划的定义

食品防护（food defense）：保护食品生产和供应过程的安全，防止食品因不正当商业利益、恶性竞争、社会矛盾和恐怖主义等原因遭受生物、化学、物理等方面的蓄意污染和人为破坏。

食品防护计划（food defense plan）：为确保食品生产和供应过程的安全，通过进行食品防护评估、实施食品防护措施等，最大限度降低食品受到生物、化学、物理等因素故意污染或蓄意破坏风险的方法和程序。

食品防护计划能够帮助企业确定把其食品受到蓄意污染或破坏的危险降到最低的步骤，是为了减少食源性危害因素，帮助对恐怖分子的袭击进行预防和做出反应，尤其在危机状态时，基于以科学为基础的方法解决公共卫生问题。

3. 食品防护计划的评估内容

（1）外部安全　是食品防护计划体系中的第一道物理性屏障，本着成本最小化的原则，外部防护安全可以非常有效地将工厂的生产安全和其他不安全因素隔离开来，是食品防护计划体系中不可或缺的部分，涉及的主要评估内容包括：

①厂区是否有限制未经许可人员进入的硬件措施，如围墙和门卫保安制度；

②在夜间厂区外围是否有足够的光线可以发现任何可疑的活动；

③外围紧急出口是否有自动锁定门；

④是否对进入工厂的访问者有身份识别，例如带有照片的身份识别证件等；

⑤厂房污水处理设施及其他下脚料区域是否设计合理；

⑥下列设施是否采取安全上锁措施以防止外来人员的进入：大门或其他非经常出入的门、窗户、屋顶开口处、通风口、集装箱、运输车、成品库、原料库、大型储藏库、自备水源地；

⑦对进入厂区的运输工具是否有足够的措施予以监控，包括对出入厂区的私人运输工具（职工或访问者）是否经过监管。

（2）内部安全

①车间内是否有应急灯；

②车间内墙面、地面是否完好无损；

③对内部设施和加工过程是否有监控；

④紧急预警系统是否经过定期检测；

⑤车间内特定限制区域是否仅允许有许可的人员进入，此区域是否有清晰的标识注明；

⑥访客及其他非加工区人员在进入特定区域前是否经过身份的确认或资格的许可，是否有工厂人员的陪同；

⑦整个车间的规划设计是否按照食品安全防护的目的经过评估检查；

⑧是否对卫生间、个人整理柜以及储藏区定期的检查操作程序；

⑨器具间（例如刀具）是否按照食品安全防护的目的进行管理操作；

⑩排风系统是否按照隔离污染物的方式建立；

⑪通风、空调系统、供水系统、供电系统、消毒设施是否有防止未经许可人员进入的措施；

⑫设备维修工作是否按照食品安全防护的目的进行管理。

（3）加工安全

①加工区域是否仅有职工或监管员进入；

②拌料区、混合加工区等有大规模的复杂成分混入的区域是否有专人管理，持续监控；

③产品传送带和产品传递筐等是否得到有效监控；

④清洗消毒区严格执行清洗消毒程序；

⑤与食品直接接触的内包装应使用合法安全的食品级包装材料；外包装要满足相关运输和存储安全及质量要求，不易损坏，刻意非正常打开即为破坏；

⑥产品标识和包装材料等是否经过定期的检查审核，是否建立核销台账；

⑦产品的包装和标识是否具有识别遭破坏的特性（即破坏存迹包装）。

（4）储藏安全

①进入到原料储藏库、成品库以及辅料库、物料库的人员是否经过许可；

②原料储藏库、成品库、辅料库以及物料库的出入库记录是否保存；

③对原料储藏库、成品库以及辅料库及其设备是否有定期的检查审核计划；

④对杀虫剂、清洁剂和其他工业化合物储藏区域是否仅允许许可人员进入接触；

⑤危害化合物的储藏是否与其他物质分开，并远离加工区域；

⑥危险化合物是否有相应的领用记录、核销台账；

⑦危险化合物是否有主管部门批准生产、销售、使用的证明 是否清楚标识、有效期等。

（5）运送/接收安全

①拖车、集装箱等，不工作时是否上锁，是否有暂时封口管理；

②拖车、集装箱等运输工具运输原料、成品及其他加工使用原料时，在装车、卸车过程中是否严密监控；

③收发货时的数量、重量、品种、标签标识等是否与相关单据、证明材料等货物运输文件一致；

④负责监装卸的人员是否经过培训；

⑤监装员在装货、卸货时是否监控可疑物质；

⑥监装及监卸记录是否完整；

⑦货物运送到工厂时是否有供应商的提前通知；

⑧货物运输文件是否有改动的痕迹；

⑨出入厂区的非计划的运输是否经过确认；

⑩非正常工作时间的到货发货是否有管理人员审核、记录；

⑪运输过程中是否对活动物的饲料和饮用水进行防护措施；

⑫对运输公司、物流公司是否进行过食品防护计划能力的评估；

⑬对客户退运产品是否有相应的验收接收程序；

⑭退运产品再加工是否采取有效措施防止交叉污染；

⑮对长时间停留在厂区周围的不明运输工具是否予以关注和干涉。

（6）水/冰的安全

①水质是否按照国家标准和相关贸易国家标准检测，结果是否符合要求；

②水源地（如水井）、中间储水设施［如储水池（罐）］、水处理设施（如净化消毒等设施）等是否上锁，是否有专人管理，是否有禁止外人进入的措施；

③制冰设备是否有专人管理，是否有禁止外人进入的措施；

④供水系统是否定期检查，特别是检查是否有损坏或人为破坏的地方；

⑤排污设施与供水系统是否有防止交叉污染的措施。

（7）人员安全

①对可进入敏感区域工作的人员是否进行仔细的背景调查；

②对临时工是否在雇用前进行培训、考核；

③对员工及管理人员是否进行有针对性的、分层次的培训，特别是有关食品防护的培训；

④对员工是否建立身份档案，是否按照工序、权限有不同的身份识别系统，如衣物颜色、ID牌和上岗证等；

⑤车间的不同安全级别区域是否有相应限制进入的硬件设施设备和管理措施程序；

⑥对于轮岗人员或临时更换人员，例如请假人员的代替者或新进人员是否有足够的人员识别清单程序，使管理人员第一时间掌握情况；

⑦对员工柜是否有抽查制度；

⑧对员工和访问人员的进出区域、携带物品等是否建立详细的核查检查程序；

⑨是否有针对性地、定期地与员工交流，听取合理性建议，是否有健康的心理。

（8）信息安全

①工厂是否建立严格的保密制度，包括食品防护计划、评估结果等；

②工厂是否对加工工艺、配方等有严格的保密控制措施；

③管理人员对访客、客户、供应商是否建立联系档案，对参观内容、参观区域、对外公布信息是否经过严格评估；

④工厂是否建立紧急情况处理系统；

⑤工厂是否有专门的信息管理部门负责主动及时跟踪国外食品安全动态、检验检疫项目及其限量、国际上相关体系标准等。

（9）供应链安全

①食品原料、半成品供应方是否实施了食品防护计划；

②植物性产品的种植、化学农药的使用、种植园的管理是否建立了相关的防护计划；

③动物性产品的养殖、动物性饲料的生产是否建立了相关食品防护计划；

④食品供应方是否建立了产品召回体系，是否有正规、明晰、详细的产品标识；

⑤食品供应方出厂时是否经过严格的、权威的检验，是否出具相关的证明性文件；

⑥物流链是否建立食品防护计划；

⑦冷库、冷藏以及暂存区域是否建立食品防护计划；

⑧产品运输车辆的温度条件、封闭措施、卫生状况是否符合食品防护计划的要求；

⑨食品供应链提供方是否建立信息化管理；

⑩原辅料和成品货物的包装出入库时有无蓄意破坏的痕迹。

（10）实验室安全

①实验室是否建立单独的食品防护计划；

②实验室是否仅允许许可人员进入；

③实验室对各种试剂药品，特别是有毒有害化合物是否设立单位的限制区域，是否有专人管理，对过期药品的处理是否符合食品防护要求；

④实验室对检测样品是否建立取样检测台账，是否建立检测样品留存记录、样品保管处理程序；

⑤对阳性结果是否有操作预案，是否建立阳性结果报告制度、阳性样品处理措施；

⑥是否有措施来监控、储藏和处理活菌株。

（11）其他安全计划

①产品标识和可追溯性：

- 是否有专人检查产品标识内容的正确性；
- 产品的相关记录上是否有相应完整准确的标识；
- 是否能确定生产过程的输入，包括对各生产要素和原辅料的来源与衔接；
- 是否能确定产品已经发往的位置。

②产品召回计划：

- 与产品编码有关的文件是否完整；
- 产品相关记录是否保存，包括动向记录的保存时间至少超过产品的保质期；
- 是否建立健康和安全的投诉档案；
- 是否列出产品召回工作的小组成员及其家庭电话；
- 是否描述实施召回采取的每一程序，并用适当的方式通知受影响的消费者、零售商和批发商，并详细说明危害类型；
- 是否制订召回食品的处理措施和计划。

③由于食品生产企业已经建立了食品安全卫生管理体系，因此企业在策划食品防护计划时，应根据实际情况和产品特点对食品防护计划进行策划。无论是独立型的还是整合型的食品防护计划，都应考虑必要的保密要求。

4. 食品防护计划的内容

企业建立食品防护应包括，但不仅于以下内容：食品防护评估；食品防护措施；检查程序；纠正程序；验证程序；应急预案；记录保持程序。

5. 食品防护计划建立步骤

（1）预备步骤

①组成产品防护小组；

②产品描述；

③识别预期用途；

④法律法规标准等的识别；

⑤新的食品原料、添加剂新品种、食品相关产品新品种的识别；

⑥绘制流程图；

⑦绘制布局图；

⑧现场确认流程图和布局图。

（2）食品防护的评估　根据食品防护计划评估内容，表3-18系统评估了食品防护中的薄弱环节。

表3-18　　　　　　　　　　　　　食品防护评估表示例

评估内容	是否是薄弱环节
评估内容参考附录A	填写"是"或"否"或"不合适"

注：本表仅提供了设计食品防护评估表的一种样式，企业可根据实际情况制订。

（3）确定可能掺杂污染食品的人员　这些人员可能来自企业的内部和外部。

（4）制订食品防护计划　通过食品防护评估，制订经济有效的食品防护措施。食品防护措施可以是企业新增加的控制措施，也可以是企业其他食品安全卫生管理体系中已有的控制措施。特别在确定企业的薄弱环节后，应制订针对性的食品防护措施进行重点防护，见表3-19。

表3-19　　　　　　　　　　　　薄弱环节食品防护措施示例表

薄弱环节	食品防护措施
附录表B确认的薄弱环节	针对薄弱环节采取的控制措施

（5）制订检查程序　明确检查的内容、检查的周期、检查的责任人，以便及时发现食品防护措施实施不当或失效的情况。

（6）制订纠正程序　对发现食品防护措施实施不当或失效时，评估后果，并采取相应的措施，同时改进或重新制订食品防护措施（王国华，2011）。

（7）制订验证程序　明确验证的方法和频率，以及验证的职责。

（8）制订应急预案　应急预案的内容应包括但不限于以下方面：①应急预案执行的职责和权限；②应急措施及疏散；③防止受污染或可能产生危害的产品进入销售环节；④对已进入销售环节的受污染或可能产生危害的产品实施召回；⑤受污染产品的安全处置；⑥在紧急事件发生时，允许授权人员进入企业的规定；⑦应建立应急联系清单，发生食品防护威胁或者产品受到污染时，应及时通知相关方。应急联系清单应包括相关政府机构、企业责任人、供应商、运输商、销售商等的联系方式。联系信息应定期验证并及时更新。

（9）制订记录保持程序　食品防护计划实施中的记录应真实、准确、规范并具有可追溯性，保存期不少于2年。

（10）食品防护计划的验证和改进　对食品防护计划的评估和食品防护措施进行确认的频率：每年至少一次，产品或加工过程发生变化，应对食品防护计划进行评估。

（11）对食品防护计划的有效性进行确认。

（12）对薄弱环节进行验证。

（13）食品防护计划的全面验证。

（二）预防食品欺诈

1. 背景

（1）欧洲马肉事件引发世人对食品欺诈的关注　2013年1月中旬，在英国和爱尔兰发现部分超市出售的牛肉汉堡包中掺杂了马肉和其他肉类，在被检查的27种汉堡中，有10种被发现含马肉，23种含猪肉。

此后，"挂牛头卖马肉"事件持续扩大，除汉堡外，其他牛肉类食品也被怀疑掺入马肉。英国最大的连锁超市乐购（Tesco）宣布，因担心更多食品可能受到马肉"污染"，决定将包括两款意大利冷冻食品——博洛纳牛肉酱面条和拉萨尼亚肉饼在内的含牛肉馅的食品下架。德国也宣布发现疑似此类"挂牛头卖马肉"情况。

据调查，涉及"马肉风波"的食品来源于英国、法国、波兰、卢森堡、瑞典等多个国家。此外，爱尔兰、荷兰、罗马尼亚等多个欧洲国家卷入丑闻中，引发消费者反感。

2013年2月13日，欧盟委员会官员说，欧盟正拟订方案，要求所有成员国对加工牛肉开展脱氧核糖核酸（DNA）抽检，以消除"马肉风波"忧虑，恢复消费者信心。

（2）"三鹿奶粉"事件导致人们对食品欺诈的痛恨　2008年发生了多起因食用三鹿集团生

产的奶粉的婴儿被发现患有肾结石的事件，截至 2008 年 9 月 21 日，接受门诊治疗咨询且已康复的婴幼儿累计 39965 人，正在住院的有 12892 人，此前已治愈出院 1579 人，死亡 4 人。对此，国家质量监督检验检疫总局公布了对国内的乳制品厂家生产的婴幼儿奶粉的三聚氰胺检验报告，事件迅速恶化，包括伊利、蒙牛、光明、圣元及雅士利在内的多个厂家的奶粉都检出了三聚氰胺。2009 年 1 月 22 日，河北省石家庄市中级人民法院一审宣判，三鹿集团前董事长田文华被判处无期徒刑。

近年来，我国及世界各地都发生过多起以追求经济利益为目的，采取故意食品欺诈掺假行为的食品安全事件，对公众健康和国际贸易带来了严重的危害。它是一种蓄意行为，具有逃避监管的特性，而不能用传统的食品安全监管体系进行有效的管理，食品欺诈已成为全球近年来出现的一个十分严峻的食品安全问题，对现代食品安全管理带来了新的挑战。

欧洲马肉事件之后，欧洲成立了政府机构共享事件信息和情报的食品欺诈网（food fraud. netsork. government. agencices）和欧盟饲料快速预警（RASFF）系统。

欧盟（EU）No178/2002 法规第 8 条消费者权益保护中规定，食品法应旨在保护消费者的利益，并应为消费者做出有关其所食用食品的知情选择的依据。该法规旨在预防：①欺诈或欺骗行为；②食品掺假行为；③其他可能误导消费者的行为。

2011 年 9 月美国发布了《食品安全现代化法案》（FSMA）配套法规《保护食品免受蓄意掺杂的针对性措施》（简称 121 法规），2020 年 2 月 13 日美国食品与药物管理局（FDA）发布了《防止食品蓄意掺杂》法规指南（草案）的补充内容。FSMA《人类食品预防措施》（21 CFR Part 117. 130 EMA）也将预防食品欺诈作为食品安全的预防措施。

《中华人民共和国食品安全法》第三十四条规定：禁止生产经营下列食品、食品添加剂、食品相关产品：（一）用非食品原料生产的食品或者添加食品添加剂以外的化学物质和其他可能危害人体健康物质的食品，或者用回收食品作为原料生产的食品。

2017 年 2 月 13 日，我国发布《食品安全欺诈行为查处办法》（征求意见稿），2008 年以来全面打击违法添加非食用物质和滥用食品添加剂专项领导小组陆续发布了 5 批《食品中可能违法添加的非食用物质和易滥用的食品添加剂名单》。

2018 年中国国家认证认可监督管理委员会发布的 HACCP 体系认证补充要求 1.0 提出了对预防食品欺诈的要求。

全球食品安全倡议（GFSI）组织要求把食品欺诈纳入食品安全管理体系相关标准中，同时要求将食品欺诈纳入食品安全管理体系审核的要求中。

2. 食品欺诈的定义

美国药典委员会（USP）《食品欺诈缓解指南》的定义为：食品欺诈（Food Fraud）即经济利益驱动型食品掺假（Economically-Motivated Adulteration，EMA）。经济利益驱动的食品掺假是指卖方以欺诈手段添加虚假物质或者去除或代替真实物质，但不告知买方，以谋取经济利益。

全球食品安全倡议（GFSI）BRv7：2017 给出的食品欺诈定义为：谋取可能影响消费者健康的经济利益，而故意替换、添加、篡改或误传食品/饲料、食品/饮料或食品/饮料包装、标签、产品信息或对产品做出的虚假误导性陈述的统称。

3. 食品欺诈行为的分类

食品欺诈行为分为食品掺假和信息不真实两类。

（1）食品掺假又分为替代、添加、剔除。

①替代：用较便宜的替代品部分或完全替代食品成品或有价值的成分，添加、稀释或用一种掺假物扩展某一个真实成分。如以橄榄调和油冒充纯正橄榄油，蜂蜜中添加果葡糖浆、白砂糖，非有机食品代替有机食品等。

②添加：添加某种少量的非真实成分掩盖真实成分。如食品中添加非食品物质、未经批准的新资源或药食同源食品、未经认可的食品添加剂和营养强化剂等，奶粉中添加三聚氰胺等。

③剔除：剔除或故意遗漏某种有价值的真实成分。如从小麦粉中抽取面筋后，其余物质还充当小麦粉销售或掺入正常小麦粉中出售；从牛乳中提出脂肪后，剩余部分制成乳粉，仍以"全脂乳粉"在市场出售。

（2）信息不真实分为：

①产品成分不真实：产品标签所体现的产品成分与实际产品成分不同。如添加剂使用实际情况与标签表述不符。

②产品加工工艺不真实：隐瞒产品真实的加工工艺，或按照要求应明示而未明示，如辐照食品。

③产品追溯信息不真实：产品的生产地、生产日期等信息不真实。

④产品品质及关联信息不真实：产品的真实品质等级未正确标注、标注虚假认证信息、提供虚假产品品质证明报告。

4. 预防食品欺诈的管理要求

（1）食品欺诈的预防 企业应建立并保持文件化的食品欺诈脆弱性评估程序，包括：

①识别潜在的脆弱环节；

②制订预防食品欺诈的措施；

③根据脆弱性，对措施的优先顺序进行排序。

企业应收集有关供应链食品欺诈的以往和现行威胁信息，对食品链所有的原辅料进行脆弱性评估，以评估食品欺诈的潜在风险。

企业应依据适用的法律法规制订文件化的食品欺诈预防计划，针对识别的食品欺诈脆弱环节制订并实施具体的措施，以减少或消除识别的脆弱环节。

企业的食品欺诈预防计划应覆盖相关的食品类别，并被企业的食品安全管理体系所支持。

企业应对预防措施进行确认和验证，并持续地对食品欺诈预防计划进行评审，至少每年一次。

（2）食品欺诈的预防措施

①建立文件化的食品欺诈脆弱性评估程序。明确脆弱性评估的职责、脆弱环节识别和评估的方法、明确如何确定食品欺诈的预防措施和按脆弱性评估的结果定义措施的优先顺序（图3-5）。脆弱性是指感受或遭遇各类食品欺诈，如果不解决，将被视为可能影响消费者健康的差距或不足（GFSI BRv7：2017）。

②对原料、辅助材料、包装材料进行预筛选（图3-6），考虑有关的欺诈史、检测频率、供应链、供应商关系、地理政治方面、经济异常等方面因素，对食品链所有的原辅料进行脆弱性评估，脆弱性评估还应考虑到食品欺诈的信息不对称、法规标准不健全、监管缺失和成本利润等影响因素，以识别潜在风险。

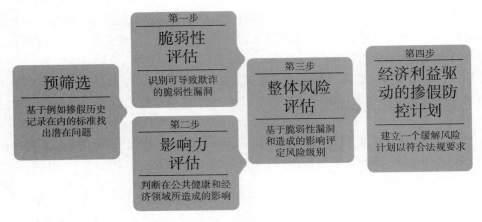

图 3-5　食品欺诈脆弱性评估程序

物料脆弱性评估的因素分为可控因素和不可控因素，对这些因素的影响程度进行分级，综合评估其带来的风险。可控因素包括：供应链、审查策略、供应商关系、质量控制方法和规格的不完善、检测频率等。不可控因素包括：地理政治方面的因素、欺诈史、经济异常等。

③对识别的潜在风险制订预防计划，以降低或消除脆弱环节的潜在风险。潜在风险预防计划可考虑：监管策略、产地/标签检验、供应商审核、分析检测策略和防伪技术等。

④定期对食品欺诈的预防计划进行评审。评审的内容：a. 脆弱性评估的程序、方法的有效性；b. 内外部条件的变化，包括原物料、工艺技术、供应商、法律法规等方面；c. 预防计划的有效性。

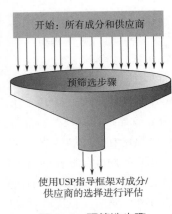

图 3-6　预筛选步骤

本章小结

本章根据现行国际食品安全管理体系及其认证标准的要求，系统归纳和总结了实施食品安全管理体系的前提方案。具体分成四个模块进行阐述：法律与法规要求、食品链各环节良好操作规范、卫生标准操作程序的要求和管理保障计划，内容全面，参考性强。

关键概念
前提方案（PRP）、良好操作规范（GMP）、食品链、卫生标准操作程序（SSOP）、可追溯、应急预案、食品防护计划、召回

🔍 **思考题**

1. 食品安全控制体系的前提方案包括哪些内容？
2. 简述 GMP 和 SSOP 之间的关系。
3. 简述出口食品生产企业遵循的 GMP 的要求。
4. 如何评价 SSOP 实施的有效性？
5. 食品企业有哪些潜在的突发事件？编制应急预案时应考虑哪些因素？
6. 饮料生产企业应如何建立产品的追溯系统？
7. 哪些是非传统食品安全问题？如何建立预防措施？

参考文献

［1］卫生标准操作程序（SSOP）. 印刷技术，2005，（18）：5.

［2］白新鹏. 食品安全危害及控制措施. 北京：中国计量出版社，2010.

［3］白云峰，陆昌华，李秉柏. 畜产品安全的可追溯管理. 食品科学，2005，26（008）：473-477.

［4］崔秀华. 我国非传统食品安全问题研究. 2014，000（001）：221-222.

［5］丁锁顺等编写. 出口食品生产企业安全卫生质量管理学习读本. 南京：南京大学出版社，2010.

［6］董颖超，秦玉昌，李军国等. 配合饲料加工过程卫生标准操作程序. 饲料广角，000（20）：23-26.

［7］龚方，房保海. 国内外食品过敏原标签管理现状与趋势. 食品安全质量检测学报，2012，03（3）：226-230.

［8］国维华，郑丹丹，孙金才. 蔬菜加工质量安全追溯体系的实践和应用. 食品科技，2009，34（9）：256-260.

［9］李志龙. 浅谈企业环境管理体系中的应急准备和响应. 科海故事博览·科技探索，2013，

［10］刘先德. 食品安全与质量管理. 北京：中国林业出版社，2010.

［11］逯文娟，高东微，廖冰君. PTCHECK 论文检测报告. 2011，（11）：20-24.

［12］任宣. 《良好农业规范》系列国家标准通过审定. 中国质量认证，2005，（12）：25.

［13］王国华. 论食品防护计划及应用. 现代商贸工业，2011，023（15）：244-245.

［14］王国政. 建立食品追溯体系　有效保障食品安全. 2010，000（006）：75-77.

［15］中国国有认证认可监督管理委员会. 果蔬汁 HACCP 体系的建立与实施. 北京：知识产权出版社，2002.

危害分析与关键控制点（HACCP）体系的建立与实施

学习目标

1. 掌握 HACCP 七项原理及其实施要点。
2. 了解企业实施 HACCP 计划的前提条件。
3. 掌握实施 HACCP 的 12 个步骤。
4. 了解 HACCP 计划的确认与验证过程。

第一节 概述

一、 HACCP 体系的常用术语

（一）HACCP 体系

一旦在某生产场所实施 HACCP 计划，HACCP 体系即告形成。事实上，一个有效的 HACCP 体系是一种包括计划、研究、实施、验证和保持的合乎逻辑的系统方法。图 4-1 所示为如何将各元素组合在一起，形成一个完整的 HACCP 体系。

（二）HACCP 体系常用术语

在 HACCP 体系中涉及的主要术语及其含义如下：

（1）控制（Control）

控制（动词）：采取一切必要的措施，确保和维持遵循 HACCP 计划所制定的标准。

控制（名词）：遵循正确的操作程序并符合既定标准的状态。

（2）控制点（Control Point）与控制措施（Control Measure）

控制点：指能够对生物、化学或物理因素进行控制的任何点、步骤或过程。

控制措施：用于预防或消除某种食品安全危害或将此类危害减至可接受水平的任一措施和行动。

（3）关键控制点（Critical Control Point，CCP）　指有必要采取控制措施，以便预防或消除食品安全危害，或者将其减至可接受水平的某个环节。

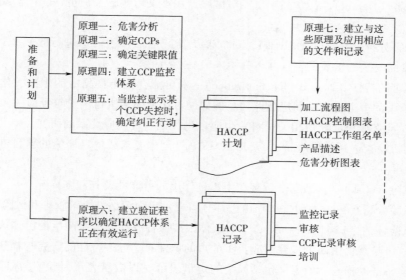

图 4-1 HACCP 体系的组成

（4）CCP 决策树（CCP Decision Tree） 由一系列问题组成，通过对这些问题的回答判断某控制点是否是 CCP。

（5）监测（Monitor） 对于控制参数进行有计划的系统观察或检测，从而评估某个 CCP 是否得到了控制。

（6）连续监测（Continuous Monitoring） 对工艺参数，如温度、pH 等进行连续测量和记录。

（7）纠正措施（Corrective Action） 当 CCP 的检测结果与控制标准不符，即 CCP 失去控制时所采取的行动。

（8）预防措施（Preventive Measure） 用于控制已识别危害的物理、化学或其他方法。

（9）关键缺陷（Critical Defect） 能导致危害的 CCP 偏离。

（10）关键限值（Critical Limit，CL） 区分可接受水平和不可接受水平区的标准。

（11）操作限值（Operating Limits） 比关键限值更严格的要求，由操作者用来减少偏离风险的标准。

（12）偏离（Deviation） 不能满足关键限值的要求。

（13）HACCP 及其计划（HACCP Plan）

HACCP：确定、评估和控制那些对食品安全构成重大危害的系统。

HACCP 计划：根据 HACCP 原理拟定的书面文件，在所关注的食品链所有环节中，用以保证那些重要的可能威胁食品安全的危害因素得到控制。

（14）HACCP 体系（HACCP System） 通过实施 HACCP 计划而获得的结果。

（15）HACCP 小组（HACCP Team） 负责制订 HACCP 计划的一组人员。

（16）确认（Validation） 获得证实 HACCP 计划中各要素有效性的证据。

（17）重新确认 HACCP 计划（HACCP Plan Revalidation） 对 HACCP 小组制订的 HACCP 计划进行阶段性评审，以便在需要时修改。

（18）危害（Hazard） 指食品中可能对健康产生不良影响的某种生物、化学或物理因素或状况。

（19）危害分析（Hazard Analysis） 对危害及其产生条件的信息进行收集和评估的过程，以确定威胁食品安全的重要危害，并将其纳入 HACCP 计划。

（20）危害的特性（Hazard Characterization） 对可能存在于食品中的生物、化学或物理因素所造成的健康危害进行定性和定量评估。例如，对化学因素进行剂量与反应关系的评价，对生物或物理因素（如果能获得相关资料）也应该进行剂量与反应关系的研究。

（21）随机检查（Random Check） 对 HACCP 计划中要求或规定评估的项目进行随机观察或测量。

（22）风险（Risk） 食品安全危害产生不良作用的可能性及其强度。

（23）风险分析（Risk Analysis） 由三部分组成：风险评估、风险管理和风险信息交流。

（24）风险评估（Risk Assessment） 对人体因接触食源性危害而产生的已知或潜在风险进行科学评价。风险评估由四个步骤组成：①危害的识别；②危害特性的研究与描述；③摄入量评估；④风险特征的描述。该定义包括风险的定量表示（以数量表示风险）、风险的定性表示以及指出不确定性的存在。

（25）风险管理（Risk Management） 根据风险评估的结果权衡对策并在必要时实施相应的控制措施，包括管理手段。

（26）风险信息交流（Risk Communication） 风险评估人员、风险管理人员、消费者以及其他有关部门就"风险"问题所进行的信息和意见的相互交流。

（27）暴露评估（Exposure Assessment） 对可能摄入的生物、化学或物理危害进行定性和定量评估。

（28）风险特征（Risk Characterization） 根据危害识别、危害特征和摄入量评估方面的信息，对某一特定人群发生健康危害的可能性和严重性进行定性和定量评价（包括不确定因素在内）。

（29）敏感成分（Sensitive Ingredient） 因与某种危害有关而引起关注的成分。

（30）验证（Verification） 确认 HACCP 计划的有效性和符合性，或 HACCP 计划是否需要修改和重新确认的活动。

（31）确证（Validation） 验证工作的一部分，指收集和评估信息，以确定 HACCP 计划正常实施时能否有效控制显著的食品安全性危害。

二、 HACCP 七项原理与应用

（一）进行危害分析并确定控制措施

危害分析是建立 HACCP 计划的基础。在制订 HACCP 计划的过程中，最重要的就是确定所有涉及食品安全性的显著危害，并针对这些危害采取相应的控制措施，对其加以控制。在进行危害分析时，只要可能应包括下列几个方面：

（1）有可能产生的危害并影响健康的严重性；

（2）定性和/或定量评价出现的危害；

（3）相关微生物生存或增殖；

（4）食品中毒素、化学或物理因素的存在和持久性；

（5）导致上述原因的条件。

可能需要一个以上的控制措施来预防某一个特定危害，某一个特定的控制措施也可能预防一个以上的危害。实际操作中可利用危害分析表，分析并确定潜在危害（钱和，2003）。

（二）确定关键控制点

确定关键控制点即确定能够实施控制且可以通过正确的控制措施达到预防危害、消除危害或将危害降低到可接受水平的 CCP，例如，加热、冷藏、特定的消毒程序等。应该注意的是，虽然对每个显著危害都必须加以控制，但每个引入或产生显著危害的点、步骤或工序未必都是CCP。CCP 的确定可以借助于 CCP 决策树。如果一种危害在某一步骤中被确认，需予控制以使食品安全，但在该步骤，或任何其他步骤中都没有控制措施存在，那么在该步骤或其前后步骤应对产品或加工方法予以修改，包括控制措施。

（三）确定 CCP 的关键限值（CL）

确定 CCP 的关键限值即指出与 CCP 相应的控制措施必须满足的要求，如温度的高低、时间的长短、pH 的范围以及盐浓度等。CL 是确保食品安全的界限，每个 CCP 都必须有一个或多个 CL 值。一旦操作中偏离了 CL 值，必须采取相应的纠正措施才能确保食品的安全性。通常采用的指标包括对温度、时间、湿度、pH、A_w、有效氯的测量以及感官参数，如可见外观和品质。

（四）建立监控程序

建立监控程序即通过一系列有计划的观察和测定（如温度、时间、pH、A_w 等）活动来评估 CCP 是否在控制范围内，同时准确记录监控结果，以备用于将来核实或鉴定之用。使监控人员明确其职责是控制所有 CCP 的重要环节。负责监控的人员必须报告并记录没有满足 CCP 要求的过程或产品，并且立即采取纠正措施。凡是与 CCP 有关的记录和文件都应该有监控员的签名。绝大多数 CCP 监控程序需要快速进行，因为他们关系到流水线加工，同时也不需要过长的分析检验时间。物理和化学测量通常优于微生物检验，因此它们可以快速地进行，常常能显示产品的微生物受到控制。

（五）建立纠正措施

如果监控结果表明加工过程失控，应立即采取适当的纠正措施，减少或消除失控所导致的潜在危害，使加工过程重新处于控制之中。纠正措施应该在制订 HACCP 计划时预先确定，其功能包括：

（1）决定是否销毁失控状态下生产的食品；

（2）纠正或消除导致失控的原因；

（3）保留纠正措施的执行记录。

（六）建立验证程序

建立验证程序即建立验证 HACCP 体系是否正确运行的程序。虽然经过了危害分析，实施了 CCP 的监控、纠正措施并保持有效的记录，但是并不等于 HACCP 体系的建立和运行能确保食品的安全性，关键在于：

（1）验证各个 CCP 是否都按照 HACCP 计划严格执行的；

（2）确证整个 HACCP 计划的全面性和有效性；

（3）验证 HACCP 体系是否处于正常、有效的运行状态。

这三项内容构成了 HACCP 的验证程序。

在整个 HACCP 执行程序中，分析潜在危害、识别加工中的 CCP 和建立 CCP 关键限值，这三个步骤构成了食品安全风险评估操作，它属于技术范围，由技术专家主持，而其他步骤则属于质量管理范畴。

（七）建立文件和保持记录

HACCP 程序应文件化。应用 HACCP 体系必须有效、准确地保存记录。文件和记录的保存应合乎操作种类和规模。

HACCP 体系需要保存的记录包括：

（1）HACCP 计划的目的和范围；

（2）产品描述和识别；

（3）加工流程图；

（4）危害分析；

（5）HACCP 审核表；

（6）确定关键限值的依据；

（7）对关键限值的验证；

（8）监控记录，包括关键限值的偏离；

（9）纠正措施；

（10）验证活动的记录；

（11）校验记录；

（12）清洁记录；

（13）产品的标识与可追溯性记录；

（14）害虫控制；

（15）培训记录；

（16）对经认可的供应商的记录；

（17）产品回收记录；

（18）审核记录；

（19）对 HACCP 体系的修改、复审材料和记录。在实际应用中，记录为加工过程的调整、防止 CCP 失控提供了一种有效的监控手段，因此，记录是 HACCP 计划成功实施的重要组成部分（李刚，2001）。

三、 HACCP 计划的模式

HACCP 计划是将进行 HACCP 研究的所有关键资料集中于一体的正式文件，其中包括食品安全管理中所有关键部分的详细说明。HACCP 计划由 HACCP 小组制订，主要由两项基本内容组成——生产流程图和 HACCP 控制图，同时还包括其他必需的支持文件。由于 HACCP 计划的重点在于食品安全管理，因此附属文件应尽可能简洁。虽然有些企业将产品描述、记录保持和认证过程归纳于质量管理体系文件中，但通常认为将这些内容作为 HACCP 计划的一部分是非常有用的。此外，保留能说明危害分析过程的所有预备文件也是十分有益的。当然，这些文件不能作为正式 HACCP 计划的组成部分。

不同国家常常有不同的 HACCP 计划模式，即使在同一国家，不同管理部门在各种食品生产过程中推行的 HACCP 计划也不尽相同。

1. 美国的 HACCP 模式

美国 FDA 提供的水产 HACCP 模式如下：

（1）制订 HACCP 计划的必备程序和预先步骤　①必备程序为 GMP 和 SSOP；②预先步骤包括：组建 HACCP 小组、描述食品和销售、确定预期用途和消费人群、建立流程图、验证流程图；③管理层的承诺。FDA 认为没有这些必备程序和预先步骤可能会导致 HACCP 计划的设计、实施和管理失效。

（2）进行危害分析　具体工作包括：建立危害分析工作单、确定潜在危害、分析潜在危害是否为显著危害、判断是否为显著危害的依据、显著危害的预防措施（原理一）、确定是否为关键控制点（原理二）。

（3）制订 HACCP 计划表　具体过程包括：填写 HACCP 计划表、建立关键限值（原理三）、建立监控程序（原理四）、建立纠正措施（原理五）、建立记录管理程序（原理七）、建立验证程序（原理六）。

（4）完成验证报告　具体工作包括：确认制订 HACCP 计划的科学依据、确认 CCP 点的控制情况、验证 HACCP 计划的实施情况。

（5）编制 HACCP 计划手册　具体内容包括：①封面（名称、版次、制订时间）；②工厂背景材料（厂名、厂址、注册编号等）；③厂长颁布令（厂长手签）；④工厂简介（附厂区平面图）；⑤工厂组织结构图；⑥HACCP 小组名单及职责；⑦产品加工说明；⑧产品加工工艺流程图；⑨危害分析工作单；⑩HACCP 计划表格；⑪验证报告；⑫记录空白表格；⑬培训计划；⑭培训记录；⑮SSOP 文本；⑯SSOP 有关记录。

2. 加拿大 HACCP 模式

加拿大食品检验局（CFIA）在食品安全促进计划（FSEP）中将 HACCP 计划的建立过程分为 12 个连续步骤：①组建 HACCP 小组；②产品描述；③确定预期用途；④建立工艺流程图及工厂人流、物流示意图；⑤现场验证工艺流程图及工厂人流、物流示意图；⑥列出每一步骤的危害（原理一）；⑦运用 HACCP 判断树确定 CCP（原理二）；⑧建立关键限值（原理三）；⑨建立监控程序（原理四）；⑩建立纠正程序（原理五）；⑪建立验证程序（原理六）；⑫建立记录保持文件程序（原理七）。

3. 常用的 HACCP 计划模式

国际上，食品法典委员会（CAC）HACCP 工作组承认上述两国的 HACCP 模式。实际工作中，只要制订的 HACCP 计划涵盖 HACCP 七项基本原理，且为 HACCP 计划的实施提供了必需的基础条件，即认为该 HACCP 计划模式可行（如本书第三章实施 HACCP 的前提方案）。

在实际应用中，根据操作的复杂程度和加工过程的类型，HACCP 计划有三种模式。

（1）直线型 HACCP 计划　在这种模式中，HACCP 原理分别用于每个产品或每个加工过程，始于原料采购控制，终于产出成品。这种模式适用于产品种类少，操作简单，加工步骤少的情况。例如，只生产一种面包的面包店。

（2）模块型 HACCP 计划　这种模式适用于含几种基本加工方法，生产多种产品的企业。例如，生产几种比萨饼和其他面食制品的工厂，有几种基本加工方法，每种产品都是由几种操作组合生产出来的。HACCP 原理可分别用于每种基本加工方法或模块，这些模块最终组合在一起形成完整的 HACCP 体系，如图 4-2 所示。企业有七个独立的 HACCP 计划，即从模块一到模块七。采用这种形式，必须仔细确定每个模块特有的起点和终点，以确保没有遗漏任何环节，没有错过可能发生的任何危害。

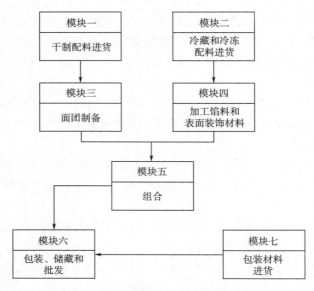

图 4-2　通用型 HACCP 计划

（3）通用型 HACCP 计划　这种模式适用于在工厂不同地方有相似的操作，或加工相似的产品。例如，采用相同的基本方法，在几个加工点进行肉的初加工，快餐连锁店使用的相同配料和加工步骤。

通用型 HACCP 计划可以是直线型的，也可以是模块型的。针对操作要求，制订出一个通用型 HACCP 计划，依此建立一个有效的 HACCP 体系，但也会有一些限制，因为没有两种操作方法是完全相同的，如果使用"非定制的"没有经过修改的 HACCP 计划，就存在某些危害被忽略的风险。

许多自身不具备能力的企业会采纳通用型 HACCP 计划。不过，拥有通用型 HACCP 计划总比完全没有的情况好。如果具备适合该加工业的成熟的卫生操作程序，采纳根据企业实际情况进行了修改的通用型 HACCP 计划，或在政府强制管理机构的帮助下进行修改的通用型 HACCP 计划，也能很好地运行。

四、　实施 HACCP 计划的必备条件

仅仅依靠 HACCP 计划是不能确保食品安全的。尽管这样说会令一些人吃惊，但事实就是如此。HACCP 计划的建立和实施必须得到企业内部其他管理体系的支持，如食品企业一般管理规范、必备基本条件、质量管理体系等。本书第三章系统综述了一系列以 HACCP 原理为核心的食品安全认证体系对实施 HACCP 所需的各种前提方案，并将其归纳成四部分：法律与法规要求、生产环境的要求、卫生标准操作程序的要求、与生产运营有关的要求。此外，不论多么翔实的计划都需要人来执行，因此，对人员素质的要求与培训也是实施 HACCP 计划的必备条件之一。

（一）符合法律与法规要求

任何一家食品生产经营企业都必须满足法律法规的要求，常见的食品安全法律法规包括：《中华人民共和国食品安全法》《中华人民共和国农产品质量安全法》《中华人民共和国食品安全法实施条例》《食品生产许可管理办法》《食品经营许可管理办法》《餐饮服务许可管理办法》、GB 14881—2013《食品生产通用卫生规范》等。

食品供应链中每个企业所在的节点（如食品原料供应商、生产商、分销商、零售商）决定了企业应该满足哪些法律法规。种植/养殖企业应该遵循良好农业规范（GAP），包括良好种植规范、良好养殖规范、良好兽药规范；食品生产经营企业应该遵循良好卫生规范（GHP）、良好生产规范（GMP）；食品流通和分销企业应该遵循良好流通规范（GSP）和良好销售规范（GDP）。

（二）生产环境的要求

食品链中的组织为确保食品安全，必须满足的一个重要的先决条件就是持续保持卫生良好的生产环境，因此，对一些基础设施有许多具体的要求，包括：

（1）建筑物和相关设施的设计和布局；

（2）工作场所和员工设施等相关的场地布置；

（3）送风、供水、供电和其他公用设施；

（4）设施适宜性及其是否方便清洁、维修和预防性维护。

（三）卫生标准操作程序的要求

卫生标准操作程序（Sanitation Standard Operation Procedure，SSOP）是食品生产企业为了使其加工的食品符合卫生要求，制订的指导食品加工过程中如何具体实施清洗、消毒和卫生保持的作业指导文件，以 SSOP 文件的形式出现，具体包括：

（1）与食品或食品表面接触的水的安全性或生产用冰的安全；

（2）食品接触表面（包括设备、手套和外衣等）的卫生情况和清洁度；

（3）交叉污染的防控；

（4）手的清洁、消毒和厕所设施的维护与卫生保持；

（5）防止食品被外部污染物污染；

（6）有毒化合物的正确标记、贮藏和使用；

（7）员工的健康与卫生控制（员工个人卫生及员工设施）；

（8）虫害控制。

尽管 SSOP 与 GMP 的概念相近，但它们分别详细描述了为确保卫生条件而必须开展的一系列不同活动。因此，就管理方面而言，GMP 指导 SSOP 的开展。GMP 是政府制定的、强制性实施的法规或标准，而 SSOP 是企业根据 GMP 要求和企业的具体情况自己编写的，因此，没有统一的文本格式，关键是易于使用和遵守。

（四）与生产运营有关的要求

（1）清洁及卫生的日常管理；

（2）供应商批准和保证过程（如原材料、配料、化学品和包装）；

（3）来料接收、产品储存、运输和搬运；

（4）过敏原管理；

（5）返工；

（6）废物和废水处理以及辅助服务设施；

（7）产品标识和可追溯性；

（8）食品安全防护；

（9）食品安全风险预警；

（10）预防食品欺诈；

（11）应急响应；

（12）召回/撤回。

（五）人员的素质要求与培训

人员是 HACCP 体系成功实施的重要条件。因为，HACCP 体系必须依靠人来执行，如果员工既无经验也没有经过很好的培训，就会使 HACCP 体系无效或不健全。

HACCP 体系对人员在食品安全控制过程中的地位和要求十分明确。主要体现在以下几方面：①人是生产要素，产品安全与卫生取决于全体人员的共同努力。因此，各级人员在食品安全与质量保证中的重要性无论怎样强调都不会过分；②人员必须经过培训，以胜任各自的工作；③所有人员都必须严格"照章办事"，不得擅自更改 HACCP 规定的操作规程；④如实报告工作中的差错，不得隐瞒。

1. 人员素质

产品的质量能反映出企业中各职员的工作态度、能力和水平。为了使企业能恒定地生产与销售高质量的安全食品，一定要使所有工作人员充分理解自己从事的工作并激励他们将各自的工作做得最好。当然，先决条件是所有从事产品开发、生产、包装与质量管理的人员都必须具有足够的知识和能力以胜任其担负的工作。

根据这种要求，几乎所有实施 HACCP 的企业均要求拥有与食品生产质量有密切关系的关键人员的人事档案。这种人事档案包括如下内容：①姓名；②出生年月；③职务；④职称；⑤直接负责人；⑥学历；⑦经历；⑧学术组织与职务；⑨出版物。

显然，不同工作岗位要求具备不同素质的人员。所以，胜任其工作对不同岗位的不同人员就应当有不同的要求。例如：①研究人员必须通过学术研究以确认其科研能力；②企业的工程技术人员与专业研究人员的职责不同，前者主要从事应用技术的开发与利用；③不同层次的经理人员要求不同比例和不同总量的学历、培训和经历；④只要经过培训并具有经验，即使没有学位的生产工人亦可以胜任其工作。

对于最后一条，HACCP 所要求的工人能胜任其工作而可以没有学位，并不意味着对学历完全没有要求。实际上，所有人员至少都应能阅读并理解 HACCP 所要求的书面指令和规程。这一条的目的是激励每一个工作人员充分发挥潜能和积极性，不管他们进入企业时的水平如何，只要具备了基本的学习技能，均可能升任至更满意和要求更高的工作。

总之，按照所从事的工作不同，每一个人在具备了一定比例的学历和经历后，均必须能胜任所从事的工作。

2. 人员培训

实施 HACCP 体系的企业应该对雇员进行全面培训，对 HACCP 小组成员进行重点培训。因为，不少食品安全事故均是由人为的因素直接或间接造成的。其中大多数问题可以追溯到管理不善，如缺乏必要的指令；条件不好，如缺乏足够的空间与设备等。因而培训和人员激励是必要的，必须让操作人员知道并自觉地执行规定的指令。

　　人员培训是食品安全控制体系的一个重要组成部分，也是提高人员素质，确保产品质量的重要措施。培训可以使企业成员理解企业的组织机构，理解他与其他人的关系，理解各人相应的职责、专门的工作和相互之间的联系渠道等。培训往往还意味着激励，就是激励人潜在的寻求挑战、刺激和自我实现的内在因素，使得所有员工自觉地努力工作以从中实现自我价值。

　　经验表明，员工培训的好坏，往往决定着企业的素质、信誉、知名度和经济效益。至于培训形式是多种多样的，如集中培训、个别培训、送出去或请进来等。

　　培训教员的选择也必须给予重视，这不仅仅是因为"名师出高徒"，而且是为了防止对HACCP计划的错误理解与认识。在实际工作中，会存在一定的弹性空间，过高的要求可能使实际生产变得十分困难，而过低的要求则往往不能保证食品的安全与质量，失去了实施HACCP计划的本来目的。另外，从教育学的角度看，按不正确方法工作的时间越长，就越难以纠正。因此，教员必须有一定的资格，必须是GMP、SSOP、HACCP方面的专家，应当非常熟悉并能正确理解各项卫生规范和HACCP原理。不少企业让相当于总工程师职务的人亲自主持培训，编写出适合不同人员、不同阶段使用的，既切合本企业实际，又符合食品安全要求的教材。

　　凡是对食品质量和产品安全有影响的人员，不管是直接生产人员、质量管理人员，还是工程维修或清洁人员均必须根据其工作性质和要求接受相关培训。

　　当然，培训的内容应与他们在企业的工作有关。培训工作与HACCP要求的其他工作类似，必须依书面的规程进行。这样的规程要涉及培训的各个方面。例如教程可以分为：①导论性教程——该教程介绍了HACCP的基本内容，可用于新职员的最初培训；②基本教程——该教程涉及HACCP的各个方面及HACCP体系的实施细节；③提高性教程——该教程旨在使学员巩固以前所学的内容并介绍有关方面的最新进展。

　　由于食品科学是一门不断发展的学科，食品安全管理亦处于不断完善与发展之中，所以企业的培训规程也应当不断地进行相应的扩充和修改。

　　企业的所有人员均应有一份培训档案，一般可包括下列内容：①姓名、所在部门和进厂日期；②培训日期、课题和方案种类；③培训时间、地点；④考核成绩；⑤职务变动日期。

　　同时，培训档案的记录内容应包括所有正式的教育与培训。例如，参加食品工业协会或食品学会的讨论会等。

　　培训记录应集中保存在安全的地方，做到闲人莫入。这些记录应成为员工正式档案的一部分，也是直接负责人或人事部门对员工进行评价的重要依据之一。

　　培训的考核是重要的，而且试卷应尽可能按标准化考试要求出题，以便客观、公正地评价员工所学。这对调动员工学习积极性，改进教学效果是十分有效的。

　　将职务变动日期登录在培训卡片上，直观说明培训成绩和培训内容。这应当是雇员职务变动的重要依据。另一方面，对于向管理性职务提升的雇员来说，如果他们的学历与经历均没有相应的管理知识基础，而且又未受过适当的管理培训的话，是不能在培训前马上提升的。

　　分析试验对人员素质要求较高。因此所有参与或负责做分析试验的人员，应该具备一定的资格，以胜任其工作。这意味着从事每一分析的操作人员均应接受过足够的教育，经过合适的培训并具有一定的经历。至于从事分析开发的成员，他们的素质要求就更高了。为了了解这类人员的能力，食品企业应保存每一个实验室人员的书面人事档案，基本内容应包括：①姓名；②学历、学位和时间；③培训情况：课程名称、地点和日期；④工作经历：包括工作地点、内容和时间；⑤出版物和出版时间；⑥受到的奖励情况；⑦所任职务以及能胜任的分析项目。

所谓能胜任就是指不需要其他人的指导就能独立地按书面分析方法或指令工作。当然这里要求分析方法或指令应具有可转移性，也就是说这种方法能正确地由其他任何够格人员重现。对于一个科学性很强的分析方法来说，可转移性是除精密度和准确性以外的重要特征之一。

总之，实施 HACCP 计划的目的是预防和控制所有与食品相关的安全危害。HACCP 不是一个独立的程序，而是企业全面质量控制体系的一部分。HACCP 体系必须以法律法规、诚信、良好生产规范（GMPs）和卫生标准操作程序（SSOPs）等为基础，以食品生产环境的卫生保障为前提。因为，没有 GMP 和 SSOP 等前提方案的支持，HACCP 将成为空中楼阁，起不到预防和控制食品安全的作用；没有高素质的员工队伍，再好的计划终究是一张纸。

五、 HACCP 体系的理念和特点

（一）HACCP 体系的理念

HACCP 体系是一种在生产过程中防控食品安全危害的预防性体系。它要求通过对整个食品链（从食品原料的种植/饲养、收获、加工、流通至消费过程）上每个环节，即从农场到餐桌的每个过程中危害发生的可能性及其严重性进行系统、全面分析，确定关键控制点（CCP），并采取相应的预防/控制措施，实施程序化的控制，预防危害的发生或将危害降至消费者可以接受的水平。

因此，HACCP 为基础的食品安全管理的新理念就是：食品安全需要对整个食品链采取防患于未然的控制措施，同时需要根据事故苗头以及不合格事件，追根溯源找原因，及时采取"亡羊补牢"的补救措施，并杜绝不良事件的重复发生。如，在一款常温乳中测出黄曲霉毒素超标，根据食品链的思维，马上就会想到，应该是乳牛吃了发霉的饲料，导致原料乳中黄曲霉毒素超标，继而用这批原料乳生产的常温乳中黄曲霉毒素也超标。根据乳牛产乳的规律，一旦发现一个批次有问题，那么，这个批次前面以及后面的几个批次，出现同样问题的概率会比较高。因此，解决问题的方向：一是源头，乳牛养殖场，需要检查采购的饲料是否合格，饲料贮存和使用过程是否合规；二是市场，问题批次产品的召回，该批次前后几个批次产品是否也存在黄曲霉毒素超标的问题，若超标亦当召回，并按召回产品相关规定处置。更重要的是，要对此次事故的损失痛定思痛，将导致事故的真正原因，也就是管理漏洞找出来，通过更新预防控制措施，强化预防控制措施的落实，确保不再犯同样的错误。

（二）HACCP 体系的特点

HACCP 与传统检验方法的区别在于对待问题是主动解决还是被动应付，是事前预防还是事后处理。

传统检验方法的目的是不让不合格的产品出厂，通过抽样和检测来发现问题，预防不合格品出厂。因此，是一种被动型或反应型的管理方式，只能在不合格成为事实后才能有所行动。同时，这种方面还具有抽样和检验双重风险，即样品代表性、检验结果的滞后性和准确度的相对性所带来的风险。

实施 HACCP 体系的目的是不生产不合格的产品，通过危害分析确定关键控制点，将精力集中到加工过程中最易发生安全危害的环节上，通过审查工厂的监控记录和纠正记录，查看发生在工厂的所有事情，使食品生产的过程控制更加有效，因此，是一种在事情发生前就主动采取预防措施的预防型的控制体系。

但是，HACCP不是一个孤立的体系，它必须建立在良好操作规范（GMP）和卫生标准操作程序（SSOP）等前提条件的基础之上，才能发挥作用。同时，HACCP也不是零风险体系，它不能保证消灭所有的危害，只能尽量减少食品安全危害的风险。HACCP只是一种控制危害的预防性体系，一种用于预防生物危害、化学危害和物理危害的管理工具。每个HACCP计划都反映了某种食品加工方法的专一特性，因此，每个食品企业都应该拥有适合本企业的HACCP计划。HACCP的概念可推广、延伸应用到食品质量的其他方面，用于控制各种食品缺陷。

第二节 实施 HACCP 体系的 12 个步骤

1997年，食品法典委员会（CAC）制定了《HACCP体系及其应用准则》［Annex to CAC/RCP1-1996，Rev（1997）］，并于2003年更新。该准则指出，HACCP可应用到最初生产者至最终消费者的整个食品链中，这一体系的应用有助于制定规章的权力机构进行检查，并通过提高食品安全的可信度来促进国际贸易。同时，该准则还推荐了应用HACCP原理的12个步骤。这对促进HACCP系统普遍应用和更好解决食品生产存在问题起了重要的作用。

本节将根据食品法典委员会《HACCP体系及其应用准则》［Annex to CAC/RCP1——1996，Rev（1997）］详细阐述HACCP计划的研究过程，此过程由12个步骤组成，涵盖了HACCP七项基本原理（图4-3）。

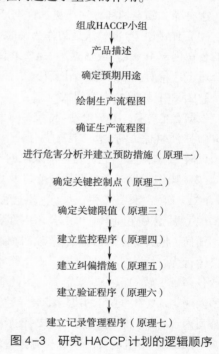

组成HACCP小组

产品描述

确定预期用途

绘制生产流程图

确证生产流程图

进行危害分析并建立预防措施（原理一）

确定关键控制点（原理二）

确定关键限值（原理三）

建立监控程序（原理四）

建立纠偏措施（原理五）

建立验证程序（原理六）

建立记录管理程序（原理七）

图4-3 研究HACCP计划的逻辑顺序

一、组建 HACCP 小组，明确 HACCP 计划的目的和研究范围

（一）组建 HACCP 小组

HACCP不是由一个人就能完成的，必须由许多部门的成员一起——即HACCP小组共同努力才能完成（钱和等，2004）。HACCP小组的职责是制订HACCP计划；修改、验证HACCP计划；监督实施HACCP计划；编制SSOP等程序文件和作业指导书；对全体人员的培训等。所以，组建一个能力强、水平高的HACCP小组是有效实施HACCP计划的先决条件之一。

1. HACCP小组所需的内部专业知识

HACCP小组做出的有关专业决定必须基于危害分析和风险评估，其所需的内部专业知识包括：

（1）原料质量保证 必须能提供有关原料历史、危害和风险评价等方面的详细资料。负责验收原料的人必须具备广博的生产知识和丰富的实践经验。

（2）研究与发展 如果公司想使生产与工艺处于不断发展之中，那么这方面的投入是必需的。当然，在研究和发展之前，首先必须了解公司在生产/工艺方面的有关内容。

（3）运输　整个运输过程中必须具备有关贮藏与运输方面的专业知识。当严格控制温度对保证产品安全性是必不可少的时候，就必须特别关注温控。

（4）采购　这也许与HACCP小组无关，但从事采购活动的代理商或食品服务业对公司也是很重要的。采购人员应对特定产品原材料的风险有充分的了解，并在改变采购计划时能与供应商充分交流。

2. HACCP小组所需的外部专业知识

HACCP小组所需的外部专业知识包括（公司内部可能已具备其中一些知识）：

（1）生物专家　如果公司本来就拥有生物专家，那么HACCP小组一定会需要他们的专业知识。但小公司通常没有这样的条件，就需要从食品研究所和当地有声望的分析实验室聘请生物专家，以得到他们的帮助。

（2）毒理学家　毒理学家通常在食品研究所或综合性大学里任职。HACCP小组尤其需要关于化学危害及其监控方法等方面的知识。

（3）统计过程控制（SPC）　HACCP成员必须具备大量统计过程控制知识以便于在各加工过程中进行基础SPC研究。SPC知识在评估某一加工过程是否需要连续控制加工参数以保证食品的安全性时是十分重要的。然而，有时需要聘请一名外部专家作为HACCP小组的临时合作者，这有助于确定抽样方法或更加详细地分析过程控制数据。

（4）HACCP专家　从最初作为临时合作的外部专家到成为HACCP小组成员，不但有利于帮助公司内部HACCP成员熟悉HACCP体系，而且更有利于公司判断其HACCP小组的人选是否合适、评价对HACCP的早期研究是否正确。

3. HACCP小组的专家组成

根据上述要求，HACCP小组应该由不同部门的专家组成（专家必须具备一定的知识和经验）：

（1）质量保证/技术　能提供有关生物、化学和物理危害的专业知识，了解各类危害所导致的风险，掌握防止危害发生应采取的技术措施。

（2）操作和生产　具有责任心以及日常生产所需的详细知识。

（3）工程　具有卫生、设计、生产设备、生产和环境等方面的实践经验和知识。

（4）其他专业知识　可由公司内部和外来顾问提供。

任何人刚开始在集体中工作时常常感到比较困难。但我们必须认识到，HACCP研究必须是集体行为，因为它要求的知识、技能和经验远远超越了个人能力范围。HACCP小组由真正具备各领域实践知识的专家组成，因此能更有效地处理复杂的、需要交叉学科知识的生产过程中的问题。HACCP小组的决定将会导致工艺和产品的改变，甚至能影响公司资金的使用。因为公司内部各部门科技人员一致支持的决议更容易被高层管理者接受（钱和等，2004）。

4. HACCP小组成员的职责与应具备的素质

HACCP小组成员的职责为：①将HACCP研究结果整理并形成文件；②审核关键限值的偏差；③执行HACCP计划的内部审核；④交流HACCP计划的执行情况。因此，HACCP小组成员必须来自各部门，且具备下列素质。

（1）能够用逻辑方法评价数据：综合运用HACCP小组内部的专业知识，并将得到的数据与公布的数据相比较。

（2）能有效分析、并彻底解决问题：解决问题必须治本而非治表。

（3）具有创造性：能从公司及 HACCP 小组外部寻求解决问题的方法。

（4）能充分发挥自身优势，妥善完成任务。

（5）具备一定交际能力：HACCP 小组需要在组内外以及公司内部各阶层进行有效交流，使公司上下融会贯通。

（6）领导能力：HACCP 小组中所有成员都必须具有一定的领导能力。因为在食品安全管理方面，他们要起领导作用。

5. HACCP 小组组长的职责

HACCP 体系成功的关键在于领导，因此，必须在 HACCP 小组中选一位组长。HACCP 小组组长的职责为：

（1）掌握 HACCP 计划的研究范围。

（2）负责 HACCP 计划的设计和实施。

（3）安排和主持 HACCP 小组会议。

（4）确定 HACCP 体系是否符合法典指南以及法规的要求，是否有效。

（5）保存所有文件的记录。

（6）维持/执行内部审核计划。

（7）对能否从公司内部得到 HACCP 体系所需的所有技术、资源、知识和信息做出正确评价。如果不能，则需与工程经理（如果不是同一个人的话）一起与外界建立有效联系。

（8）有责任确保组内所有成员都具有广博的知识与专业知识，能够考虑各组员在工作中的作用，为他们制定个人培训和发展计划。

毫无疑问，HACCP 小组组长最好是 HACCP 方面的专家，具备良好的沟通和领导能力，能够组织、调动全体成员，安排时间让大家总结过去的成绩和经验以便于提高，并在企业中有一定威信，受到大家的尊敬。HACCP 小组组长的人选通常是质量保证经理，但在实际工作中必须仔细考虑其所具备的素质（钱和等，2004）。

6. HACCP 小组的其他要求

HACCP 小组必须是一个相互支持、相互鼓励的整体。所有的成员都有责任为维持一个有效的 HACCP 体系而努力，因而没有时间用于争论或内部派别之争。

HACCP 小组也需要进行一些正规培训，例如，HACCP 原理及应用、HACCP 体系的文件化、HACCP 的内部审核、HACCP 体系的监控与纠正措施的实施等方面的培训。

对于公司内部的高层管理，HACCP 小组的各项问题固然重要，但对公司下层员工、生产线监督员、操作员、原材料及成品保管员、厨师及零售点工作人员的管理也很重要。因为他们是 HACCP 体系中不容忽视的一环，是食品安全生产的执行者和监督员。

在不同规模公司内，HACCP 小组的结构和组成不同。在小公司内一个人通常会身兼两职，如质量保证和操作。根据实际情况，工作组最好由 4~6 人组成，这样既有利于交流，也能胜任各项工作。

在大公司中可能会有多个 HACCP 小组。我们已经知道，HACCP 小组成员必须具备丰富的知识和实践经验。大公司里的专家和高级人员主要在质量保证、生产和工程三个部门，他们离生产第一线有一定距离。因此，在基层成立一系列 HACCP 执行小组会更加有效。例如，在上述三个部门成立 HACCP 工作小组，让他们在各自领域中进行研究，并把研究结果呈报 HACCP 核心小组，由核心小组负责审核和批准，因而可保证各领域的专家获得的和评审的资料确实是来自于生产第一线。图 4-4 所示为大机构中 HACCP 小组的结构和组成。

　　HACCP 小组所需人员的数量取决于操作类型和需要监控的关键控制点的数量，必须有足够的人员才能保证所有关键控制点得到有效监控和各项记录均得以复审。

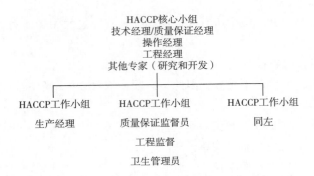

图 4-4　大机构中 HACCP 小组的结构和组成

（二）确定 HACCP 计划的目的与范围

　　在 HACCP 小组进行第一次会议，开始研究 HACCP 计划之前，首先应该在研究目的与范围问题上达成共识，因为，只有明确实施 HACCP 的原因，确定 HACCP 计划的关键部分才能避免研究过程陷入琐碎的细节之中。

　　HACCP 是实施食品安全管理的工具，因此食品安全问题应该是其研究过程中最基本的中心点。但食品安全问题有非常广泛的范围，HACCP 小组必须确定其研究的起点与终点。下列问题将有助于 HACCP 小组做出这方面的决定。

　　（1）你想在 HACCP 计划中包括所有类型的危害（即生物危害、化学危害和物理危害）或只包括一种危害，如物理或生物危害？

　　没有经验的 HACCP 小组也许认为在刚刚开始时，研究限定危害类型的数量较容易进行。因为在研究某一类型危害后，再重新审查整个过程要比一开始就努力全面解决问题要容易得多，这样不会遗漏掉一些重要危害，也不会因为研究范围过大导致压力。但是，善于利用 HACCP 技术的富有经验的 HACCP 小组一开始就能直接而全面地找出加工过程中各种类型的危害，从时间的有效利用率方面考虑，这样自然更好。

　　（2）研究过程将针对整个生产过程或其中某一部分？针对一种产品或一类产品？

　　在回答这一问题时需要考虑生产过程的长度和复杂性。例如，一个较长的生产过程能否分成几个可独立研究、界限分明的部分？如果 HACCP 小组决定逐项研究加工过程的各个独立部分，会比较容易操作。但在将各部分的研究结果综合到一起时，不能漏掉可能产生的某些危害，因此，在研究整个生产过程时，注意产品从一个阶段到另一个阶段会产生哪些变化尤为重要。

　　如果研究针对某一类产品进行，那么必须注意各产品生产间的细小差别，防止遗漏某些可能产生的危害。

　　（3）HACCP 研究只进行到生产过程结束或扩展到产品流通、零售和消费阶段？

　　要回答上述问题，需要考虑终产品的安全性，即必须考虑终产品在流通、零售或消费阶段是否需要实施控制或产品仍需要特殊处理？对于一旦经不妥处理便具有潜在不安全性的易腐败产品，如生肉制品，是否能完全由消费者自己控制所有的危害？在回答上述问题的过程中便可确定 HACCP 体系的研究范围。

【实例：巧克力冰淇淋】

研究范围：本项 HACCP 研究包括整个生产过程中所有生物、化学和物理危害。

生物危害包括各种致病菌，如沙门氏菌、李斯特菌和毒素产生菌（如金黄色葡萄球菌）。化学危害可能是原料中的杀虫剂、抗生素或生产过程中引入的污染物，如化学清洁剂。为了本项研究的目的，HACCP 小组决定将工厂清洁过程中使用的各种化学清洁剂作为一项独立的危害分析项目进行。因此，本项 HACCP 研究范围包括化学清洁剂危害的研究。

HACCP 小组认为，由于儿童可能是本项产品的消费者，他们极易被大体积物品窒息，因此必须考虑各种物理危害对本产品的影响。

本项 HACCP 计划只涉及巧克力冰淇淋一项产品，如果公司扩大生产范围，其他工艺过程相似的产品也可应用本计划。如果冰淇淋用零售桶（retail tubs）出售，就不可能受贮存和流通的影响，因此，HACCP 研究终止于售货阶段。

二、 产品描述

在这一阶段，HACCP 小组必须正确说明产品的性能、用途以及使用方法（即食或加热后食用），其中包括相关的安全信息，如成分、物理/化学结构（包括 A_w、pH 等）、加工方式（如热处理、冷冻、盐渍、烟熏等）、包装［产品直接接触的包装（如散装、1L 纸箱、桶、筒仓）以及包装条件（如 CO_2 气调、真空包装）］、保质期、储存条件（产品应该怎样贮藏才能最大限度地减少危害，降低风险，如贮藏的温度、湿度，环境条件）和装运方式（各种用于减少危害影响和风险的特殊要求，如冷藏车的温度，必须在干燥的运输工具中运输；具体运输方式，如罐式货车、火车、轮船）。因为不同的产品，不同的生产方式，其存在的危害及预防措施也不同，对产品进行描述可以帮助识别在产品形成过程中使用的原料成分，包括包装材料中可能存在的危害，便于考虑和决定人群中敏感个体能否消费该产品。

以巧克力冰淇淋为例，HACCP 小组对其说明如下：

产品描述：巧克力的冰淇淋

这是一种含有加热灭菌成分又含有未经加热灭菌成分的冷冻即食产品。经过加热杀菌的成分是脱脂乳粉、奶油、糖和水，未经加热杀菌的成分是香料和巧克力屑。

本产品可直接食用，消费对象是普通人群，也包括高风险人群。

HACCP 计划中产品描述也可用表格（表 4-1）说明。对于产品成分和外来原料（包括原材料、产品成分、加工助剂和包装材料）也可列表说明（表 4-2），这个列表中要求标明所有可能存在的潜在危害。

表 4-1   产品描述

加工产品类型名称：无菌果汁

1. 产品名称	浓缩苹果汁
2. 重要产品特性 ［水分活度（A_w）、pH、盐、防腐剂等］	水分活度：0.97 pH：3.6~4.5 无防腐剂 添加维生素 C、有机酸

续表

3. 用途	即时饮用
4. 包装	四面体多层纸板密闭包装（塑料、金属薄片、纸）
5. 货架寿命	室温（20℃）保存 10 个月
6. 销售地点	通过零售，宾馆，餐馆，学校销售给普通人群，包括婴儿、老人、病人及免疫缺陷的体质较弱人群
7. 标签说明	开口后冷藏保存；无安全要求
8. 特殊的分销控制	运输/贮藏温度范围在 5~20℃，适当的贮藏控制

表 4-2 　　　　　　　　　　　　产品成分和外来原料表

产品名称：苹果汁

主要成分	其他成分	包装材料
浓缩苹果汁　　BCP	维生素 C 酸　　BP 芳香苹果　　BP	四面体多层纸板　　BCP 瓦楞纸箱 塑料收缩袋
水（城市公共水源）	生产辅料	
水　　　　BC	空气　　　　　　　B 过氧化氢　　　　　C 盐	

注：B—生物危害；C—化学危害；P—物理危害。

三、 确定预期用途

产品的预期用途应该以用户和消费者为基础，HACCP 小组应该详细说明产品的销售地点、目标群体，特别是能否供敏感人群使用。产品预期用途已在表 4-1 中描述。

之所以要确定预期用途和消费者，是因为对不同用途和不同消费者而言，对食品安全的要求不同。例如，对即食食品而言，某些病原体的存在可能是显著危害；但是对消费前需要加热的食品而言，这些病原体就不是显著危害了。又如，有的消费者对 SO_2 有过敏反应，有的则没有这种过敏反应，因此，如果食品中含有 SO_2，就需要注明，以避免具有过敏反应的消费者误食。

有 5 种敏感或易受伤害的人群：老人、婴儿、孕妇、病人以及免疫缺陷者，这些群体中的人对某些危害特别敏感，例如，李斯特菌可导致流产，如果产品中可能带有李斯特菌，就应该在产品标签上注明："孕妇不宜食用"。

四、 绘制生产流程图

生产流程图是一张按序描述整个生产过程的流程图，它简单、明了地描绘了从原料到终产品的整个过程的详细情况。因此，生产流程图是 HACCP 计划的基本组成部分，有助于 HACCP 小组了解生产过程，进行危害分析。生产流程图包括生产过程中所有的要素以及从生产到消费者整个过程的细节。根据 HACCP 小组确定的研究范围，消费者的行为也应归纳于生产流程图中。

HACCP 研究的最后一步就是在生产流程图上重点强调所有已识别的 CCP，并将其与 HACCP 控制图结合起来。生产商在向消费者和食品卫生与质量监测员们阐述其食品安全控制过程时，生产流程图也是非常有用的。

（一）主要内容

生产流程图是危害分析的基础，因此必须能详细反映各个技术环节，以便进一步研究。根据 HACCP 计划的研究范围，生产流程图应该由 HACCP 小组的成员认真绘制，必须能准确反映生产过程，包括从原料到终产品整个过程中的每一步骤。生产流程图应该包括下列几项内容：

（1）所有原料、产品包装的详细资料，包括配方的组成，必需的贮存条件和生物、化学、物理数据。

（2）生产过程中一切活动的详细资料，包括生产中可能被耽搁的加工步骤。

（3）整个生产过程中的温度-时间图。这对分析生物危害尤为重要，因为它直接影响我们对产品中致病菌繁殖情况的评估结果。

（4）设备类型和设计特点。是否存在导致产品堆积或难以清洗的死角。

（5）返工或再循环产品的详细情况。

（6）隔离区域和职员行走路线图。此图的内容可在生产流程图上说明，但是，在 HACCP 计划中将它们分成两张图更加便于工作。所以，在加拿大食品安全促进计划中，不但要求列出工艺流程图，而且还要求列出工厂人流物流图。

（7）贮存条件，包括地点、时间和温度。

（8）流通/消费者意见（如果这两点被列入研究范围的话）。

（二）格式

生产流程图的格式由各企业自己确定，没有统一的要求。但简洁的词语和线条可以使生产流程图更容易绘制，也更便于使用。有些公司使用工程图和技术符号，但由于其过于复杂，容易引起混淆，一般不提倡这样做。

不论选择哪种表达格式，关键在于要保证生产流程图必须按正确的顺序将每一步骤都表示出来。对长而复杂的生产过程，常用的最简单的方法就是绘制每一操作单元的生产流程图，然后将其组合起来，但 HACCP 小组必须确保在组合过程中没有遗漏任何步骤。

五、现场确证生产流程图

流程图的精确性影响到危害分析结果的准确性，因此，生产流程图绘制完毕后，必须由 HACCP 小组确认。各成员必须亲自观察生产过程（包括夜班和周末班），以保证生产流程图确实无误地反映实际生产过程。危害分析结果必须纳入生产流程图内，有关 CCP 的所有决定都必须以危害分析数据为基础。图 4-5 所示为巧克力冰淇淋生产流程图。

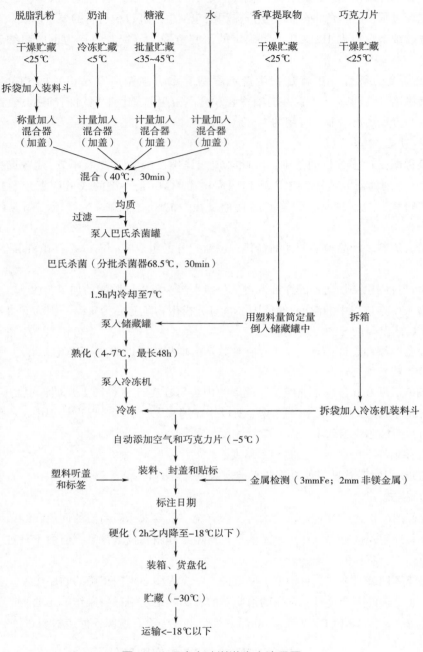

图 4-5　巧克力冰淇淋生产流程图

六、 进行危害分析， 建立预防措施 （ 原理一 ）

（ 一 ） 进行危害分析

生产流程图绘制及确证过程完成后， HACCP 小组应根据 HACCP 原理的要求， 进入 HACCP 研究的下一步——危害分析。 对加工过程中每一步骤 （从流程图开始） 进行危害分析，确定危害的种类，找出危害的来源，建立预防措施是任何一项 HACCP 研究的关键步骤之一，HACCP 小组必须考虑并识别出所有潜在的危害。但在开始危害分析之前，HACCP 小组所有成员都必须正确理解"危害"和"严重性"等词的真正含义。

危害通常是指能引起人类消费过程中食品安全问题的生物（如致病性或产毒的生物、立克氏体、病毒、寄生虫、有毒蘑菇及有毒鱼等）、化学［如杀虫（菌）剂、清洁剂、抗生素、重金属、添加剂等］或物理（如金属碎片、鸟类石、玻璃、石头和木屑等）因素。

严重性通常指危害因素存在的多少或所致后果程度的大小。一般引起疾病的危害可分为三类：威胁生命（LI，如肉类杆菌、鼠伤寒沙门氏菌、单核细胞增生李斯特菌、霍乱弧菌、创伤弧菌、麻痹性贝类毒素、遗忘性贝类毒素）；引起后果严重或慢性病（SI，如布鲁氏菌、弯曲杆菌、致病性大肠杆菌、沙门氏菌、志贺氏菌、A 型链球菌、副溶血性弧菌、结肠耶氏菌、甲肝病毒、真菌毒素等）；引起中等或轻微疾病（MI，如杆菌属、产气荚膜杆菌、单核细菌李斯特菌、金黄色葡萄球菌、多数寄生虫、腹泻性贝类毒素、组胺类等）。

1. 食品安全危害分类

在危害分析中最基本的着眼点是微生物的消长动态以及与微生物有关的客观条件。一般危害特性可从食品的原料、加工和流通（贮、运、销）过程三方面进行分析，如存在危害因素用（+）表示，不存在危害因素用（0）表示。具体表示方法为：

（1）在原料中有容易腐败变质成分的用（+）表示，无容易腐败变质成分的用（0）表示；

（2）在加工中是否存在可靠的杀灭有害微生物的过程，没有用（+）表示，有用（0）表示；

（3）在贮存、运输、销售及最终食用等流通过程中，有无微生物繁殖和污染的可能性，有此可能用（+）表示，没有此可能用（0）。

这样每种食品经过上述三方面的危害特性分析，就可以得到 3 个各自表示不同过程中是否存在危害因素的符号，如"（+）（+）（+）"表示三个环节均具有一般危害特性的产品；"（0）（+）（+）"表示产品没有易腐性原料存在；"（+）（0）（+）"表示产品在加工中存在有效的灭菌过程；"（0）（0）（0）"表示没有生物危害特性的产品。根据这种分析可将食品进行分类，在美国将食品分为五类（表 4-3）：第一类为特殊种类，不按符号分，而按对象分，是安全性要求特别高的食品；第二类是风险最高的食品，必须重点加强监督管理；第三类食品的风险比第四类食品要高些，而第五类是风险最底的食品。

表 4-3　　　　　　　　　　　　　食品安全危害分类

危害分类	符　　号	风险
一	不按符号分类	特殊人群，如供婴儿、老年人、体弱或免疫损伤人食用的食品
二	（+）（+）（+）	3 个环节均存在危害因素的食品
三	（+）（0）（+），（+）（+）（0），（0）（+）（+）	2 个环节存在危害因素的食品

续表

危害分类	符　　号	风险
四	（+）（0）（0），（0）（+）（0），（0）（0）（+）	1 个环节存在危害因素的食品
五	（0）（0）（0）	3 个环节均不存在危害因素的食品

2. 识别危害的方法

（1）利用参考资料　许多参考资料有助于识别和分析生产过程中的危害。HACCP 小组成员来自于企业不同部门，其本身所具有的各种学科方面的经验和知识就是重要的参考资料和知识资源。每个成员在 HACCP 研究中都将做出不同的贡献。例如，有些成员能指出原材料中可能发现何种危害；有些成员能指出在加工过程中易引入污染物的环节；还有些成员能决定最佳工艺路线等等。HACCP 小组作为一个整体将会对这些个人看法的重要性加以讨论，并确定每一种危害存在的可能性。

当 HACCP 小组成员在某些领域中的知识有限时，应该知道从何处得到信息和建议。因为错误的评价或预见会导致食品安全问题，所以在需要时知道怎样才能进一步获得正确的专业知识是十分重要的。

在有关食品加工以及食品卫生学方面的一般书籍、流行病学报告和 HACCP 研究论文中能很容易地找到不同产品、原材料以及加工过程中某些危害的类型、存在方式及其控制措施。虽然不一定全面，但对 HACCP 小组来说是良好的开端，可在有关危害的讨论过程中拓宽思路。利用文献资料有助于危害分析，但是，对 HACCP 小组而言，更为重要的是如何解释这些资料，评价它们在所研究的加工过程中的意义。此外，从危害资料库或利用模型也能发现一些信息，法规同样有助于了解特定产品中预防危害的关键所在。不过，无论从何处获得信息，最重要的仍是要正确解释所找到的每个信息的意义。

如果在企业内部组建的 HACCP 小组没有足够的专业知识，可通过许多组织和机构获得帮助，如工业实体、研究机构、高等教育机构、各级卫生防疫部门、质量技术监督管理部门和外部专家或顾问。

（2）需要考虑的问题　在任何食品的加工操作过程中都不可避免地存在一些具体危害，这些危害与所用的原料、操作方法、贮存及经营有关。即使生产同类产品的企业，由于原料、配方、工艺设备、加工方法、加工日期和贮存条件以及操作人员的生产经验、知识水平和工作态度等不同，各企业在生产加工过程中存在的危害也是不同的。因此，危害分析需要针对实际情况进行。当 HACCP 小组查找潜在危害时，可通过提出各种问题得到帮助。下文列出了美国国家微生物学标准顾问委员会（NACMCF，1992）总结的一系列问题，不过不一定全面，各企业可根据实际情况加以补充。

①原材料：每种原材料中可能会出现何种危害？这些危害与加工过程或产品是否有关？如果用料过量，这些原材料本身会成为危害吗？

②工厂与设备的设计：在加工过程以及每一处理步骤中，什么地方会出现交叉污染的风险？从生物、化学和物理安全性问题方面考虑，加工过程中哪个阶段易导致污染物积累或使生

物危害发展到危险水平？

在安全食品生产过程中，设备的状态能否得到有效控制？能否进行有效清洗？有无与特殊设备有关的其他危害？

③内在因素：产品的整体因素（pH、A_w、T）能否有效控制原料中可能出现的所有生物危害或加工过程中由于交叉污染进入产品的生物危害？对这个问题必须清楚地认识到不同类型的生物有不同的特性，能控制某种生物危害的方法不一定能控制另一种生物危害。必须控制哪一种内在因素才能保证产品的安全性？产品中存在的生物危害是否有可能进一步发展？

④工艺设计：在加工过程中，是否所有的热处理步骤都能消除生物危害的存在，或加工过程中的热处理步骤能破坏所有致病菌？是否有某种原材料因返工或因重复使用而引起潜在的危害？

⑤设备设计：是否有与设备输出或内部环境有关的危害？原料与即食食品之间是否采取了隔离措施？是否需要进行空气减压过滤？有关人事变动或设备改变是否会引起危害？

⑥人事：职员的行为是否会影响产品的安全性？是否所有从事食品加工的人员都受过食品卫生方面的培训？是否各项保证食品安全卫生的措施都已执行到位？是否所有的职员都理解HACCP体系的目的和意义以及其对加工过程的影响和作用？

⑦包装：包装环境是怎样影响生物危害的生长和繁殖的？例如，生物是需氧型还是厌氧型生物？包装上是否按规定贴好标签，并具有如何安全处理和使用的说明？标签和说明是否简洁易懂？包装是否根据产品特性，在适当的位置上注明抗损坏或易受干扰吗？

产品在不当温度下保藏是否会影响保质期内的安全性？产品是否会因顾客不正确的消费行为而引起不安全问题？

（3）通过广泛讨论进行危害分析　在深入进行 HACCP 研究之前，必须能识别所有的危害。这意味着不仅要了解常见的危害，而且还要了解可能会发生的潜在危害。因此，应该开展广泛的讨论，了解生产流程图上每一加工步骤中可能产生的危害并找出导致这些危害的原因所在。具体工作方式可以是正式而有组织的首脑会议，也可以是非正式的自由讨论。思维风暴是解决问题的好办法。实践证明，它可以成功地运用于 HACCP 研究中，特别适用于危害分析，其原因如下：

分析性的思维抑制创造性。在成员受分析性或科学性的培训时，其横向思维和创造性思维有可能受到抑制。

在小组成员对整个生产过程非常熟悉并形成习惯性认识的情况下，难以对头脑中已有经验或知识提出质疑，这样易导致小组成员全盘接受以前做出的某些假设并对其坚信不疑。

人们通常认为每个问题总有一个正确的解决方法，这种思维定式使个人在寻找解决问题的正确方法时常常忽视其他方法。

思维风暴过程中，每一位 HACCP 小组成员依次提出自己的意见和思想，因此能有效克服上述不良因素。需要注意的是应该准确记录所有的观点，并给予各成员一定的时间限制，从而形成某种压力，提高工作效率。此外，在思维风暴过程中，应鼓励各成员毫无顾虑地各抒己见，将每一种想到的危害都提出来，即使这种想法在刚开始想到时或按常规思维考虑显得有些古怪。思维风暴的意义就在于引导大家广泛听取他人的观点，并据此进行横向思维，思考过程中不要称赞或批评某个想法，更不要考虑发言人在公司中职位的高低。例如，在制订巧克力冰淇淋生产流程图时，HACCP 小组通过思维风暴，确定了冷冻保藏阶段除了巧克力屑以外，其他可能引起危害的因素，详细内容见表4-4。

表4-4   巧克力冰淇淋在冷冻保藏阶段可能存在的危害

危　害	原　因
金属	拆开巧克力包装袋时脱落的刀锋
珠宝等装饰品	拆包装袋的员工不遵守个人卫生要求
油漆片	
爬行昆虫	
冷凝水	打开巧克力进料器的顶盖时进入的异物
尘埃	
铁锈	
飞虫	昆虫飞入进料器
硬纸板/聚乙烯	拆包装袋时操作不规范
空气中的致病菌	空气过滤器故障或失效
交叉污染	清洁、消毒操作不规范
—微生物	
—化学制品	

在思维风暴后，HACCP小组应逐项分析大家提出的所有危害。如果要否决某项危害，必须是小组全体人员一致认为其在研究的生产过程中确实不存在。

（4）危害分析的组织方法　由不同部门专家组成的HACCP小组，根据已确证的生产流程图展开有组织的思维风暴是准确完成这一关键步骤的最佳方法。

当HACCP小组初次进行危害分析时，至关重要的是在讨论针对各项危害所采取的预防措施前，确保能识别所有可能发生的危害。较有经验的HACCP小组也许希望在识别危害的同时，讨论可采取的预防措施，因为这似乎更加节省时间。不过，必须记住的是确保没有遗漏任何可能发生的危害。事实上，在深入讨论各项预防措施时常常会发现这样做不是浪费了精力，就是有失全面。因为将危害识别和预防措施同时讨论，很容易遗漏掉某些可能会发生的危害。所以，首先应该确保已识别出所有危害，然后再讨论各项预防措施。

现已证实，记录生产过程中各阶段发生的所有危害是非常有用的，因为由此形成的文件可作为危害分析和讨论预防措施的基础。这类非正式文件通常有助于总结HACCP小组的思想和讨论结果，也有助于确保识别所有可能发生的危害。表4-5所示为巧克力冰淇淋危害分析结果。

表4-5   巧克力冰淇淋危害分析结果

加工过程	危　害
原料贮存	
—脱脂乳粉（SMP）	由虫害引起的物理危害和生物危害
—奶油	温度控制不当造成致病菌繁殖

续表

加工过程	危　害
—糖液	——
—香草香精	——
—巧克力	由虫害引起物理危害和生物危害
拆开 SMP 包装，加入给料斗	包装袋碎片、环境污染引入的异物、刀锋上脱落的金属、操作工佩戴的装饰品
将 SMP 称入混合机	
量取液态原料加入混合机	——
—液糖	——
—奶油	在不干净的管道/喷嘴处繁殖大量有害微生物，引起致病菌/毒素污染
混合	混合机不清洁导致有害微生物大量繁殖，引起致病菌/毒素污染
均质	设备不清洁导致有害微生物大量繁殖，引起致病菌/毒素污染
泵入巴氏杀菌罐	过滤失败导致异物存在
巴氏杀菌	没有达到预定的杀菌温度/时间导致致病菌存活
冷却	冷却缓慢造成孢子大量繁殖
泵入贮存罐	清洁度不够引起高浓度的致病菌/毒素
将香草香精泵入贮存罐	——
成熟	罐温控制不当导致致病菌和孢子大量繁殖
泵入冷冻机	清洁度不够引起高浓度致病菌/毒素
冷冻	从包装、拆包、刀子、操作工和设备带入巧克力中的异物；巧克力进料斗未加盖而引入环境污染——物理危害和空气中的致病菌；冷冻机清洁过程不合规范导致高浓度致病菌/毒素；空气中致病菌
灌装、加盖、贴商标	设备不干净引起高浓度致病菌/毒素；设备故障引起的金属污染
标生产日期	——
冻结	
装箱和输送	——
贮存/发货	

（5）风险评价　为了建立一个适当的控制机制，在危害分析过程中有必要评价提出的每一种危害的特征及意义，这就是所谓的风险评价，是 HACCP 小组成员必须了解的一个过程。

风险的一般定义为某一特定危害发生的可能性和后果的组合。危害可能发生的概率，即危害发生的可能性；危害发生的后果，即危害的严重程度，可分为：高（H）、中（M）、低（L）和忽略不计（N）。危害波及的范围取决于当时出现的具体情况和流行病学资料。通常生物危害对群体的影响可能最大，而物理危害通常影响个体而不是群体。

许多人担心风险评价很难，可实际上它很简单。复杂的是判断某种特定的危害是否会发生，其中对某些化学危害的评价尤为困难，因为无法知道它在何时何地会暴露出何种程度的危害。

HACCP 小组需要考虑每个潜在危害的风险，换句话说，必须考虑某项评估的意义或它是否是真正的危害因素。例如，如果在原料乳中经常发现沙门氏菌，那么它就是真正的危害。在建立 HACCP 体系时需专门设计一个控制点，用于控制潜在危害使之不发生。如果要从过程中除去某一潜在危害，必须十分小心谨慎，要绝对保证没有这方面的风险，即这个危害永远不会发生。如果有怀疑，假设危害可能会发生，那么该点就应该被确定为 CCP。

HACCP 小组不需要深入研究不同类型危害的风险评价理论。不过当某一危害发生时，如果不能确定其风险，那么必须知道从何处获得正确的专业知识。如果有疑问，就需要将潜在危害视为真正的危害，并对此进行 HACCP 研究。这是一个最佳的方法，因为只有这样才能确保食品的安全性。

（6）危害分析工作单　美国 FDA 推荐的表格"危害分析工作单"是一份较为适用的危害分析记录表格（表4-6），通过填写这份工作单能顺利进行危害分析，确定 CCP。具体填写方式是：先将流程图上的每一步骤按顺序填写在表格纵行（1）中，再在纵行（2）中对每一步骤进行分析，确定在该步骤操作中可能引入或增加的生物、化学或物理危害（这些潜在危害可能与加工的食品品种相关害，也可能与加工过程相关）。然后分析各种潜在危害是否是显著危害［纵行（3）］并列出判断的科学依据［纵行（4）］。HACCP 体系主要针对显著危害采取预防措施，因为一旦发生显著危害，将会给消费者造成不可接受的健康风险，所以必须对其进行认真分析，重点预防。

表 4-6　　　　　　　　　　　　危害分析工作单

工厂名称：　　　　　　　　　　　　　　　　产品描述：

工厂地址：　　　　　　　　　　　　　　　　销售和贮存方法：

预期用途和消费者：

（1） 配料/加工步骤	（2） 确定该步中引入的、增加的或需要控制的潜在危害	（3） 潜在危害是否为显著危害？ （是/否）	（4） 判断危害显著性的科学依据	（5） 防止显著危害的预防措施	（6） 该步骤是否为关键控制点？ （是/否）
	生物的				
	化学的				
	物理的				
	生物的				
	化学的				
	物理的				
	生物的				
	化学的				
	物理的				

续表

（1） 配料/加工步骤	（2） 确定该步中引入的、增加的或需要控制的潜在危害	（3） 潜在危害是否为显著危害？ （是/否）	（4） 判断危害显著性的科学依据	（5） 防止显著危害的预防措施	（6） 该步骤是否为关键控制点？ （是/否）
	生物的				
	化学的				
	物理的				
	生物的				
	化学的				
	物理的				

在加拿大食品安全促进计划第二部分——建立 HACCP 体系一般模式之指南和原理中，将危害分析过程分解成 5 个步骤：①审核原料；②评估加工过程中的危害；③观察实际操作过程；④测量；⑤分析测量数据。HACCP 小组将根据这 5 个步骤的结果完成危害分析工作单（表 4-7~表 4-9），确定显著危害。

表 4-7　　　　　　　　　　　　　危害分析工作单

产品名称*：

确定的生物危害（细菌、寄生虫、病毒等）	控制点

注：*列明与成分、外来材料、加工、产品流向等有关的所有生物危害。

日期：　　　　　　　　　　　　　　　　　　审核人：

表 4-8　　　　　　　　　　　　　　　危害分析工作单

产品名称[*]：

确定的化学危害	控制点

注：[*]列明与成分、外来材料、加工、产品流向等有关的所有生物危害。

日期：　　　　　　　　　　　　　　　　　审核人：

表 4-9　　　　　　　　　　　　　　　危害分析工作单

产品名称[*]：

确定的物理危害	控制点

注：[*]列明与成分、外来材料、加工、产品流向等有关的所有生物危害。

日期：　　　　　　　　　　　　　　　　　审核人：

（二）建立预防措施

当所有潜在危害被确定和分析后，接着需要列出有关每种危害的控制机制、某些能消除危害或将危害的发生率减少到可接受水平的预防措施。具体要从下列几方面考虑：

（1）设施与设备的卫生　分析每种产品、每个生产工段的设施与设备，保持卫生方面采取的措施，包括防蝇、防鼠、防蟑螂，空气净化（防止细菌和尘埃飘落），防止铁锈油漆剥脱、落屑及其他防止异物的措施等。

（2）机械、器具的卫生　生产加工过程中使用的各种用具、容器、机械类、管道、灶台等均不能有细菌生存和繁殖的死角。这里需强调的是在实行机械化、管道化、密闭化的同时，必须重点把握管道内彻底的洗涤消毒。否则，这种管道化、密闭化就增加了细菌生长繁殖的死角和条件，提高了产品的污染程度。

（3）从业人员的个人卫生　所有从业人员必须经过卫生知识培训和体格检查，要有良好的个人卫生习惯。如工作服清洁、合体；生产前和便后洗手消毒；不用手抓直接入口的食品等。

（4）控制生物的繁殖　生物得以繁殖需具备 3 个基本要素，即水分、温度、养分。在处理水分多的食品原料的企业，能控制的就是温度，与此有密切关系的是时间。因此，在规定工艺总体温度控制（包括加热烹调与灭菌工艺）的同时还需要规定各工段温度控制的基本时间。

（5）日常生物检测与监控　食品企业必须建立日常生物检测与监控体制，并确实执行。这一工作不仅限于对成品、原料采样检验，还要求采集各工段样品，检验容器、工具机械卫生状况等。同时应该制订企业内控标准（指标应高于国家标准），按企业标准（不仅是成品）检查每个工段、每批产品是否都能达标。

在综合评价预防措施时，有必要考虑已经拥有的措施以及需要实施的新措施。利用生产流程图或危害分析结果表，这项工作就很容易进行。

对一种危害常常要采取多种预防措施，因为它有可能在食品链的不同阶段发生。例如，在加工即食食品前后，产品在许多阶段都有可能被生物污染。加工过程中的热处理是控制或消除原料污染所采取的预防措施，而环境控制则是防止加工后产品受二次污染所采取的预防措施。同样，一种预防措施也可以有效控制一种以上的危害，例如，加热可预防多种生物致病菌的危害，筛分可同时除去玻璃和金属。表 4-10 所示为某厂 HACCP 小组制订的巧克力冰淇淋生产过程危害分析表。

表 4-10　　　　　　　　　　巧克力冰淇淋——危害分析表

加工过程	危害	防范措施
原料贮存		
—SMP	由虫害引起的物理危害和生物危害	有效控制虫害
—奶油	温度控制不当造成致病菌繁殖	贮存温度<5℃（最多 24h）
—糖液	——	——
—香草香精	——	——
—巧克力	由虫害引起的物理危害和生物危害	有效控制虫害
拆除 SMP 包装，加入给料斗	包装袋碎片、环境污染引入的异物、刀锋上脱落的金属、操作工佩戴的装饰品	在进口处安装很细的筛网、最后阶段检查金属、对操作工进行卫生培训
将 SMP 称入混合机	——	

续表

加工过程	危害	防范措施
量取液态原料加入混合机		
—糖液	——	——
—奶油	在不干净的管道/喷嘴处繁殖大量有害微生物，引起致病菌/毒素污染	有效清洁
混合	混合机不清洁导致生物的繁殖，引起致病菌/毒素污染	有效清洁
均质	设备不清洁导致生物的繁殖，引起致病菌/毒素污染	有效清洁
泵入巴氏杀菌罐	过滤失败导致异物存在	过滤器合适、紧密
巴氏杀菌	没有达到预定的杀菌温度/时间导致致病菌存活	68.3℃/30min
冷却	冷却缓慢造成孢子大量繁殖	快速冷却
泵入贮存罐	清洁度不够引起高浓度的致病菌/毒素	有效清洁
将香草香精加入贮存罐	——	——
成熟	贮存罐温度控制不当引起致病菌和孢子大量繁殖	≤7℃，最多48h
泵入冷冻机	清洁度不够引起高浓度的致病菌/毒素	有效清洁
冷冻	从包装、拆包、切刀、操作工和设备带入巧克力中的异物； 巧克力进料斗盖子未盖而引入环境污染——物理危害和空气中的致病菌； 冷冻机清洁过程中不符合规范导致大量致病菌/毒素的产生； 空气中致病菌	磁化碾磨、操作工卫生培训和最后阶段的金属检测； 在进料斗上加盖； 有效清洁； 有效空气净化
灌装、加盖、贴商标	设备不干净引起高浓度的致病菌/毒素 设备故障引起金属污染	有效清洁 有效金属检测
标生产日期	——	——
冻结	——	——
装箱和输送	——	——
贮存/发货	适当的分配操作	——

七、确定关键控制点（原理二）

（一）发现关键控制点（CCP）

关键控制点（CCP）是食品生产中的某一点、步骤或过程，通过对其实施控制，能预防、消除或最大限度地降低一个或几个危害。CCP也可理解为在某个特定的食品生产过程中，任何一个失去控制后会导致不可接受的健康风险的环节或步骤。通常将CCP分为两类：一类关键控制点（CCP1）指可以消除和预防的危害；另一类关键控制点（CCP2）指能最大程度减少或降低的危害。

关于CCP的确定应该以生产流程图为基础，根据危害分析所积累的信息，由HACCP小组和专业顾问决定，同时还要对其采取最科学的预防措施，控制所有潜在的危害。但是，依靠专家的判断确定CCP有可能使事情复杂化，因为人们在决策时都有过于细心的倾向，结果常常会得到比实际情况多得多的CCP。而在实际操作中，有些CCP是可以忽略的，例如，如果在原料控制阶段金属探测器坏了，那么就可以忽略这点，依靠生产线终端的金属探测器进行检测；如果某种产品成分的pH检测出错，只要在技术条件允许的范围内可以测试最终产品的pH。另一方面，CCP过少可能会导致销售不安全食品，引起食物中毒事故的发生。因此，针对可能引起食品安全性问题的加工步骤建立CCP是很重要的，而最重要的是如何正确确定CCP。

必须注意的是，HACCP体系的目标应着重于控制CCPs，如果明确了某项必须控制的危害而未发现相应的CCP时，就应该考虑需要重新审视生产工艺及其操作过程了。

实践证明，在正确设置CCP时，CCP决策树是非常有用的工具（图4-6）。在决策树中包括了加工过程中的每一种危害，并针对每一种危害设计了一系列逻辑问题（罗爱平等，2004）。只要HACCP小组按序回答决策树中的问题，便能决定某一步骤是否是CCP。

使用决策树有助于对加工过程进行全面思考，更有助于对加工过程的每一步骤、对每个已识别的危害按照统一的方法进行思考。同时，使用决策树还有助于HACCP小组成员之间的合作，促进HACCP研究，帮助HACCP小组决策。关于决策树的报道有许多，虽然使用的文字不同，但都阐明了确定CCP所用方法的原理是一致的。

（二）CCP决策树的使用

决策树针对加工过程每一步骤中的每种危害提出了一系列问题，包括原料的接受和管理。其具体工作程序如下。

（1）问题1：这一加工步骤是否存在危害？

虽然这个问题非常明显，但是它有助于HACCP小组将思想集中于特定的加工过程。如果危害分析与确定的CCP之间存在时间滞后，那么此方法尤其有效，因为草率确定的危害有可能在认证过程后被证明不是真正的危害。当然，如果存在危害，就应该转入问题2。

（2）问题2：对已确定的危害是否采取了预防措施？

这里，首先应该考虑的是已经采取的措施以及能够实施的措施。根据危害分析表可以很方便地解决这个问题。如果已采取了预防措施，那么应该直接进入问题3。然而，如果回答没有或无法采取预防措施时，就应该从食品安全的角度考虑是否有必要采取预防措施。如果没有必要，那么这点就不是CCP，应该根据决策树考虑另一个危害。如果某一危害可以在后续工艺中得到控制，那么就没有必要在这一步控制它，应该确定后道工艺中的那一步为CCP。如金属的

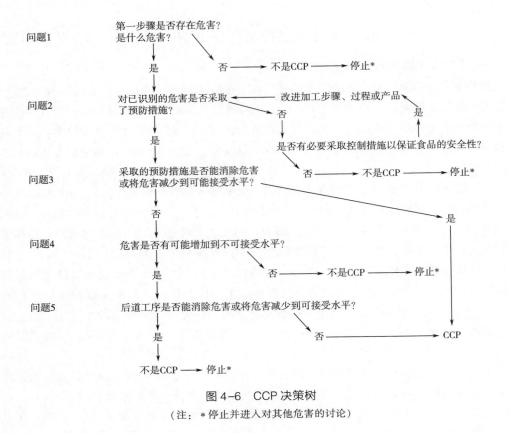

图 4-6　CCP 决策树

(注：＊停止并进入对其他危害的讨论)

检测，尽管在早期生产过程中也可能存在金属危害，但没有必要在早期生产过程中设立 CCP，只需在生产终端采用一个金属探测器实施监控，作为该 CCP 的预防控制手段即可。如果 HACCP 小组成员确定在这一步骤中存在某一危害，但在这一步或后道工序中都无法采取任何预防措施，那么就必须改进这一步骤或整个生产工艺乃至产品本身，使控制措施具有可操作性，以便于确保产品的安全。例如，如果存在沙门氏菌，而加热过程不足以杀死该生物，那么就需要延长加热时间或采用其他控制方法。必须注意的是，如果能采取预防措施，这一步骤就必须按 CCP 的要求操作；如果需要对工艺或产品进行某些改进，那么就应该根据决策树，从问题 2 开始考虑。

(3) 问题 3：采取的预防措施是否能消除危害或将危害减少到可接受的水平？

必须指出，提出这个问题的目的是要求重新考虑特定的加工步骤而不是预防措施，是要看看是否有可能通过调节生产过程来控制某一特定的危害。因此，这一问题的实质是这一加工步骤能否控制危害。例如，牛乳巴氏杀菌 (71.7℃/15s) 能控制致病菌，而原料的包装、贮存则不能控制寄生虫的危害。在回答这一问题时必须综合考虑危害分析结果、各个加工步骤与整个生产流程图。因为，如果此处结论不对，会影响到随后其他步骤，进而导致整个内部控制机制失效。

如果对问题 3 的回答为"是"，那么就可以确定该点是 CCP，然后开始对下一步骤进行分析。如果回答为"否"，则进入问题 4。

(4) 问题 4：危害是否有可能增加到不可接受水平？

必须根据危害分析结果以及 HACCP 小组对生产过程和生产环境的全面了解来回答这一问题。虽然从危害分析得到的答案是很明显的，但是还必须确保已全面考虑了下述问题：①直接环境中是否存在危害？②生产人员之间是否会产生交叉污染？③其他产品或原料之间是否存在交叉污染？④混合物放置的时间过长或温度过高是否会增加风险？⑤如果产品堆积于生产设备的死角是否会增加风险？⑥这一步是否存在其他因素或条件可能会导致危害，并有可能使危害增加到不可接受的水平？

如果某一因素有可能增加食品的不安全性（有发展成危害的倾向），HACCP 小组在对其做出决定之前应该广泛听取专家们的意见。如果研究的是一项新工艺，就可能得不到明确的答案，这时 HACCP 小组通常假设答案为"是"，从而将研究继续进行下去。

在分析危害通过什么途径增加到不可接受的水平时，应综合考虑加工过程对每一特定因素可能产生的各种影响。这意味着不仅要考虑眼前这一步骤，而且要考虑后续步骤或各步骤间的辅助阶段是否存在促使危害进一步发展的因素。例如，在许多加工步骤中，在室温下少量的葡萄球菌有可能不断繁殖，产生毒素，最终成为危害。

如果对问题 4 的回答为"是"，即可能存在危害或危害可能增加到不可接受的水平，那么进入问题 5。如果对问题 4 的回答是"否"，那么就可以考虑另一个危害或下一个加工步骤。

（5）问题 5：后道工序或措施能否消除危害或将其降低到可接受水平？在某一加工步骤中是否可以存在某一些危害，取决于它们能否在后道加工步骤或消费过程中得到控制。这样做有利于将需要考虑的 CCP 减少到最低程度，使预防措施集中于真正影响食品安全性的加工步骤上。

如果对问题 5 的回答为"是"，那么所讨论的步骤不是 CCP，后道加工步骤将成为 CCP。例如，生物或金属危害可能与原料或早期加工过程有关，但不一定要在原料或早期加工过程中设置 CCP，后道工序中正确的烹调过程能控制生肉原料中某些生物危害，包装阶段对成品中的金属检测可控制金属危害。如果对问题 5 的回答为"否"，那么这一步骤就是所讨论危害的 CCP。

虽然通过问题 5 可以使 CCP 的总数减少，但它不一定适合所有的情况。在上述金属危害的控制中，对终产品检测绝对是唯一重要的 CCP。然而从商业的角度考虑，在最容易发生金属或其他危害的阶段进行早期检测或控制可能是最有利的。因此，可以在最有利的点建立一个附加的控制点。不过必须明确建立附加控制的目的是为了减少产品损失，附加的控制点不是 CCP。

有时预防措施本身的费用非常昂贵，例如用 X 射线检测肉制品中的骨头时，如果只有一台 X 射线检测器，那么它必须放置在 CCP。这方面 CCP 比任何其他附加的控制点有优先权。

凡是由 HACCP 小组识别的所有 CCP 都必须采取预防措施，并且该措施不能被加工过程中其他措施取代。

根据决策树进行讨论时，应该在 HACCP 小组中指定一位成员负责提问和记录，这样有助于保证讨论按一定程序有组织地进行而不会偏题。对每个加工步骤中已识别的危害进行问答式讨论的形式更便于组织，不过这样做时应该指明危害在生产流程图中的位置，以保证所有 HACCP 小组成员都能看见并理解它。

在做出决定并记录决策过程时，可采取的另一有效方法是向 HACCP 成员分发数张决策树复印件。讨论时每一个危害使用一张，用彩色笔记录决策的进展情况，并对其做出相应的解释。当 HACCP 小组根据决策树对各工艺阶段存在的危害进行逐项讨论并确定所有的 CCP 后，可在生产流程图上标明各个 CCP；然后就可以致力于 HACCP 控制图的绘制。现以巧克力冰淇淋为例说明如何根据 CCP 决策树确定 CCP（表 4-11）。

表 4-11　　　　　　　　　巧克力冰淇淋生产过程中 CCP 的决策程序

生产过程和危害	Q1	Q2	Q3	Q4	Q5	CCP?	HACCP 小组的解释
原料贮藏							
SMP 由于寄生虫污染引起物理和生物危害	Y	Y	N	Y	Y	N	在巴氏杀菌前通过在线过滤器除去物理危害；巴氏杀菌除去生物危害；贮藏不能控制已识别的危害
巧克力块 物理和生物危害	Y	Y	N	Y	Y	Y	后道工序中没有可以控制贮存阶段产生危害的措施
拆开 SMP 包装 纸/聚乙烯塑料	Y	Y	N	Y	Y	N	在巴氏杀菌前通过在线过滤器除去
环境污染物（异物）	Y	Y	N	Y	Y	N	在巴氏杀菌前通过在线过滤器除去
拆开包装袋时从工具（刀）上脱落的金属	Y	Y	N	Y	Y	N	在巴氏杀菌前及终产品中金属危害检测前通过在线过滤器除去
操作工佩戴的装饰品	Y	Y	N	Y	Y	N	在巴氏杀菌前及终产品的金属检测前通过在线过滤除去异物
将液体原料量入混合器 清洁度不够导致高浓度致病菌/毒素	Y	Y	N	Y	N	Y	清洗过程是控制致病菌及其产生毒素的 CCP，但巴氏杀菌不能除去热稳定性毒素
混合 清洁度不够导致高浓度致病菌/毒素	Y	Y	N	Y	N	Y	清洗过程是控制致病菌及其产生毒素的 CCP，但巴氏杀菌不能除去热稳定性毒素
均质 清洁度不够导致高浓度致病菌/毒素	Y	Y	N	Y	N	Y	清洗过程是控制致病菌及其产生毒素的 CCP，但巴氏杀菌不能除去热稳定性毒素
压入巴氏杀菌罐							

续表

生产过程和危害	Q1	Q2	Q3	Q4	Q5	CCP?	HACCP 小组的解释
过滤器失效不能除去异物	Y	Y	N	Y	N	Y	由于后道工序不再有过滤步骤，因此物理危害必须在这步除去
巴氏杀菌 因巴氏杀菌温度/时间不合要求，残存致病菌	Y	Y	Y			Y	采用巴氏杀菌杀死病原菌
冷却 冷却缓慢造成芽孢大量繁殖	Y	Y	Y			Y	迅速冷却以防芽孢繁殖，在 1.5h 内使温度<7℃
压入贮存罐 清洁度不够导致高浓度致病菌/毒素	Y	Y	N	Y	N	Y	虽然经过巴氏杀菌，仍需要考虑致病菌的存在
成熟 温度控制不当导致孢子萌发和生长	Y	Y	N	Y	N	Y	正确控制温度以防孢子萌发和生长
温度控制不当导致孢子大量繁殖	Y	Y	N	Y	N	Y	必须迅速冷却以防孢子萌发和生长。
压入冷冻机	Y	Y	N	Y	N	Y	同压入贮存罐
冷冻 异物（来自巧克力包装袋、工用具、操作工）	Y	Y	N	Y	N	Y	因为后道工序有金属探测器监控金属危害，所以这一步骤特别要防止其他非金属杂质
空气中致病菌	Y	Y	N	Y	N	Y	有效的空气过滤
清洗不规范而带入致病菌和有害物质	Y	Y	N	Y	N	Y	有效的空气过滤
罐装、压盖和贴标	——					——	
金属探测器故障造成金属危害的存在	Y	Y	N	Y	N	Y	这是贮存和消费之前最后一个需要监控的步骤
标生产日期和批号	尽管风险分析表明在此步骤中不存在危害，但 HACCP 小组仍决定将其视为 CCP，其目的是为了减少食品安全性问题，使产品具有可追溯性。						

注：Y：是；N：否；Q1：问题 1；CCP：关键控制点。

八、 建立关键限值（ 原理三 ）

（ 一 ）关键限值的定义

在确定了工艺过程中所有 CCP 后，下一步就是决定如何控制了。首先必须建立确定产品安全还是不安全的指标，以便将整个工艺控制在安全标准以内。CCP 的绝对允许极限，即用来区分安全与不安全的分界点，就是所谓的关键限值。如果超过了关键限值，那么就意味着这个 CCP 失控，产品可能存在潜在的危害（丁耀泉等，1999）。

关键限值是保证食品安全性的绝对允许限量，是 CCP 的控制标准。在生产过程中必须针对各 CCP 采取相应的预防措施，使加工过程符合这一标准。

对于一个特定的控制标准，CCP 只能有一个关键限值，或者是上、下两个关键限值。只要使所有的 CCP 都控制在这个特定的关键限值内，产品的安全就有了保证。

（ 二 ）设定关键限值的方法

因为关键限值是安全与不安全之间的界限，所以对每一个 CCP 设定正确的控制标准是至关重要的。要求 HACCP 小组对每一个 CCP 的安全控制标准有充分的理解，从而设定出合适的关键限值。也就是说，必须掌握有关潜在危害的详细知识，充分了解各项预防或控制措施的影响因素。关键限值并不一定要和现有的加工参数相同。

每个 CCP 都需要控制许多不同的因素以保障产品安全性，其中每个因素都有相应的关键限值。例如，烹饪早就被设定为一个 CCP，用来杀死致病菌。与此有关的因素是温度和时间。工业上烹饪肉制品的关键限值是肉块的中心温度大于 70℃，时间至少 2h。

为了设定关键限值，必须弄清楚与 CCP 相关的所有因素。每一个因素中区分安全与不安全的标准构成了关键限值（负世文等，2012）。最重要的是关键限值必须是一个可测量的因素，以便于进行常规控制。常用于关键限值的一些因素有温度、时间、pH、湿度或水分活度、盐浓度和可滴定酸度等。

作为 HACCP 小组成员，应该具有关于危害及其在加工中的控制机理等方面的知识，对食品安全界限有深刻的理解。然而，在许多情况下这些要求超出了公司内部专家的知识水平，因此就需要从外界获取信息。可能的信息资源如下：

（1）公布的数据　科学文献中公布的数据，公司和供应商的记录，工业和法规指南（如 Codex，ICMSF，FDA，INFY）。

（2）专家建议　来自于咨询机构、研究机构、工厂和设备生产商、化学清洁剂供应商、生物专家、病理专家和生产工程师等。

（3）实验数据　可能用于证实有关生物危害的关键限值。实验数据来源于对产品被污染过程的研究或有关产品及其成分的特别生物检验。

（4）数学模型　通过计算机模拟在食品体系中生物危害的生存和繁殖特性。

（ 三 ）关键限值的类型

构成关键限值的因素或指标可以是化学、物理或生物方面的，这取决于将要在 CCP 实施控制的危害类型。

（1）化学指标　该指标与产品原材料的化学危害或者与试图通过产品配方和内部因素来控制生物危害的过程有关。关于化学指标的因素有真菌毒素、pH、盐和水分活度的最高允许水平，或是否存在致过敏物质等。

（2）物理指标　该指标与对物理或异物的承受能力有关，也会涉及对生物危害的控制，如用物理参数控制生物的生存及死亡。常见的物理指标有金属、筛子（筛孔大小和截流率）、温度和时间。物理指标也可能与其他因素有关，例如在需要采取预防措施以确保无特殊危害时，物理指标可以确定成一种持续安全状态。

（3）生物指标　除了用于控制原料无腐败外，应避免将生物指标作为 HACCP 体系的一部分，因为生物的检测必须在实验室中经培养后才能得到有关结果。一个过程往往需要几天时间。因此，如果加工过程中出现问题，不能根据生物指标的检验结果采取及时措施，相反，也许需要停产数天来等待结果。使情况更复杂的是生物并不是均匀分布于某批产品中，因此极有可能漏检。只有在原料均匀、抽样具有代表性的情况下，生物指标才可以用于决定原料的取舍。

生物因素最适用于验证。例如，可以做些额外的试验来证明 HACCP 体系的有效性，在这种情况下，时间不会带来操作上的麻烦。当然，凡事皆有例外，上述原则的例外是快速生物检测法的实施。这种快速指真正的快速，即以分钟而不是小时计时。典型的例子就是 ATP 生物发光，它既能显示清洁过程的有效性，又能用于估计原料中的生物水平。

当 HACCP 小组为所有的 CCP 都设定了切实可行的关键限值后，就可以将它们逐项填入 HACCP 控制表中，如表 4-12 所示。HACCP 控制表是 HACCP 计划中的关键文本之一，它记载了各个步骤或阶段中所有 CCP 方面的重要信息，这些信息虽然可以独立成文，但将它们集中于统一的模式中更为方便。

表 4-12　　　　　　　　　　　　　　巧克力冰淇淋关键限值

HACCP 计划			HACCP 控制表		日期：　　　　　监督： 批准人： HACCP 小组				
加工 步骤	CCP 序号	危害	预防 措施	关键限值	控制		校正 措施	职责
					步骤	频率		
成分								
脱脂乳粉	1	抗生素残留	供应商保证 ——检查 ——认可 最大可接受水平	检查通过合法限量				
奶油	2	抗生素残留	供应商保证 ——检查 ——认可 最大可接受水平	检查通过合法限量				
巧克力片	3.1	沙门氏菌	供应商保证 ——检查 ——认可 最大可接受水平	检查通过（0~50g）				

续表

加工步骤	CCP序号	危害	预防措施	关键限值	控制		校正措施	职责
					步骤	频率		
巧克力片	3.2	杀虫剂	供应商保证 ——检查 ——认可 最大可接受水平	每种杀虫剂都检查通过最大残留限量（MRLS）				
水	4	致病菌和化学残留	供应商保证 ——根据指定合同，由供应商提供对问题的客观报道 ——现场取样确定水的可饮用性	无问题合法标准				
塑料桶、吸管和盖子	5	渗透到产品中的化学增塑剂	根据说明书正确选择容器 供应商保证 ——检测	适合高脂肪产品——符合合法迁移限量的产品检查通过				
储存——巧克力片	6	由害虫侵害导致的物理和生物危害	对现场采取有效的虫害控制方案	储存区域无虫害				
用泵输送至杀菌罐	7	由于过滤器失效而不能有效除去异物	有效过滤	过滤网完好				
杀菌 冷却	8.1 8.2	致病菌 冷却缓慢造成芽孢生长	正确的加热过程 快速冷却 ——冷却水外壳 ——连续搅拌	65.6℃30min 在1.5h内冷却到<7℃				
成熟	9	由于温度控制和分批储存循环不当造成芽孢生长	有效的温度控制 有效的储存循环	最高温度7℃，最长贮存时间为48h				
冷冻	10.1	加入巧克力屑时带入异物（非金属）	过筛除杂（20mm内径）	筛网完好				
	10.2	空气中的致病菌	有效自动过滤器	过滤器完好				

续表

加工步骤	CCP序号	危害	预防措施	关键限值	控制		校正措施	职责
					步骤	频率		
罐装、压盖和贴标	11	包装成品中有金属	有效的金属检测	2.0mm 铁 3.0mm 非铁金属				
标注日期	12	由于日期和批号标注错误导致产品在市场上销售顺序出错	正确的日期和批号	提供正确的日期和批号				
与生产设备接触的全部工序（罐、管、冷库和装罐机）	13	由于清洁不当，引入大量致病菌和毒素	正确的清洁步骤	无清洁剂残留				

除了关键限值外，还有另一层控制有助于管理生产过程，那就是在关键限值内设定操作限值和操作标准。其中操作限值可作为辅助措施用于指示加工过程发生的偏差，这样在 CCP 超过关键限值以前就能调整生产以维持控制。例如，在冰淇淋生产中，热处理杀死致病菌的关键限值为65.6℃/30min。为了确保不出问题，工艺参数可定为68.5℃/30min，这个参数就是操作限值。由此可知，操作限值是一项比关键限值更加严格的控制标准，它在工艺上是可行的，并且能有效减少危害发生的可能性。

按照操作限值执行 HACCP 体系能保证不会发生超过关键限值的情况，因此该方法广泛应用于日常管理中，但一般不将它列入 HACCP 控制表，因为过多的控制指标会引起混乱。但是，如果将建立的操作限值加入 HACCP 体系，就应该将其载入文档，并在监控过程中认真执行。最好的办法就是将这些操作限值写在控制日志上，并使每一个参与监控的人都明白该如何照此工作。

九、 建立合适的监控程序（原理四）

监控程序是一个有计划的连续监测或观察过程，用以评估一个 CCP 是否受控，并为将来验证时使用。因此，它是 HACCP 计划的重要组成部分之一，是保证安全生产的关键措施。

监控的目的包括：①跟踪加工过程中的各项操作，及时发现可能偏离关键限值的趋势并迅速采取措施进行调整；②查明何时失控（查看监控记录，找出最后符合关键限值的时间）；③提供加工控制系统的书面文件。

监控程序通常应该包括以下四项内容。

1. 监控对象

监控对象常常是针对 CCP 而确定的加工过程或产品的某个可以测量的特性。例如，当温度是 CCP 时，监控对象可能是冷冻储藏室的温度；如果酸度是 CCP 时，监控对象是加工过程中的 pH；如果充分蒸煮是 CCP，监控对象是时间和温度。

2. 监控方法

对每个 CCP 的具体监控过程取决于关键限值以及监控设备和监测方法。选择的监控方法必须能够检测 CCP 失控之处，即 CCP 偏离关键限值的地方，因为监控结果是决定采取何种预防/控制措施的基础。这里介绍两种基本监控方法：

（1）在线检测系统　即在加工过程中测量各临界因素，它可以是连续系统，将加工过程中各临界数据连续记录下来；它也可以是间歇系统，在加工过程中每隔一定时间进行观察和记录。

（2）终端检测系统　即不在生产过程中而是在其他地方抽样测定各临界因素。终端检测一般是不连续的，所抽取的样品有可能不能完全代表整个一批产品的实际情况。

最好的监控过程是连续在线检测系统，它能及时检测加工过程中 CCP 的状态，防止 CCP 发生失控现象。换句话说，该系统专用于检测和纠正对操作限值的偏移，从而可阻止对关键限值的偏离。

监控方法必须能迅速提供结果，在实际生产过程中往往没有时间去做冗长的分析实验，生物实验也很少做。较好的监控方法是物理和化学测量方法，因为这些方法能很快地进行试验，如酸度（pH）、水分活度（A_w）、时间、温度等参数的测量。更重要的是这些参数能与生物控制联系起来。食品中的酸度在 4.6 以下可以控制肉毒梭状芽孢杆菌产生；限制水分活度（生物赖以生长的水分量）可以控制病原体的生长；在规定的温度和时间下加工食品可以杀死其中的病原体。因此，以这些参数为监控对象实施监控能有效保证产品的安全性。

3. 监控频率

监测的频率取决于 CCP 的性质以及监测过程的类型。HACCP 小组为每个监测过程确定合适的频率是非常重要的。例如，对金属探测器，它的检测频率可能是每 30min 一次，而对于一个季节性蔬菜作物，针对杀虫剂的 CCP 监控则是每个季节检测一次杀虫剂残留量。

监控可以是连续的或非连续的，如果可能应采用连续监控。连续监控对很多物理和化学参数是可行的，例如，可以用温度记录仪连续监控巴氏消毒过程中的温度和时间。但是，一个连续记录监控值的监控仪器本身并不能控制危害，必须定期观察这些连续记录，确保必要时能迅速采取措施，这也是监控的一个组成部分，当发现偏离关键限值时，检查间隔的时间长度将直接影响到返工和产品损失的数量，在所有情况下，检查必须及时进行以确保不正常产品出厂。

当不可能连续监控一个 CCP 时，常常需要缩短监控的时间间隔，以便于及时发现对关键限值和操作限值的偏离情况。非连续性监控的频率常常根据生产和加工的经验和知识确定，可以从以下几方面考虑正确的监控频率：①监控参数的变化程度，如果变化较大，应提高监控频率；②监控参数的正常值与关键限值相差多少？如果二者很接近，应提高监控频率；③如果超过关键限值，企业能承担多少产品作废的风险？如果要减少损失，必须提高监控频率。

4. 监控人员

明确监控责任是保证 HACCP 计划成功实施的重要手段。进行 CCP 监控的人员可以是：流水线上的人员、设备操作者、监督员、维修人员、质量保证人员。一般而言，由流水线上的人员和设备操作者进行监控比较合适，因为这些人需要连续观察产品和设备，能比较容易地从一般情况中发现问题，甚至是微小的变化。

　　负责监控 CCP 的人员必须具备一定的知识和能力，能够接受有关 CCP 监控技术的培训，充分理解 CCP 监控的重要性，能及时进行监控活动，准确报告每次监控结果，及时报告违反关键限值的情况，以保证纠正措施的及时性。

　　监控人员的任务是随时报告所有不正常的突发事件和违反关键限值的情况，以便校正和合理地实施纠正措施，所有与 CCP 监控有关的记录和文件必须由实施监控的人员签字或签名。

　　当监控过程和频率确定下来后，可填入 HACCP 控制表，如表 4-13 所示。

表 4-13　　　　　　　　　　　　　　巧克力冰淇淋监控过程

HACCP 计划			HACCP 控制表		日期：　　　　　　　监督： 批准人： HACCP 小组			
加工 步骤	CCP 序号	危害性	预防 措施	关键限值	控制		校正 措施	职责
					步骤	频率		
成分								
脱脂乳粉	1	抗生素 残留	供应商有效保证 ——检查 ——认可 具体（最大接受水平）	检查通过 合法限量	由经过训练的 监测员检测	每年 1 次		
奶油	2		供应商有效保证 ——检查 ——认可 具体（最大接受水平）	检查通过 合法限量	抗生素由供应 商测试并提供 结果	每 3 个月 1 次		
巧克力片	3.1	沙门氏菌	供应商有效保证 ——检查 ——认可 具体（最大接受水平）	检查通过 无/50g	由经过训练的 监测员检测 检查供应商所 用的分析方法 的合理性 沙门氏菌试验	每年 1 次 每批 1 次 每月 1 次		
	3.2	杀虫剂	供应商有效保证 ——检查 ——认可 具体（最大接受水平）	每种杀虫剂都检查通过最大残留限量（MRLS）	由经过训练的 监测员检测 杀虫剂试验由 购方和供应商 进行	每年 1 次 每年 1 次		

续表

加工步骤	CCP序号	危害性	预防措施	关键限值	控制		校正措施	职责
					步骤	频率		
水	4	致病菌和化学残留	供应商有效保证——根据指定合同，由供应商提供对问题的客观报道——现场取样确定水的可饮用性	无问题 合法标准	检查临时合同过程和复审以前1/4阶段 复审分析实验记录	每3个月1次 每3个月1次		
塑料桶、吸管和盖子	5	渗透到产品中的化学增塑剂	根据说明书正确选择容器 供应商有效保证——检测	适合高脂肪食品使用的产品——符合合法迁移限量的产品	复审成分表和供应商提供的迁移率是否合法 由经过训练的监测员检测	每次更换包装类型或包装供应商 每年1次		
储存——巧克力片	6	由害虫侵害导致的物理和生物危害	对现场采取有效的害虫控制方案	储存区域无虫害	由专业虫害控制员检测 仓储管理检查	每年检测8次 每周1次		
用泵输送至杀菌罐	7	由于过滤器失效而不能有效除去异物	有效过滤	过滤网无损	目测	检查全过程		
杀菌 冷却	8.1 8.2	致病菌 冷却缓慢造成芽孢生长	正确的加热过程 快速冷却——冷却水外壳——连续搅拌	65.6℃ 30min <7℃， <1.5h	表格记录—目视检测全过程 用校准过的温度计校验温度传感器 同8.1	每批 每天 同8.1		
成熟	9	由于温度控制和分批储存循环不当造成芽孢生长	有效的温度控制 有效的储存循环	最高温度7℃，最高时间48h	表格记录—目视检测全过程 用校准过的温度计校验温度传感器 记录原料进入和压出成熟罐的日期和时间	每班 每天 每批		

续表

加工步骤	CCP序号	危害性	预防措施	关键限值	控制		校正措施	职责
					步骤	频率		
冷冻	10. 1	加入巧克力屑时带入异物（非金属）	过筛除杂（20mm内径）	筛网未损	目视检测	每批		
	10. 2	空气中的致病菌	有效的自动过滤器	过滤器未损	检测空气中的生物	每月		
罐装、压盖和贴标	11	包装成品中有金属	有效的金属检测	2.0mm 铁3.0mm 非铁金属	检查金属探测器	开始运转时和以后每 1h		
标注日期	12	日期和批号标注出错，导致产品在市场上销售顺序出错	正确的日期和批号	提供正确的日期和批号	目测	开始运转时和以后每 0.5h		
与生产设备接触的全部工序（罐、管、冷库和罐装机）	13	由于清洁不当，引入大量致病菌和毒素	正确的清洁步骤	无清洁剂残留	快速卫生检验（ATP 生物发光）	每次清洗开始运转前及每一批产品开始运转前及每一批产品		

十、 建立纠正措施（原理五）

根据 HACCP 的原理与要求，当监测结果表明某一 CCP 发生偏离关键限值的现象时，必须立即采取纠正措施。虽然实施 HACCP 的主要目的是防患于未然，但仍应该建立适当的纠正措施以备 CCP 发生偏离时之需。因此，HACCP 小组需要研究有关纠正措施的具体步骤，并将其标注在 HACCP 控制表上，这样可减少需要采取纠正措施时可能会发生的混乱或争论。同时，明确指定防止偏离和纠正偏离的具体负责人也是非常重要的。

纠正措施通常有两种类型，即阻止偏离和纠正偏离的措施。

（一）阻止偏离的措施

调整加工过程以维持控制，防止在 CCP 发生偏离的措施即为阻止偏离的措施。这种类型的纠正措施通常发生在加工过程中某些参数接近、漂移或超过操作限值时，立刻将其调整至正常操作范围。

以自动调节加工过程的在线连续检测体系为例，在牛乳巴氏灭菌过程中采用了一种自动转向阀。当温度降低至操作限值以下时，此阀会自动打开将牛乳送回到杀菌的一边。此外，预防性的纠正措施也可以与人工监控体系相结合。当操作参数接近或超过操作限值时，CCP 检测器就采取措施以防止偏离。

需要经常调整以维持控制的因素包括温度、时间、pH、配料浓度、流动速率、消毒剂浓度。具体例子如下：①长时间蒸煮以达到合适的中心温度；②添加更多的酸以获得合适的 pH；③快速冷冻以纠正贮存温度；④配方中添加更多的盐。

在调整加工过程以维持控制时，必须确保方法易行且不会引起或增加危害。例如，如果产品温度升至 5℃以上，需将其快速冷却到原来的温度，同时必须了解产品的实际偏离情况（具体温度以及在此温度下的时间），包括在此情况下是否会导致生物危害的增加。

（二）纠正偏离的措施

如果在 CCP 出现偏离，最重要的是要立即采取措施，通常需采取两种类型的措施并做好详细的记录。

调整加工过程，使之重新处于控制之中。可以采取与前文中防止偏差相似的形式来调整生产过程，唯一不同之处是必须进一步调整才能恢复到正常的操作水平。由于永久性纠正措施的实施需要很长时间，可以通过短期的修复工作纠正偏离，迅速恢复生产。例如，在线金属探测器修理期间，可以临时采用离线金属探测器。

为了有效处理不合格产品，必须采取一系列纠正措施：①妥善保存所有可疑产品；②向HACCP 小组设备管理部和其他有关专家征求建议，这里需重点考虑的是产品中有害物的风险；③对产品进行全面的分析、测试，评估产品的安全性。得到足够的信息后就可以决定采取何种措施处理产品。

要及时处理 CCP 发生偏离期间生产的产品，具体措施有：

（1）销毁不合格产品。销毁不合格产品是最明显的措施。如果产品不能再返工，并且其中有害物质的风险很高，那么只能采取这一种措施。然而这样做损失太大，通常只有在无法挽救时才能取此下策。

（2）重新加工。如果再加工过程能有效控制产品中的危害，那么就可以采取这一措施。但必须确保返工过程中不能产生新的危害，而且在质量上返工产品要与未返工产品一致才行。

（3）直接将废次品制成要求较低的产品，如动物饲料；加工成另一种产品（新产品的加工过程必须能有效控制危害），例如将生物污染的熟肉加工成肉馅，在加工过程中的热处理可有效控制生物危害。采用此方法还需充分考虑是否存在热稳定性毒素以及控制过程过敏性物质的含量。

（4）取样检测后放行产品。如果决定利用抽样检测的方法来判断产品中是否存在危害，必须严格按照取样原则抽取样品，同时还需了解所采用的抽样方法能检出危害的概率。

（5）放行。在做出这一决定前必须慎重考虑，决不能忽视产品的安全性。实施 HACCP 是为了防止出现食品安全性问题，制订 HACCP 计划是为了控制危害，这也是建立 CCP 的目的所在。产品的安全性不容忽视，因此，不能轻易做出将 CCP 发生偏离期间生产的产品放行的决定，要充分认识到销售具有风险食品对公司带来的恶劣影响及需要承担的法律责任。

此外，详细记录所有的步骤也是十分重要的，因为这是查找发生偏离的原因并采取适当措施，确保偏离不会再次发生的基础。

（三）职责

在将具体的纠正措施纳入 HACCP 控制表中时，必须同时明确规定监测措施和纠正措施的职责所在。要做到各守其职，最重要的是要确保规定的职责范围具有合理性，所有相关的人员能充分认识到他们应该做什么以及如何去做。这些细节应由 HACCP 小组与其他部门一起做出决定，并且要将决定列于 HACCP 控制表中。

1. 监测的职责

监测是 HACCP 体系的关键部分之一，因此监测人员能充分了解并执行各项监测方法是至关重要的。监测过程与生产过程紧密相连，因此由生产部门承担监测任务最适合。

2. 纠正措施的职责

纠正措施通常也由具体实施 HACCP 计划的生产部门承担，但是应该考虑各级管理人员应该承担的具体职责范围。在生产线上的 CCP 监控员或操作员直接由上层管理人员领导，因为上层领导能在实施纠正措施时协调各部门的工作。然而最好给予监测员有决定停止生产的权力，以防止在 CCP 失控时生产出大量的废品。

如果必须要求具体负责人采取处理措施或停产一段时间以实施纠正措施，最好由高级管理人员负责。因为这项工作要求具体负责人能在产品加工过程中出现偏离时，及时提出合理的纠正措施，保证生产正常运行。所以，这项工作通常由 HACCP 小组的领导与设备管理部门讨论决定，由高级专业人员具体操作。但是，如果 HACCP 小组领导人只是 HACCP 技术的专家而不是危害及风险评价方面的专家，那么就应该与其他专家，如毒理学专家、生物学家、工艺专家一起讨论以便做出正确的决定。

指定专人负责记录和保存纠正措施的执行过程也是十分重要的。事实证明在需要采取技术措施或出现有关法律问题时，这些信息尤其重要。

现在应该能够完成 HACCP 控制表，具体实例如表 4-14 所示。同时应该将 CCP 填入生产流程图中（图 4-7），并保留在 HACCP 计划内。

表 4-14　　　　　　　　　　巧克力冰淇淋 HACCP 控制表

HACCP 计划			HACCP 控制表		日期：　　　　　　监督： 批准人： HACCP 小组			
加工 步骤	CCP 序号	危害性	预防 措施	关键限值	控制		校正 措施	职责
					步骤	频率		
成分								
脱脂乳粉	1	抗生素残留	供应商有效保证 ——检查 ——认可 具体（最大接受水平）	检查通过合法限量	由经过训练监测员检测抗生素由供应商测试并提供结果	每年 1 次 每季度 1 次	改变供应商联系供应商取消委托	采购原料主管 QA 主管

续表

加工步骤	CCP序号	危害性	预防措施	关键限值	控制		校正措施	职责
					步骤	频率		
奶油	2		供应商有效保证 ——检查 ——认可 具体（最大接受水平）	检查通过合法限量	由经过训练监测员检测抗生素由供应商测试并提供结果	每年1次 每季度1次	改变供应商 联系供应商 取消委托	采购原料主管 QA主管
巧克力片	3.1	沙门氏菌	供应商有效保证 ——检查 ——认可 具体（最大接受水平）	检查通过无/50g	由经过训练监测员检测检查供应商所用的分析方法的合理性 沙门氏菌试验	每年1次 每批1次 每月1次	改变供应商 联系供应商 取消委托 联系供应商退货或改变供应商	采购原料主管 进货员 QA主管
	3.2	杀虫剂	供应商有效保证 ——检查 ——认可 具体（最大接受水平）	检查通过每种杀虫剂中的最大残留限量（MRLS）	由经过训练监测员检测杀虫剂试验由购方和供应商进行	每年1次 每年1次	改变供应商 联系供应商 取消委托	采购原料主管 QA主管
水	4	致病菌和化学残留	供应商有效保证 ——根据指定合同，由供应商提供对问题的客观报道 ——现场取样确定水的可饮用性	无问题 合法标准	检查临时合同过程和复审以前1/4阶段 复审分析实验记录	每3个月1次 每3个月1次	调整有关工序并与供应商进行讨论	设备工程师 QA主管
塑料桶、吸管和盖子	5	渗透到产品中的化学增塑剂	根据说明书正确选择容器 供应商有效保证 ——检测	适合高脂肪食品使用的产品 ——符合合法迁移限量的产品	复审成分表和供应商提供的迁移率是否合法 由经过训练监测员检测	每次包装类型或换了包装供应商 每年1次	改变容器或供应商 改变供应	QA和营业部主管 营业部主管

续表

加工步骤	CCP序号	危害性	预防措施	关键限值	控制步骤	频率	校正措施	职责
储存——巧克力片	6	由害虫侵害导致的物理和生物污染	对现场采取有效的害虫控制方案	储存区域无害虫	由专业虫害控制员检测仓储管理检查	每年检测8次每周1次	消除虫害除去被污染的产品召集虫害控制专家根除虫害	现场主管 QA主管
用泵输送至杀菌罐	7	由于过滤器失效而不能有效除去异物	有效过滤	过滤网无损	目测	检查全过程	更换过滤器隔离产品（再加工或销毁）	生产操作员 生产部主管
杀菌冷却	8.1	致病菌	正确的加热过程	65.6℃ 30min <7℃, <1.5h	表格记录—目视检测全过程用校准过的温度计校验温度传感器	每批 每天1次	联系QA进行讨论：继续加热或保温隔离产品（再加工或销毁）	生产操作员 生产部主管 QA技术员
	8.2	冷却缓慢造成芽孢生长	快速冷却——冷却水外壳——连续搅拌		同8.1	同8.1	同8.1	同8.1
成熟	9	由于温度控制和分批储存循环不当造成芽孢生长	有效的温度控制有效的储存循环	温度最高7℃，时间最长48h	表格记录—目视检测全过程用校准过的温度计校验温度传感器记录原料进入和压出熟化罐的日期和时间	每班 每天 每批	隔离产品联系QA进行讨论 隔离产品联系QA进行讨论 隔离产品联系QA进行讨论	生产操作员 QA技术员 生产操作员
冷冻	10.1	加入巧克力屑时带入异物（非金属）	过筛除杂（20mm内径）	筛网未损	目视检测	每批	更换筛网	生产操作员
	10.2	空气中的致病菌	有效的自动过滤器	过滤器未损	检测空气中的生物	每月	更换过滤器	QA主管

续表

加工步骤	CCP序号	危害性	预防措施	关键限值	控制		校正措施	职责
					步骤	频率		
罐装、压盖和贴标	11	包装成品中有金属	有效的金属检测	2.0mm铁 3.0mm非铁金属	检查金属探测器	开始运转时和以后每1h	检修金属探测器 隔离产品 重新标注打上正确标号	生产操作员 QA主管
标注日期	12	日期和批号标注出导致产品在市场上销售顺序出错	正确的日期和批号	提供正确的日期和批号	目测	开始运转时以后每0.5h	重新清洗 重新清洗	生产操作员 生产操作员
与生产设备接触的全部工序（罐、管、冷库和装罐机）	13	由于清洁不当，引入大量致病菌和毒素	正确的清洁步骤	无清洁剂残留	快速卫生检验（ATP生物发光）	每次清洗开始运转前及每一批产品开始运转前及每一批产品	重新清洗 重新清洗	生产操作员 生产操作员

十一、 建立验证程序（原理六）

HACCP 产生了新的谚语——验证才足以置信，这句话表明了验证原理的核心所在。HACCP 计划的宗旨是防止食品安全危害，验证的目的是通过严谨、科学、系统的方法确认 HACCP 计划是否有效（即 HACCP 计划中所采取的各项措施能否控制加工过程及产品中的潜在危害），是否被正确执行（因为有效的措施必须通过正确的实施过程才能发挥作用）。

利用验证程序不但能确定 HACCP 体系是否按预定计划运作，而且还可确定 HACCP 计划是否需要修改和再确认。所以，验证是 HACCP 计划实施过程中最复杂的程序之一，也是必不可少的程序之一。验证程序的正确制订和执行是 HACCP 计划成功实施的基础。

验证活动包括：①确认；②验证 CCP，例如，监控设备的校正、针对性的取样和检测、CCP 记录的复查；③验证 HACCP 体系，例如，审核、终产品检验；④执法机构。

（一）确认

确认是验证的必要内容，确认的目的是提供证明 HACCP 计划的所有要素（危害分析、CCP 确定、CL 建立、监控程序、纠正措施、记录等）都有科学依据的客观证明，从而有根据地证实只要有效实施 HACCP 计划，就可以控制影响食品安全的潜在危害。

确认过程必须根据科学原理，利用科学数据，听取专家意见，进行生产观察或检测。通常

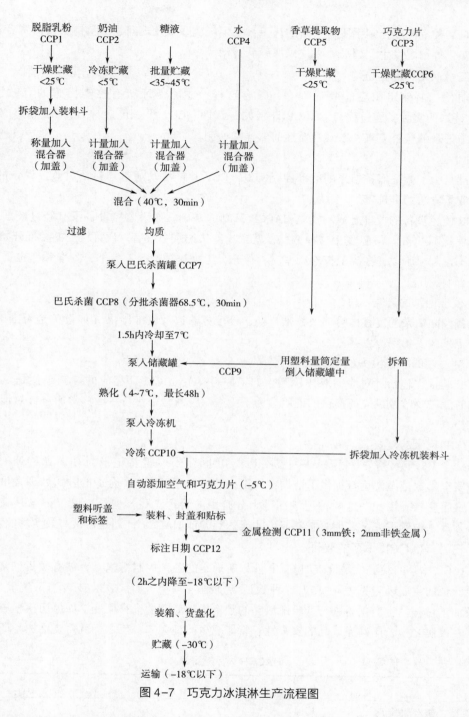

图 4-7　巧克力冰淇淋生产流程图

由 HACCP 小组或受过适当培训且经验丰富的人员确认 HACCP 计划。具体确认过程将涉及与 HACCP 计划中各个组成部分有关的基本原理，从科学和技术的角度对制定 HACCP 计划的全过程进行复查。

任何一项 HACCP 计划在开始实施之前都必须经过确认；HACCP 计划实施之后，如果发生①原料改变；②产品或加工过程发生变化；③验证数据出现相反结果；④重复出现某种偏差；⑤对某种危害或控制手段有了新的认识；⑥生产实践中发现问题；⑦销售或消费者行为方式发生变化等情况发生，就需要再次采取确认行动。

（二）CCP 的验证

必须对 CCP 制定相应的验证程序，只有这样，才能保证所有控制措施的有效性以及HACCP 计划的实际实施过程与 HACCP 计划的一致性。CCP 验证包括对 CCP 的校准、监控和纠正措施记录的监督复查，以及针对性的取样和检测。

1. 校准

校准是为了验证监控结果的准确性。所以，CCP 验证活动通常均包括对监控设备的校准，以确保测量方法的准确度。

CCP 监控设备的校准是成功实施 HACCP 计划的基础。如果监控设备没有经过校准，那么监控过程就不可靠 。一旦发生这种情况，就意味着从记录中最后一次可接受的校准开始，CCP便失去了控制。所以，在决定校准频率时，应充分考虑这种情况。另外，校准频率也受设备灵敏度的影响。

2. 校准记录的复查

设备校准记录的复查内容涉及校准日期、校准方法以及校准结果（如设备是否准确）。所以校准记录应妥善保存以备复查。

3. 针对性的取样检测

CCP 验证也包括针对性的取样检测。如果原料接受是 CCP，相应的控制限值是供应商证明，这时就需要监控供应商提供的证明。为了检查供应商是否言行一致，常通过针对性的取样检测来检查。

4. CCP 记录的复查

每一个 CCP 至少有两种记录——监控记录和纠正记录。监控记录为 CCP 始终处于控制之中，在安全参数范围内运行提供了证据；纠正记录为企业以安全、合适的方式处理发生的偏差提供了文字资料。因此，这两种记录都是十分有用的管理工具，但是，仅仅记录是毫无意义的，必须有一位管理人员定期复查它们，才能达到验证 HACCP 计划是否被有效实施的目的。

（三）HACCP 体系的验证

HACCP 体系的验证就是检查 HACCP 计划所规定的各种控制措施是否被有效贯彻实施，通常需要验证的主要内容见表 4-15。这种验证活动通常每年进行一次，或者当系统发生故障、产品及加工过程发生变化后进行。验证活动的频率常随时间的推移而变。如果历次检查发现生产始终在控制之中，能确保产品的安全性，就能减少验证频率；反之，就需要增加验证频率。

表 4-15　　　　　　　　　　　　　　　HACCP 体系验证表

企业名称：		
验证类型：■定期验证　　　　□其他：		
验证人员：　　　　　　　　　　　　　　　　　　验证日期：		
验证项目	单项验证结论	备　注
1. 评价产品与加工过程		
1.1 终产品和原、辅料的产品描述是否与实际相符？		

续表

验证项目	单项验证结论	备 注
1.2 产品预期用途的描述是否与实际相符？		
1.3 流程图是否与实际相符？		
1.4 实际操作是否与工艺描述相符？		
1.5 加工设备是否改变？对食品安全有无影响？		
1.6 工作人员是否变化？对食品安全有无影响？		
1.7 产量是否改变？对食品安全有无影响？		
2、评价产品安全历史		
2.1 是否存在过多的 CCP 偏离？		
2.2 同类产品是否不止一次采取产品召回行动？		
2.3 是否存在新的或突发危害？		
2.4 是否存在涉及产品安全的消费投诉？		
3、评价 HACCP 计划的实施情况		
3.1 检查关键控制点是否按 HACCP 计划的要求被监控？CCP 点是否控制了显著危害？		
3.2 检查加工过程中是否按确定的关键限值操作？CCP 点的关键限值是否确当？		
3.3 检查记录是否准确并按规定时间完成？		
3.4 监控是否按 HACCP 计划规定的地点完成？		
3.5 监控活动的频率是否符合 HACCP 计划的规定？监控方法和监控频率是否能识别偏离？		
3.6 当监控表明发现关键限值偏离时，是否采取了纠正行动？纠正措施应纠正偏离的原因，确保无不安全的食品出售？		
3.7 监控设备是否按 HACCP 计划规定的频率进行校准？		
3.8 是否对 CCP 点进行了验证？		
3.9 是否有对最终产品进行微生物检验？		
3.10 HACCP 计划记录表单是否得到很好保存？		
总结论： □ HACCP 计划的实施达到了预期的效果。 □ 没有严格执行 HACCP 计划。 □ 其他：		

审核是收集验证所需信息的一种有组织的过程，它对验证对象进行有系统的评价，该评价过程包括现场观察和记录复查。审核通常由一位无偏见、不承担监控任务的人员来完成。

审核的频率以确保 HACCP 计划能够被持续有效执行为基准。该频率依赖若干条件，例如，工艺过程和产品的变化程度。

审核 HACCP 体系的验证活动应该包括下述内容：①检查产品说明和生产流程图的准确性；②检查是否按 HACCP 计划的要求监控 CCP；③检查工艺过程是否在规定的关键限值内操作；④检查是否按规定的时间间隔如实记录监控结果。

审核记录复查过程通常包括下述内容：①监控活动是否在 HACCP 计划规定的位置上执行；②监控活动是否按 HACCP 计划规定的频率执行；③当监控结果表明 CCP 发生了偏离时，是否即时执行了纠正措施；④设备是否按 HACCP 计划规定的频率进行校准。

（四）执法机构对 HACCP 体系的验证

执法机构主要验证 HACCP 计划是否有效以及是否得到有效实施。执法机构的验证包括：①复查 HACCP 计划以及对 HACCP 计划所进行的任何修改；②复查 CCP 监控记录；③复查纠正记录；④复查验证记录；⑤现场检查 HACCP 计划的实施情况以及记录保存情况；⑥随机抽样分析。

验证活动通常分成两类：一类是内部验证，由企业内部的 HACCP 小组进行，可视为内审；另一类是外部验证，由政府检验机构或有资格的第三方进行，可视为审核。

十二、　建立记录管理程序

HACCP 需要建立有效的记录管理程序，以便使 HACCP 体系文件化。

记录是采取措施的书面证据，包含了 CCP 在监控、偏差、纠正措施（包括产品的处理）等过程中发生的历史性信息，不但可以用来确证企业是按既定的 HACCP 计划执行的，而且可以利用这些信息建立产品流程档案，一旦发生问题，能够从中查询产生问题的实际生产过程。此外，记录还提供了一个有效的监控手段，使企业及时发现并调整加工过程中偏离 CCP 的趋势，防止生产过程失去控制。因此，企业拥有正确填写、准确记录、系统归档的最新记录是绝对必要的。

所有 HACCP 记录均应该包含以下信息：①标题与文件控制号码；②记录产生的日期；③检查人员的签名；④产品识别，如产品名称、批号、保质期；⑤所用的材料和设备；⑥关键限值；⑦需采取的纠正措施及其负责人；⑧记录审核人签名处。

记录应该有序地存放在安全、固定的场所，便于内审和外审取阅，并方便人们利用记录研讨问题和进行趋势分析。需要保存的记录有：①HACCP 计划和支持性文件，包括 HACCP 计划的研究目的和范围；②产品描述和识别；③生产流程图；④危害分析；⑤HACCP 审核表；⑥确定关键限值的依据；⑦验证关键限值；⑧监控记录，包括关键限值的偏离；⑨纠正措施；⑩验证活动的结果；⑪校准记录；⑫清洁记录；⑬产品的标识和可追溯记录；⑭害虫控制记录；⑮培训记录；⑯供应商认可记录；⑰产品回收记录；⑱审核记录；⑲HACCP 体系的修改记录。有关这些记录的详细内容和要求将在本章第三节 HACCP 计划的实施中阐述。

第三节　HACCP 体系的实施

在准备实施 HACCP 计划之前，需要确认 HACCP 计划；而在确认 HACCP 计划之前，最好先全面考虑一下所制定的计划能否对各种可能出现的情况实施有效控制，也就是说需要审核控制措施的有效性。本节就从审核控制措施展开 HACCP 计划实施过程的讨论。

一、审核控制措施

在实施 HACCP 计划时必须了解，如果某个 CCP 失控会出现什么情况，导致什么样的结果，针对这个 CCP 失控是否能采取适当的应急措施。这些就是审核控制措施的主要内容。利用系统方法，通过许多危害问题和控制识别体系可以解决这一问题。有关内容包括：危害和操作性研究（Hazard and Operability Study，HAZOP）、操作错误分析（Action Error Analysis，AEA）、管理失察及风险（Management Oversight and Risk，MORT）以及失败模式与效果分析（Failure Mode and Effect Analysis，FMEA）——HACCP 体系亦来自于这个体系。

HAZOP 是一个非常严密的方法，它试图识别所有可能发生的对既定操作程序的偏离，同时力求识别所有与这些偏离有关的危害。而 AEA 则用于监控可能发生的人为错误，例如，如果一个操作被遗漏或在不恰当的时候被实施会导致什么结果。MORT 体系也用于监控潜在的人为过失，它可作为研究整个组织结构和功能的一部分，用于识别潜在的或已经识别的偏离，因此适用于永久性纠正措施操作过程以及识别组织内部潜在的安全性问题。

上述这些体系在有关科学文献中都有详细的描述。本节主要讨论与审核 HACCP 计划关系最大的 FMEA 体系。与 HACCP 体系相似，FMEA 体系主要用于监控操作过程，一旦发现偏离，立即采取适当的控制措施。

简而言之，FMEA 体系的功能包括：监控可能性的失败形式，找出失败的原因，预估失败导致的后果，以及决定采取现行控制措施或建议采取其他必要的控制措施。因此，FEMA 的实际作用是审查 CCP 的安全性，提高 HACCP 体系的有效性。与 HACCP 体系一样，实施 FMEA 体系同样需要集体智慧和共同努力，特别需要通过广泛讨论所有可能的失败形式以及找出与之相关的原因。这一切确实需要 HACCP 小组打破常规思维的框框，进行深入而全面的思考，将一切可能发生的情况、可能出现的结果统统都考虑到。这样就能织成一张特别安全的"控制网"，将生产过程中出现的 CCP 偏离减到最低的限度，而且不至于在监控过程中因遗漏某项偏离而导致失败。

审核控制措施最为直接的方法就是利用 FEMA 表。首先 HACCP 小组根据思维风暴的结果填写"失败形式和有效分析表"的前三列，然后再讨论 CCP、关键限值和监控过程是否全面而且有效，最后将 HACCP 小组认为应该采取的其他控制措施填入表的最后一列。表 4-16 总结了产品中发现金属危害时进行的有效分析结果。

表 4-16　　　　　　　　　　　失败形式和有效分析表

失败形式	失败影响	失败原因	现行控制措施	建议控制措施
检测金属失败	产品中有金属	金属探测器损坏	每小时检测金属和检查金属探测器，记录结果	制定维修计划

续表

失败形式	失败影响	失败原因	现行控制措施	建议控制措施
	—伤害 —消费者抱怨产品内有金属	—金属探测器未经正确校正		校正并设置准确的灵敏度
	—失去信任	金属探测器在线检测位置不当		将金属探测器设置在产品包装之前的一道工序上
	—起诉	金属探测器使用不当		确证对所有产品都有适当的灵敏度
	—损坏名声	没有有效控制不合格产品		禁止不合格产品出厂
	—失去消费者	运输中损坏		培训驾驶员,对其经常进行指导和检查

当一切准备就绪,对所有可能出现的失控情况都有有效的控制措施时,就可以进入HACCP计划的确认和实施了。

二、 确认 HACCP 计划

在完成 HACCP 控制表,并且在生产流程图上标出所有 CCP 后,HACCP 计划便宣告完成。然而在实施计划之前,必须进行最后一项检查工作——确证制订的 HACCP 计划是正确而且有效的。这项工作非常重要,应在 HACCP 完成后立即进行,以保证不延误计划的实施过程。

确认 HACCP 计划的所有工作应该根据生产流程图和 HACCP 控制表的要求进行,以确保所有与危害、关键限值以及其他有关的细节都得到足够的重视与控制,从而能保证产品的安全性。因此,确保 HACCP 计划研究过程中没有遗漏任何危害是至关重要的。

应经常检查生产区域以确保所有必须实施的预防措施(特别是新的预防措施)都得到准确执行;同时还要经常检查某些重要的加工过程和监控设备,保证他们及时得到适当校准,使生产过程始终都能符合控制标准的要求。

虽然企业内 HACCP 小组成员能执行一些或者全部 HACCP 计划的确认工作,但聘请外部专家交叉检查有助于保证研究结果的准确性和全面性,这是至关重要的,因为 HACCP 计划是保证安全生产的基础。所以,对首次制订 HACCP 计划的企业,应该聘请有关专家参与 HACCP 计划的确认过程。

三、 HACCP 体系的实施

为了有效控制所有的安全性问题,必须执行系统、科学的 HACCP 计划。这就要求具有一整套程序、设备与方法，一方面为 HACCP 计划的实施奠定基础，另一方面便于有效实施监控，同时将监控情况完整记录并保留下来。下文将介绍实施 HACCP 计划所需的基本条件以及如何才能达到 HACCP 原理六和原理七的要求。

（一）实施 HACCP 计划的基本条件

本章第一节中已经介绍了实施 HACCP 计划必须具备的基本程序和条件，即：必备程序 GMP 和 SSOP、管理层的支持、人员的素质要求和培训、校准程序、产品的标识和可追溯性、建立产品回收计划。除了这些程序和条件之外，实施 HACCP 计划还必须在设备、方法等方面满足一定的条件，具体要求介绍如下。

1. 设备

在加工及控制过程中拥有一套合适而完整的设备是很重要的。为此有一系列问题需要考虑。例如，拥有的设备能否执行一个特定的加工？能否有助于 CCP 达到规定的标准？设备是否经过正确的校准并得到适当的维护？设备在实施 HACCP 体系时是否可靠？这个阶段必须重点考虑的几个问题是：①是否拥有合适的设备或需要采购新设备？②设备是否符合加工工艺的要求？③是否具有足够的灵敏度？④是否经过校准？⑤是否需要辅助设备？⑥是否易于操作？⑦结果能否得到合适的解释？⑧设备能否在生产线上工作或需要特别的设施，即能否适应恶劣的生产环境？⑨设备是否易于清洗？⑩是否存在健康安全方面的限制条件？

2. 方法——利用统计技术

在建立监控和验证体系时，统计过程控制（SPC）是一种常用的方法。作为 HACCP 计划的一部分要求对加工过程中每个 CCP 确定其关键限值。有些关键限值是一最低值，如热处理过程中对时间和温度的要求；有些关键限值仅仅是一最高值，如冷藏温度；还有些关键限值可能要求介于最低与最高之间，如猪肉中亚硝酸盐的含量，为了有效控制产品中生物，规定其不能低于最低水平，为了保证产品的化学安全性，又不能超过最高水平。因此，为了保证产品质量，这类肉制品规定了亚硝酸盐的最低用量和最高用量（图 4-8）。

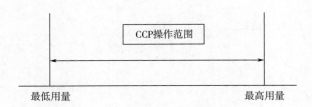

图 4-8　CCP 操作范围

在正常的操作条件下，必须能确保每个 CCP 都真正稳定地维持在规定的范围内。利用统计分析可评估某个过程是否可行。这项技术经过多年研究、发展和应用，特别适用于工程工业中的过程监测和控制。而且这个方法较容易掌握，对初次涉及这方面内容的人，只需一本好的参考书即可。当然，有专家现场指导就更好了。

3. 加工能力

为了建立某个过程置于特定范围内的概率（置信度），而进行的统计证明被称之为建立加工能力（图 4-9）。

一个稳定的过程总是处于统计控制的范围内。在估计加工能力时通常需做两件事：①判断

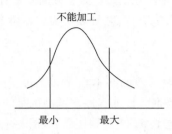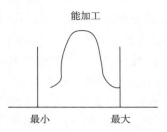

图 4-9　加工能力

这个过程是否能达到规定的控制标准；②判断这个过程能否被控制。所有过程都具有自然的和内在的变化性，这种变化被称为共性变化，它通常是过程中许多微小变化的综合表现形式。如果共性变化是可知的，那么加工过程就能控制在一定范围内。有些过程具有特性变化，通常是由一些意料之外的变化所引起的。对特性变化可以通过研究，采取相应的纠正措施，防止其再次出现。

在确定加工能力时，需要保证过程中只有共性变化（即统计过程控制），并将这些共性减到最小（图 4-10）。

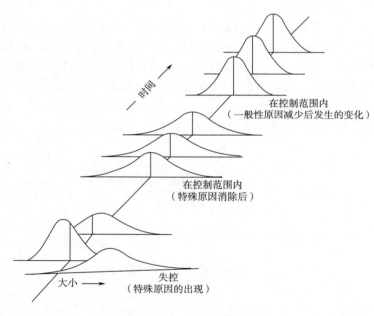

图 4-10　过程改进步骤

在应用加工能力时有一些基本要求：

（1）在 5~10 组连续加工过程中，随机抽取一系列样品（共抽取 50~100 个样品），然后在停止所有过程控制的状态下进行过程的测量。

（2）这些读数必须呈正态分布。正态分布必须符合数学定义的要求，同时具有钟形分布形态（图 4-11），如果能证明这种类型的分布将整个过程包含在限定的范围内，就说明这个过程是在统计过程控制中运行。

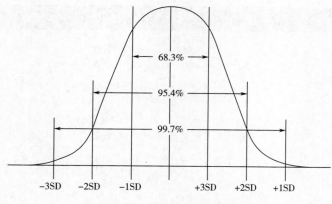

图 4-11　正态分布曲线图

（3）在正态分布范围内，结果自然波动的程度能用统计分析的办法将其定量表示出来。这种测量方法称为"标准偏差（SD）"。根据标准偏差能确定过程能否在规定的范围内运行。

标准偏差×2＝±包括了加工过程中 95.4%样品测量结果的平均变量

标准偏差×3＝±包括了加工过程中 99.7%样品测量结果的平均变量

4. 过程控制图

一旦完成某个特定加工过程的统计分析，同时也就证明了它能达到可接受的操作水平，而且，由此建立起来的统计简图可用于制定过程控制图，从而实施对加工过程及其参数的控制。这种控制图以加工时间或批次为基础，研究变量的几何分布图。过程控制仪在控制图的帮助下，利用加工简图提供的信息，能够分辩测定某个加工参数的变量是固有的，还是加工中自然随机变化而形成的（例如是由某种共性引起的）；或者这些变量是否具有明显的统计意义，指出在加工中的这些变化是否由某些可识别因素造成的（例如由某种特性造成的）。当发生某个显著变化时，常常说明整个加工过程的平衡有所变化，因此必须重新校正加工过程，同时这种变化也许反映了某个加工过程存在缺陷。过程控制图作为一种在线CCP 控制图在实际操作中是非常有效的，它有助于负责填写过程控制图的操作人员准确判断加工过程是否失控。

加工过程控制图能从两方面对加工参数进行分析：平均值和值域（或标准偏差）。二者分别用于测定加工过程中的准确性和精确性。通常人们会在控制图中适当的地方标明上、下控制线，有时也会标出上、下警告线。利用加工测量的平均值（4~5 次读数），操作员能得到加工中所有的变化的"一致"的读数。美国过程控制图只标出上、下控制线，而没有标出上、下警告线。控制线和警告线通常根据加工能力分析以及从统计过程控制表得出的数据来确定的。

通过分析各个测量结果的变化范围，操作员能判断加工过程是否稳定。过大的波动范围也许说明工厂从开始就存在缺陷（如一个难以控制的阀门），其形状类似于正在旋转的陀螺，虽然所有不稳定读数的平均值表明在该点上是稳定的，但大幅度的变化揭示了其内在不稳定性，因此，这个旋转的陀螺终究会很快倒下。

由过程控制图得到的信息见表 4-17，其平均范围图见图 4-12，根据该图可得到如下基本解释：

必须重视任何高于或低于控制线的结果，因为这意味着应该对加工过程作适当的调整。

表 4-17   由过程控制图得到的信息

时间/批次	08:30	09:00	09:30
测量值			
1	6.5	7.6	8.3
2	7.6	7.4	7.8
3	7.5	8.2	7.5
4	8.1	6.8	7.2
总和	29.7	30	30.8
平均值	7.4	7.5	7.7
范围	1.6	1.4	1.1

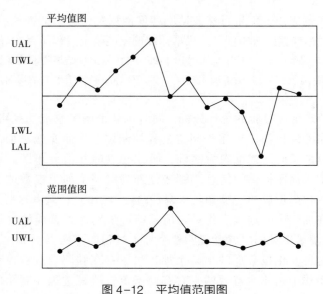

图 4-12   平均值范围图

UAL—上控制线   LAL—下控制线   UWL—上警告线   LWL—下警告线

在警告线（上、下）与相应控制线（上、下）之间的任何结果都是可疑的，如果在同一警告线与控制线之间，同时出现两次结果必须引起重视，考虑调整加工过程。

如果一系列测定结果具有持续向上或向下的趋势，必须引起重视。

为了达到快速实现过程控制和调整的目的，在对现场读数或测量做出评估时，利用过程控制图最为有效。这部分内容主要用于处理不同的数据，如通过测量时间、温度、流速等获得的数据。不过控制图同样适用于处理某些特征数据，例如在检查某个金属探测器的工作是否有效时获得的结果。

5. 微生物的应用

CCP 快速测量的要求常常排除微生物分析，因为微生物分析结果的获得经常需要几天而不是几秒，同时由于计数结果通常并不是围绕平均值对称分布，而是在很大范围内对称分布，因此将微生物计数法获得的结果用于控制 CCP 并不特别合适。根据过去对微生物的测定结果和繁殖趋势进行监测所积累的数据，运用单位质量样品是否存在流动的平均百分数或每克计数样品是否达到规定水平的百分率，在观察结果变化趋势和减少波动方面都是非常有效的（图4-13）。但微生物计数对研究和核查样品中微生物水平是否过高仍是非常重要的。将这些流动平均数联在一起可以得到警告水平，这个方法在监控清洁工序的有效性时尤其有用。

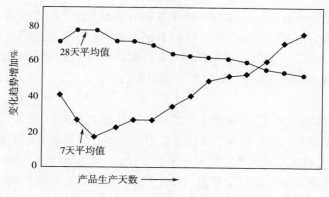

图4-13　流动平均数控制图

统计过程控制的基本概念及其在加工控制图中的最后应用是很简单的，但是在开始解释和建立一个有效体系时要认真理解有关内容。统计过程控制原理的运用是实施 HACCP 非常有力的工具，它有助于确保临界控制点得到有效监测和控制。

6. 设施

加工过程本身以及一些附加措施要求有不同的设施，因此应该充分考虑一些主要设施（即加工区）以及其他在生产过程中需要的特殊设施，例如是否有足够的洗手池？其位置是否合适？现有的废物处理系统能否及时处理加工过程中产生的所有废料？是否有足够的空间来处理已包装产品？是否需要一个简单的地方用于临时安排职员召开某些简会或进行某些特殊培训？

7. 人员

人员是任何 HACCP 体系中最为关键的部分，必须确保所有的有关人员都能有效工作。如，必须保证有足够的 CCP 监控员，并且他们都能胜任各自的工作。确定的兼职监测员必须有足够的时间参与监控过程。所有 CCP 监控员都具有一定的管理水平，应根据能力将其安排在合适的岗位上。

HACCP 小组应考虑上述各项要求，并与其他公司管理部门一起审查实施 HACCP 所需的各项资源是否齐全，然后再将其综合在一起，组成一个确实可行的实施计划。

如果还要对其他产品进行 HACCP 研究，那么 HACCP 小组仍需要足够的时间开会讨论。即使所有的 HACCP 计划都得以实施，HACCP 小组仍要定期召开会议以讨论如何保持 HACCP 计划的实施。HACCP 小组成员必须抽出时间参加会议，不过会议时间不能太长，最好控制在 30~60min 内。

（二）监测 CCP

1. 指导和激励 CCP 监控员

监测 CCP 是每个 HACCP 体系中最重要的部分之一，也是对 CCP 实施控制的主要基础，因此 CCP 监控员在食品的安全生产中有举足轻重的作用。有必要使每个 CCP 监控员不但明白他们该做什么以及为什么这样做，而且还要明白他们的工作在整个 HACCP 体系实施过程中的关键作用，这样他们的工作才能更加有效地进行。同时使 CCP 监控员充分认识监测工作对食品安全性的重要意义也是鼓励其积极工作的关键性因素。

所有 CCP 监控员都必须符合下列要求：①了解 HACCP 的基本原理和精确监测的重要性；②知道所监测 CCP 的关键限值以及一旦发生偏离，应采取何种纠正措施；③了解整个加工过程及其对产品的影响，包括了解 CCP 处于控制的情况下生产的产品和发生偏离时生产的产品的情况；④需要时能调整工序以保持对 CCP 的控制和防止发生偏离；⑤能准确而详细地记录 CCP 监控情况；⑥必须经过适当培训，具备一定的专业水平和实际工作能力；⑦有高度的责任心和敬业精神，能勇敢地承担起操作过程中的职责。

2. 监测表

监测表包括关键限值和纠正措施的详细情况。如果 CCP 监控员为了维持控制而调整加工过程，则必须将关键限值内的目标水平也包括在内。监测表可以将监测方法的细节包括在内，但如果 CCP 监控员已受过适当培训，就不一定要这样做。在监测表中应有足够的空间来记录必需的数据，有给监测员签字和记录监测过程的数据列。此外，每张监测表都必须由 HACCP 小组成员和 CCP 监控员相互审核。现将巧克力冰淇淋生产过程中某个 CCP 监控表见表 4-18，以供参考，不过并非所有的监测表都采用与表 4-18 相同的形式。

表 4-18　　　　　　　　　　　　巧克力冰淇淋 CCP 监控表

第七号 CCP 监控表	监测巴氏灭菌过滤器	HACCP 计划，HP001
监测过程： 目视检查过滤器以确保滤网完整	频率： 每日两次，开始工作时和工作结束时	
纠正措施： 更换滤网并与生产部主管讨论有关产品隔离事宜		

日期和时间	结　果	采取的措施	签　名

审核：

名称：　　　　　　　　　　　　　　　签名：　　　　　　　　　　　　　　　日期：

3. 汇报偏离

当监控指标超过关键限值时意味着发生偏离，CCP 失控。作为 CCP 监控员必须准确了解是什么原因造成对关键限值的偏离，同时还需知道何时向上级报告以及该向谁报告，这些都是非常重要的。因此，纠正措施中必须规定明确的汇报程序。这项工作可以在监测记录表或工作手册中完成。

4. 纠正措施和结果反馈

当监测结果表明 CCP 失控时应立即采取适当的纠正措施，以消除由于偏离而存在的潜在危害。纠正措施一般包括再加热或重加工、提高加工温度、延长加工时间、降低 pH、调整某些原料配比、调整加工过程、拒绝进货、收回已分发的产品或放弃生产等。不论采取何种措施，都应在危害分析、风险评价和产品用途的基础上决定。

采取纠正措施后的结果反馈无论对个人还是对群体都是非常有益的。例如，告诉监测员由于他/她及时采取措施预防或制止了不合格产品的生产，从而减少若干损失。反馈可以通过部门总结、行为表或在适当人员之间传阅的报告来进行。让操作领域中所有员工都明白 CCP 监控员工作的重要性，也有助于提高监测员的工作热情和工作效果。

（三）　建立有效的记录保留系统

HACCP 原理六要求建立有效的记录保留系统，为 HACCP 体系提供文件记录。事实上所有与产品安全性相关的领域都应保持记录，这是确证 HACCP 体系已经正确执行的书面证据，必要时可作为诉讼过程中进行辩护的资料。记录为趋势分析提供了基础（这种趋势分析有利于对体系进行不断改进），也为可能发生的任何食品安全性事故的内部调查提供了资料。记录并不一定要有固定的格式，它可能是一系列手写的文件，如风险分析表及 CCP 监控表。

必须保留的特别记录是 CCP 监控结果、针对每项偏离所采取的纠正措施的实施过程以及任何与 CCP 偏离有关的情况。

记录保留的时间随各种因素而变。首先从法律方面的因素考虑，记录保留有一个最短的时间，这个时间可由生产所在地的所在国家确定。记录保留时间还取决于产品本身的性质，例如只有 2d 货架寿命的三明治的生产记录与有 4 年货架寿命的罐头产品的生产记录，二者的保留时间是不会相同的。一般说来，关于 CCP 的监测记录，特别是有关偏离和纠正措施的记录需保存 3~6 年。ISO 9000 记录保留时间的周期是 3 年。

HACCP 体系的记录内容很多，现分述如下：

1. HACCP 计划和用于制订计划的支持性文件

作为 HACCP 体系中的重要文件，现行的 HACCP 计划应与 HACCP 计划研究与制订过程中收集的所有资料保存在一起。因此，需将生产流程图、HACCP 控制表、危害分析信息（危害分析表）、担任实际工作的 HACCP 小组成员的情况、各种不一致观点的记录以及纠正措施的细节都汇总起来，妥善保存。如果某些监测过程的细节可与标准或数字互相参考，则可以不随HACCP 计划一起保存。一项 HACCP 文件集尤其是最近一期 HACCP 计划文集是非常有用的，在研究同类产品的 HACCP 计划时可以避免许多重复性工作。

用于制订计划的支持文件包括：

（1）制订 HACCP 计划的信息和资料。如书面危害分析工作单，用于进行危害分析和建立关键限值的所有信息的记录。

（2）各种有关数据。如建立产品安全货架寿命所使用的数据；制订抑制病原体繁殖方法时所使用的各种数据；确定杀死病原体细菌的加热强度所使用的数据等。

（3）有关顾问和其他专家咨询的信件。

（4）HACCP 小组成员名单、职责和分工等。

（5）制订 HACCP 计划必须具备的程序及采取的预先步骤。

2. CCP 监控记录

CCP 监控记录必须包含下列信息：记录的名称（常常用表头说明）、公司名称、时间和日期、产品确认（包括产品型号、包装规格、加工线和产品编码，可适用范围）、实际观察或测量情况、关键限值、操作者的签名、复查者的签名、复查的日期。

因此，HACCP 监控记录能用于证明对 CCP 实施了有效控制，没有发生超出关键限值的情况，或及时采取了正确的纠正措施，HACCP 计划按既定程序发挥其在食品安全控制中的作用。同时，监控记录还为执法人员提供了判断企业是否遵守 HACCP 计划的方法和书面证据。

经常复查记录可以及时发现 CCP 的偏离趋势，从而能在发生偏离关键限值之前对加工过程进行必要的调整，减少或彻底避免由于采取纠正措施而消耗的人力、物力和财力。

由于不便将所有 CCP 监控表都保存起来，因此建议每月/每季做一次总结，保留总结记录。这份总结记录应包括关于 CCP 监控员、关键限值出现偏离及所采取的纠正措施、过程中所涉及的人员等方面的详细情况。

3. 纠正措施记录

一旦 CCP 发生偏离，就应该立即采取纠正措施并准确记录纠正过程。纠正措施中包括纠正或消除导致偏离的因素，使整个加工过程重新处于控制之中的程序和方法，以及正确处理偏离关键限值状态下生产的产品的方法。因此，纠正措施记录应该包含以下内容：

（1）产品确认（如产品描述，产品的数量）；

（2）偏离情况的描述；

（3）采取的纠正措施以及受影响产品的最终处理方法；

（4）采取纠正措施的负责人的姓名；

（5）必要时要有纠正措施的评估结果。

记录纠正措施的执行过程，不但能提供产品处理方法的证明，而且还可以帮助公司确认再次发生的问题，便于 HACCP 计划的修改和完善。

4. 验证记录

验证记录通常包括：

（1）HACCP 计划的修改（如配料的改变，配方、加工、包装和销售方法的改变）；

（2）加工者审核记录（检查供货商的证书及保函的有效性）；

（3）监控仪器的校准记录（保证验证活动的准确性）；

（4）生物质疑、检测的结果、表面样品生物检测结果、生产线上产品和成品的生物、化学及物理指标的定期检验结果；

（5）室内及生产现场的检查结果；

（6）设备的评估结果。

5. 其他附加记录

（1）HACCP 计划的修改历史　拥有现行 HACCP 计划的文本固然重要，而记录并保存 HACCP 计划实施过程中每一步修改过程同样重要。虽然旧的 HACCP 计划文本应该销毁，但其原件应由 HACCP 小组的领导妥善保存起来。

（2）追查/回收记录　保留追查/回收记录。在 CCP 的偏离事件中，也许需要将产品隔离以待做出最终处理决定。假定产品已经被分发出去，就需要追查和回收。有关这些行动的记录都需要保留下来。只要追查和回收过程中所做的记录是有效的，那么这些文件会有助于对某些严重事故的调查。

（3）培训记录　HACCP 体系中必须有培训计划，既然实施了培训计划，就应该有相关的培训记录。必须提供 HACCP 小组成员和职员都受过培训的证据。通常只要提供列有一张培训项目、受训者及培训人员的签名及日期的总结表即可。培训记录应包括 HACCP 培训、审计师培训、食品卫生培训等。保存有关 CCP 监控员都受过全面培训，具备准确执行任务之能力的记录同样是有用的。同时，人力资源部也有责任保留有关培训记录。

（4）审计记录　HACCP 审计记录的内容包括不同意见和报告。

（5）会议记录　保存有关 HACCP 会议的结论性记录是有用的，记录的内容应指明在下次会议之前应该实施的行动以及执行这项行动的负责人。记录内容有助于 HACCP 小组成员统一思想，同时有助于体系的执行。

（6）校准记录　必须保留所有与 CCP 有关的加工和监测设备的校准记录，以确认设备是否正常运转，保证监控结果的有效性。

（7）化验记录　记录生产线上产品和成品的生物、化学及物理指标的定期检验结果以及其他需要分析的检测结果。如生物指标通常包括细菌总数、大肠杆菌、金黄色葡萄球菌、沙门氏菌等的检验结果。

（8）HACCP 体系的程序　制订一个 HACCP 程序性文件有助于将有关 HACCP 的所有活动集合于一体。HACCP 手册便是这类程序性文件。首先，它包括了由总经理签署的关于食品安全管理方面的政策，其次它列出了公司计划如何实施 HACCP 的细节：工程计划、HACCP 总目录表及有关参考标准。只有一个 HACCP 计划时，通常将这些文件归纳于手册中。可将一些有用的外部联系、培训机构和 HACCP 审计表与数据表及其填写说明书的原件一起归纳于指南中。

管理机构通常热衷于审核有关 CCP 的识别及其监测过程的记录，而对有关 HACCP 体系方面的记录则不感兴趣。然而对那些希望利用 HACCP 体系作为质量体系之基础的公司来说，有关处理体系的记录也是有意义的。为了便于查找、使用，应该用系统方式保存记录，同时用标准化的形式进行记录。

第四节　影响 HACCP 有效实施的因素

HACCP 的应用不能生搬硬套，必须将 HACCP 理念与企业的实际情况相结合，准确应用 HACCP 原理对整个食品生产链进行系统分析，才能制订出科学有效、可操作的 HACCP 计划，从而达到将食品安全危害降到可控范围，尽最大可能减小食品危害产生之目的。但是，不少食品生产企业在应用 HACCP 原理建立食品安全体系时，没有根据企业实际情况进行科学系统的分析，制订出切实有效的 HACCP 计划，影响 HACCP 体系实施效果。

一、原辅料供应商的管理不严谨

因供应商原辅料问题导致的食品安全事件比比皆是。如，2005 年肯德基供应商六和速生鸡被曝光滥用抗生素、激素等违禁药物；2011 年肯德基纸杯增白剂超标；2014 年福喜事件累及麦当劳等。HACCP 体系以食品供应链诚信为基础，但是，对经济利益驱动型掺假以及不合规的生产行为导致的安全风险，必须通过供应商管理将其杜绝于企业大门之外。

食品企业供应商的管理涉及供应商的分类、准入、评价、淘汰等事宜，因此，需要一支具备食品专业知识且懂得相关标准的供应商管理团队，能根据原辅料相关领域的食品安全情况，制订供应商审核计划（包括抽样计划），必要时核实供应商的资质及其提供的第三方检测报告，或要求企业抽样检测其中的显著风险，做好供应商评价记录及不符合的跟踪反馈记录。

二、 危害分析过程缺乏科学性和系统性

危害分析是制订 HACCP 计划的基础，关系到食品安全管理体系的成败。CAC《HACCP 体系及其应用准则》规定"食品生产应确保有相应的产品专业知识和技术支持，以便制订有效的 HACCP 计划（朱建军等，2007），HACCP 体系是以科学性和系统性为基础的，控制措施必须被证明是有效的"。

1. 危害分析过程缺乏科学性

这一问题主要体现在危害分析依据不充分或无依据。具体问题通常出在原料采购控制或原料验收环节。例如，大米、玉米、小麦等原料中，是否存在农药残留？是否存在霉菌毒素？肉类原料是否存在兽药和动物生长激素残留？答案自然是有可能存在。那么，预防控制措施呢？由供应商出具原料检测报告，还是企业自己检测或定期抽样检测？这中间存在诸多问题，前者涉及对方提供检测报告的真实性，后者涉及企业的成本和现场检测危害的速度等问题。因此，一些企业"知难而退"，在危害分析时，直接主观判断原料中不存在上述化学危害，以回避问题。但是，回避永远不能解决问题，只能使问题越发严重。我们应当以科学的态度进行危害分析，并为危害分析的每一个步骤寻找科学依据和防控措施。

2. 危害分析过程缺乏系统性

CAC《HACCP 体系及其应用准则》明确规定："HACCP 体系以科学性和系统性为基础，识别特定危害，制订控制措施，确保食品的安全性，HACCP 应独立地应用于各个特定食品的生产中"，同时，准则要求对每一个产品进行全面的描述，"包括相关的安全信息，如成分、物理化学特性（水分活度、pH 等）、加工方式（热处理、冷冻、盐渍、烟熏等）、包装、保质期、储存条件和销售方法（朱建军等，2007）"。

可实际情况是，有些企业没有逐一对产品进行描述，没有对每一个产品逐一进行危害分析。例如，"鱼肉制品"没有描述是哪一种鱼、什么包装形式、制品是怎样的状态（如冷冻/保鲜/罐头）及贮运条件等，不同的鱼因其原料品种的不同，存在不同的危害，不同的包装形式和不同的制品状态决定了其加工设备/方法及其危害是不同的，CCP 就会不一样。如果把所有鱼肉制品混为一谈，没有逐一进行危害分析以识别特定危害并实施控制，就完全违反了HACCP 基本原理，这样的"鱼肉制品 HACCP 计划"显然是不可能控制食品安全危害的（朱建军等，2007）。正确的做法是对其每一种鱼为原料加工的每一种包装形式的产品，根据其生产工艺设备和加工方法逐一进行危害分析，重新识别各工序工艺要求，制订适合的 HACCP 计划。

三、 关键控制点的设计不合理

关键点是根据"判断树"推出且需要实施监控的某一加工步骤，通常在下阶段或下工序中不可控，或纠正成本不经济而设立的关键控制点。例如：饮料罐装工序，罐装压盖后发现容量过多或过小，都不可能重新开盖再补灌，因此，通常在罐装压盖时设立 CCP 点：罐装速度、压盖高度、旋转压力等参数，且在每次开机时进行核实和验证，设定首件产品验证及一定时间间隔进行核实。

但是，有时企业会忽视某些关键控制点。如，有些冷冻食品生产企业经常忽视生产过程中

产品裸露时间和温度的控制要求，使产品因生产过程时间过长、温度过高而导致微生物大量繁殖，虽然后工序实施急冻，但微生物只是处于休眠状态，一旦解冻，微生物检测结果往往会比较高而不符合标准要求。又如，快餐盒饭在分装时，也经常会因为生产环境卫生、分装时间和温度等因素，导致菌落总数超标。因此，需要特别关注时间和温度的控制，并结合生产环境的卫生状况，确定其是否是关键控制点。

四、 关键限值缺乏可操作性或科学依据

CAC《HACCP体系及其应用准则》规定："监控是对关键控制点上相关的关键限值进行的有计划的测量或观察，监控方法必须能够检测CCP是否失控，监控应能及时提供信息，以便做出调整。"因此，CL的建立是非常重要的，而且应该有科学依据的支撑，且应合理，适宜，可操作性强。

但是，在实际工作中，由于企业缺乏专业辅导或经验不足，在确定CL时经常出现关键限值无可操作性或缺乏科学依据的情况。如蒸包子环节是关键控制点，如果将CL定为中心温度大于98℃，会因为没有实际可操作性且会产生浪费（因为测量过中心温度的包子应该废弃）而导致做假记录。如果根据包子的大小，将蒸汽压力、温度和时间作为CL，就既经济又可操作了。同理，油炸虾饼也不宜将测定其中心温度作为CL，测定油的温度、记录油炸时间以及饼的厚度等也能达到相应的要求。

曾有一饮料生产企业，其HACCP计划表这样描述：采用计时器对其杀菌CCP的杀菌时间进行监控，以确定是否符合杀菌的CL值（时间≥12s）。可实际情况是，该公司采用的是UHT管式连续杀菌设备，饮料在杀菌过程中是连续不间断地流过杀菌机的，杀菌时间的长短根本就无法直接进行监测（朱建军等，2007）。

又如，有些罐头生产企业，将蒸汽压力和作业时间作为杀菌时的关键限值，但不能提供要求温度≥121℃、时间≥25min的科学支持材料，亦没有对杀菌釜进行热分布测试的检测证据，那么就无法证明其杀菌是有效的。

对于上述关键限值无可操作性或缺乏科学依据的情况，企业应当重新设计CL及其监控方法，并进行确认和验证，证明其有效性，再修改HACCP计划。

五、 验证的广度和深度不足

CAC《HACCP体系及其应用准则》规定："为了确定HACCP体系是否正确地运行，应建立验证程序，验证应包括证实CCPs处于受控状态。"在HACCP体系中，至少应该验证各CCP的工艺、清洁/消毒验证、测试方法验证。但是，对HACCP获证企业的调查表明，实际工作中经常存在CCP及其控制措施的验证管理不完善，验证结果未分析或分析的深度不足，体系验证不完善等情况。

为了做好HACCP体系的验证，食品企业应关注：

（1）验证的策划，是否覆盖了PRP、OPRP、CCP？每项验证活动的实施规定是否明确了目的、方法、频次与职责。

（2）验证活动是否按规定实施？需要查PRP、OPRP、HACCP计划的验证记录和内审记录，以及验证人员是否具备相应的能力。

（3）是否对单项验证结果进行评价？当评价未满足要求时采取了哪些纠正措施？需要查

评价记录及纠正措施实施记录。

（4）HACCP 小组是否组织对验证活动的结果进行分析？是否分析结果的记录，评审结果的改进？

六、 记录与追溯管理难落实

CAC《HACCP 体系及其应用准则》明确规定："应用 HACCP 体系必须有效、准确地保存记录，包括 CCP 监控活动的记录。"而这些记录，正是实现食品全程可追溯的基础。

尽管 HACCP 原理七阐述的就是食品企业需要有可以追根溯源的文件和记录系统，但是，食品可追溯最早是 1997 年欧盟为应对"疯牛病"问题而逐步建立并完善起来的食品安全管理制度。这套制度覆盖整个食品供应链，从食品生产基地、食品加工企业、食品贮存和流通，直到食品消费。

食品企业追溯体系涉及企业内部关于标识、追溯的相关规定，对原辅料接收、车间原辅料/半成品/成品的放置区域及标识的规定，库房存放/出入库的标识和记录，对回用和返工品的标识、追溯的规定，文件和记录相关的规定等。可追溯体系是否有效，可通过模拟追溯以及计算物料平衡来验证。

但是，对 HACCP 获证企业的调查表明，与 CCP 监控和追溯相关的记录经常存在缺失的现象，记录相关要求难落实，追溯管理难实施。常见的现象有：不能提供原料验收时农兽药残留情况的记录，甚至有些企业没有保存关键控制点的监控记录。就我国的国情而言，制度可能更好落地，《中华人民共和国食品安全法》要求："食品生产经营者应当依照本法的规定，建立食品安全追溯体系，保证食品可追溯"。只有食品供应链中每个环节都具备可追溯性，才能实现全程追溯。

第五节　HACCP 在食品安全控制与管理中意义

采用 HACCP 体系的主要目的就是建立一个前瞻性的、预防为主的食品安全控制体系，以弥补传统质量控制方法的不足，最大限度地消除/减少食源性疾病。因此，这种理性化、系统性强、约束性强、适用性强的管理体系，对政府监督机构、食品生产经营企业和消费者都有利，其意义体现在以下几方面。

（一）帮助食品生产经营企业提高过程控制能力和管理水平，降低成本，提升品牌价值

HACCP 体系是一种结构严谨的控制体系，它能够及时识别出所有可能发生的危害，包括生物、化学和物理的危害，并在科学的基础上建立预防性控制措施。例如，它将加工企业对原料的要求传递给原料供应商，从而确保原料的安全性，减少食品的原始危害。所以，实施HACCP 体系能最大限度地控制食品生产、储存和销售过程中的食品安全问题，帮助企业基于谨慎思考和最佳判断做出各项决定。

HACCP 体系能通过预测潜在的危害以及提出控制措施使新工艺和新设备的设计与制造更

加容易和可靠；基于过程控制，明确各环节职责，提升控制能力，有利于食品企业的发展与改革，保障并提升品牌价值。

HACCP 体系是保证生产安全食品最有效、最经济的方法，因为其目标直接指向生产过程中的有关食品卫生和安全问题的关键部分，因此能降低质量管理成本，减少终产品的不合格率，提高产品质量，延长产品货架寿命，大大减少由于食品腐败而造成的经济损失，不但降低了生产成本，而且极大地减少了生产和销售不安全食品的风险。同时还减少企业和监督机构在人力、物力和财力方面的支出，最终形成经济效益、生产与质量管理等方面的良性循环。

在 HACCP 体系的建立和实施过程中，会促使企业对产品和加工的深入了解，且过程透明，保证方法一致性；实时验证，确保控制措施落实；相互沟通，有效合作；是对质量管理体系的有效补充，能确保产品能够符合市场及法规要求。

HACCP 已被政府监督机构、媒介和消费者公认为目前最有效的食品安全控制体系，实施该体系等于向公众证明企业是一个将食品安全视为第一的企业，从而增加人们对产品的信心，提高产品在消费者中的置信度，保证食品工业和商业的稳定性。

（二）有助于政府相关监管部门的工作

HACCP 的实施将使政府在提高和改善公众健康方面，能发挥更积极的影响。首先，能够使政府更有效和有目的地进行食品安全监督和管理监控。HACCP 的实施将改变传统的食品监管方式，使政府从被动的市场抽检，转化为政府主动地参与企业食品安全管理体系的建立。政府对食品安全的监管工作向前移的方式，即从市场转向企业，有力促进企业更积极地实施安全控制的手段。其次，政府的参与将更能提高公众对食品供应的信心，增强国内企业的竞争力。同时，公众良好的健康，将减少政府在公众健康上的支出，使资金能流向更需要的地方。最后，HACCP 的实施还能确保贸易畅通，非关税壁垒已成为国际贸易中重要的手段。为保障贸易的畅通，必须学习和掌握国际上其他国家已强制性实施的管理规范，并灵活地加以应用，防止其成为国际贸易障碍。HACCP 已成为全球认同的安全体系，在食品外贸上重视 HACCP 审核可减少对成品实施烦琐的检验程序。

HACCP 体系为食品生产企业和政府监督机构提供了一种最理想的食品安全监测和控制方法，使食品质量管理与监督体系更完善，管理过程更科学。应用 HACCP 体系可以弥补传统的质量控制与监督方法的不足。实践证明，对终产品进行抽样检测以确定产品是否合格的方法往往只能做一些事后补救工作，这种事情发生了才行动的反应型管理方法早已不适应现代化食品生产的需要，更不能确保食品的安全性。HACCP 概念的基本思想是：高质量的产品是生产出来的，而不是检测出来的，所以，应该将"安全"二字设计到产品加工过程中，在食源性疾病发生前就预先行动——监控食品链中 CCP，做到防患于未然，这种防预型食品安全控制体系自然为食品生产企业和政府监督机构提供了最经济、最有效的手段。

（三）有利于提升消费信心，促进社会经济发展

提高食品安全的水平，可减少食源性疾病的危害，更充分地保障公众健康。食品安全事件不仅会沉重打击消费者的消费信心，而且还会动摇政府对企业食品安全保障的信心，从而加强对企业的监管，增加政府的支出。

HACCP 的实施和推广，可提高社会对食品安全体系的认识，并增强自我卫生和自我保护的意识，使公众更加了解食品企业所建立的食品安全体系，对社会的食品供应和保障更有信心。此外，作为风险管理的工具，HACCP 的实施还能减少法律和保险支出。若消费者因食用食品而致

病，可能向企业投诉或向法院起诉该企业，既影响消费者信心，又增加企业的法律和保险支出。因此，良好的公众健康对提高大众生活质量，促进社会经济的良性发展具有重要意义。

总之，HACCP 已成为一个全球性食品安全控制体系，虽然 HACCP 不是零风险系统，但是它能帮助企业将食品安全风险尽可能的降到最低。在我国实施和推广集科学、简便、实用、有效于一体的 HACCP 这一先进管理体系，有助于国家和企业将人力、财力和物力用于最需要和最有用之处，因此，利国、利民、利厂，必将对改善我国食品安全状况、提高食品安全保障能力起积极的推动作用。

本章小结

本章系统阐述了 HACCP 体系的常用术语、7 项原理、HACCP 计划的模式及其实施条件，详细介绍了实施 HACCP 的 12 个步骤以及 HACCP 体系的实施方法，讨论了影响食品生产经营企业有效实施 HACCP 体系的因素，阐明了 HACCP 在食品安全控制与管理中意义。

关键概念

HACCP 原理、HACCP 计划、HACCP 体系、预期用途、确认、验证、审核

思考题

1. HACCP 7 项原理及其实施要点有哪些？

2. 实施 HACCP 计划前提条件有哪些？

3. 如何制订 HACCP 计划？

4. 如何确认、验证 HACCP 计划？

参考文献

［1］丁耀泉，陈瑞娟．HACCP 在纯净水生产中的应用．华南预防医学，1999，（3）：46-48.

［2］罗爱平，张倩，潘海燕等．HACCP 在发酵牛肉干加工中的应用研究．贵州农业科学，2004，032（3）：45-47.

［3］李刚．HACCP 在餐饮业中的应用．中国食物与营养，2001，（4）：19-21.

［4］钱和，刘长虹，汪何雅等．影响 HACCP 有效实施的关键因素．江苏食品与发酵，2004，（3）：12-15.

［5］钱和．HACCP 原理与实施．北京：中国轻工业出版社，2003.

［6］负世文，史海琴，张鹏．HACCP 在临床用血过程管理中的应用．中国医学创新，2012，000（029）：133-134.

［7］朱建军，蔡纯．HACCP 审核中常见问题及分析．2007，10（7）：43-47.

ISO 22000 食品安全管理体系标准与实施

1. 了解 ISO 22000：2018 标准的制定背景与发展历程。
2. 理解 ISO 22000：2018 标准的关键要素和基本原则。
3. 掌握 ISO 22000：2018 标准的重要理念。
4. 了解 ISO 22000：2018 标准的框架与实施要点。

第一节　ISO 22000 标准概述

一、标准简介

ISO 22000 标准是国际标准化组织为保证国际食品贸易的顺利进行，消除技术壁垒，满足各方面的要求，以 HACCP 原理为基础，吸收并融合了其他管理体系标准中的有益内容，形成、发布的食品安全管理体系标准。ISO 22000 既是描述食品安全管理体系要求的使用指导标准，又是可供食品生产、操作和供应的组织认证和注册的依据（周洁，2006）。

ISO 22000 标准的目的是让食物链中的各类组织执行食品安全管理体系，确保组织将其终产品交付到食品链的下一环节时，已通过控制将其中确定的危害消除和降低到可接受水平（谌瑜等，2007）。ISO 22000 适用于食品链内的各类组织，从饲料生产者、初级生产者到食品制造者、运输和仓储经营者，直至零售分包商和餐饮经营者，以及与其关联的组织，如设备、包装材料、清洁剂、添加剂和辅料的生产者（古有源等，2007）。

ISO 22000 标准的作用为：

（1）作为国际认可的标准使不同客户和国家的不同要求都可以在这个体系中得到统一，进而促进国际贸易的发展；

（2）用主动和系统的方法确保食品安全，通过有效识别和控制危害，从根本上发现、解决食品安全存在的问题和隐患，进而减少了食品安全事件的发生，并且不用负担巨额补救资金的投入；

（3）促进不同相关方之间的沟通，包括政府、国际贸易商、生产厂商、批发和零售商及消费者，这样可以有效提升彼此间的信任度；

（4）可与现有的管理体系 ISO 9001 和 ISO 14001 相结合；

（5）基于风险评估的结果确定食品安全工作重点，使资源发挥最充分的作用；

（6）是一个可由内部、第二方和第三方评审的通用标准。

二、 发展历程

自 2001 年起，国际标准化组织（ISO）将 HACCP 原理引入 ISO 9001 质量管理体系标准中，形成了 ISO 15161：2001《ISO 9000：2000 在食品和饮料工业中的应用指南》，至此，食品安全控制从 HACCP 的 7 项原理和 12 个步骤的管理方法逐步向系统化管理方式转变。

2005 年，国际标准化组织食品分技术委员会（ISO/TC34）与国际食品法典委员会合作，完成并发布了 ISO 22000：2005《食品安全管理体系 食品链中各类组织的要求》，将 HACCP 的 7 项原理和 12 个步骤融入管理体系中，彻底完成了 HACCP 体系向食品安全管理体系的演变，其管理范围也延伸至整个食品链。与以往不同的是，ISO 22000 增加了食品安全管理工具，使其在食品安全控制中更具有系统性、协调性和可操作性。同时，ISO 22000：2005 达到以下目标：①符合 CAC 的 HACCP 原理；②协调自愿性的国际标准；③提供一个用于审核（内审、第二方审核、第三方审核）的标准；④构架与 ISO 9001：2000 和 ISO 14001：1996 相一致；⑤提供一个关于 HACCP 概念的国际交流平台。

自 ISO 22000：2005 版公布之日起，经历了十多年，当代食品安全管理和当前商业环境的变化很大，相关方的需求和期望也让食品企业面临着新的挑战，特别是在全球突出的食品安全问题不断涌现的情况下，为确保标准的持续适宜性和与时俱进，标准的更新势在必行。

国际标准化组织经过长时间的准备，于 2018 年 6 月 18 日发布了 ISO 22000：2018 标准，该标准的转换期为三年，转换截止期为 2021 年 6 月 29 日。负责本标准的委员会是技术委员会 ISO/TC34-食品分委员会 SC 17-食品安全管理体系。ISO 22000：2018 标准的特点如下：

（1）为了使企业更容易使用多个管理体系标准，新版 ISO 22000 标准遵循与所有其他 ISO 管理体系标准相同的结构，即高级结构（HLS），包含：①一个与以往不同的对风险进行理解的风险分析方法；②通过在标准中使用两个单独的 PDCA 循环来阐明相关原理：一个涵盖管理体系，另一个涵盖 HACCP 原理；③清楚地描述了关键控制点、操作性前提方案和前提方案等关键术语之间的差别，因此更加容易与其他体系整合。新版标准也考虑了食品安全管理和当前的商业环境。标准的目标是协调全球食品安全管理的要求，确保从农场到餐桌供应链的食品安全，目前国家标准化委员会筹建成立工作组，计划等同转化成国家标准，供相关组织使用。

（2）ISO 22000 标准是一个自愿采用的国际标准，主要对那些期望满足食品安全强制要求的组织提供指南，帮助这些组织将所有与食品安全有关的法律法规要求融入食品安全管理体系（胡一俊，2005）。也就是说，ISO 22000 标准统一了食品安全领域的标准，也为在整个食品供应链中实施 ISO 22000 认证创造了条件。

（3）ISO 22000 标准可以看成是全球食品市场准入的通行证，也可以用作新的技术性壁垒（沈伟平等，2009）。ISO 22000 标准的目的是通过建立和实施食品安全管理体系，食品加工生产企业和出口企业避免因不同市场准入的认证要求而产生成本和困扰。作为企业来讲，应积极按照新版标准的理念建立和实施食品安全管理体系，尤其是具有强制性安全要求的特定食品企业，如食品出口企业、提供特殊食品的企业等，应尝试和企业已经建立的 HACCP 体系、ISO 9000 质量管理体系、ISO 14000 环境管理体系进行整合，以便能快速满足新版标准的要求，充分掌握市场的主动权。其他所有的食品相关行业也应该积极行动起来，以新标准的实施为契机，将自己融入整个食品安全链体系中，为今后的市场开拓打下坚实的基础。

同时，ISO 还制定了以下标准，旨在为应用 ISO 22000 标准的组织提供支持和帮助。具体支持性标准和文件如下：①ISO/TS 22002（所有部分）《食品安全前提方案》；②ISO/TS 22003《食品安全管理体系 对提供食品安全管理体系审核和认证的机构的要求》；③ISO 22005《饲料和食品链的可追溯性 体系设计和实施的通则和基本要求》。

第二节 ISO 22000： 2018 标准的理解与实施要点

一、"引言" 的解读

【标准条款】

引言

0.1 总则

采用食品安全管理体系是组织的一项战略决策，能够帮助其提高整体食品安全绩效，为推动可持续发展奠定良好基础（赵莎莎等，2018）。组织根据本标准实施食品安全管理体系的潜在益处是：

a）稳定提供满足顾客要求以及适用的法律法规要求的安全食品、产品和服务的能力；

b）应对与目标相关的风险；

c）证实符合规定的食品安全管理体系要求的能力。

本标准采用过程方法（见 0.3），该方法结合了"策划—实施—检查—处置"（PDCA）循环（见 0.3.2）和基于风险的思维（见 0.3.3）。

过程方法使组织能够策划过程及其相互作用。

PDCA 循环使组织能够确保其过程得到充分的资源和管理，确定改进机会并采取行动。

基于风险的思维使组织能够确定可能导致其过程和食品安全管理体系偏离策划结果的各种因素，实施控制，防止或减少不利影响。

在本标准中使用如下助动词：

——"应"表示要求；

——"宜"表示建议；

——"可"表示允许；

——"能"表示可能或能够。

——"注"的内容是理解或澄清本标准有关要求的指南。

0.2 食品安全管理体系原则

食品安全与消费时（由消费者摄入）食品安全危害的存在状况有关。由于食品链的任何环节均可能引入食品安全危害，因此，应对整个食品链进行充分的控制。食品安全必须通过食品链中所有参与方的共同努力来保证（隋志方等，2012）。

本标准规定了食品安全管理体系的要求。该体系结合了下列普遍认同的关键要素：

——相互沟通；

——体系管理；

——前提方案；

——HACCP 原理。

此外，本标准也基于 ISO 管理体系通用原则，这些管理原则是：

——以顾客为关注焦点；

——领导作用；

——全员积极参与；

——过程方法；

——改进；

——循证决策；

——关系管理。

0.3 过程方法

0.3.1 总则

本标准倡导在建立、实施食品安全管理体系时采用过程方法，以提高生产安全的产品和服务有效性，同时满足适用的要求。过程方法包括按照组织的食品安全方针和战略方向，对各过程及其相互作用进行系统的规定和管理，从而实现预期结果。可通过使用 PDCA 循环以及始终基于风险的思维对过程和整个体系进行管理，旨在利用机遇和防止发生不良结果（田思明等，2019）。

识别组织在食品链的作用和所处的位置是必要的，以确保在整个食品链有效的互动沟通。

0.3.2 PDCA 循环

PDCA 循环可以简要描述如下：

——策划（Plan）：建立体系的目标及其过程，提供实现结果所需的资源，并识别和应对风险和机遇；

——实施（Do）：执行所做的策划；

——检查（Check）：监视和测量（适用时）过程以及形成的产品和服务，分析和评价来自监视、测量和验证活动的信息和数据，并报告结果；

——处置（Act）：必要时，采取措施提高绩效。

在本标准中，如图 1 所示，基于 PDCA 循环的过程方法包括了两个层次的概念。第一个层次涵盖了整体食品安全管理体系框架（条款 4~7 和条款 9 到条款 10）；第二个层次（运行的策划和控制）涵盖了如条款 8 所述的在食品安全体系中的运行过程。两个层次之间的沟通是必不可少的。

0.3.3 基于风险的思维

0.3.3.1 总则

基于风险思想对于实现食品安全管理体系的有效性至关重要。在本标准中，应用基于风险的思维基于两个层次，组织（见 0.3.3.2）和运行（见 0.3.3.3），与 0.3.2 描述的过程方法相

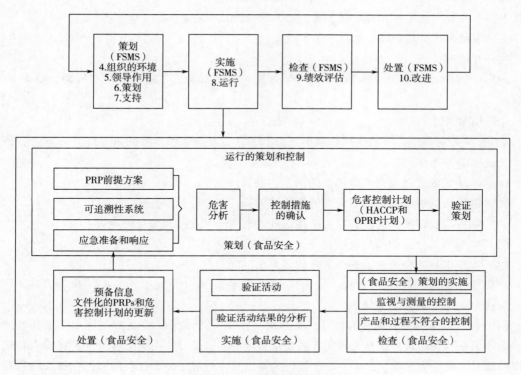

图1 两个 PDCA 循环的层次

一致。

0.3.3.2 组织风险管理

风险是不确定性的影响，不确定性可能有正面的影响，也可能有负面的影响。在组织风险管理的环境下，风险的正面影响可能提供机遇，但并非所有的正面影响均可提供机遇。

为符合本标准的要求，组织需策划和实施应对组织风险（条款6）的措施。应对风险措施为提高食品安全管理体系的有效性，获得改进结果以及防止不利影响奠定基础。

0.3.3.3 危害分析——运行过程

HACCP 的逻辑步骤可以被认为是必要的措施，以防止危害或将危害降低到可接受水平，以确保在消费时的食品是安全的（条款8）。

HACCP 应用中的决策应基于科学，防止主观偏见和文件化。文件应该包括决策过程中的任何关键假设。

0.4 与其他管理体系标准的关系

本标准采用了 ISO 高级结构（HLS）。高级结构的目的是提高与 ISO 管理体系标准的一致性。本标准使组织能够使用过程方法，结合 PDCA 循环和基于风险的思维，将食品安全管理体系方法与其他管理体系标准和支持性标准的要求进行协调或整合。

本标准是食品安全管理体系的核心原则和框架，列出了整个食品链组织的具体食品安全管理体系要求，与此框架一起使用的还有与食品安全、规格和/或食品行业类别的要求相关的其他指导。

此外，ISO 开发了一系列相关标准，这些标准包括：

——食品链中特定行业的前提方案（ISO/TS 22002 系列）；

——审核和认证机构的要求；

——可追溯性。

ISO 还为组织提供了如何运用本标准和相关标准的指南文件。相关信息可到 ISO 网站上查找。

【理解要点】

"引言"是对整个标准的概括性描述，指出了食品安全管理体系的重要理念和方法，其主要含义概括以下几点。

1. 指出了实施食品安全管理体系的意义、益处

（1）能够帮助组织提高食品安全的整体绩效；

（2）能提高稳定提供满足客户、适用法规要求的安全食品与服务的能力；

（3）应对与其目标相关的风险；

（4）能证明具有符合食品安全管理体系要求的能力。

2. 明确了标准采用过程方法，结合了"P（策划）—D（实施）—C（检查）—A（处置）"循环与基于风险的思维

（1）过程方法使组织能够策划过程及其相互作用　为使组织食品安全管理体系高效地运作，必须识别和管理众多相互关联的食品安全管理活动，通过使用资源和管理，将输入转化为输出的活动，可视为过程。通常，一个过程的输出直接形成下一个过程的输入，如采购过程的输入包含采购产品的质量要求，输出是满足要求的采购产品。同时，采购产品又构成了生产过程的输入，满足要求的终产品成为生产过程的输出。

（2）PDCA 循环使组织能够确保过程得到充分的资源和管理，确定改进机会并采取行动本标准以过程方法为基础，过程方法强调所有过程管理应有科学的策划（P），管理应在策划的基础上实施（D），实施过程及实施的结果应该进行监测以保证其能够按照策划的要求实施并有效（C），对发现的不符合应实施过程管理的完善与改进（A）。管理过程就是 PDCA 的不断的循环过程，最终实现组织管理的持续改进。

根据过程方法的原理，体系管理需要包括以下活动内容：

①识别过程，识别每个过程中的可能的食品安全危害；

②建立前提方案及控制措施组合，实施对食品安全危害的控制；

③根据策划运行体系要求，实施对食品安全危害的控制，监视体系运行；

④通过验证、更新等活动持续改进管理体系。

本标准提供了"两个层次的 PDCA 循环示意图"：

①从企业管理（组织）层面的 PDCA：

P 策划（FSMS）："6. 策划"（包括"4. 组织环境"，"5. 领导作用"，"7. 支持"）；

D 实施（FSMS）："8. 运行"；

C 检查（FSMS）："9. 绩效与评估"；

A 处置（FSMS）："10. 改进"。

实际上"4. 组织环境"、"5. 领导"、"7. 支持"是对上述 PDCA 的支持。

②危害控制（运行）层面的 PDCA。有关食品安全危害控制内容主要在"8. 运行"章节

中，各条款同样体现 PDCA 循环：

P 策划（食品安全）："8.1 运行的策划和控制"，"8.2 前提方案"，"8.3 可追溯性系统"，"8.4 应急准备和相应"，"8.5.2 危害分析"，"8.5.3 控制措施和控制措施组合的确认"，"8.5.4 危害控制计划（HACCP/OPRP 计划）"，"8.8.1 验证"。

D 实施（食品安全）："8.5 危害控制"，"8.7 监视和测量的控制"，"8.9 产品和过程不符合控制"。

C 检查（食品安全）："8.8 与前提方案和危害控制计划相关的验证"。

A 处置（食品安全）："8.6 前提方案和危害控制计划的信息更新"。

基于风险的思维使组织能够确定可能导致其过程和食品安全管理体系偏离策划结果的各种因素，采取预防控制（食品安全危害），最大限度地降低不利影响（潘玉霞，2019）。

基于风险的思维也分为两个层次，与过程方法一样表现在组织层面和操作层面。组织层面是指组织需策划和实施的应对组织风险的措施（第 6 章），操作层面是指包括产品的安全风险和其他管理方面的风险（第 8 章），本标准的风险管理主要为提高食品安全管理体系的有效性、防止不利影响奠定基础。

HACCP 原理，本身就是风险的预防管理，是对食品安全有关的风险，在产品实现过程中进行预防和控制，保证终产品的危害达到可接受的水平。

在应用 HACCP 时所做的决策应科学无偏见；要基于风险，有依据，避免或减少危害的发生。

3. 对标准中使用的助动词和注做出解释

——"应"表示要求；

——"宜"表示建议；

——"可"表示允许；

——"能"表示可能或能够。

标有"注"的内容是对理解和澄清有关要求的指导说明。

4. 食品安全管理体系的原则

食品安全不仅直接威胁到消费者的健康，影响其消费信心，而且还直接或间接影响到食品生产加工、制作、分销、运输和销售或其他相关组织的商誉；甚至还影响到食品主管机构或政府的公信度。对于所有从事食品初级生产、生产加工、储运或供应食品的组织而言，食品安全的要求是首要的。由于食品链的任何环节均可能引入食品安全危害，且食品本身和加工过程的复杂和多变性，导致影响食品安全的因素繁多，必须通过食品链的所有参与者共同努力，才能对整个食品链进行充分有效的控制。因此，食品安全的管理并非独立的组织内部可以完成的，而是需要整个食品链各个相关组织的共同努力。

（1）本标准规定了食品安全管理体系的要求，结合了普遍认可的四个关键要素：相互沟通、体系管理、前提方案和 HACCP 原理。

在四个关键要素中，前提方案及 HACCP 体系是整个食品安全管理体系的核心内容，食品安全管理体系就是通过前提方案和 HACCP 体系实现食品安全危害控制的体系。相互沟通是整个体系的必要要素，体系管理是科学管理的基本保障。

①相互沟通。

标准要求组织在建立和实施食品安全管理体系时应考虑其食品链前后的影响，为了确保食品链每个环节所有相关的食品安全危害均得到识别和充分控制，整个食品链中各组织间的沟通必不可少。

沟通包括与食品链中的上游和下游的组织之间进行沟通。对于食品中存在的食品安全危害以及需采取的控制措施，应与顾客和供方进行沟通；为了确定食品安全公众的可接受水平，需要建立与法律法规主管部门和其他组织沟通的渠道。

实现有效的沟通，认清组织在食品链中的作用和所处的位置是识别本组织的上、下游和相关的支持性组织。如食品加工者，上游是初级食品生产者，下游是批发商。那么食品加工者就需要与初级食品生产者沟通，在初级食品生产过程中可能含有的食品安全危害是什么，在初级加工过程中已经将相关的危害降低到什么程度，加工组织还需要采取哪些措施等。又如，对于批发商，需要告知加工产品的保存、食用要求，需要告知预期的客户群食品安全危害的水平，以免不必要的伤害等。当然，还需要和其他组织进行食品安全危害方面的沟通，才有可能准确识别并有效控制食品安全危害，确保最终产品的安全，完成在食品链中的安全责任。

同时标准7.4.3还规定了内部沟通，包括相关部门、人员之间就食品安全影响因素，应建立实施和保持有效的沟通管理，为了有效地识别，控制食品安全危害，组织内部的沟通也是必不可少的。

②体系管理。

将组织中与食品安全管理相关的各个过程及其组合和相互作用作为系统加以识别，理解并按照食品安全管理体系的要求进行系统控制管理，有助于提高实现安全目标的有效性。

食品安全管理体系是企业各类管理体系中的一种，其重点是关注食品安全管理的各过程。

③前提方案。

在整个食品链中为保持卫生环境所必需的基本条件和活动，以适合生产、处理、提供安全终产品和人类消费的安全食品。前提方案是食品安全管理的重要基础，组织通过前提方案的建立、实施、保持能够实现以下目的：控制食品安全危害通过工作环境进入产品的风险；控制产品的生物、化学和物理污染，包括产品之间的交叉污染；控制产品和产品加工环境的食品安全危害水平。

④HACCP原理。

标准以国际食品法典委员会描述的HACCP 7项原理为核心，结合建立HACCP体系的12个步骤要求，将HACCP计划与前提方案（PRPs）相结合，提出组织通过危害分析建立有效的控制措施组合，通过控制措施组合的有效实施，实现控制食品安全危害的基本管理思想。

（2）此外，标准还说明，根据所有其他ISO管理体系标准通用的原则进行编制，管理原则包括：

——以顾客为关注焦点；

——领导作用；

——全员参与；

——过程方法；

——改进；

——循证决策；

——关系管理。

作为食品安全管理体系标准的实施，同样要遵循这7项通用原则：

①以顾客为关注焦点：关注顾客的食品安全要求，包括法规、标准的要求，最终是关注消费者的食品安全问题。

②领导作用：领导者确立组织统一的食品安全宗旨及方向。他们应当创造并保持使员工能充分参与实现组织目标的内部环境（徐京龙，2002）。领导作用，体现在第 5 章。

③全员参与：各级人员都是组织之本，只有他们的充分参与，才能使他们的才干为组织带来收益（孙宝银，2005）；无论管理者，还是执行者，都需要为保证与其相关的食品安全做出贡献，才能保证终产品的安全实现。如，卫生管理是与产品有关的人员的共同努力的要求。

④过程方法：将活动和相关的资源作为过程进行管理，可以更高效地得到期望的结果（樊京莎等，2006）。标准 03 描述了使用过程方法，PDCA 结合风险管理的要求。

⑤改进：持续改进总体业绩应当是组织的一个永恒目标（施昌彦等，2007）。标准本身要求持续改进，并有专门的第 10 章改进，体系改进、过程改进、食品安全控制要求的各项改进。

⑥循证决策：有效决策是建立在数据和信息分析基础上，包括风险管理，前提方案的确定，控制措施计划的制定，以及体系和控制措施的改进，均应基于证据、有依据。

⑦关系管理：组织与供方及顾客是相互依存的，互利的关系可增强双方创造价值的能力（孙宝银，2004）。相互沟通、保证食品链的信息沟通，并相互配合，才能有效地控制终产品的安全。

5. 本标准与其他管理体系标准的关系

食品安全管理体系标准是体现过程管理基本思想的标准，与质量管理体系标准及其他管理体系标准都是有可能相容的。在组织建立体系的过程中也是可以考虑结合或是整合的。将符合本标准要求的食品安全管理体系结合或整合融入组织已有的相关管理体系中，使之成为整体管理体系。

本标准采用 ISO 高级结构（HLS）编制。HLS 的目的是提高 ISO 管理体系标准之间的一致性。本标准使组织能够使用过程方法，结合 PDCA 循环和基于风险的思维，将食品安全管理体系方法与其他管理体系标准和支持性标准的要求进行协调或整合。

一个 ISO 管理体系标准的高级结构，除引言（Introduction）以外，应该包括 10 章，即：

第一章 范围（Scope）；

第二章 规范性引用文件（Normative references）；

第三章 术语和定义（Terms and definitions）；

第四章 组织的环境（Context of the organization）；

第五章 领导（Leadership）；

第六章 策划（Planning）；

第七章 支持（Support）；

第八章 运行（Operation）；

第九章 绩效评价（Performance evaluation）；

第十章 改进（Improvement）。

本标准通过采用 ISO 管理体系标准的高级结构，体现了以下思想：

——管理体系标准合并设计；

——所有 ISO 管理体系标准高度结构化（一般结构和格式统一）；

——高度结构化下的条款一致性（每个管理体系标准有 30% 以上等同正文）；

——管理体系标准通用核心词汇。

本标准通过利用过程方法，并结合 PDCA 循环和基于风险的思维，使其食品安全管理体系与其他管理体系和配套标准的要求保持一致或统一。

标准采用 HACCP 原理和前提方案作为核心原则。可与其他食品安全标准、规范和/或要求一起使用。包括 ISO/TS 22002 系列要求、可追溯性、应急管理、食品防护等，与食品安全体系认证 FSSC 22000、英国零售协会（BRC）认证等标准能够结合使用。

二、"范围和规范性应用文件" 的解读

ISO 22000：2018《食品安全管理体系　食品链中各类组织的要求》结构如图 5-1 所示。

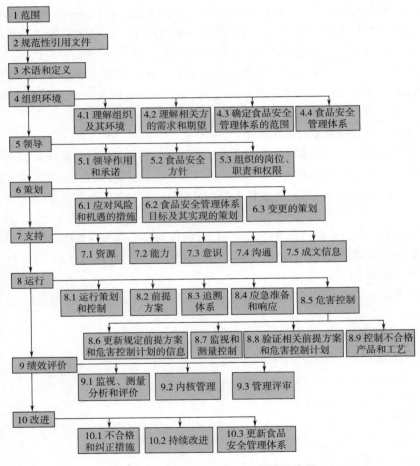

图 5-1　ISO 22000：2018 标准结构图

【标准条款】

1 范围

本标准规定了食品安全管理体系的要求，以便食品链中的直接或间接相关组织能够：

a）策划、实施、运行、保持和更新食品安全管理体系，确保所提供的产品和服务按其预期用途是安全的；

b）证实符合适用的食品安全法律法规要求；

c）评价和评估双方商定的顾客的食品安全要求，并证实其符合这些要求；

d）与食品链中的相关方就食品安全事项进行有效沟通；

e）确保组织符合其声明的食品安全方针；

f）证实符合有关的相关方的要求；

g）寻求由外部组织对其食品安全管理体系的认证或注册，或进行符合性自我评估，或自我声明。

本标准所有要求都是通用的，适用于食品链中各种规模和复杂程度的所有组织，包括直接或间接介入食品链中的一个或多个环节的组织。直接介入的组织包括但不限于：饲料生产者、动物食品生产者、野生植物和动物的收获者、农作物种植者、辅料生产者、食品生产制造者、零售商，以及提供食品服务、餐饮服务、提供清洁和消毒服务、运输、贮存和分销服务的组织，设备供应商、清洁剂和消毒剂、包装材料和其他食品接触材料的供应商。

本标准允许任何组织实施外部开发的食品安全管理体系要素，特别是小型和（或）欠发达组织（如小农场、小分包商、小零售或食品服务商）。

可以使用内部或外部资源，以满足本标准的要求。

【理解要点】

1. 标准的适用范围

本标准适用于食品链中不同复杂程度，任何规模的、希望通过实施食品安全管理体系以稳定提供安全产品的所有组织。

2. 标准介绍了食品链（直接，间接的食品链）中的各类组织

包括直接介入食品生产、加工、制造过程的饲料生产者，初级食品生产者，以及食品生产制造者、动物食品生产者、运输和仓储经营者、零售分包商、餐饮服务与经营者（包括与其密切相关的其他组织，如设备、包装材料、清洁剂、添加剂和辅料的生产者）（隋志方等，2012）。这些组织提供了构成最终产品的必不可少的主要原料或直接参与了产品生产、分销过程的一部分。食品链中的组织也包括提供辅料、食品添加剂和为直接实施生产加工过程提供设备、服务的组织，是实现正常食品生产、分销必不可少的支持性组织。

3. 小型欠发达组织如何使用标准

小型欠发达组织在食品生产，加工及与食品链相关的组织中十分普遍。本标准考虑到小型欠发达组织的实际情况，允许实施由外部制定的控制措施（要素）。外部制定的控制措施并不是直接就可以采用，在使用之前依然要按照标准的要求实施确认活动，只有经确认能够有效的外部制定的控制措施才是可以采用的，在必要时，可采取特定措施进行调整，具体在标准7.1.5中有专项规定。

【标准条款】

2 规范性引用文件

本标准中无规范性引用标准。

【理解要点】

标准中对相关要求直接解释，体系采用 ISO 高级结构（HLS），相关术语与 ISO 9000《质量管理体系 基础和术语》有关，但做了修订。

三、"术语和定义"的解读

【标准条款】

3 术语和定义

以下术语和定义适用于本标准。

ISO 和 IEC 通过以下网址中维护在标准化中会使用的术语数据库

ISO 在线浏览平台：http：//www.iso.org/obp

IEC Electropedia：http：//www.electropedia.org/

【理解要点】

标准在第三部分的"术语和定义"中列出了 45 个术语，并给出定义：

其中，新增的"术语和定义"有 28 个，包括：3.1 可接受水平；3.2 行动准则；3.3 审核；3.4 能力；3.5 符合；3.6 污染；3.7 持续改进；3.13 成文信息；3.14 有效性；3.16 饲料；3.18 食品；3.19 动物食品；3.23 相关方（优先术语）利益相关者（公认术语）；3.24 批；3.25 管理体系；3.26 测量；3.28 不合格；3.29 目标；3.31 组织；3.32 外包（动词）；3.33 绩效；3.36 过程；3.37 产品；3.38 要求；3.39 风险；3.40 显著食品安全危害；3.41 最高管理者；3.42 可追溯性。

修订的"术语和定义"有 11 个，包括：3.8 控制措施；3.11 关键控制点（CCP）；3.12 关键限值；3.20 食品链；3.21 食品安全；3.22 食品安全危害；3.27 监视；3.30 操作性前提方案；3.43 更新；3.44 确认；3.45 验证。

基本无变化的"术语和定义"有 6 个，包括：3.9 纠正；3.10 纠正措施；3.15 终产品；3.17 流程图；3.34 方针；3.35 前提方案 PRP。

【标准条款】

3.1 可接受水平 acceptable level

组织（3.32）提供的终产品（3.15）中的食品安全危害（3.22）不能超出的水平。

【理解要点】

（1）可接受水平是指为确保食品安全，在组织的终产品进入食品链下一环节时，某特定危害所需要达到的水平。

（2）可接受水平与组织在食品链中的位置、组织的目标、顾客的要求、法规的规定、产品标准、危害限量标准、公认的准则等都是相关的。

（3）确定的可接受水平，至少达到各个相关方的要求。

（4）对确定危害可接受水平的依据和结果应保留成文信息。

【标准条款】

3.2 行动准则 action criterion

用于监视（3.27）一个操作性前提方案 OPRP（3.30）的可测量的或可观察的准则。

注：一个行动准则的建立是用于判定 OPRP 是否处于受控状态，并区分什么是可接受（准则满足或达到意味着 OPRP 按预期运行）和不可接受的（准则未满足或未达到意味着 OPRP 未按预期运行）。

【理解要点】

（1）行动准则设立的目的是为了保证操作性前提方案的良好运行。行动标准是与 OPRP 有关的措施需要满足的标准，是用来保证某一活动符合规定要求的准则。

（2）行动准则可以是一个范围或一个值，也可以是一个方法和要求；可以测量、也可以是主观的观察。

（3）与关键限值的区别是：关键限值必须是可测量的值，一个严格的界限，行动准则既可以是可测量的，也可以是可观察的。当针对的显著食品安全危害，需要一个过程加以控制，或者相对危害风险较小，或其他更重要的点及其限值有效控制时，可以用操作性前提方案的行动标准来管理。例如，速冻蔬菜的致病菌控制，漂烫过程会有良好的控制，在漂烫后的加工中，产品被致病菌再污染，可以用卫生标准，如加工人员无传染病、无皮肤疾患、工具消毒、员工接触污染物需要再消毒后方可接触产品等管理要求，都不必是 CCP 的关键限值，可以考虑用 OPRP 的行动标准来管理。

（4）当 OPRP 在特定的需求下，需要作为 CCP 来管理，行动标准自然需要转变为关键限值。

【标准条款】

3.3 审核 audit

为获得审核证据，并对其进行客观的评价，以确定满足审核准则的程度所进行的系统的、独立的并形成文件的过程（孙宝银，2007）（3.36）。

注1：审核可以是内部审核（第一方）或外部审核（第二方或第三方），也可以是结合审核（结合两个或更多标准）。

注2：内部审核由组织自身或外部方代表组织实施。

注3：术语"审核证据"和"审核标准"在 ISO 19011 中定义。

注4：相关的标准如食品中安全管理、质量管理或环境管理。

【理解要点】

（1）获取与审核准则（标准、法规、方针目标等的要求）有关的证据（相关信息）。

（2）证据与准则比较、评估，得到是否符合准则及其符合程度。

（3）审核是系统、独立和成文的过程；需要系统性，公正性，保持文件记录。

（4）内部、外部审核的划分，主要依据其目的。组织的内部管理的审核，一般是内部审核（第一方）；顾客为了获得供方管理状况而进行的审核，一般是第二方审核；作为公正性审核，为了满足某些准则要求，取得各方面信任的审核，一般是第三方审核。

【标准条款】

3.4 能力 competence

应用知识和技能实现预期结果的能力。

【理解要点】

（1）能力是完成一项目标或者任务所体现出来的综合素质，能力是直接影响活动效率，并使活动顺利完成的个性心理特征（周雅娟，2018）。

（2）本标准中能力是食品安全有关的工作能力和体系管理能力。

（3）有知识，不一定有能力，要能够运用知识，并实现预期的结果，才体现能力，当然，文凭、证书更不是能力。

（4）培训，学习之后，可以获得一定的知识、文凭，关键是应用。

【标准条款】

3.5 符合 conformity

满足要求（3.38）。

【理解要点】

（1）符合、合格，与要求有关。达到需要或期望，为合格；否则为不合格。符合往往有程度的不同，或者说，可以是达到比需求或期望更佳的状态。

（2）食品安全管理的符合，主要是不对消费者造成伤害，满足可接受水平的要求。

【标准条款】

3.6 污染 contamination

在产品（3.37）或加工环境中引入或产生污染，包括食品安全危害（3.22）。

【理解要点】

污染是在产品或加工环境中引入或产生污染，包括食品安全危害，如头发落在产品上。通常，污染物是指进入环境后能够直接或者间接危害消费者的物质。本标准中污染，包括各类与食品安全有关的物质进入产品中和进入产品的加工环境中；交叉污染指清洁卫生的或者符合性程度不同的物品、环境之间发生的相互污染。

【标准条款】

3.7 持续改进 continual improvement

提高绩效（3.33）的循环活动。

【理解要点】

持续改进是利用各种管理方法（审核、评价、分析等），改进或改善制定目标和寻找机会的持续过程，通常会导致纠正措施或预防措施。本标准的持续改进，是有关食品安全管理体系的改进。标准10.2给出了实现持续改进的途径、方法。同时，要求对"食品安全管理体系的适宜性、充分性和有效性"持续改进。

【标准条款】

3.8 控制措施 control measure

用于防止显著食品安全危害（3.22）或将其降低到可接受水平（3.1）的行动或活动。

注1：参见显著食品安全危害（3.40）；

注2：控制措施通过危害分析识别。

【理解要点】

控制措施是为防止显著危害发生或将危害降低到可接受的水平所需的行动或活动，防止、降低食品安全危害是不同层次的对食品安全危害控制的目标，适用于不同的情况。

（1）防止食品安全危害是指食品生产过程中避免产生危害因素，如生产加工过程中通过控制环境的温度抑制微生物的繁殖。

（2）降低食品安全危害因素到可接受的水平，如通过金属探测器使食品中的金属危害控制在某一确定范围内，不对人体造成危害。

无论是哪种方式，都是将相应的危害控制到可接受水平。ISO 22000：2005标准中曾经提到消除食品安全危害，在本版标准中未再提及，理解为消除，也是防止和降低的一种形式，只是程度不同。

控制措施通过危害分析确定，主要包括 CCP、OPRP，是针对显著食品安全危害的。前提方案（PRP）是控制措施确定的基础，前提方案有相应的"措施"，非本标准确定的控制措施。前提方案中的措施，经过危害分析，确定其是针对显著食品安全危害的，并可以控制显著食品安全危害到可接受水平，可以成为本标准定义的"控制措施"。

【标准条款】

3.9 纠正 correction

为消除已发现的不合格所采取的措施（王堃，2005）（3.28）。

注1：纠正包括潜在不安全产品的处理，所以可以连同纠正措施（3.10）一起实施。

注2：纠正可以是重新加工、进一步加工和/或消除不合格的负面后果（例如改做其他用途或特定标志）。

【理解要点】

（1）纠正是在发现不合格或异常情况下所采取的控制措施。不合格指不满足要求（同 GB/T 19000）。

（2）纠正一般包括恢复受控、重新加工、改做其他用途等。

（3）纠正与纠正措施不同，纠正的对象是发现的不符合，只就事论事，没有关注识别及消除不符合发生的原因。比如在杀菌过程中，出现杀菌参数偏离的情况，采取的纠正可能包括：将杀菌参数调整至规定的状态；对偏离期间的产品进行标识、隔离等。

【标准条款】

3.10 纠正措施 corrective action

为消除已发现的不合格（3.28）的原因并预防再次发生所采取的措施。

注1：一个不合格可以有若干个原因。

注2：纠正措施包括原因分析。

【理解要点】

（1）为防止现存的不合格"再发生"，对其产生的原因所采取的消除措施。

（2）纠正措施必须要从问题的根本原因入手，意图是采取措施后，同类问题不能再次发生。采取的措施应与食品安全问题风险的大小相一致。

（3）纠正措施是根据原因分析而实施的活动，如出现在杀菌过程中杀菌不足的情况，经分析，是由于温度计损坏造成，那采取的纠正措施可能就需要重新更换温度计并实施校准；定期对温度计进行检查；配备备用温度计等。

（4）纠正可以连同纠正措施一起实施。

【标准条款】

3.11 关键控制点 critical control point，CCP

过程（3.36）中应用控制措施（3.8）的步骤，用于预防或减少显著食品安全危害（3.40）至可接受水平，有规定的关键限值（3.12）并通过测量（3.26）能够进行纠偏（3.9）。

【理解要点】

（1）关键控制点是对显著食品安全危害进行控制的点或步骤（过程），是必需的步骤，是由 HACCP 计划管理的控制措施所在的步骤。如危害在某步骤可通过其他方式（如操作性前提方案）得以控制或通过后面的工序能够完全控制，则这一步就不是关键控制点。

（2）关键控制点是经过危害分析确定的，设定可测量的关键限值，进行监视与测量，并规定纠正措施等，与操作性前提方案相比，从风险的大小、是否可观察等方面考虑。

（3）一个 CCP 可以控制多个食品安全危害；一个食品安全危害也可能由多个 CCP 共同控制。

（4）对控制措施（CCP，OPRP）分类，应规定方法，如判断树法。但关键控制点的设置是与组织的特性相关的，不能教条地对待。关键控制点也是动态变化的，例如：某道工序从前是关键控制点，由于设施的改进，人员素质的提高，可能现在不必通过关键控制点实施控制，而列入前提方案管理。

【标准条款】

3.12 关键限值 critical limit，CL

区分可接受和不可接受的可测量的值。

注：关键限值的设定用于判定关键控制点（CCP）（3.11）是否受控。当超出或不满足关键限值时，受影响产品应视为潜在不安全产品进行处理。

【理解要点】

（1）关键限值设立的目的是保证关键控制点的受控。关键限值是与一个关键控制点相联系的某个预防措施所必须满足的标准，是用来保证生产出安全产品的界限。它与某一个显著食品安全危害相关，应直观、易于监测、符合法规和标准要求、保证食品安全。

（2）CL 就是工艺参数，且是关键的工艺参数。关键限值可以是一个点，也可以是一个区间。标准规定关键限值应该可测量，对于原标准，关键限值可以是主观的信息，并解释为视觉检验，新标准中未再说明。可以理解为"视觉检验也是一种测量"，实际上，主要是能否有效控制特定的食品安全危害超出关键限值的产品应按潜在不安全产品处理。

【标准条款】

3.13 成文信息 documented information

组织（3.31）需要控制和保持的信息及其载体

注1：形成文件化信息的可以是任何格式和载体，并可来自任何来源。

注2：成文信息可以包括：

——管理体系（3.25），包括相关过程（3.36）；

——为组织的运行创建的信息（文件）；

——结果实现的证据（记录）。

【理解要点】

（1）成文信息，包括为食品安全管理体系创建的信息（文件）和体系运行结果的证据（记录）。

（2）成文信息（文件记录）可以采用不同形式、任何来源，决定于体系的需求、风险管理的需求、危害控制的需求。

（3）文件记录的多少、复杂程度，同样取决于上述需求。其中标准相关条款中规定需要的成文信息，也是需求。

【标准条款】

3.14 有效性 effectiveness

实现策划的活动并得到策划结果的程度（刘晓红等，2016）。

【理解要点】

完成活动，以及达到预期结果的程度。包括体系管理的有效性；控制措施的有效性；标准中多个条款涉及有效性；评价、分析、保证、提高有效性。

【标准条款】

3.15 终产品 end product

组织（3.31）不再进一步加工或转化的产品（3.37）。

注1：需其他组织进一步加工或转化的产品，是该上游组织的终产品和下游组织的原料或辅料。

【理解要点】

（1）终产品是一个相对的概念，食品链中生产、制作或加工的每个组织都有自己的终产品。

（2）组织自身的终产品可能是食品链中下游组织生产的原料或辅料，终产品有时是整个食品链的最终成品，这里主要指组织的终产品。

【标准条款】

3.16 饲料 feed

饲喂给食用动物的单一或复合产品，可以是加工品、半加工品或原料。

注1：本标准区分了食品（3.18）、饲料（3.16）和动物食品（3.19）：

——食品是供人类和动物食用的，包括饲料和动物食品；

——饲料是提供给食用动物的；

——动物食品的目的是喂养非食用动物，如宠物。

【理解要点】

（1）饲料是喂养产肉动物的食品，所产之肉最终供人类食用；动物食品是供非产肉动物的食品。

（2）食品包括人类食用的产品和动物食用的产品。

【标准条款】

3.17 流程图 flow diagram

依据各步骤之间的顺序及相互作用以图解的方式进行系统性表达。

【理解要点】

（1）流程图是对生产或加工某种特定食品的各个步骤或操作之间的次序和相互关系的系统的图解描述，以图解方式直观地展现各个步骤之间的关系，包括工艺流程图、人流图、水流图、气流图、设备布置图、车间平面图、厂区平面图、周围环境图等。

（2）流程图的绘制目的是便于实施危害分析，因此流程图的详略程度，应充分考虑是否能为危害分析提供必要的信息。

【标准条款】

3.18 食品 food

用于食用的物质，包括饮料、口香糖和任何作为"食品"生产、制备或处理的物质，可以是加工品、半加工品或原料，但不包括化妆品、烟草或只作为药用的物质。

注1：本标准区分了食品（3.18）、饲料（3.16）和动物食品（3.19）：

——食品是供人类和动物食用的，包括饲料和动物食品，打算喂给生产食品的动物；

——饲料是提供给养殖（食用）动物的；

——动物食品的预期用途是喂养非养殖（食用）动物，如宠物。

【理解要点】

（1）食品本身的定义是指各种供人食用或者饮用的成品和原料以及按照传统既是食品又是药品的物品，但是不包括以治疗为目的的物品（孟庆松，2006）。

（2）本标准定义的食品包括人类食用的产品和动物食用的产品，如原料、配料、加工品、成品，及其使用的添加剂，不包括化妆品、烟草、药品。但药食两用的物品，可以作为食品，也就是通常表述的"保健食品"。

【标准条款】

3.19 动物食品 animal food

饲喂给非养殖（食用）动物的单一或复合产品，可以是加工品、半加工品或原料。

注1：本标准区分了食品（3.18）、饲料（3.16）和动物食品（3.19）：

——食品是供人类和动物食用的，包括饲料和动物食品，打算喂给生产食品的动物；

——饲料是提供给养殖（食用）动物的；

——动物食品的预期用途是喂养非养殖（食用）动物，如宠物。

【理解要点】

（1）结合"食品"、"饲料"共同理解，实际上动物食品往往与人类无关，而仅仅与动物有关，其"食品安全"问题，也与人类健康无关。鉴于目前宠物人性化饲养，本标准专门关注了动物食品的安全。

（2）在食品安全危害分析时，对上述三类食品要区别对待，人类食品和饲料最终要关注对人类消费者的伤害；动物食品则关注对动物的危害。

【标准条款】

3.20 食品链 food chain

从初级生产直至消费的各环节的顺序，涉及食品（3.18）及其配料的生产、加工、分销、贮存和处理（姜南，2007）。

注1：包括饲料（3.16）和动物食品（3.19）的生产。

注2：食品链也包括用于食品或原材料接触材料的生产。

注3：食品链包括服务供应商。

【理解要点】

（1）初级产品指初级生产的产品。初级生产是包括食品链前端的所有生产阶段，如收获、屠宰、挤奶、捕获。

（2）食品及其辅料的生产、加工、分销、贮存和处理包括了传统意义上的从农场到餐桌的食品生产活动的全过程以及与其相关的辅助过程（如杀虫剂、肥料和兽药的生产）；食品链中辅料和添加剂（调味料、保鲜剂、食品改良剂、色素等）的生产；运输和仓储经营；设备制造（如包装机、灌装机，切片机等）；清洁剂和消毒剂的生产（如二氧化氯、次氯酸钠消毒剂等）；包装材料的生产（如罐，袋、瓶、盒，筒等）；服务提供（如餐饮服务等）。

（3）本标准鼓励组织在建立、实施食品安全管理体系以及提高效率时采用食品链方法。

为此，标准中要求组织在建立和实施食品安全管理体系时考虑其加工的前后食品链的影响。

（4）食品链包括饲料（3.16）和动物食品（3.19）。其中，食源性动物饲料是指用于家畜、家禽喂养的饲料，宠物食品是指用于非食源性动物饲料。

【标准条款】

3.21 食品安全 food safety

食品在按照预期用途进行制备和（或）食用时，不会对消费者健康有不良影响的保证（刘昊，2017）。

注1：食品安全与食品安全危害（3.22）在终产品（3.15）中的发生有关，但不包括其他与人类健康相关的方面，如营养不良。

注2：不应混淆食品的供应和获取（"食品保障"）。

注3：包括饲料和动物食品。

【理解要点】

（1）"消费者"主要是指食品的食用者。

（2）预期用途通常指按照食品标签说明、产品说明或合同中规定的用途。预期用途包括拟定的加工、消费和预处理、拟定的消费者。食品安全强调的是满足预期用途的同时不会对健康造成危害。对客户需要再加工的产品，组织应保证客户的按预期用途制备时的食品安全。

（3）营养不良与食品安全危害无关，没有按照预期用途食用，造成营养失调或营养不良，不能称该食品不安全，不属于标准关注的食品安全问题，不在此概念范围内。

（4）可获得性和获取情况包括供应量、生产量不足等。

（5）本标准的食品安全包括饲料（3.16）和动物食品（3.19）的"食品安全"。

【标准条款】

3.22 食品安全危害 food safety hazard

食品（3.18）中所含有的对健康有潜在不良影响的生物、化学或物理因素。

注1：术语"危害"不应和"风险"混淆，对食品安全而言，"风险"是食品暴露于特定危害时对健康产生不良影响的概率（如生病）与这种影响的严重程度（死亡、住院）之间形成的函数。

注2：食品安全危害包括过敏原和放射性物质。

注3：在饲料和饲料配料方面，相关食品安全危害是那些可能存在或出现于饲料和饲料配料内，继而通过动物消费饲料转移至食品中，并由此可能导致动物或人类消费者不良健康后果的危害。在不直接处理饲料和食品的操作中（如包装材料、清洁剂等的生产者），相关的食品安全危害是指那些按所提供产品和（或）服务的预期（见8.5.1.4）可能直接或间接转移到食品中的危害。

注4：在动物食品方面，相关的食品安全危害是指那些对该食品所针对的动物物种有害的危害。

【理解要点】

（1）健康特指人类的健康，饲料的安全是防止肉食动物饲料中的食品安全问题通过肉类转移到人类食品中；标准中对如宠物的食品安全危害是指对动物的直接伤害。

（2）进行危害分析时，不仅要考虑对健康有不良影响的生物、化学或物理的因素，还要考虑对健康有不良影响的食品存在条件，如烫的饮料等。

（3）过敏原物质是指能引起特定群体过敏反应的、食品本身所含有的正常成分，是由于蛋白质或化合物造成的人体不良反应。对于过敏原物质各国都有相应的法规要求，各个国家对主要过敏原种类做出规定，如 GB/T 23779—2009《预包装食品中的致敏原成分》规定：过敏原主要指以下 8 种产品：牛乳、蛋、鱼类、甲壳贝类、坚果类、含麸质谷物（小麦）、花生、大豆。

（4）放射性物质（如用于食品保质或灭菌的辐照技术），在产品中残留，会导致消费者健康受影响。

【标准条款】

3.23 相关方 interested party（优先术语）利益相关者 stakeholder（公认术语）

能够影响、被影响或认为自己受到某项决定或活动影响的人或组织（3.32）。

【理解要点】

（1）相关方，可包括供方、合作伙伴、客户、顾客、消费者、投资者、员工或整个社会，甚至同行、竞争对手。理解相关方要求，主要在食品安全方面的需求和影响；食品安全管理，主要是防止消费者、食用者受到食品安全危害的伤害；应该在食品链中共同保证最终的消费者的食品安全。

（2）利益相关方，受到有利、不利影响的个人和组织，与利益有关。食品防护、应急管理中竞争对手的人为破坏，属于此类。

【标准条款】

3.24 批 lot

在相同条件下生产和/或加工和/或包装的一定数量的产品（3.37）。

注1：批是组织事先建立的参数决定的，可能描述为其他术语，如批次（batch）。

注2：批可以减少到一个单一的产品单位。

【理解要点】

（1）在相同条件下生产、加工、包装的产品；相同条件，包括相同加工技术参数、相同加工方法、相同的卫生管理条件、相同的加工设备、相同的加工人员，是基本相同、相对的、非绝对相同；相同的质量，食品安全保证能力。

（2）与生产日期相关是人为规定的批次；通常描述为"某批产品"，可以是一个生产日期，也可以是多个日期，同样也可以一天生产多个批次。

（3）批次的管理，与产品质量相关，对相同质量的产品有一致性管理要求，包括检测的指标共用，可更好地实现可追溯性。

【标准条款】

3.25 管理体系　management system

组织（3.31）的相互关联或相互作用的要素，用以建立方针（3.34）、目标（3.29）和过程（3.36）来实现这些目标。

注1：一个管理体系可以处理单个规程或多个科目。

注2：管理体系要素包括组织的结构、角色和职责、计划和操作。

注3：管理体系的范围可能包括组织的整个组织、组织的特定和确定的功能、组织的特定和确定的部分，或者一个集团组织中的一个或多个功能。

【理解要点】

（1）管理体系是从确定方针、目标，到实现目标整个过程的各要素之间的相互作用的系统。

（2）食品安全管理体系的一个重要领域是组织管理食品安全方面的体系。

【标准条款】

3.26 测量 measurement

确定数值的过程（3.36）。

【理解要点】

确定的数值通常是量值。测量是按照某种规律，用数据来描述观察到的现象，即对事物做出量化描述（朱传锋等，2017）。测量是对非量化实物的量化过程。测量往往要关注测量的对象、计量单位、测量的方法、测量的准确度。

【标准条款】

3.27 监视 monitoring

确定体系、过程（3.36）或活动的状态。

注1：为了确定状态，可能需要检查、监督或严格观察。

注2：在食品安全方面，监视是按计划进行一系列观察或测量，以评估某一过程是否按预期进行。

注3：本标准做出了术语确认（3.44）、监控（3.27）和验证（3.45）的区别：①确认是在活动之前进行的，提供实现预期结果的能力的信息；②监视是在活动中进行的，提供一个指定的时间框架内活动的信息；③验证是在活动后进行的，提供确认符合的信息。

【理解要点】

（1）食品安全监视的主要对象是控制措施，即需要对操作性前提方案和/或 HACCP 计划是否按预期运行进行观察或测量。

（2）监视可以用测量设备，也可以用其他观察手段，如感官检查。总之，采用的监视方法要在有效的前提下，尽量简单易行。监视活动要想有效实施，需要策划，选定合适的控制参数。例如，餐饮行业的油炸过程，需要对菜品的油炸时间和温度进行监控，但菜品的中心温度可能不方便测量，那就可能会选定油温进行监控。监视活动策划的内容可能需要包括监视的对象、方法、采用的频率、操作者和记录要求等内容。

（3）标准对确认、监视、验证之间的区别，做详细的说明。活动实施前中后，分别与确认、监视、验证有关。

【标准条款】

3.28 不合格 nonconformity

未满足要求（3.38）。

【理解要点】

与符合（3.5）相反，包括不合格的管理、不合格的工作、过程等，也有不合格的产品。在食品安全管理体系中，不合格往往是不符合食品安全的要求；不合格品视为不安全产品。

【标准条款】

3.29 目标 objective

要实现的结果。

注1：目标可以是战略的、战术的或操作层面的。

注2：目标可以涉及不同的科目（如财务的、职业健康与安全的、环境的目标），并可应用于不同的层次（如战略的、组织整体的、项目的）、产品和过程（3.36）。

注3：可以采用其他的方式表述目标，如预期的输出、目的或操作规程，食品安全管理体系目标，也可以使用类似含意的词（如目的或指标）。

注4：在食品安全管理体系中，食品安全目标由组织制定，与食品安全方针一致，为实现特定结果而设。

【理解要点】

（1）在新版标准中，对目标提出了具体要求，包括对目标的策划、评价；目标需要沟通、测量，并且需要成文信息。

（2）食品安全目标是组织在食品安全方面的目标，由食品安全方针设定框架；对各个主要过程应设定过程目标。

【标准条款】

3.30 操作性前提方案 operational prerequisite programme（OPRP）

用于预防或减少显著食品安全危害（3.40）至可接受水平（3.1）的控制措施（3.8）或控制措施组合，其通过行动准则（3.2）和测量（3.26）或观察能够有效控制过程（3.36）和/或产品（3.37）。

【理解要点】

（1）操作性前提方案针对通过危害分析所确定的特定危害，并且是控制特定危害至可接受水平时组合控制措施之一，需要与 HACCP 计划共同确认，监视和验证方法实施的有效性。

（2）操作性前提方案与 HACCP 计划中关键控制点只是控制措施的分类不同，都需要达到相应的可接受水平，仅仅与风险大小有关，同时与控制程度及形式有关，依据风险分析可以互为转换，同时不同的组织及分析，可能导致不同的措施分类；无论如何确定控制措施，其最终必须能够有效地控制相应的危害达到可接受水平。

【标准条款】

3.31 组织 organization

为实现其目标（3.29），具有职责、权限和相互关系的职能的人或一组人。

注1：组织的概念包括，但不限于个体经营者、公司、集团、商行、企事业单位、行政机构、合营公司、社团、慈善机构或研究机构，或上述组织的部分或组合，无论是否为法人组织，公有的或私有的。

【理解要点】

与 ISO 9000 标准的定义相同。对食品安全管理体系来说，组织往往是食品及相关企业。

【标准条款】

3.32 外包 outsource（动词）

安排外部组织执行组织（3.31）的部分职能或过程（3.36）。

注1：外部组织在组织的管理体系范围（3.25）外，尽管外包的职能或过程在管理体系范围。

【理解要点】

部分职能和过程由外部组织完成；组织自身没有能力，不方便开展的工作，或者由外部组织开展能够更有利，往往采取外包的方式。

理论上讲，各个过程都可能外包，与食品安全管理体系有关的外包职能、过程一般有虫害管理、产品装运、安全项目的检测、设备的保养、监测设备的校准等，很少有生产加工过程外包。

对外包过程的管理，采用对外部提供过程、产品或服务的控制（7.1.6），外包的目的是更好地控制食品安全问题，外部组织应该有能力保证外包过程范围内食品安全的良好控制。

【标准条款】

3.33 绩效 performance

测量的结果。

注1：绩效可能涉及定量的或定性的结果。

注2：绩效可能涉及管理活动（3.36）、过程、产品（3.37）（包括服务）、体系或组织（3.31）的管理。

【理解要点】

绩效指各项管理的成绩，包括注2描述的过程绩效、产品的绩效、体系管理的绩效。绩效是可测量的结果，可以定性，也可以定量，绩效的测量是一个过程，在标准中体现在第9章绩效评价中。

对体系、过程的绩效系统进行评价和分析，以有效促进体系、过程的改进和提高。

【标准条款】

3.34 方针 policy

由最高管理者（3.41）正式发布组织（3.31）的宗旨和方向。

【理解要点】

（1）食品安全方针（5.2）是组织制定的，应与组织总的发展方针相适应；食品安全的宗旨和努力的方向，应与组织的其他管理方针相匹配，是组织食品安全目标制定的依据和框架。

（2）食品安全方针对建立食品安全管理体系有着重要的作用。食品安全危害的识别与可接受水平的确定与所建立的食品安全方针有着密切联系。同一地区、同类产品的不同组织由于确定的食品安全方针不同，建立的食品安全危害控制措施就可能有很大的差异。食品安全方针的制定应适宜，并在组织内外部沟通，特别是各级工作人员都应理解。

【标准条款】

3.35 前提方案 prerequisite program，PRP

在组织（3.31）内和食品链（3.20）中保持食品安全所必需的基本条件和活动。

注1：PRP取决于组织所处的食品链环节和组织的类型。类似术语的例子有：良好农业规范（GAP）、良好兽医规范（GVP）、良好操作规范（GMP）、良好卫生规范（GHP）、良好生产规范（GPP）、良好分销规范（GDP）和良好贸易规范（GTP）。

【理解要点】

（1）前提方案是实施控制措施计划（HACCP计划，操作性前提方案计划）的前提和基础。

组织应结合适用的法律法规、客户要求，组织在食品链中的位置、类型和自身条件及要求，确定应实施的管理规范。包括良好农业操作规范（GAP）、良好兽医操作规范（GVP）、良好操作规范（GMP）、良好卫生操作规范（GHP）、良好生产操作规范（GPP）、良好分销操作规范（GDP）、良好贸易操作规范（GTP）等。

（2）良好农业规范（GAP）：主要针对未加工或初加工（生的）出售给消费者（的）或加工企业的农产品的种植、养殖、捕捞、包装和运输过程中危害的控制。联合国粮食及农业组织（FAO）给出的关于 GAP 的广义解释是指，应用现有的知识来处理农场生产和生产后过程的环境、经济和社会可持续性，从而获得安全且健康的食物和非食物农产品（虢佳花等，2007）。

（3）良好兽医规范（GVP）：主要针对动物在生长和饲养过程中危害的控制，主要涉及动物防疫、检疫、兽药使用、兽药残留和卫生管理等方面的控制。

（4）良好操作规范（GMP）：是操作过程与质量控制的结合，目的是确保产品按其规范生产，避免产品被内在或外在因素污染。

（5）良好卫生规范（GHP）：是指确保食品从最初产品到最终消费全过程的质量和食品安全的环境条件，包括食品链中所有食品的卫生控制、贮存、加工、分销和零售等环节的基本标准。

（6）良好分销规范（GDP）：是质量保证的一部分，确保产品在适合的卫生条件下，根据销售要求或者产品说明实施贮存、搬运和处理。

在食品链中，前提方案推荐的应用方法见图 5-2。

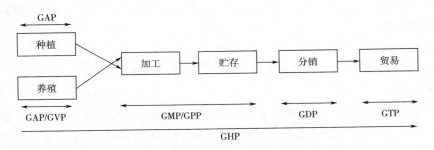

图 5-2　食品链中前提方案推荐的应用方法

【标准条款】

3.36 过程 process

将输入转化为输出的相互关联或相互作用的一组活动。

【理解要点】

（1）ISO 9000 中过程的定义：利用输入实现预期结果的相互关联或相互作用的一组活动；实际上过程是活动，从输入到输出的活动，为实现预期结果（目标、目的）进行的一组相关的活动。

（2）一个过程的输入通常是其他过程的输出，而一个过程的输出又通常是其他过程的输入；两个或两个以上相互关联和相互作用的连续过程也可作为一个过程；体现各过程之间的相互关联。

（3）组织拥有可被确定、测量和改进的过程。这些过程相互作用，产生与组织的目标相一致的结果。某些过程可能是关键的，而另外一些则不是。食品安全管理体系管理的过程，主要关注的是对食品安全管理起主要作用的过程，包括显著食品安全危害的控制过程。

【标准条款】

3.37 产品 product

过程结果的输出（3.36）。

注1：产品可以是服务。

【理解要点】

产品是过程的结果，ISO 9000 定义为输出。产品是组织产生的输出，在与顾客接触，发生交易时，往往含有服务，产品和服务都属于输出。产品是有形的，服务是无形的。

对食品安全管理体系而言，产品主要指"食品"，主要是关注"食品安全"的管理，即使是服务，如运输、告知使用方式，也是关注食品中相关危害对消费者的安全影响。

【标准条款】

3.38 要求 requirement

明示的、通常隐含的或必须履行的需求或期望（李正权，2012）。

注1："通常隐含"是指组织和相关方的惯例或一般做法，所考虑的需求或期望是不言而喻的。

注2：规定要求是经明示的要求，如在形成文件化的信息中阐明。

【理解要点】

ISO 9000 将要求定义为：明示的、通常隐含的或必须履行的需求或期望，通常表现为标准、法规、客户的规定；明示的要求，包括组织内部规定。

通常隐含的指惯例或一般做法，所考虑的需求或期望是不言而喻的，没有专门规定。但通常的惯例在一般强制性的要求中，不会有专门的规定。如食品中不能有影响消费者健康的危害、不能含有通常不能食用的物质（一般的润滑油、毒鼠的药物等）及有可能伤害消费者的物质（如洗涮的钢丝球、玻璃碎片）等。

这里的要求，考虑可接受水平（3.2），在食品安全管理体系中考虑的是食品安全的要求。

【标准条款】

3.39 风险 risk

不确定性的影响。

注1：影响是指偏离预期，可以是正面的或负面的。

注2：不确定性是一种对某个、某局部事件的、结果或可能性，缺乏信息上的理解或知识的状态。

注3：风险通常是指潜在"事件"（ISO Guide 73：2009，3.5.1.3 定义）和"后果"（ISO Guide 73：2009，3.6.1.3 定义），或其组合。

注4：风险通常表达为事件（包括环境变化）的后果和发生可能性（ISO Guide 73：2009，3.6.1.1 定义）的组合。

注5：食品安全风险是有害健康影响的可能性与该影响严重程度的函数，其结果是食品（3.18）中的危害，如 Codex Procedural Manual 所规定的。

【理解要点】

食品安全的影响一般是负面影响；考虑到企业管理中，有些可能是正面的，如法规、客户关注对某项危害的管理，对已经有效控制的组织是有利的；而对于未控制或控制水平低的组织，则是不利的，负面的。

风险是对某个事件的结果或可能性缺乏理解、了解的状态。风险通常以事件的后果与相关的"可能性"的组合进行描述，食品安全危害的管理一般从可能性、严重性两者结合考虑风险。

风险管理可参照应对风险和机遇的措施（6.1）理解。

【标准条款】

3.40 显著食品安全危害 significant food

通过危害分析识别的，需要通过控制措施（3.8）控制的食品安全危害（3.22）。

【理解要点】

食品安全危害（3.22）的种类很多，发生在特定食品中的危害，仅仅是一部分；在特定食品中的危害，是否可能造成对消费者的伤害，需要进行评估和分析。

只有通过危害评估确定的，需要通过控制措施（3.8）控制的食品安全危害（3.22）才是"显著食品安全危害"，反过来说，确定的显著食品安全危害，需要有控制措施（3.8）控制。

【标准条款】

3.41 最高管理者 top management

在最高层指挥和控制组织（3.31）的一个人或一组人。

注1：最高管理者在组织内有授权和提供资源的权力。

注2：如果管理体系（3.25）的范围仅覆盖组织的一部分，则最高管理者是指管理和控制组织的这部分的一个人或一组人。

【理解要点】

组织中最高级别的管理人员，可以是一个人，或者一群人（虞精明等，2014）；最高管理者在组织内有授权和提供资源的权力，最高管理的权力、义务体现在标准第5章领导作用中。体系管理者是体系涵盖范围内的最高管理者，通常是总经理、董事长、董事会等。

【标准条款】

3.42 可追溯性 traceability

通过特定的生产、加工和配送阶段来跟踪一个目标的历史、应用情况、移动和所处位置的能力。

注1：移动可涉及食品（3.18）原材料的来源、加工历史或配送。

注2：目标可以是一个产品（3.37）、原料、单元、设备和服务等。

【理解要点】

追溯体系（8.3）对追溯性管理做了专门的规定。追溯是能够从原料、辅料的来源、投入、加工、包装、贮存、运输到客户或消费者的追踪过程，也可以从消费的产品溯源到各个过程、原料来源的过程。

可追溯性涉及追溯的能力，在食品安全管理体系中，通常与产品的标识有关，是产品撤回、召回的基础。

【标准条款】

3.43 更新 update

为确保应用最新信息而进行的即时和（或）有计划的活动。

注1：更新不同于术语"维持 maintain"和"保留 retain"。

——"维持 maintain"是保持某物在进行中或保持良好状态；

——"保留 retain"是指保留可收回的东西。

【理解要点】

标准10.3规定了体系更新要求，包括更新的需求。为确保食品安全管理体系运行的持续有效性而进行的一项活动，更新应考虑策划和/或临时发生的情况，以便将获得的最新信息应用到食品安全管理体系的相关方面。更新活动包括：

（1）对食品安全管理体系文件（包括 PRP，OPRP 和 HACCP 计划）的及时更新；

（2）涉及法律法规、标准新要求在体系内部的及时识别和执行；

（3）顾客要求在体系内部人员中的沟通共识；

（4）与食品安全有关人员能力的改进；

（5）与食品安全危害和控制措施有关知识的获得；

（6）对食品安全管理的改进等。

为了确保更新活动的有效性，更新的即时性是重点。体系中的任何部分发生变化，均能对变化的部分进行识别，并实施体系相应部分的更新。更新是有计划的活动，需要有策划、有职能、有目的实施。

【标准条款】

3.44　确认 validation

食品安全获得证据表明，控制措施［或控制措施（3.8）组合］能够显著性地有效控制食品安全危害（3.40）。

注1：当设计控制措施组合时或当变更实施的控制措施时要进行确认。

注2：本文做出了术语确认（3.44）、监控（3.27）和验证（3.45）的区别：确认是在活动之前进行的，提供实现预期结果能力的信息；监视是在活动中进行的，提供一个指定的时间框架内活动的信息；验证是在活动后进行的，提供证明符合的信息。

【理解要点】

确认的目的是对控制措施及组合（操作性前提方案和 HACCP 计划）能否对食品安全危害实施有效控制提供证实。如果经确认目前的控制措施组合未能达到将食品安全控制在可接受水平之内，就需要重新设计、调整控制措施组合。

确认的时机包括初始确认、有计划的周期性确认或由特殊事件引发的确认。除了在最初建立控制措施的时候需要实施确认活动外，在控制措施发生变化时也需要对控制措施保证食品安全的能力进行确认，以确保其持续有效。

确认使用的方法可以是实际的或是模拟的。标准对确认、监视、验证之间的区别作详细的说明。活动实施前中后，分别与确认、监视、验证有关。

【标准条款】

3.45　验证 verification

通过提供客观证据对规定要求（3.38）已得到满足的认定。

注1：本文做出了术语确认（3.44）、监控（3.27）和验证（3.45）的区别：确认是在活动之前进行的，提供实现预期结果的能力的信息；监视是在活动中进行的，提供一个指定的时

间框架内活动的信息；验证是在活动后进行的，提供证明符合的信息。

【理解要点】

验证与确认不同，确认是运行前和变化后实施的评定，目的在于证明各（或组合的）控制措施能够达到预期的控制水平（或满足可接受水平）。

验证是在运行中和运行后进行的评定，目的在于证实是否达到了预期的控制水平（和/或满足了可接受水平）。典型的验证活动，如对于罐头食品的杀菌工序（关键控制点），定期进行最终产品微生物检验以评定杀菌工序（关键控制点）的控制有效性。

确认是为了保证体系的适宜性和充分性；而验证则是确保体系的符合性和有效性。

四、"组织环境" 的解读

本章标准包含4个方面的内容：4.1 理解组织及其环境，要求组织确定与其目标和战略方向相关并对影响其实现安全管理体系预期结果的各种外部和内部因素进行分析；4.2 理解相关方的需求和期望；4.1和4.2的输出是作为4.3确定食品安全管理体系的范围和4.4食品安全管理体系的输入。4.1和4.2同时也是标准第6章策划应对风险和机遇措施的输入。标准第4章其实就是根据企业的战略规划来建立适合企业运行的食品安全管理体系，从而实现战略目标。

本章标准条款如图5-3所示。

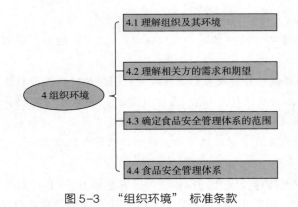

图5-3 "组织环境" 标准条款

【标准条款】

4 组织环境

4.1 理解组织及其环境

组织应确定与其宗旨相关并影响其实现食品安全管理体系预期结果的能力的各种外部和内部因素。

组织应对这些外部和内部因素的相关信息进行识别、评审和更新。

注1：这些因素可能包括需要考虑的正面和负面要素或条件。

注2：理解组织环境可考虑来自于外部和内部因素，包括但不限于国际、国内、地区或地方法律法规、技术、竞争、市场、文化、社会和经济环境的因素、网络安全和食品掺假，食物防御和故意污染、知识和组织绩效。

【理解与审核要点】

关注与组织目标相关的、影响食品安全管理体系的各种内外部因素、整个社会环境，组织需要做到：

（1）解决内外部问题，这与组织的目标有关，会影响其达成预期的能力；

（2）环境因素包含正面的和负面的，在危害分析中，仅考虑负面的，这里是指企业管理、体系等大的方面的管理；

（3）必要时，检查并更新与这些问题有关的信息。

1. SWOT 分析法

分析组织所处的环境可用 SWOT 分析法、头脑风暴法等。

所谓 SWOT 分析，即基于内外部竞争环境和竞争条件下的态势分析，就是将与研究对象密切相关的各种内部优势、劣势和外部的机会和威胁等，通过调查列举出来，并依照矩阵形式排列，然后用系统分析的思想，把各种因素相互匹配起来加以分析，从中得出一系列相应的结论，而结论通常带有一定的决策性（阴玥，2017）。

运用这种方法，可以对研究对象所处的情景进行全面、系统、准确的研究，从而根据研究结果制定相应的发展战略、计划及对策等（阴玥，2017）。

S（strengths）是优势、W（weaknesses）是劣势、O（opportunities）是机会、T（threats）是威胁。按照企业竞争战略的完整概念，战略应是一个企业"能够做的"（即组织的强项和弱项）和"可能做的"（即环境的机会和威胁）之间的有机结合（陈俊，2013）。

（1）优势是组织的内部环境，具体包括：有力的竞争态势、充足的财政来源、良好的企业形象、技术力量、检测水平、规模经济、产品质量、成本优势等。

（2）劣势也是组织的内部环境，具体包括：设备老化、管理混乱、缺少关键技术、研究开发落后、资金短缺、产品积压、竞争力差等。

（3）机会是组织的外部环境，具体包括：新产品、新市场、新需求（标准的针对性）、外国市场壁垒解除、竞争对手失误等。

（4）威胁也是组织的外部环境，具体包括：新的竞争对手、替代产品增多、市场紧缩、行业政策变化、客户偏好改变、突发事件等。

2. 外部环境

（1）法律法规、技术、竞争、市场、文化、社会、经济因素、网络安全和食品掺假、食品防护和故意污染、知识和组织绩效等，包括国际、国内、外地或本地；

（2）相关联的外部利益相关者的观念/价值观，客户要求、执法者的要求。在实际操作（产品加工）中的控制往往是决定性的，无法进行再危害分析，适用于是非判断法。

3. 内部环境

（1）组织文化，卫生、安全意识；

（2）管理、组织结构、作用和职责；

（3）政策、目标和战略；

（4）资源（设施、人员、工艺、系统技术）；

（5）信息系统。

通常的审核要点是：①组织是否识别、评审和更新内外部环境因素；②识别的因素是否与组织实际状况一致，并且主要的环境因素有无遗漏；③识别的因素是否与组织的目标相关并影响其实现食品安全管理体系预期结果。

【标准条款】

4.2 理解相关方的需求和期望

为确保组织能够持续提供产品和服务以满足适用的法律、法规和顾客关于食品的要求，组织应确定：

a）与食品安全管理体系有关的相关方；

b）与食品安全管理体系有关的相关方的要求。

组织还应识别、评审和更新这些相关方的信息及其相关要求。

【理解与审核要点】

组织需要根据需求做出决定、检查和改进，应确定：

（1）与食品安全管理体系相关的利益关系人；

（2）与食品安全管理体系相关的利益关系人的需求和预期。

"相关"意味着能够影响组织满足顾客需求和法律法规要求的能力。

相关方、相关方需求是两个方面，识别、评审、更新相关方的需求，采取应对措施降低食品安全风险。

相关方可以包含客户、政府机构、供方、投资方、员工、竞争对手等。不能缺少的是最终消费者的需求，要尽可能考虑产品对食用者、使用者的食品安全危害的风险。食品安全管理体系的相关方的需求，更多关注食品安全问题。

通常的审核要点是：①是否识别、评审和更新了与组织的相关方；②是否识别、评审和更新了相关对食品安全的需求；③相关方、相关方需求是否符合组织实际状况并全面。

【标准条款】

4.3 确定食品安全管理体系的范围

组织应确定食品安全管理体系的边界和适用性，以确定其范围。食品安全管理体系范围应说明其所包括的产品和服务、流程以及生产加工场所，范围应包括能影响终产品食品安全的活动、过程、产品或服务。

在确定范围时，组织应考虑：

a）4.1 中提及的各种外部和内部因素；

b）4.2 中提及的相关方的要求。

食品安全管理体系范围应有效并保持成文信息。

【理解与审核要点】

本部分标准中，提出组织应确定食品安全管理体系的范围必须考虑的因素包含：

（1）4.1 条款相关的内外部因素；

（2）4.2 条款的相关方要求。

组织应规定食品安全管理体系中所涉及的产品或产品类别、过程和生产场地，同时还应确定影响终产品食品安全的活动、过程、产品或服务。

范围的清楚限定对食品安全管理体系的建立有着重要的作用。危害识别、建立控制措施组合是围绕界定清晰的食品安全管理体系范围而言的。范围不清楚，产品类别、过程和生产场地不明确，管理的对象就不明确，在建立体系的过程中难免遗漏需要识别和控制的过程。

范围应作为成文信息予以提供和维护。

通常的审核要点：①组织的食品安全管理体系范围（产品和服务、过程和场地）规定是否合理，是否符合组织实际；②是否与组织环境、相关方需求保持一致；③是否有明确的成文信息。

【标准条款】

4.4 食品安全管理体系

组织应按照本标准的要求，建立、实施、保持和持续改进食品安全管理体系，包括所需过程及其相互作用。

【理解与审核要点】

标准明确体系所需的过程及相互关系，但又没有详细规定过程的要求（参考 ISO 9001：2015 标准），组织应当确定：

（1）过程所需的输入和预期的输出；

（2）所需的准则和方法，包括测量和相关绩效指标，以确保这些过程有效运行和控制；

（3）过程的职责和权限；

（4）策划和实施应对风险和机遇相应措施等。

应按照标准要求建立、实施、维护、更新、改进食品安全管理体系及其过程。

通常的审核要点是：①体系的总体评价，一般通过与最高管理层的交流及审核组长在综合了所有审核发现后对其做出评价，本条款的内容应在审核报告、管理层及各部门相关内容的审核中体现；②是否建立、实施、维护、更新和持续改进食品安全管理体系，包括所需过程及其相互作用，并符合本标准要求。

五、"领导" 的解读

本章标准是第二项管理原则的体现，包含 3 个方面的内容：5.1 规定了组织的最高管理者应在食品安全管理体系中证实其领导作用和承诺；5.2 要求最高管理者应制定、实施和保持食品安全方针；5.3 要求最高管理者应确保整个组织内相关岗位的职责、权限得到分派、沟通和理解。5.2 和 5.3 是对 5.1 部分要求的具体展开，标准第 5 章就是体现最高管理者的领导作用。本章标准条款如图 5-4 所示。

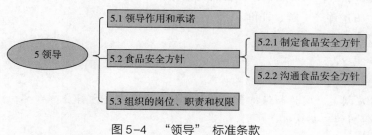

图 5-4 "领导" 标准条款

【标准条款】

5 领导作用

5.1 领导作用和承诺

最高管理者应通过以下方面，证实其对食品安全管理体系的领导作用和承诺：

a）确保制定食品安全管理体系的食品安全方针和目标，并与组织环境相适应，与战略方向相一致；

b) 确保食品安全管理体系要求融入组织的业务过程；

c) 确保食品安全管理体系所需的资源是可获得的；

d) 沟通有效的食品安全管理和符合食品安全管理体系要求的重要性，适用的法律和法规要求以及双方同意的与食品安全有关的顾客要求；

e) 确保食品安全管理体系得到评价和保持，以实现其预期结果（见4.1）；

f) 指导和支持全员为食品安全管理体系的有效性做出贡献；

g) 推动持续改进；

h) 支持其他相关管理者在其职责范围内发挥领导作用。

注：本标准使用的"业务"一词可广义地理解为涉及组织存在目的的核心活动。

【理解与审核要点】

最高管理者是在最高管理层指挥和控制组织的一个人或一组人。

依据标准，最高管理者需要对建立、实施食品安全管理体系并持续改进其有效性实施承诺。承诺的方式可以是多样的，但应有实质性的活动证据支持最高管理者的承诺，并非是写一份承诺文件，不仅仅是文字的表达。承诺应从各项具体的、实质的有效控制食品安全的活动中反映。这些证实性的证据可以包括文件、运行记录及与组织人员、客户等的交流过程中获得。

体现领导的作用与承诺的要求，包括：制定方针、目标；体系所需的资源提供；交流沟通食品安全管理的重要性；评估和维护食品安全管理体系；推动持续改进等原标准的要求。

在此基础上，增加的要求包括：

（1）确保食品安全要求纳入组织的业务活动，并解释业务活动，是组织生存的核心活动、食品企业的主要活动、与产品有关的活动；

（2）强调指导和支持员工、努力提高食品安全管理体系的有效性、食品安全的全员参与思想；

（3）强调支持其他管理者证明食品安全领导作用。

原标准中"进行管理评审"，描述为评估食品安全安全管理体系。

通常的审核要点是：通过与管理层的交流，以及其他的证据，评价管理层对食品安全管理体系的领导作用和承诺，是否能够保证食品安全管理体系的有效策划、运行、更新、改进。可以从标准的 a）～h）逐一了解、评价。

【标准条款】

5.2 方针

5.2.1 制定食品安全方针

最高管理者应制定、实施和保持食品安全方针，食品安全方针应：

a) 适应组织的宗旨和环境；

b) 为建立和评审食品安全管理体系目标提供框架；

c) 满足适用的食品安全要求的承诺，包括法律法规要求和双方同意的与食品安全相关的顾客要求；

d) 在组织内、外部就食品安全方针进行沟通；

e) 包括食品安全管理体系持续改进的承诺；

f) 应对确保食品安全相关能力的需要。

5.2.2 沟通食品安全方针

食品安全方针应：

a）可获取并保持成文信息；

b）在组织内所有层次得到沟通、理解和应用；

c）适宜时，可为有关相关方所获取。

【理解与审核要点】

食品安全方针是每个组织中食品安全管理体系的基础。食品安全方针规定了组织在食品安全方面的宗旨和方向。

食品安全方针应适应组织的宗旨及所处的环境，应符合组织的特点，应与组织在食品链中的作用相适宜：既符合法律法规的要求，又符合与顾客协商一致的对食品安全的要求。

本标准要求食品安全方针是食品安全管理体系中的必备文件，作为成文信息，可获得并维护。

食品安全方针还需要进行内部沟通，确保组织的各层次理解并在本职工作中贯彻实施。

对食品安全方针要求体现沟通，包括内外部沟通。

食品安全方针建立后并非一成不变，需要根据本组织的整体经营目标及一切变化适时进行评审，确保持续为组织提供食品安全的宗旨与方向。

食品安全方针要为制定和评估食品安全管理体系目标提供框架；为了确保食品安全方针的落实，需要有更为具体的食品安全目标来支持，使各层次的人员有可操作性的工作方向。

通常的审核要点：①是否制定食品安全方针并形成文件；②方针是否适应组织的宗旨及所处的环境、组织的特点，与组织在食品链中的作用相适宜、符合法律法规、顾客要求；③方针是否与内外部相关方沟通，特别是组织内部相关人员是否理解方针，并将其作为行动的方向。

【标准条款】

5.3 组织的岗位、职责和权限

5.3.1 最高管理者应确保组织内相关角色的职责、权限得到分配、沟通和理解（周桂福，2006）。

最高管理者应分配职责和权限：

a）确保食品安全管理体系符合本标准的要求；

b）向最高管理者报告食品安全管理体系的绩效；

c）任命食品安全小组和食品安全小组长；

d）指定明确责任和权限的人来启动和记录行动。

5.3.2 食品安全小组组长负责：

a）确保建立、实施、保持和更新食品安全管理体系；

b）管理和组织食品安全小组的工作；

c）确保食品安全小组成员的相关培训和能力（7.2）；

d）向最高管理者报告食品安全管理体系的有效性和适宜性；

5.3.3 所有人应当有向指定人员报告食品安全管理体系问题的职责。

【理解与审核要点】

明确各项职责和权限并在组织内进行沟通是确保食品安全管理体系有效实施的重要前提。只有明确各岗位的职责和权限才能各司其职，发生问题的时候及时找到责任人。

职责权限的分配应能确保食品安全管理体系符合标准及相关方的要求；规定了向最高管理者报告食品安全管理体系的绩效；规定了启动和记录食品安全行动人员职责和权限的分配要求。

食品安全小组组长是每个组织食品安全管理体系的核心，他应是组织的成员并了解组织的食品安全问题。当食品安全小组组长在组织中另有职责时，不宜与食品安全的职责相冲突。

食品安全小组组长的职责可以包括与外部相关方就食品安全管理体系的有关事宜进行联系。

食品安全小组组长不一定是食品方面的专家，但建议其具备卫生管理和HACCP原理应用方面的基本知识，并且具有较强的管理和协调能力，确保建立、实施、保持和更新食品安全管理体系。

所有人员有责任向指定人员报告食品安全体系有关的问题，这更加体现全员的食品安全管理、沟通要求。指定人员一般是食品安全的管理人员、食品安全小组的成员等。

组织内各部门、岗位、过程管理人员的职责、权限应明确，相关人员对自己以及部门、过程的职责和权限应清楚，员工应明确各类与食品安全管理体系有关的问题该向何人报告。

通常的审核要点是：①最高管理者是否在组织内分派关人员的职责和权限，包括部门或岗位；②是否对职责权限进行沟通（告知、发布等）；③相关人员是否了解其职责和权限，并与实际管理一致；④食品安全小组长的职责与权限是否规定并与标准一致；⑤食品安全小组长是否能够领导小组顺利完成食品安全管理体系的工作；⑥组织的食品安全问题沟通渠道是否通畅，是否告知员工食品安全问题向专人报告的要求；⑦如有食品安全问题，是否有报告的证据。

六、"策划"的解读

本章标准是在第4章和第5章的基础上展开的，包含3个方面的内容：6.1在策划食品安全管理体系时，根据组织内外部环境和相关方的需求及期望，策划应对风险和机遇的措施；6.2根据食品安全方针策划食品安全目标以及策划如何实现食品安全目标；6.3当组织确定需要对食品安全管理体系进行变更时，此种变更应经策划并系统地实施。

本章标准条款结构如图5-5所示。

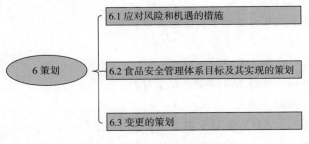

图5-5 "策划"标准条款

【标准条款】

6 策划

6.1 应对风险和机遇的措施

6.1.1 在策划食品安全管理体系时，组织应考虑到4.1所提及的因素和4.2、4.3所提及的要求，并确定需要应对的风险和机遇，以：

a）确保食品安全管理体系能够实现其预期结果；

b）增强有利影响；

c）预防或减少不利影响；

d）实现持续改进。

注：在本标准中，风险和机遇的概念仅限于其后果有关食品安全管理体系绩效和有效性的事件。政府当局负责处理公共卫生风险。组织需要管理食品安全危害（3.22）和要求，并在第8章中根据这些要求确定相关过程。

6.1.2 组织应策划：

a）应对这些风险和机遇的措施；

b）如何：

1）在食品安全管理体系过程中整合并实施这些措施；

2）评价这些措施的有效性。

6.1.3 组织应对风险和机遇的措施应适应于：

a）食品安全要求的影响；

b）向顾客提供的食品产品和服务的一致性；

c）食品链中相关方的要求。

注1：应对风险和机遇可选择规避风险，为寻求机遇承担风险，消除风险源，改变风险的可能性或后果，分担风险，或通过信息充分的决策而接受风险的存在。

注2：机遇可能导致采用新实践（改进产品或过程），使用新技术和其他可取的和可行的可能性来解决食品安全，以应对组织或其顾客的需要。

【理解与审核要点】

在建立食品安全管理体系时，组织应识别出希望达到的目标和期望的结果，在策划如何达到"目标和结果"的过程中，组织需要了解影响达到目标和期望结果的因素，包括对风险和机遇的识别，这其中包括内外部环境，以及利益相关方对实现目标和结果的影响。

因此标准强调，应确定需要应对的风险和机遇，并且给出确定风险和机遇的框架，这与组织环境、相关方需求有关，并在体系范围内。

风险机遇应对的目的是保证期望结果能实现，增强满意的效果，避免不利的影响。对食品安全来说，保证食品安全，减少危害的发生或将危害控制到可接受水平内，这是"基于风险的思维"，无论从组织的整个食品安全管理体系管理，还是对具体的食品安全危害而言，都是如此。

标准没有要求使用正式的风险管理框架来识别风险、机遇，组织可以选择适合组织自己的方式来识别风险、机遇。对食品中食品安全危害的风险管理，标准在危害分析（8.5.2）中要求从预备步骤（原料及产品特性、各种流程图、预期用途）中识别危害，也需要从经验、食品链中的信息交流、法规标准中识别出危害，并从"可能性""严重性"两方面评价危害，最终选择适宜的控制措施（组合）应对；对风险识别、评价的具体方式不重要，重要的是对重要的食品安全危害（显著危害），能够准确无误地全面识别并适宜应对。当然组织体系管理的其他重要风险，也应准确识别、应对，才能实现目标和期望的结果。

关于"组织无需直接应对有关当局责任下的公共卫生风险"，实际上，相关公共卫生风险，如流行病等，组织应在责任范围内应对。

风险管理可参考 ISO 31000《风险管理 原则指南》的要求。

通常的审核要点是：①是否确定需要应对的风险和机遇；②识别的风险和机遇是否考虑内外部环境，以及利益相关方需求，与组织实际的风险机遇吻合；③对识别的风险与机遇，是否进行评价、更新；④包括对食品安全有关的风险在内，是否都有适宜的应对措施。

【标准条款】

6.2 食品安全管理体系目标及实现的策划

6.2.1 组织应针对相关职能、层次建立食品安全管理体系目标，食品安全管理体系目标应：

a）与食品安全方针保持一致；

b）可测量（如果可行时）；

c）考虑适用的食品安全要求，包括法律、法规和顾客需求；

d）予以监视和验证；

e）予以沟通；

f）适时保持和更新。

组织应保持有关食品安全管理体系目标的成文信息。

6.2.2 策划如何实现食品安全管理体系目标时，组织应确定：

a）要做什么；

b）需要什么资源；

c）由谁负责；

d）何时完成；

e）如何评价结果。

【理解与审核要点】

食品安全管理体系目标应在体系所需的相关职能和层次上设定，通常有总目标和部门目标；质量管理体系有过程目标要求，而本标准没有，实际上对于食品安全管理体系而言，目标应在各相关过程中控制。

食品安全管理体系目标宜是具体的、可测量的、可获得的，与食品安全方针保持一致，并且需要监视与验证。比如，一个果蔬汁生产企业将"使用新鲜、无公害原料，提供安全、健康产品"作为食品安全方针。为达到方针要求，需要确定具体的食品安全目标：原料果的烂果率、采收地到加工厂运输时间要求、生产过程中卫生检查要求、半成品检验合格率、终产品达到的标准及验收合格率等。

目标需要适应法规及客户要求，需要沟通，通过内外部沟通了解目标。

标准还规定组织应策划如何实现目标：内容、责任人、资源、时间和评价方法（4W1H）方面考虑，才能实现预期的结果。

通常的审核要点：①是否在各职能层次上制定目标，并与组织的方针保持一致；②目标是否与法规、顾客要求相适宜；③目标是否具体、可测量；④是否规定如何实现目标的具体要求，并与本标准 4W1H 相符合；⑤是否有对目标实现的测量管理，并对测量结果评价、采取相应的措施。

【标准条款】

6.3 变更的策划

当组织确定需要对食品安全管理体系进行变更，包括人员变更时，变更应按所策划的方式实施和沟通。

组织应考虑：

a) 变更目的及其潜在后果；

b) 食品安全管理体系的持续完整性；

c) 有效实施变更所需资源的可获得性；

d) 职责和权限的分配或再分配。

【理解与审核要点】

食品安全管理体系必需变更时，应提前策划，防止不良影响，确保在可操作条件下进行，应考虑后果（食品安全影响）、体系的完整性、资源的可获得性、职责的分配。

变更往往会对食品安全、体系管理造成影响，同样应增强有利影响，减少不利影响。

食品安全管理体系发生变更时应考虑体系的局部变更对其他环节的影响，以保持体系的完整性。如产品工艺发生了变化，不仅会对生产部门产生影响，采购部门、设备部门、销售部门可能均会受其影响。为保持体系的完整性，建立相关机制，能够保证体系在发生任何可能的变化时对体系进行评估，适时在采用合适的方法保证在原有体系的基础上增加、改变相关要求。

组织可通过多种途径识别变更的需求，如评审结果、不符合的分析、验证结果分析、过程结果分析、环境变化、相关方需求变化的分析等。可结合食品安全管理体系的更新（10.3）理解变更的需求，策划如何变更。

通常的审核要点是：①对体系变更，是否策划相应的条件要求；②是否有变更，是否在策划的条件下实施变更；③变更后是否对食品安全、体系管理造成影响，如何管理这些影响的。

七、"支持" 的解读

本章标准是对组织的食品安全管理体系建立、运行及持续改进活动提供资源和信息支持，包含 5 个方面的内容：资源、能力、意识、沟通和成文信息。

本章标准条款结构如图 5-6 所示：

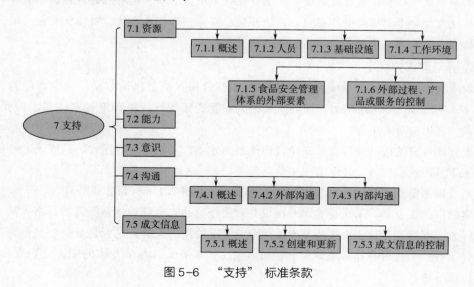

图 5-6　"支持" 标准条款

【标准条款】

7 支持

7.1 资源

7.1.1 总则

组织应确定和提供建立、实施、保持、更新和持续改进食品安全管理体系所需的资源。

组织应考虑：

a) 现有内部资源的能力和局限；

b) 外部资源的需求。

【理解与审核要点】

（1）标准第7章是对体系的支持，包括资源、能力、意识、沟通和成文信息。

（2）资源管理中，概述是对资源的总要求，应确定并提供体系管理所需的资源。充足的资源是组织建立、实施、保持和更新食品安全管理体系的前提条件。当组织的产品发生变化时，要确保资源满足新产品生产的需要，在建立食品安全管理体系的初期需要确定资源需求，在保持和改进体系有效性的过程中依然需要确定对资源的需求。

（3）确定资源需求时，应考虑内部的人、财、物及信息资源提供的能力，识别能力的局限性，考虑风险，充分利用资源。

（4）在食品安全管理体系管理中，还需要确定外部资源的需求，内外部资源共同利用，保证目标和预期结果的实现。

如组织的产品检测，需要测量设备能力，应考虑是否需要及检测项目，充分利用内部资源实现检测，必要时利用外部资源（委托检测）。

通常的审核要点：①结合在体系其他条款审核资源提供的符合性，最终对本条款做出评价（以下各条款同此）；②包括利用内部资源及外部资源，是否满足体系管理需求。

【标准条款】

7.1.2 人员

组织应确保运行和保持有效的食品安全管理体系所需的人员是有能力（7.2）的。

如果使用外部专家协助食品安全体系的开发、实施、运行或评估，则协议或合同定义的外部专家的能力、职责以及权限的证据应保持成文信息。

【理解与审核要点】

组织应确定有效实施食品安全管理体系所需的合格人员，包括数量，应考虑经验、工作量、资格，并结合7.2考虑能力，保证体系相关职能能够履行，如CCP控制人员、检验人员、审核人员、客诉应对人员等。

需要外部专家的援助进行食品安全管理体系的建立、实施、运行或评估，应确定外部专家能力，规定其职责和权限，并保留成文信息。

体系管理需要外聘其他人员，需要评估合格，可按照7.1.6外部提供管理。

通常的审核要点是：①是否确定并提供有效实施食品安全管理体系所需的合格人员，包括数量、经验、资格；在其他审核环节中关注企业实际使用的人员，是否数量足够，是否能保证体系良好运行；②是否有外部援助人员管理体系。如果有，对外部专家的能力、职责和权限，是否有协议等资料。

【标准条款】

7.1.3 基础设施

组织应为确定、建立和维护必要的基础设施提供资源，以满足食品安全管理体系的要求。

注：基础设施可包括：

a）土地、船舶、建筑物和相关的设施；

b）设备，包括硬件和软件；

c）运输资源；

d）信息和通信技术。

【理解与审核要点】

基础设施是实现产品符合性的物质保证。组织的基础设施包括建筑物，过程设备包括软件、公用设施、信息通信技术。组织确保上述基础设施的提供满足生产安全食品的要求。

应关注为实现食品安全所需的基础设施是否满足需求，如何实施维护；是否可能由于基础设施不满足而影响到食品安全的情况。

通常的审核要点：同其他资源一样，需要从体系总体管理的其他条款（过程）审核中，确定基础设施是否满足体系、食品安全管理要求，包括现场查看、维护管理等，最终做出判定。

【标准条款】

7.1.4 工作环境

组织应确定、提供并维护资源，以建立、管理和保持为达到符合食品安全管理体系的要求的工作环境。

注：适宜的环境可以是人为因素与物理因素的结合，例如：

社会因素（如非歧视、安定、非对抗）；

心理因素（如减压、预防过度疲劳、稳定情绪）；

物理因素（如温度、热度、湿度、照明、空气流通、卫生、噪声）；

由于所提供的产品和服务不同，这些因素可能存在显著差异。

【理解与审核要点】

工作环境是指工作时所处的一组条件，包括物理、社会、心理、环境（如温度、湿度、粉尘、洁净度）等条件。工作环境中有一些条件是对人有影响的，包括对人身安全、健康产生的影响；另一些是对人和对产品均有影响的，如温湿度、照明、通风、粉尘、振动等。对于食品安全管理体系来说，需要关注的是对产品安全产生影响的工作环境。

工作环境包括防止交叉污染的措施、工作空间的要求、防护工作服的要求以及员工设施的可用性和位置。

组织应根据加工产品特点，提供合理的工作空间及配套设施，员工应穿戴适宜的防护工作服，如熟肉制品车间的员工应戴口罩。防止交叉污染的措施可包括人员流向、物体流向、水流向、气体流向正确、产品接触表面的清洁等。

一般来说，食品生产企业都有相应的良好操作规范/卫生规范标准，这些标准中规定了工作环境的要求，在建立体系的过程中也应该考虑满足相应标准的要求。

标准详细列举了"各种工作环境"，应关注环境对食品安全影响，如倦怠导致出错、情绪保护导致偏激事件、光线会影响工作。

通常的审核要点是：①组织所需的工作环境是否适宜，是否符合食品企业卫生规范及相关法律法规标准中对工作环境的要求，组织是否满足这些要求；②对所需的工作环境如何进行管理；③需要从体系总体管理的其他条款（过程）审核中，确定工作环境是否满足体系、食品安全管理要求，包括可结合前提方案的相关要求判定。

【标准条款】

7.1.5 食品安全管理体系的外部开发要素

当组织使用食品安全管理体系的外部开发要素来建立、保持、更新和持续改进其食品安全管理体系，包括前提方案、危害分析和危害控制计划（8.5.4）时，组织应确保所提供的要素是：

a）根据本标准的要求开发的；

b）适用于组织的场地、过程和产品；

c）特别适用于食品安全小组的组织过程和产品；

d）按照本标准的要求实施、保持和更新；

e）保留成文信息。

【理解与审核要点】

（1）外部开发的要求，允许利用，包括控制措施、前提方案等。同样包括其他要素，如食品防护、应急响应，甚至成文信息（文件资料）管理、能力管理要求、评审和审核要求等。

（2）外部要求要适用，适合组织的过程、产品；适合法规、标准及相关方要求。

（3）要按标准、相关要求实施、维护、更新。

标准范围中"允许小型、欠发达组织，引用外部开发的要素"，本条款规定了如何运用外部开发的要素（过程、资源、措施），但要防止生搬硬套。

通常的审核要点：①组织是否有外部开发的要素，对外部开发的要求如何管理，是否满足标准a）～e）的要求；②特别查看组织相关文件资料，包括一些现场操作，是否适宜于组织实际。

【标准条款】

7.1.6 对外部提供的过程、产品或服务的控制

组织应：

a）建立和应用对外部供方提供的过程、产品和/或服务进行评价、选择、绩效监测和重新评价的准则；

b）确保与外部供方充分沟通要求；

c）确保外部提供的过程、产品或服务不会对组织持续满足食品安全体系要求的能力产生负面影响；

d）保留这些评价活动以及评价和重新评价后采取的任何所需措施的成文信息。

【理解与审核要点】

任何可能影响终产品符合性且源于外部的过程、产品或服务都需要被识别和界定。这些外部的过程、产品或服务的控制是食品安全管理体系的一部分。可能与源于内部的过程采用不同的控制措施。源于外部的过程往往也是很重要的食品安全风险的来源。

（1）本条款规定了供方管理、供方评价的要求，相当于质量管理体系8.4的要求。

（2）外部提供的过程、产品服务控制，包括外包过程的管理。

（3）对外部供方控制的目的是确保外部提供的过程、产品或服务符合产品的要求，产品食品安全危害控制的要求。

（4）组织应确定需要外部提供的过程、产品或服务，如原辅料、包装材料、设备、运输、检验、虫害管理、甚至与安保有关的食品防护、废弃物管理、清洁服务以及产品加工（OEM）等。

（5）标准明确了建立并应用供方管理的准则，对供方评价、选择、绩效监视和再评价的准则。

（6）确保供方了解要求（通过沟通），如虫害管理，供方对虫害管理效果负责，组织还应沟通对食品的防护，可在合同协议上明确。

（7）供方管理的相关活动应保留成文信息，如评价的准则、评价的记录、合同协议等。

（8）质量管理体系规定"确定必要的验证或其他活动"确保供方提供的过程、产品或服务符合要求；本条款中在 c）中隐含，同时可以在控制措施及其验证管理中实施。

通常的审核要点是：①外部提供过程、产品、服务，主要从原辅料供应商的管理，评价、调查是否关注食品安全的相关要求，如食品安全危害、标准要求的过敏原、食品防护、食品欺诈等；②外包方的管理，是否有评价，并同样关心上述要求；③关注供方、外包方管理的相关活动保留的记录等。

【标准条款】

7.2 能力

组织应：

a）确定在组织控制下从事影响食品安全体系绩效和有效性工作的人员所需的能力，包括外部供方；

b）基于适当的教育、培训和/或经验，确保这些人员是胜任的，包括食品安全小组和负责实施危害控制计划的人员；

c）确保食品安全小组具备建立和实施食品安全体系的多学科知识和经验的组合（包括但不限于该组织食品安全管理体系范围内的产品、工艺、设备和食品安全危害）；

d）适用时，采取措施以获取所需的能力，并评价这些措施的有效性；

e）保留适当的成文信息作为能力的证据。

注：适用的措施可以包括为现有员工提供培训、辅导或重新分配工作，雇佣或外包胜任的人员等。

【理解与审核要点】

（1）能力是指"经证实的个人素质以及经证实的应用知识和技能的本领"。

（2）如何使影响食品安全管理体系的食品安全绩效和有效性的人员能够具有相应的能力，标准提出了管理思路：首先是识别、确定能力需求，在确定能力需求的基础上采取措施满足需求，最后是对采取的措施进行评价，确定是否满足识别的需求。

确定其活动影响食品安全的人员所必需的资格和能力要求，对每一职能区域和/或活动所需的人员能力予以识别，对相关的工作人员应具备哪些教育、培训、技能和经验要求进行确定。可以单独进行能力的识别，也可以在制定各岗位职责的同时，确定岗位的能力要求。

（3）标准对食品安全小组的能力专门做出规定"确保具有制定和实施食品安全管理体系的综合多学科知识和工作经验（这包括但不限于组织在食品安全管理体系范围内的产品、过程、设备和食品安全危害）"。

体现小组能力的方法是对小组成员的能力确认，保持食品安全小组成员的相关学历、培训、经历及经验等证明文件和记录。

食品安全小组是食品安全管理体系的组织核心，它承担着食品安全管理体系的建立、实施、保持和更新的重要职责，特别是体系的策划和更新的过程需要有具备经验的专业人员的参与。食品安全小组强调具备多学科的知识和建立与实施食品安全管理体系的经验。食品安全危害的种类包括生物的、物理的、化学的；食品安全危害可能产生在各个过程，采购过程、生产过程、贮存过程、设备设施等多个方面。这就需要食品安全小组的人员能够有多学科的知识、多个领域工作的经历、多方面的经验。因此，食品安全小组需要一组人员，这些人员的知识、经历、经验需充分和全面，包括管理专家、微生物专家、设备专家等。一些小型组织如不具备相应的人员，可以通过聘用专家的方式满足上述要求。

（4）为满足能力要求，可以采取不同的有针对性的措施，如选聘符合能力要求的人员；对人员实施相应知识、技能的培训、重新分配工作（无法胜任调离）等。

（5）策划并实施了相关措施后，按照标准要求，需要对采取的措施实施评价，评价是否满足确定的能力需求，评价的形式可以是多样的，可以是提问、笔试也可以是现场操作，如员工现场演示洗手消毒的程序。对措施有效评价的最佳办法，应该是对运用效果的评价，如食品防护培训后，可以沟通其是否了解，但后续的管理，是否能够良好运用，起到防护作用才是真正有效。

（6）对于食品生产领域的工作人员来说，经过适宜的卫生程序培训是极其重要的，食品从业人员应经过充分的培训，包括相关的工作指导、作业指导、工作规范及相关法规的培训，培训的类型、范围应当与组织整体要求相一致。食品企业可能有不适合直接获得作业指导规范的场所（如过大的湿度等），因此，通过培训有效地传达正确的操作是必要的。组织应确定培训的需求填补培训空白，培训效果应进行衡量。

培训宜达到确保所有员工能够完成其在食品安全管理体系中的职责的水平。培训资料可以包括：培训计划的内容、培训教师的姓名和资格、对被培训人员的最终评价以及再培训需求的确立等。

应保持教育、培训、技能和经历的记录（成文信息）。

通常的审核要点是：①是否确定需要的能力，可以包括各岗位能力，特别是食品安全控制、管理人员的能力；②是否采取措施，完善各岗位能力，并保持对能力验证的证据；③可以从各岗位、主要危害及风险管理过程审核中，了解相应的能力，做出评价。

【标准条款】

7.3 意识

组织应确保在其控制下工作的所有相关人员知晓：

a）食品安全方针；

b）与其工作相关的食品安全管理体系目标；

c）他们对食品安全管理体系有效性的贡献，包括改进食品安全绩效的益处；

d）不符合食品安全管理体系要求的后果。

【理解与审核要点】

组织建立了食品安全管理体系后，员工需要知道食品安全方针和目标（适当的语言表达以及他们的行为是如何影响食品安全的）。向员工说明制定作业要求的原因（如卫生和食品安全原因）和不按要求去做的后果（如腐烂、食物中毒）。有效的食品安全管理体系运作，需要所有参与的有关人员经过相应的培训，培训包括危害识别和某种食品企业的具体的相关控制，或对典型危害和相应控制的通俗理解。

可以用能力提高的方法、提高食品安全意识，如培训、调离工作等。

通常的审核要点：①对食品安全意识如何管理，通过什么方式强化意识；②从现场卫生、操作及与相关人员（包括操作人员沟通等方面），判定食品安全的意识管理水平。

【标准条款】

7.4 沟通

7.4.1 总则

组织应确定与食品安全管理体系有关的内部和外部沟通，包括：

a）沟通什么；

b）沟通时机；

c）与谁沟通；

d）如何沟通；

e）谁来沟通。

组织应确保所有对食品安全有影响的人员都能理解有效沟通的要求。

【理解与审核要点】

沟通是食品安全管理体系的四大关键要求之一，任何工作都需要沟通，包括内外部沟通。

有效地实施沟通，必须建立机制。比如需与立法执法部门沟通获得信息，就需要确定与哪些部门沟通，沟通的人员、沟通的方式、时机等内容，才有可能正确、及时地做到有效的外部沟通。内部沟通也是如此，本条款规定了沟通的要求，包括沟通的内容、时间、责任人、方式、对象五要素。

应确保其活动可能影响食品安全的所有人员充分沟通了各种要求。这些人中包括内部的管理者、员工，外部的供方、客户，相关部门等。

通常的审核要点：①是否规定了内外部沟通要求；②是否能够保证各类食品安全信息能够充分沟通。

【标准条款】

7.4.2 外部沟通

组织应确保对外沟通充分的信息，并且可供食品链中相关方获得。

组织应建立、实施和保持有效的沟通：

a）与外部供方和承包方。

b）与顾客和/或消费者，沟通的内容包含：

1）与食品安全有关的产品信息，以便在食品链中或由消费者处理、陈列、储存、准备、分发和使用产品；

2）识别需要由食品链中的其他组织和/或消费者控制的食品安全危害；

3）合同安排、问询和订单，包括其修改；

4）客户和/或消费者的反馈，包括投诉。

c）与立法和监管部门。

d）与对食品安全管理体系的有效性或更新具有影响或将受其影响的其他组织。

指定人员应具有规定的职责和权限以进行有关食品安全信息的对外沟通。相关时，通过外部沟通获得的信息应作为管理评审（9.3）和食品安全管理体系更新（4.4和10.3）的输入。

应保留外部沟通的成文信息。

【理解与审核要点】

任何沟通的目的都是为了确保获取必要的信息，作为体系更新的输入和持续改进的基础。ISO 22000要求组织进行外部沟通和内部沟通，作为食品安全管理体系的一部分。

外部沟通的目的是为了确保在整个食品链中能够获得充分的食品安全方面的信息，外部沟通包括：

（1）针对不由或不能由组织控制、必须在食品链其他环节中控制的食品安全危害，与食品链的上下游进行沟通，以实现与食品链上组织的知识分享，能够有效地识别、评价、控制食品安全危害；

（2）与顾客的沟通，获取顾客的食品安全要求，为确定可接受水平提供依据；

（3）与立法和执法部门以及其他组织的沟通，以确定公众可接受的食品安全程度。

由于外部沟通人员的语言和行为代表的是组织的决定，因此，只有指定具有规定职责和权限，同时具有沟通技巧、能力的人员才能进行有关食品安全信息的对外沟通。

具体来说，外部沟通应该沟通什么呢？比如，对于一个果蔬汁原浆生产企业，它的上游是原料果生产基地、下游是果蔬汁生产企业；相关企业还包括为它提供包装材料的包材料生产企业、设备生产企业等。对于原料果生产基地，这个企业就需要沟通生产基地的生产方式是什么、常用农药是什么、如何在生产基地控制农药残留、有无停药期、采收时是否停药期已满等。对于下游企业，需要沟通果蔬汁生产企业对于原料果浆的要求，需要达到的标准、有没有特殊要求等，并告知目前本企业产品的安全标准、已达到的水平，产品中还可能存在的危害及水平等。对于包装材料企业需要沟通包装材料的材质、生产过程、执行的产品标准、有哪些可能的残留等。对于设备生产企业，可能需要沟通设备的材质、清洗程序及要求等。与立法执法部门可能需要沟通相关产品安全指标、农残限量、生产过程良好操作规范/卫生规范、近期执法检查中发现的同类产品或相关原料中的问题、风险评估信息等。

通常的审核要点是：①外部沟通是否规定要求，包括标准列举的变更信息是否得到沟通；②外部沟通是否包括标准列举的相关方；③沟通的内容、方式是否适宜，通过外部食品安全信息的了解程度，做出判定；④是否明确指定人员外部沟通的职责；⑤结合在与外部沟通有关的岗位、职能、过程中，提供外部沟通的符合性信息，特别是供方、顾客、执法部门的食品安全有关信息；⑥外部沟通是否保留证据。

【标准条款】

7.4.3 内部沟通

组织应建立、实施和保持一个有效的机制，以便就影响食品安全的事项进行沟通。

为保持食品安全管理体系的有效性，组织应确保食品安全小组及时获得变更的信息，包括以下方面：

a）产品或新产品；

b）原料、辅料和服务；

c）生产系统和设备；

d）生产场所、设备位置和周围环境；

e）清洁和消毒程序；

f）包装、储存和分销系统；

g）人员能力和（或）职责及权限分配；

h）适用的法律法规要求；

i）与食品安全危害和控制措施有关的知识；

j）组织遵守的顾客、行业和其他要求；

k）来自外部相关方的有关问询和沟通；

l）与终产品有关的食品安全危害的投诉和警报；

m）影响食品安全的其他条件。

食品安全小组应确保食品安全管理体系的更新（4.4 和 10.3）包括上述信息。

最高管理者应确保将相关信息作为管理评审的输入（9.3）。

【理解与审核要点】

内部沟通的目的在于确保组织内的活动获得充分的信息和数据。与外部沟通一样，有效地实现沟通，是需要建立有效的内部沟通机制的，以确保有实现内部沟通渠道。

内部沟通的方式也是多样化的，可根据组织内部的情况确定适宜的方式，如会议、网络、文件等。

需要实施内部沟通的情况很多。内部沟通的内容包括上述条款中 a）～m）的内容。当这些信息发生变化时，组织必须采取相应的内部沟通措施。内部沟通可能会涉及多个部门，需要组织内部各部门对内部沟通的充分理解和部门间的充分配合。

如销售部门接到顾客反映，产品有变味的情况，除了按程序对与顾客沟通、处理外，需要将此情况告知食品安全小组，还可能需要告知生产、检验部门等，共同对原因进行分析，采取措施。

食品安全小组组长在食品安全问题的内部沟通方面发挥着主要作用。对于新产品开发以及原辅料、生产系统与过程，和（或）顾客及顾客要求的未来变化，组织内部人员的沟通宜清晰且及时。宜特别注意沟通法律法规要求发生的变化、新的或正在出现的食品安全危害以及控制新危害的方法。

通常的审核要点是：①食品安全小组对变更信息了解的程度、是否对变更做出应对；②结合在各岗位、职能、过程审核，了解信息沟通的情况。

【标准条款】

7.5 成文信息

7.5.1 总则

组织的食品安全管理体系应包括：

a）本标准要求的成文信息；

b）组织确定的为确保食品安全管理体系有效运行所需的成文信息；

c）立法、监管部门以及客户所需的食品安全要求和成文信息。

注：不同组织的食品安全管理体系成文信息的程度可以因以下方面而不同：

a）组织的规模及其活动、过程、产品和服务的类型；

b）过程及其相互作用的复杂程度；

c）人员的能力。

【理解与审核要点】

由于组织的活动规模、复杂程度及其人员能力不同，以及组织使用外部制定的前提方案、操作性前提方案和 HACCP 计划组合的程度不同，每个组织的文件详略程度可能不一样，文件的层次也可以由不同的组织根据自己的需要设立。如分为手册、程序文件、作业指导文件等三个层次或仅包含程序文件一个层次，都是可能的和可以的。

但标准规定的三个方面的文件均是食品安全管理体系必需的文件。

（1）法律/监管部门和客户要求的成文信息。

（2）本标准要求的成文信息（文件、记录）：标准中规定必须要成文信息是食品安全管理体系文件的一部分，如食品安全方针和目标、沟通的信息、确认的依据和结果等。

（3）组织为确保食品安全管理体系有效性所需的成文信息：虽然标准中并未强制，但没有这样一些文件资料，组织不能够确保食品安全管理体系的有效运行，那么这样的过程也需要形成文件，并成为体系文件的一部分。

通常的审核要点：①组织的成文信息，是否包括标准中列举的几个方面；②从其他过程审核中，可以判定成文信息是否满足要求，是否与组织需求适宜。

【标准条款】

7.5.2 创建和更新

在创建和更新成文信息时，组织应确保适当的：

a）标识和说明（如标题、日期、作者、索引编号等）；

b）格式（如语言、软件版本、图表）和载体（如纸质的、电子的）；

c）评审和批准，以确保适宜性和充分性。

【理解与审核要点】

成文信息在发布和修改前经过获得授权人员的审查和批准，以确保文件是充分与适宜的。用适当的方式标识和说明，如编号、使用版本号、修改次数、作者等。

成文信息可以各种格式、媒介，如电子文件，只要适宜于体系管理。

通常的审核要点是：成文信息在创建、更新时是否适当，是否包括标准的三个方面。

【标准条款】

7.5.3 成文信息的控制

7.5.3.1 应控制食品安全管理体系和本标准所要求的成文信息，以确保：

a）在需要的场合和时机，均可获得并适用；

b）予以妥善保护（如防止泄密、不当使用或缺失）。

7.5.3.2 为控制成文信息，适用时，组织应进行下列活动：

a）分发、访问、检索和使用；

b）存储和防护，包括保持可读性；

c）更改控制（如版本控制）；

d）保留和处置。

对于组织确定的策划和运行食品安全管理体系所必需的来自外部的成文信息，组织应进行适当的识别，并予以控制。

对所保留的、作为符合性证据的成文信息应予以保护，防止非预期的更改。

注：对成文信息的"访问"可能意味着仅允许查阅，或者意味着允许查阅并授权修改。

【理解与审核要点】

在需要的时间和场合，组织使用的文件宜都是可获得的。如在杀菌工序悬挂最新的杀菌（关键控制点）参数（杀菌温度/杀菌时间），使杀菌操作人员获得最新版本的操作文件。

成文信息（文件、记录）应妥善保护，包括防损（损坏、非计划修改）、防止失密、不当使用（包括作废文件），造成管理的混乱。如新版配方或产品标准发布时，由于文件的发放或控制不当，组织的有些部门如果仍在沿用过期版本将会造成严重的后果。

文件保存期限应满足产品寿命、法规和相关方的要求，至少保存满足上述期限的时间。如出口芦笋罐头的保质期为三年，那么相关文件、记录保存期限至少应为三年以上。

组织应识别所需要的外来文件，适当标识和控制，目的是确保使用的外来文件是适用和有效的。如由责任部门定期通过网上查询、到相关部门了解、订阅有关刊物、与顾客沟通等形式，确保及时掌握外来文件的变化和更新情况，并及时根据原来的发放情况，更新所有使用部门和个人的文件，确保使用的外来文件为适用的有效版本。

法律法规是食品安全管理体系中最为重要的外来文件应确保其现行有效。

保留的成文信息（记录）是提供符合有关法律、法规和食品安全管理体系有效运行的客观证据，同时也为产品的可追溯性和撤回、纠正措施、验证、持续改进、体系评审等管理活动提供依据性资料。

通常的审核要点：①结合其他现场审核，关注"在需要的时间和场合，使用的文件是否适宜、并可获得"；文件资料的保存是否符合标准要求的几个方面；②外来文件、法规，是否及时取得、适宜，并在需要的时间和场合可获得的。

八、"运行"的解读

新版标准用"运行"代替了 2005 版中的"安全产品的策划和实现"，便于理解，也更符合实际，更适合于各类组织的实施。本条款的"运行"代表了组织食品安全管理体系按 PDCA 循环运行，以满足产品和服务提供要求所需的运行过程，包括运行策划和控制、前提方案、追溯体系、应急准备和响应、危害控制、更新规定前提方案和危害控制计划的信息、监视和测量控制、验证相关前提方案和危害控制计划、控制不合格产品和工艺等过程。本条款是实现组织增值并实现顾客满意的过程，是食品安全管理体系控制的重点。

本章标准条款结构如图 5-7 所示。

【标准条款】

8 运行

8.1 运行的策划和控制

组织应策划、实施、控制、维护和更新为实现安全产品所需的过程，并实施 6.1 确定的措施，通过：

a）制定过程准则；

b）按准则实施过程控制文件；

c）在必要的情况下保持成文信息，以确信及证实过程按策划进行。

组织应控制策划的变更并评审非预期变更的后果，必要时采取措施减轻任何不利影响。

组织应确保外包过程受控（7.1.6）。

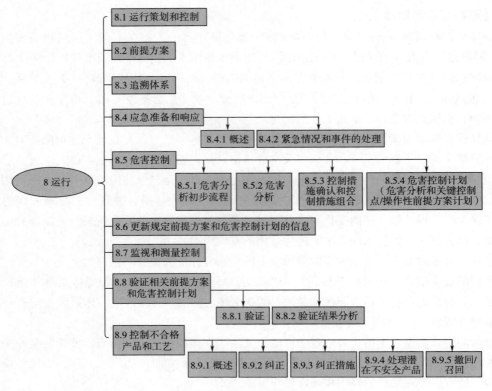

图 5-7　"运行" 标准条款

【理解与审核要点】

本章标准是 ISO 22000 标准的核心，是体系总体 PDCA 的实施部分。

安全产品是由不同的管理过程来实现的，本章标准介绍组织如何策划和实施、控制、维护和更新安全产品所需的过程，包括外包过程。外包过程的管理在 7.1.6 中规定。

首先要求组织策划各过程的运行准则、要求，并且与标准第 6 章风险管理相应，在识别组织环境、相关方要求，以及识别、评估风险的基础上，确定策划运行准则，适宜于组织并能实现组织食品安全目标。

本章标准的危害分析是在产品实现过程对产品中食品安全危害管理的专项风险分析，在标准第 6 章风险管理框架内。危害分析主要目的是识别"显著危害"并确定控制措施计划（OPRP，CCP），最多涉及本章标准的其他措施，如前提方案、追溯要求、应急管理要求等，可以通过危害分析的方法来完善，但主要还是依据标准第 6 章风险管理来确定这些方面（本章的所有措施）的管理要求；都要适宜组织环境，相关方（内外部）要求，主要是法规、顾客及组织自身的要求。

其次要求按照所策划的过程方法实施策划活动，最终实现产品的安全。

同时要求组织应控制策划的更改，评审非预期变更的后果，必要时，采取措施消除不利影响。相关要求更改，不能影响产品的实现，更不能影响食品安全。PRP，OPRP，CCP 更新见 8.6。

策划和开发安全产品所需的过程可以在初始产品设计阶段完成（产品初始生产、组织体系初始建立），也可以在组织希望实施食品安全管理体系的其他阶段实施。

最后要求，保留证明过程已经按策划进行所需的成文信息，策划的文件、运行的记录。

通常的审核要点是：①组织是否确定了生产安全食品所需的过程，包括哪些过程；②安全产品的策划是否包含了本章标准的所有内容。

【标准条款】

8.2 前提方案

8.2.1 组织应建立、实施、保持和更新前提方案，以助于预防和/或减少产品、产品加工和工作环境中的污染（包括食品安全危害）。

【理解与审核要点】

前提方案是危害控制的基础，一是在危害分析基础上制定的控制措施计划（OPRP，CCP），二是可能不通过危害分析，而是对食品安全卫生的一般管理的通用要求。这些通用方案不以危害分析为基础，但确实是建立食品安全管理体系必不可少的内容，比如厂区、车间布局；人流、物流方向；各类基础的设施等。通过前提方案的建立、实施和保持能够实现以下目的：

（1）控制食品安全危害通过工作环境进入产品的风险。工作环境包括空气环境、设备、人员等可能引入食品安全危害的环境，如空气的落菌可能造成产品微生物污染，通过建立并有效运行空气净化系统，最终实现通过空气环境控制降低微生物污染产品的可能性；使用无防护装置的照明设施可能会由于灯具破损导致玻璃碎片的污染；加工人员手部不规范的清洗消毒导致产品微生物污染。

（2）控制产品的生物、化学和物理性污染。污染通常来自前面描述的环境因素，以及加工过程产品之间的交叉污染。污染控制要充分识别生物的、化学的和物理的三个方面。以设备管理为例，长时间使用没有及时清洁消毒可能导致微生物污染；设备不规范使用润滑油导致化学污染；机械的损坏导致物理危害产生。组织应建立和实施完善的设备使用与维护方案实现污染的控制，如设备的清洗消毒计划，设备使用及维护规范等。产品之间的污染包括生熟品的交叉污染或不同类别产品的交叉污染。如组织实施区域控制将不同清洁区严格隔离，禁止不同类别的产品同时生产。

（3）控制产品和产品加工环境的食品安全危害水平产品在不同的水分活度、pH、温度条件下生物危害的风险不同。例如肉制品需要控制加工环境温度、罐头汤汁对 pH 进行控制、大米库藏时控制含水率以及霉菌等有害微生物繁殖及毒素的产生。同时可以通过控制更为严格的产品和产品加工条件降低食品安全危害水平，如牛乳通过使用不同的杀菌工艺（72~85℃条件下巴氏杀菌或 137~142℃超高温灭菌）控制所需的微生物水平，达到预定的货架期。

通常的审核要点：①组织是否为促进产品中的，产品生产过程中及工作环境中污染物质的预防和减少建立、实施、维护并更新前提方案；②是否建立了文件化的前提方案，前提方案是否有得到批准，是否与法规要求有冲突，是否策划了更新机制。

【标准条款】

8.2.2 前提方案应：

a）与组织在食品安全方面的需求相适宜；

b）与组织运行的规模和类型、制造和（或）处置的产品性质相适宜；

c) 无论是普遍适用还是适用于特定产品或生产线，前提方案都应在整个生产系统中实施；

d) 获得食品安全小组的批准。

【理解与审核要点】

组织在建立前提方案时应充分考虑以下几点：

（1）组织在食品安全方面的需求。组织应根据其在食品链中的位置和相关要求，如法规的、顾客的及自身的食品安全方针、产品安全标准来制定其前提方案。如同是果蔬汁生产企业，一个企业的产品是内销，另一个企业的产品是出口美国，两者执行的产品标准和法规要求就有区别，相应的前提方案就可能不同。

（2）组织的规模和类型、制造和（或）处置的产品性质。同一产品由于不同的加工规模和加工方式，以及不同的终产品的性质，就会有不同前提方案与之相适应。如同样是生产分割牛肉的企业，现代化牛肉加工企业采用冷分割工艺严格控制屠宰过程中的工序温度和产品温度，通过多种手段降低产品污染风险，最终实现产品满足生食品安全卫生要求，供西式餐厅做生食和烤制产品用；而较为传统的屠宰企业，则采用热分割工艺在能够满足卫生规范的情况下采用卫生控制手段，终产品供一般消费者以满足中餐烹饪卫生要求。再比如，组织已制订了环境、设备、工器具清洁消毒计划，然而新增加了一台设备，那么针对这一特定的设备可能需要专门的清洁消毒规程才能满足其特殊清洁消毒的需求。

（3）前提方案需要在整个生产系统中实施，无论是普遍适用还是适用于特定产品或生产线。同一企业在同一地址的不同生产车间生产有两种产品：糖果和糕点。目前，食品安全管理体系的范围仅是糖果产品。在实施前提方案的时候如果不对糕点生产车间实施卫生管理，虫鼠可能会影响到生产糖果的车间。因此，前提方案需要在整个生产系统中实施的。

（4）根据标准的要求，策划完成的前提方案需要得到食品安全小组的批准后才能够实施。

通常的审核要点：①前提方案是否与组织及其食品安全的背景相宜；②是否与组织类型、规模及产品（或类别）相应；③是否经过食品安全小组批准。

【标准条款】

8.2.3 当选择和（或）制定前提方案时，组织应确保适用的法律、法规和双方同意的顾客要求得到识别；组织应考虑：

a) ISO/TS 22002 系列标准的适用部分；

b) 适用的标准，操作规范和指南。

【理解与审核要点】

前提方案是组织全面的食品危害控制和相关管理方案，当选择和（或）制定前提方案（PRPs）时，组织应考虑和利用适当信息，如法律法规要求、顾客要求、公认的指南、国际食品法典委员会的法典原则和操作规范、国家标准、国际标准或行业标准。

制定前提方案时，需要考虑法律法规的要求。法律法规已规定的操作规范，如相应产品强制性的良好生产规范、国家标准等在制定前提方案的时候必须执行。法律法规是食品安全管理体系的最低要求，危害控制水平通常以法律法规要求为最低限。法律法规对不同类别的食品相关组织都制定有相应的规范，规范和标准都是组织应该强制遵照执行的，也是制定前提方案的重要依据。如根据 GB 14881—2013《食品安全国家标准　食品生产通用卫生规范》要求，食品加工人员必须进行相应的健康检查合格后方可从事食品加工活动。全面识别与组织相关的法律法规是组织策划食品安全管理体系的重要条件。

同时要考虑顾客的要求，并与适用的法规要求互相统一，也就是既要满足法规，又要满足顾客要求，当两个法规，或法规与顾客要求不一致时，应以更为严格的要求为依据。顾客的要求不能违背法律法规的要求。在此基础上，制定组织的要求，至少满足法规和/或顾客要求，甚至高于法规和/或顾客要求；如某些组织的净化车间，比顾客和法规要求的条件更好，能够赢得顾客、有关部门的信任。

标准还要求前提方案应考虑 ISO/TS 22002 系列的适用技术规范及适用实践守则和指南；ISO/TS 22002 系列规范是 ISO 在基础控制方面对各类企业的具体要求，前提方案中明确提出应考虑 ISO/TS 22002 系列的适用技术规范；并且在引言 04 中专门强调了 ISO/TS 22002 系列协助食品安全危害控制的作用，可见在本次标准修订中对其重视的程度。关于食品制造、餐饮、农场、食品包装制造、饲料和动物食品加工，ISO/TS 22002.1 在食品制造部分提出了与 ISO 22000 标准前提方案之外几方面的要求，包括：①返工；②产品召回程序；③库房；④产品信息和消费者意识；⑤食品防护、生物预警和生物反恐。强调了过敏原控制、食品防护管理。

通常的审核要点：①前提方案是否符合适用的法规要求；②是否符合适用的顾客要求，出口产品否包括了进口国的要求；③是否符合适用的 ISO/TS 22002 系列规范要求，主要是与特别规定的部分对比；④是否符合其他适用的技术规范和指南要求。

【标准条款】

8.2.4 在制定前提方案时，组织应考虑：

a）建筑物和相关设施的构造和布局；

b）包括分区、工作空间和员工设施在内的厂房布局；

c）空气、水、能源和其他基础条件的供给；

d）虫害控制、废弃物和污水处理和支持性服务；

e）设备的适宜性，及其清洁、维护保养的可实现性；

f）供应商批准和保证过程（如原料、辅料、化学品和包装材料）；

g）来料接收、贮存、分销、运输和产品的处理；

h）交叉污染的预防措施；

i）清洁和消毒；

j）人员卫生；

k）产品信息/消费者意识；

l）其他有关方面。

成文信息需规定前提方案的选择、制定、适用的监控方式和验证。

【理解与审核要点】

组织在制定前提方案时应根据自身的特点考虑标准条款 a）~l）中的相关信息。前提方案的内容是随组织的不同而有所不同的。以危害分析为基础建立的控制措施计划就更是因组织的不同而各异了。标准中并不能够一一列明，如针对特定组织的化学物的管理、动物的疫病防治等。前提方案是否能够达到策划的目的和要求，应对其进行验证，以满足过程控制的要求。如规定员工手的清洁程序的同时规定手的清洁检验要求和微生物抽样检测要求，以保证手的清洁过程的有效控制。当验证的结果不能满足规定要求时，应对过程的管理方法实施有效的改进并保留相应的记录。

标准明确了前提方案的文件化要求（成文信息）。文件化的前提方案应是各相关过程管理的规范化体现。前提方案的管理文件应该是可以操作的规范文件。文件的复杂程度应与过程的复杂程度和人员的素质相适应。有可操作性的文件才有可能确保有效地实施。一般来说，也应包括监视的对象、内容、频次、监视的人员、记录等内容。比如食品接触面的管理，需要明确有哪些食品接触面需要管理；不同用途的食品接触面用什么方法清洗、消毒；使用什么消毒剂、如何配备；多长时间清洗、消毒一次；由谁负责实施，谁来对实施情况进行检查；实施的记录样式等均需要在程序中进行规定。

值得关注的 SSOP 的要求，实际上应该是前提方案，也是各类食品组织较为通用的前提方案，可以在危害分析的基础上，对某些方面作为 OPRP，甚至作为 CCP 管理。

通常的审核要点：①组织在选择和制定前提方案时是否包括上述 a）~1）要求；1）条的要求，包括了本章 8.2 之前条款的适用要求；②组织制定的前提方案是否形成文件；③组织是否实施了建立的前提方案，对实施情况实施抽样审核，尤其需要关注生产现场的审核；④是否策划了对前提方案的验证活动，结合 7.8 实施审核。必要时是否改进了前提方案；⑤组织的前提方案是否在整个生产系统中实施；⑥可以在与前提方案有关的各现场审核中，关注前提方案的适宜性、实施和改进情况。

【标准条款】

8.3 可追溯性系统

可追溯性系统应能够唯一地识别从供方的进料到终产品初次分销的途径。当建立和实施可追溯系统时，至少应考虑以下：

a）所接收的原料、辅料和中间产品的批次与终产品的关系；

b）原料/产品的返工；

c）终产品分销。

组织应确保适用的法律、法规和客户要求得到识别。

应按规定的期限保留成文信息，作为可追溯性系统的证据，至少包括产品的保质期。组织应验证和测试可追溯性系统的有效性。

注：在适当的情况下，预期的系统验证包括终产品数量和配料数量的一致性，作为有效性的证据。

【理解与审核要点】

可追溯性系统的建立是组织食品安全管理体系持续改进、潜在不安全产品处理、及时撤回不安全产品的前提条件。不能够建立可追溯性系统或者建立的可系统最终无法实现有效的追溯，就不可能找到问题的原因，甚至无法找到所有的问题产品。通过可追溯性系统的建立可以对发现的问题进行系统的原因分析、实现改进；可以及时撤回问题产品避免造成更大的安全危害和不利影响。

追溯应是沿整个食品链的过程。针对一个组织生产的产品要求能够从原料追溯到最终顾客。生产过程通过产品标识、工艺流程单、生产记录等可以追溯加工过程中影响产品安全的生产过程数据，如该批产品的原料来源、原料检测报告、加工的工期、班组、生产线号、关键工序的操作人员、生产过程的工艺参数等；流通过程通过产品标识、合格证明、发货记录，财务台账等可以追溯不同批次产品的分销区，实现由终产品消费者追溯到生产过程，再由生产过程追溯到原料来源的系统追溯。

记录保持最主要的目的是实现产品的可追溯性。通常记录的保存期应不小于产品的货架期，法律法规和顾客有要求的应满足其记录保持要求。

适用时，应确认终产品数量与配料数量的一致性（物料平衡），并作为有效性的证明。

物料平衡公式为：

投入量（原辅料、助剂，包括水等）-中间品量（排出物、废弃物及合理损耗等）= 终产品量

通常的审核要点是：①组织是如何建立可追溯性系统的，具体追溯方法是什么，是否保存可追溯性记录；②建立的可追溯性系统是否可以确保识别产品批次及其与原料批次、生产和交付记录的关系，是否能够识别直接供方的进料和终产品初次分销的途径；③当发现潜在不安全产品、产品撤回等情况时，是否实现了相应产品的追溯；④对于法律法规、顾客有要求的可追溯性记录是否满足相关要求，如食品标签是否符合标准要求。

【标准条款】

8.4 应急准备和响应

8.4.1 总则

最高管理者应确保制定程序以应对能影响食品安全的潜在紧急情况和事故，并与组织在食品链中的作用相适宜。

应建立和保持成文信息，以管理这些情况和事故。

8.4.2 紧急情况和事故的处理

组织应：

a）响应实际的紧急情况和事故，通过：

1）确保适用的法律法规要求得到识别；

2）内部沟通；

3）外部沟通（如供应商、顾客、适宜的监管机构、媒体）。

b）根据紧急情况或事故和潜在食品安全影响的程度，采取相适应的措施减少紧急情况带来的后果。

c）在可行的情况下定期测试程序。

d）在发生任何事故、紧急情况或测试后，进行评审并在必要时更新成文信息。

注：影响食品安全和/或生产的紧急情况的例子是自然灾害、环境事故、生物恐怖、工作场所事故、公共健康紧急事故和其他事故，例如必需服务，如水、电或制冷供应的中断。

【理解与审核要点】

标准要求对此内容建立成文信息（程序等），并对成文信息审核、更新。

组织宜识别自身可能的潜在紧急情况，这些潜在的紧急情况和事故可能包括：

（1）火灾、洪灾等自然灾害、生物恐怖主义和蓄意破坏、能源缺乏、车辆事故和环境污染；

（2）其他可能的商业风险或消费者关注的问题。

潜在紧急情况一般具有突发性，一旦发生紧急情况和事故，应根据程序做出响应，事后宜分析原因，对应急程序进行评审，必要时进行修订。

可行时，可以对应急程序定期测试（演练等），以判断和证实现有设施及程序的有效性。

通常审核要点是：①是否制定程序文件，文件中是否对影响食品安全的潜在紧急情况和事故进行识别，识别得是否充分，与组织的特点及在食品链中的位置是否相适宜，是否针对识别的情况制订了具有可操作性的响应预案；②相关部门人员是否了解预案内容以及各自的职责及

处置流程；③如未发生相应情况，是否定期测试、演练预案，是否对演练效果进行评价并根据评价结果改进预案；④在发生相应情况时是否能按预案实施响应，是否对实施情况进行评价并根据评价结果改进预案。

【标准条款】

8.5 危害控制

8.5.1 实施危害分析的预备步骤

8.5.1.1 总则

为进行危害分析，食品安全小组应收集、保持和更新成文的预备信息，这应包括但不限于：

a）适用的法律法规和客户要求；

b）组织的产品、工艺和设备；

c）与食品安全管理体系相关的食品安全危害。

危害控制是食品安全管理的核心，本节是标准的核心。

危害分析是危害控制的基础，是建立在科学的数据和信息基础之上的，需要有依据、有数据、有文献等的支持。全面地收集相关信息才能正确、完整、科学地实施危害分析活动，将需要控制的危害及其特性清楚地进行识别。

标准给出从组织的产品、过程、客户要求、过程设备、体系有关的方面识别与危害相关信息。

通常的审核要点：

——组织收集了哪些危害分析需要的信息？是否充分？是否按文件管理要求实施管理？

——是否及时更新危害分析需要的信息的文件？

8.5.1.2 原料、辅料和产品接触材料特性

组织应确保所有适用于原料、辅料和产品接触材料的食品安全法律法规要求得到识别。

组织应保持成文信息，对所有原料、辅料和产品接触材料予以描述，其详略程度应足以实施危害分析（8.5.2）。适宜时，描述内容包括以下方面：

a）生物、化学和物理特性；

b）配制辅料的组成，包括添加剂和加工助剂；

c）来源（如动物、矿物或蔬菜）；

d）原产地（产地）；

e）生产方法；

f）包装和交付方式；

g）贮存条件和保质期；

h）使用或生产前的准备和（或）处置；

i）与采购材料和辅料预期用途相适宜的有关食品安全的接收准则或规范。

【理解与审核要点】

通常由原辅料引入食品的危害存在较大的风险，如磷酸盐类添加剂的铅、砷超标；粮食、肉类等原料农兽药残留超标；酱油等调味料使用禁用防腐剂或限量使用的防腐剂超标；内包装袋使用不安全的 PVC 材料，存在氯乙烯单体和二乙基己羟胺（DEHA）化学危害。这些引入的危害通常是后面工序无法控制的，所以源头控制十分重要。为了充分识别可能来自原料、辅料

和与产品接触的材料的危害，应在文件中对其予以充分描述，其详略程度应足以满足实施危害分析的需要。

描述内容通常包括标准 a）~i）几方面。如通过粮食产地可以评估其黄曲霉毒素超标的风险，通过牛乳的杀菌方式了解其微生物控制水平。

原辅料的管理需要针对其特性和识别出的食品安全危害采取相应的控制措施保证原辅料中的食品安全危害组织有与其风险相对应的控制措施。

对供方的管理不只是对其终产品的检测，还需要根据产品特性进行控制。比如要考虑产品是来源于基地的，还是来源于市场采购的。对基地来源的，要考虑基地是否需要评价、基地的控制是否到位、目前保证农残的水平是什么等，可能需要组织在产品检测的基础上增加基地 GAP 评价的控制措施，需要对初级产品生产过程增加监控点等；如果是市场采购的，要考虑市场能否提供产品具体来源、有没有可追溯性、市场对产品有哪些保证措施等，在此基础上实施危害分析，制定控制措施才能有效果。

原辅料的特性描述是危害分析的基础和信息输入，在实施描述时应考虑到危害分析的需要，对可能影响危害分析的特性充分识别。如粮食类易霉变、易受到农药及环境污染，动物产品易受来自饲料的激素、兽药污染，加工品易含有添加剂，罐头类产品中不能有可以生长的微生物等。

当相关信息发生变更时，组织应能够及时在体系范围内进行信息的沟通与更新，经确认可能会导致针对食品安全危害的控制措施的更新。

通常的审核要点是：①是否实施原料、辅料和与产品接触的材料的描述；②实施描述的原料、辅料和与产品接触的材料是否全面，有无实际使用但未列入描述的材料。描述是否与实际相符，是否保持更新；③描述的内容是否充分，能否为危害分析提供必需的信息。如复合食品添加剂能否在描述中说明具体成分，原料蔬菜等能否说明产地及最可能使用的农药等；④描述中是否识别了与原料、辅料和与产品接触的材料的食品安全法律法规要求？尤其是产品安全标准要求；⑤特别关注，特性的描述是否与各类产品的特性一致并为危害分析提供必需的信息，目前多数企业以相关标准（规格书等）代替描述，关注其是否能够帮助危害分析，有些特性在标准中是没有的。如饮料标准中没有温度的要求，而供应热饮料的组织应考虑其产品温度高的特性。

【标准条款】

8.5.1.3 终产品特性

组织应确保所有适用于预期生产的终产品的法律法规和食品安全要求得到识别。

组织应保持有关终产品特性的成文信息，其详略程度应足以进行危害分析（8.5.2），适宜时，包括以下方面的信息：

a）产品名称或类似标志；

b）成分；

c）与食品安全有关生物、化学和物理特性；

d）预期的保质期和贮存条件；

e）包装；

f）与食品安全有关的标识和（或）处理、制备及使用的说明书；

g）分销和交付的方式。

【理解与审核要点】

终产品特性与危害识别、确定可接受水平以及危害控制措施的制定都密切相关。如产品采用真空金属微波包装袋包装，针对金属危害的控制就无法和常规 PE 袋包装产品一样对成品实施金属探测；又如根据不同客户对终产品的微生物要求，需要制定完全不同的杀菌工艺。终产品中与食品安全有关的化学、生物和物理特性的描述应能够为实施危害分析及制定控制措施提供充分的信息，而非简单地将产品标准中的理化、卫生指标进行堆砌。例如，果蔬罐头产品，需要关注是否为低酸产品；方便面可能需要关注水分含量、油炸还是非油炸；酱油需要我们知道是直接食用还是烹调，以确定微生物有关的标准要求等。终产品特性描述中也可能需要识别出可能由最终消费者进行控制的危害，如通过产品的标识与相关说明，明确食品链下方对食品安全危害控制要求，实现食品危害通过食品链协同控制的目的。

终产品描述根据需要通常包括标准 a）~g）条款的内容，相关特性的描述可参照原辅料，注意不是为了描述而描述，而是危害分析的需要。

食品安全法规或标准对终产品有要求时应在终产品特性中描述。顾客、法规的要求以及组织的要求都是动态的，如终产品信息常常是随合同的不同而不同，终产品特性的信息应及时进行更新。

通常的审核要点：①是否对认证范围内的产品均实施了终产品的描述，是否与产品实际相符，是否及时保持、更新；②描述的内容是否充分，能否为危害分析提供必需的信息；③描述中是否识别与产品有关的食品安全法律法规要求，尤其是终产品安全标准要求。

【标准条款】

8.5.1.4 预期用途

应考虑预期用途，包括终产品合理的预期处理和终产品非预期但可能发生的错误处置和误用，并保持成文信息，其详略程度应足以实施危害分析（8.5.2）。

适宜时，应识别每种产品的消费群体。

应识别对特定食品安全危害易感的消费者/使用者。

【理解与审核要点】

产品的安全性是相对的，与其预期用途相对应。如婴儿食品的卫生标准高于一般食品的卫生标准；出口发达国家的食品卫生标准高于国家标准；直接食用的产品卫生标准高于需要再加工产品的。不同预期用途会有不同安全标准，从而有不同的安全控制措施。

预期用途是危害分析和可接受水平确定的信息输入之一。拟定的预期用途应基于最终用户和消费者对产品的使用期望。文件中描述的用途应包括预期用途，必要时也要确定如不进行识别，可能发生的非预期错误处理和误用。

预期用途描述的详略程度应为危害分析提供充分的信息输入。

在确定预期用途时，应针对特定产品确定特定的使用者和消费者。

组织在确定预期用途时，应充分识别其产品的消费群体，确定特定产品的使用者和消费者，关注特殊的易感消费群体，如老人、儿童、病人、团体就餐者等。对牛乳、鸡蛋等特殊的过敏人群，应在产品的标识中充分描述其成分，或对特殊过敏人群提出相应的警示。又如目前糖尿病人群不断扩大，产品是否适用于这类人群就可能需要识别。

对动物使用、不同人种使用等，特别是产肉动物、宠物用，标准未明确，但审核中应关注。

和终产品信息相同，预期用途也需要及时进行更新。

通常的审核要点是：①是否识别、确定了终产品的预期用途并在文件中进行说明；②预期用途的描述是否充分，是否与产品特点及组织实际相适宜，是否能够为危害分析提供必要信息；③预期用途的描述是否在产品发生变化时及时更新。

【标准条款】

8.5.1.5 流程图和工艺描述

8.5.1.5.1 流程图的准备

食品安全小组应建立、保持和更新流程图，作为食品安全管理体系所覆盖的产品或产品类别和过程的成文信息。

流程图提供了过程的图形表示。在进行危害分析时，应使用流程图作为评价食品安全危害可能出现、增加、减少或引入的基础。

流程图应清晰、准确和足够详尽，其详略程度应足以实施危害分析。适宜时，流程图应包括：

a）操作中所有步骤的顺序和相互关系；

b）任何外包过程；

c）原料、辅料、加工助剂、包装材料、公用设施和中间产品的投入点；

d）返工点和循环点；

e）终产品、中间产品、副产品和废弃物的放行点或排放点。

8.5.1.5.2 流程图的现场确认

食品安全小组应现场确认流程图的准确性，适宜时更新流程图，并保留为成文信息。

【理解与审核要点】

流程图是危害分析的重要线索，特别对危害识别尤为重要，通过流程可以对产品加工全过程进行系统分析，从而识别评价食品安全危害可能出现、增加或引入的环节。流程图可以用来表明控制措施的相关位置及食品安全危害可能引入和分布的情况。流程图应描述出全面的工艺过程，危害分析时除关注其工艺过程外，同时还应关注其相关的环境因素。

标准中要求有流程图，有关产品是产品加工流程图；有关产品类别是一类产品的生产工艺流程图；有关过程应与体系的过程有关，安全产品实现的流程图不一定是工艺流程，如采购、运输、配方设计等。同时还需关注"厂区布局图、车间平面图、人流物流水流气流图"，在后一节过程描述中的 a）、b）中有所体现。

流程图应描述出标准 a）~e）条款相关内容。一个完整的流程图可以帮助食品安全小组实施全面的危害分析，因此不能有细节的遗漏。如屠宰加工副产品的分包加工如果没有进行严格控制可能对加工环境造成严重的污染。

流程图应由食品安全小组进行现场验证，并签字以记录其验证过程。

通常的审核要点是：①是否绘制食品安全管理体系所覆盖的产品或过程类别的流程图；②流程图是否与组织实际生产过程一致，是否清晰、准确、足够详尽，是否包含 a）~e）的内容，是否为危害分析提供必要信息；③食品安全小组是否对流程图进行了验证，是否保持验证记录。

【标准条款】

8.5.1.5.3 过程和过程环境的描述

食品安全小组应描述以下内容，其详略程度应足以实施危害分析：

a）厂房布局，包括食品和非食品处理区域；

b）加工设备和接触材料、加工助剂和原料流向；

c）现有的前提方案、工艺参数、控制措施（如有）和/或应用的严格程度，或影响食品安全的程序；

d）可能会影响控制措施的选择和严格性的外部要求（例如来自法规和监管机构或客户）。

适宜时，应包括预期的季节变化或班次模式引起的变化。

应适当更新描述，并保持成文信息。

【理解与审核要点】

流程图能够充分识别产品实现的工艺过程，是过程的简单描述方式，过程步骤的描述目的是为了识别通过其他预备步骤识别不出来的、可能产生和引入的危害。

过程步骤及控制措施的描述应详尽、可靠地评价和确认控制措施不力对危害的控制效果，确保足以实施危害分析。

需要描述的内容包括：过程参数、应用强度（时间、水平、浓度等）、与其他过程及相似组织同一过程的差异性、外部对控制措施的要求（包括执法部门或顾客）等。

现有的控制措施是否满足外部的要求，需要通过分析比较来确定。通常专业规范或顾客对一些控制措施有明确的规定，如法规对低温肉制品环境温度的要求、顾客对出口罐头杀菌强度的要求等。

关注标准对场地布置、加工设备、接触材料、加工助剂和材料流动描述的要求。以上描述可通过"厂区布局图，车间平面图，物流、水流、气流图"等体现。

关注标准对季节、班次模式变化的描述，它们可为后续危害分析提供依据。如不同季节的虫害发生的频次差异；冬季白天比其他季节要短，夜班生产时，人员的精力相对要差，会导致控制力度的下降等变化，需要实施危害分析时加以关注。

通常的审核要点：①是否实施过程步骤和控制措施的描述并形成文件；②过程步骤和控制措施描述是否与组织实际相符，是否清晰、详尽，足以实施危害分析；③过程步骤的描述是否与流程图对应，所有步骤是否均实施描述；④是否对相应过程的控制措施进行描述，是否说明了每一步骤实施的控制措施，在组织程序或其他文件中规定的控制措施是否在描述时引用了相关文件，是否对影响可能影响控制措施的选择及其严格程度的外部要求进行描述；⑤是否对描述内容在变化时，根据实际情况进行更新。

【标准条款】

8.5.2 危害分析

8.5.2.1 总则

食品安全小组应根据预备信息进行危险分析，以确定需要控制的危害。控制的程度应确保食品安全，适宜时，采取控制措施的组合。

【理解与审核要点】

通过危害分析的实施，最终应形成对识别出的且需要控制的食品安全危害的控制措施组合。危害分析是食品安全小组的重要工作职责，在实施过程中有以下三项工作内容：

（1）识别出可能的食品安全危害；

（2）确定可接受水平，将识别出的食品安全危害的危害评估结果与可接受水平进行比较，确定出需要由组织控制的食品安全危害；

（3）对识别出的需要由组织控制的食品安全危害，基于危害评估的结果，制定相应的控制措施组合。

通常的审核要点：是否实施危害分析，是否在危害分析的基础上，确定控制措施组合。

【标准条款】

8.5.2.2 危害识别和可接受水平的确定

8.5.2.2.1 组织应识别并记录与产品类别、过程类别和过程环境相关的所有合理预期发生的食品安全危害。

识别应基于以下方面：

a）根据8.5.1收集的预备信息和数据；

b）经验；

c）内部和外部信息，尽可能包括流行病学、科学和其他历史数据；

d）来自食物链中，可能与终产品、中间产品和消费时的安全相关食品安全危害的信息；

e）法律法规和客户要求。

注1：经验可以包括来自熟悉其他设施的产品和/或过程的人员和外部专家的信息。

注2：法律和法规要求可包括食品安全目标（FSOS）。食品法典委员会将FSOS定义为"对消费时食品中危害的最大频率和（或）浓度，提供或有益的适当的防护水平（ALOP）。"应充分考虑危害，以便进行危害评估和选择适宜的控制措施。

【理解与审核要点】

危害识别应全面。危害分析是在预备步骤所收集的信息、数据和其他内外部沟通所获取信息的基础上进行的。丰富的信息是实施有效危害分析的前提。外部信息包括同类产品危害发生的历史数据、国内外病理学的最新研究成果，以及国内外法规的最新要求、顾客的特殊要求和当前社会关注的焦点等信息。比如，从前我们不知道为了使辣椒增色、鸡蛋黄呈红色而添加违法物质苏丹红，经曝光后，社会开始认识到苏丹红色素带来的食品危害。在我们实施危害分析时，对于蛋鸡养殖企业或辣椒生产企业，就需要对苏丹红存在的可能性进行识别。同样，在乳品及相关产品中需要识别是否添加三聚氰胺。

在危害识别时，需要充分与供方沟通，注意来自供方的危害信息。比如，生产面包的企业使用了一种市场购买的面包改良剂，改良剂的作用主要是：增强面团持气性、弹性和韧性；抑制面粉中蛋白酶的活性；保护面团的筋力和工艺性能；漂白面粉；提高面包洁白度等。那么这种改良剂中是什么成分呢？不同的产品使用的原料不尽相同，常添加的氧化剂包括：抗坏血酸（维生素C）、偶氮甲酰胺（ADA）、过氧化钙等。以前常用的溴酸钾现在已被禁用，但我们如果不与供方沟通相关的信息，可能在这种改良剂中就包含有非法物质。

内部信息应关注组织现有的工艺、设备、人员、环境、管理等状况，如陈旧的设备可能会有锈渣的污染，采用辐照杀菌可能会有辐照残留的风险。

危害分析通常由食品安全小组成员共同完成。经验是历史数据的积累，很多情况下可能没有可见的具体数据，依据经验的判断通常是实施最初危害分析的一个重要手段，可以通过以后的数据对其科学性进行确认和验证。

通常的审核要点：①合理预期可能发生的食品安全危害是否被识别，危害识别是否全面，可接受水平是否有数据支撑；②危害识别过程中是否有与相关方进行充分的沟通；③需要考虑收集的数据、相关的经验、内外部获取的信息、法律法规及客户的要求，危害识别是否获得了食品安全小组成员的一致认可，形成的是统一的结论；④食品安全小组是否策划了危害识别的更新触发条件，并按要求进行更新；⑤危害识别是否有形成书面的记录。

【标准条款】

8.5.2.2.2 组织应识别每一个食品安全危害可存在、引入、增加或持续的步骤（如原料接收、加工分销和交付）。

在识别危害时，组织应考虑：

a) 在食品链中的前后关联；

b) 流程图的所有步骤；

c) 生产设备、公用设施/服务，过程环境和人员。

【理解与审核要点】

应根据流程图及相关过程的危害分析，指出每种食品安全危害可能被引入的步骤（从原料、生产和分销等）。

危害分析时应充分考虑过程与过程的前后关系，一些危害受多种因素的影响，如清水罐头杀菌工序是否能够达到预期的要求，这与杀菌前品温、封口到杀菌的间隔时间、pH、最大固容量等多个控制工序相关联。午餐肉罐头的加工如果将金属探测设置在原料验收环节，应对后续工序可能的金属危害的风险进行充分识别。

在按照流程进行危害分析时不能孤立地只对工艺参数本身进行分析。危害可能来自普遍存在的生产设备、设施和（或）服务和周边环境等相关辅助过程。危害分析除参照工艺流程图外，还要关注设备布置图、人员流动图、物体流向图、气流图、水网图等，同时对水及空气处理、清洁管理、物资的采购管理、设备维护等环节进行分析。

食品危害的控制是通过食品链全过程的共同控制来实现的。组织的终产品安全性是相对的。危害控制的可接受水平与组织在食品链中位置相关，决定其在食品链中所承担的食品安全控制的责任。同一企业同一产品由于顾客对产品的预期用途不同，产品也会有不同危害可接受水平。满足法规、顾客及组织要求的产品才是合格的安全产品。

通常的审核要点：①查看过程关系图、工艺流程图、人流物流布局图、设备布局图等，危害分析前是否有对这些环节进行分析，识别了其中的危害；②是否依据风险和机遇分析的结果、法规、环境变化等因素定期更新了危害分析的识别范围；③是否识别了顾客对产品的法规要求、预期用途，以及在此基础上识别的组织的控制能力（程度）。

【标准条款】

8.5.2.2.3 针对每个识别的食品安全危害，只要可能，组织应确定终产品中食品安全危害的可接受水平。

在确定可接受水平时，组织应：

a) 确保适用的法律、法规和客户要求得到识别；

b) 考虑终产品的预期用途；

c) 考虑任何其他相关信息。

组织应保持关于可接受水平确定和可接受水平依据的成文信息。

【理解与审核要点】

可接受水平是指为确保食品安全，在组织的终产品进入食品链下一环节时，某特定危害所需要达到的水平。危害的可接受水平是危害评价的基础。制定终产品中食品安全危害的可接受水平时需要在收集相关信息的基础上实施。可接受水平与组织在食品链中的位置、组织的目标、顾客的要求、法规的规定等都是相关的。确定的依据应充分、科学。

政府权威部门制定的产品安全标准是可接受水平确定时的基础依据。比如农药残留限量标准、食品添加剂限量标准、各类产品标准中涉及食品安全的微生物、理化指标等。针对出口产品，除本国标准外还要考虑出口国法律法规标准要求，一些组织为了追求更高品质也会制定更高的内控标准要求。

对动物食品的危害分析、可接受水平应准确地了解。

对确定危害可受水平的依据和结果应予以记录。

通常的审核要点：①是否对所有与产品类别、过程类别和实际生产设施相关的合理预期发生的食品安全危害进行识别，识别是否充分、科学，有无重要食品安全危害未被识别，识别是否具体，有无针对性，有无依据；②对每个识别的食品安全危害，是否在可能时，均确定了终产品中食品安全危害的可接受水平，是否在文件中说明可接受水平的具体内容，可接受水平的确定是否有依据，是否满足法规及客户要求；③确定可接受水平的依据及确定过程的记录是否保存。

【标准条款】

8.5.2.3 危害评估

组织应对每种已识别的食品安全危害进行危害评估，以确定其预防或降低至可接受的水平是否是必需的。

组织应评估每种食品安全危害：

a）在应用控制措施之前在终产品中发生的可能性；

b）与预期用途有关的不良健康影响后果的严重性（见8.5.1.4）。

组织应识别任何显著的食品安全危害。

应当描述所使用的方法，应保持危害评估的结果作为成文信息。

【理解与审核要点】

危害评估的目的是选择出需要控制的食品安全危害并确定危害的水平，即将识别出的食品安全危害的水平与可接受水平对比。对于食品安全危害虽然存在，但目前的控制结果已远远低于可接受水平，可以经评价后不再作为需要控制的食品安全危害。只有对于经评价如不实施控制会存在风险的食品安全危害才需要纳入控制范围，制定控制措施。对识别出的危害发生的可能性与严重程度进行评估，确定危害的类别，对不同危害实施不同的控制措施及严格程度。

根据危害识别的结果可以得到组织所有潜在的食品安全危害。组织应对每种已识别的食品安全危害确定其可接受水平，以确定必须预防或将危害降至可接受水平，以及是否需要实施对危害的控制。如豆浆产品可能的危害有胰蛋白酶抑制剂、皂角素、凝血素等。以鲜豆浆产品销售，这些危害可不由本组织实施控制，可以由食品链下游组织进行控制；如组织的产品是直接食用的豆浆饮料就必须通过热处理将其有效灭活以达到安全饮用的要求。

对识别的危害在现有控制措施实施前发生的可能性及其造成不良健康后果的严重性进行评估以确定危害的显著性，是危害分析中最为重要的过程。危害评估的方法在本标准中并未明确规定，组织需要自己选择合适的评估方法实施危害评估。危害评估主要是根据食品安全危害造成不良健康后果的严重性及可能性，对每种食品安全危害进行评价、分类，以指明在各过程中可能被引入、产生或增加的程度。对于如何评价严重性及可能性组织需建立自己的评价准则。

评价的方法是需要组织自己去选择的，如何分级，如何评价，如何对每个不同的级别进行定义，要制定详细的准则。危害评价的结果可以通过危害分析表或其他的分析方法工具。只有在科学、合理的准则下实施的危害评价才会更符合组织的实际，才可能更好地在此基础上选择不同的控制措施及严格程度。

对危害分析的方法、准则及结果均应该形成记录。

通常的审核要点：①是否对每种识别出的食品安全危害进行危害评估；②危害评估的方法是什么，有无程序或文件说明组织具体实施危害评估的方法，如危害发生的可能性和严重程度如果分级，分级原则是什么，如何确定重要的食品安全危害等；危害评估的方法是否科学、合理；③是否保存危害评估过程及结果的记录。

【标准条款】

8.5.2.4 控制措施的选择和分类

8.5.2.4.1 基于危害评估，组织应选择适宜的控制措施或控制措施组合，以预防或降低所识别的显著食品安全危害至规定的可接受水平。

组织应将选择的得到识别的控制措施分类为操作性前提方案（OPRP）（见3.30）或关键控制点（CCP）（见3.11）。

分类应采用系统的方法进行。对于每种选择的控制措施，应进行以下评估：

a）作用失效的可能性；

b）一旦作用失效，结果的严重性；评估应包括：

1）对识别的显著食品安全危害的影响；

2）相对其他控制措施在系统中的位置；

3）是否针对性的建立并用于将危害降低到可接受的水平；

4）是否为单一措施或控制措施组合的一部分。

8.5.2.4.2 此外，对于每种控制措施，系统方法应包括可行性的评估：

a）建立可测量的关键限值和（或）可测量或可观察的行动准则；

b）监视以探测在关键限值和（或）可测量或可观察的行动准则内的任何作用失效；

c）在失效情况下及时纠正。

控制措施的选择和分类的决策过程和结果应保持为成文信息。

会影响控制措施的选择和严格性的外部要求（如法规和客户要求），也应保持为成文信息。

【理解与审核要点】

控制措施组合的确定是在危害评估的基础上实施的。根据危害评估的结果，组织需要制定相适应的控制措施，以使食品安全危害得到预防、消除或降低至规定的可接受水平（宋家臻等，2017）。不同的发生可能性及严重程度的危害在选择控制措施方式时是不同的。

控制措施通常不是单一的手段，有时需要针对危害制定控制措施组合。如针对果汁的生物危害的控制，需要如下控制措施：对原料进行清洗降低初始微生物水平；对设备使用过程严格进行 CIP 清洁减少微生物的污染；通过第一次巴氏杀菌降低加工过程中微生物水平；通过第二次巴氏杀菌降低终产品微生物水平至可接受水平；对包装间进行空气过滤杀菌或封口过程进行蒸汽消毒等避免灌装过程中的再次污染等。一系列的控制措施的组合共同实现生物危害的有效控制。可以通过判断树或逻辑的方法针对控制措施的重要程度将其进行分类。

使用逻辑方法对控制措施进行选择和分类时通常需要考虑标准 a）～g）等方面因素。控制措施严格程度与危害控制的效果显著性关系，其对应的控制环节可能是危害控制的关键点。如生产车间空气的洁净程度和杀菌的温度两者对乳制品的微生物控制均相关的，然而车间空气的洁净程度对终产品的微生物控制的显著性较差，也就是说 10 万级的净化空气质量变化为 20 万级的净化空气质量水平，对终产品的危害水平影响相对是不显著的；如果杀菌温度由 90℃降到 80℃将严重影响产品的安全性。我们通常会把空气质量的控制作为前提方案管理，而把杀菌过程作为 HACCP 计划管理。

控制措施是否可以有效实施需要进行监视，因此，其过程和结果都应该是可以监视测量的。例如，杀菌过程是否达到预期效果就需要能够及时进行监视，当温度出现偏离时应该及时被发现并采取有效的纠正和纠正措施。对于 HACCP 计划管理的关键控制点要求能够及时监视，通常对于空气质量、手的清洁效果、器具消毒液的浓度等过程也需要监视，但根据其重要程度其监视的严格程度是较次要的，也就是说一旦失效即使没有采取纠正也不会造成十分严重后果和影响，而类似杀菌等工序则相比显得十分关键和重要，在控制措施中占据显著的位置。

控制措施通常是针对识别出的食品危害进行设置的，如对严重的物理杂质增设了 X 光机设备，为了防止头发的污染设置严格的个人更衣程序，并增置了风淋通道。

针对某一具体的危害，通常为了将危害的风险降到最低，需要各种控制措施共同发挥作用。常规食品加工过程不能因为有了最后的杀菌工序就放弃了前端过程的微生物控制，前端原料、人员、环境等环节的微生物控制是最后有效杀菌的基础。

通常审核要点：①是否对经危害分析后需要控制的食品安全危害均制定了相应的控制措施；②控制措施的选择和分类方法是否适宜，是否使用了符合逻辑的方法，这些方法是否在体系文件中进行了描述，用 HACCP 计划控制及用操作性前提方案控制的措施组合是否适当，能否将食品安全危害控制在可接受水平？组织是否实施确认活动，对控制措施组织控制食品安全的能力进行评价；③是否保存了控制措施选择和评估的过程和结果的记录。

【标准条款】

8.5.3　控制措施和控制措施组合的确认

食品安全小组应确认所选择的控制措施能够实现对显著食品安全危害的预期控制。确认应在实施危害控制计划（见 8.5.4）中的控制措施和控制措施的组合之前，和任何变更之后（见 7.4.2、7.4.3、10.2 和 10.3）进行。

当确认结果表明控制措施不能达到预期的控制时，食品安全小组应修改和重新评估控制措施和（或）控制措施组合。

食品安全小组应保持确认方法和控制措施能够实现预期的控制的能力的证据为成文信息。

注：修改可能包括控制措施［即过程参数、严格程度和（或）其组合］的变更和（或）原料的生产技术、终产品特性、分销方式和终产品预期用途的变更。

【理解与审核要点】

食品安全危害通过控制措施及其组合来控制。为确保以控制措施组合为核心建立的食品安全管理体系的有效性，应对控制措施组合的有效性进行确认。

确认的目的是对操作性前提方案和 HACCP 计划能否对食品安全危害实施有效控制提供证实，确定控制措施组合使最终产品满足已确定可接受危害水平的能力。如果经确认目前的控制措施组合未能达到将食品安全控制在可接受水平之内，就需要调整、重新设计控制措施组合。

确认的内容不仅包含 CCP 及 HACCP 计划是否合理、科学，同时关注对前提方案、追溯要求、应急要求等的确认。确认可包括工艺确认、CCP 确认、CL 设置、CIP 清洗程序的确认等，也包括对控制措施的综合效果确认（整个体系的确认）。我们最终需要在这些确认活动的基础上，确认整个建立的体系是否满足运行的需要。因此，确认活动一般不可能是简单的一个会议就可以完成的。

确认方法包括但不限于以下几项。

（1）参考他人已完成的确认或历史知识。若参考他人完成的确认，应注意确保预期应用的条件与所参考的确认中识别的条件相一致。

（2）用试验模拟过程条件。可要求在试验工场中按比例调整实验室内的试验，以确保该试验能正确反映加工参数和条件。

（3）收集正常操作条件下生物、化学和物理危害的数据。可通过中间品和/或成品抽样和检验进行，该抽样和检验基于统计抽样计划和确认的试验方法。

（4）统计学设计的调查。通常对于其他方法无法测量的控制措施（如与易变质食品贮存有关的消费者规范）较有用。

（5）数学模型。

确认的时机包括初始确认、有计划的周期性确认或由特殊事件引发的确认。

除了在最初建立体系的时候需要实施确认活动，在体系发生变化或运行一段时间之后都需要对体系保证食品安全的能力进行确认，以确保管理体系的持续有效。

初始确认一般指 HACCP 计划运行之前实施的确认；有计划的周期性确认通常是在一定周期内例行的确认活动；由特殊事件引发的确认可以在以下情况下实施，比如：

（1）增加了控制措施、实施了新技术或设备；

（2）增加了所选控制措施的强度（或严格程度）时（如时间、温度、浓度）；

（3）识别出了需组织控制的新食品安全危害（如发现以前未确定的突发食品安全危害或发生社会关注的与食品安全危害有关的事件，或以前已确定但评价为不需组织加以控制的危害）；

（4）危害出现的位置或其水平发生变化（如在配料或食品链其他部分产生了新的危害）；

（5）危害对于变化的控制措施发生的反应（如微生物适应性）；

（6）食品安全管理体系不明原因的失误，包括如大批量不合格品的产生。

通常的审核要点：①确认的时机是什么，确认的时机是否合理并满足标准要求；②是否对确认活动实施策划，策划的内容是否充分，方法是否适当，是否有针对性，是否能够通过策划的确认活动实施对控制措施有效性的确认；③是否实施确认活动，确认结果如何；④当确认结果认为控制措施对食品安全危害的控制能力不足时，是否实施了控制措施组合的修改及重新评估。

【标准条款】

8.5.4 危害控制计划（危害分析和关键控制点/操作性前提方案计划）

8.5.4.1 总则

组织应建立、实施和保持危害控制计划。应保持危害控制计划的成文信息，并在每个关键控制点或操作前提方案控制措施中包括以下信息：

a) 该关键控制点或操作性前提方案控制的食品安全危害；

b) 关键控制点的关键限值或操作性前提方案的行动准则；

c) 监视程序；

d) 当关键限值或行动准则未满足要求时，所采取的纠正；

e) 职责和权限；

f) 监视的记录。

【理解与审核要点】

危害控制计划（关键控制点、操作性前提方案）是危害分析的结果，是对显著危害的控制措施，其有效实施需要作为成文信息维护。操作性前提方案可以是洗手程序、设备的清洁程序、产品的预处理方法或兽医检疫规范，配送温度监控程序等，是对过程控制的指导与规范，CCP 应有 HACCP 计划。

为实现可操作性，文件内容中应明确控制危害、关键限值或行动标准，如何控制、如何监视、如何实施纠正和纠正操作，谁实施及如何记录等。

可以通过规范的 CCP 计划表、OPRP 计划等形式来进行相关内容的描述，也可以通过专门的 HACCP 计划文件加以规定。当所用的 HACCP 计划表等不能对一些过程进行充分描述时，可以通过一些补充文件进一步加以说明，如 CCP 的纠正措施控制程序。

通常的审核要点：①是否形成 HACCP 计划、操作性前提方案，是否对所有识别出需要控制的食品安全危害，均有危害控制计划控制（不需要一一对应，但需在文件中包含相应的控制措施）；②每个危害控制计划是否有可操作性，是否明确了监控对象、职责权限、关键限值或行动标准、监控方法、失控时需要采取的纠正措施、记录要求等；③关键限值确定得是否科学合理，确定时是否有依据，依据是否形成文件，CL 是否是可测量的；④是否对每个危害控制计划建立监视系统，监视系统是否包含监视时间、频次、设备、校准方法、监视和评价监视结果有关的职责权限及监视的记录；⑤监视的方法和频率是否能够及时确定不符合关键限值或行动标准；⑥监视结果不符合关键限值或行动标准时制定的纠正及纠正措施是否充分，是否能确保查明不符合的原因，防止再发生。

【标准条款】

8.5.4.2 关键限值和行动准则的确定

应规定关键控制点的关键限值或操作性前提方案的行动准则。其确定的依据应保持为成文信息。

关键控制点的关键限值应是可测量的。符合关键限值应确保不超过可接受的水平。

操作性前提方案的行动准则应是可测量的或可观察的；符合行动准则应有助于确保不超过可接受水平。

【理解与审核要点】

关键限值（CL）又称临界值，是 CCP 控制过程中可接受与不可接受的界限值，符合关键限值应确保不超过可接受水平。如果控制过程中超过了所设定 CL 时，产品的安全性就不能够保证，产品就是潜在不安全产品，只有经过评估才能进一步确定这些产品是否是可以放行的安全产品。

行动标准是确定 OPRP 是否在控制范围内的规范；符合行动标准应有助于确保不超过可接受水平。不符合行动标准时，不一定会对产品有重大影响，需要评估对产品影响来确定是否是潜在不安全产品。

CL 的制定是建立在科学实验的数据基础之上的，如罐头的杀菌时间、温度、pH 等限值是针对产品相关的微生物耐热性、产品的物理特性以及设备的状况等因素经过实验和计算得来的。有些关键限值是经过经验积累得来的，如一些发酵过程的控制；有些是他人成果的引用，如小型企业采用购买的加工工艺及参数。总之制定 CL 应有科学的依据，并收集这些依据文件，如制定和改进过程中形成相关实验数据和报告，作为学术论文的技术材料依据等。

行动标准的建立，同样要有依据，只是不一定要如同关键限值一样严格，标准规定，关键限值应该是可测量的，行动标准可测量或可观察。

关键限值是为了过程控制而设定的，所以确定的值一般应是可以即时监视的。当过程失控时应能够及时发现并将受影响的产品进行隔离处理，避免有安全风险的产品不能及时发现而进入市场。这就是为什么微生物检测结果通常不作为 CL 来设定的原因。又如我们需要控制浓缩苹果汁棒曲霉毒素的浓度，而加工过程中无法实现对其监视，可能存在风险的产品已流入下一过程而未被发现。因此，需要找出与之相对应的可测量的原料烂果率值，为了监视的及时性进一步找出与烂果率值相对应的控制值（检果人数与传输速度值），最终实现过程的及时有效的控制。

行动准则同样应该及时监测，有助于对产品、环境的控制，不过可以根据当过程失控时对产品影响的风险，来决定及时监测的程度；也可以避免不能及时发现有安全风险的产品进入市场。

对于 2005 版标准可采用目视检测等感官方法实施 CL 监视的，如烂果的挑选、原料的成熟度等应有明确的指导文件并通过相应的培训保证不同人员具有同样的能力。新标准中，描述应可测量，感官的方式有不适宜的嫌疑；但可以通过转换，作为可测量的值，如烂果的挑选，可用有 1 cm^2 或一元硬币大小的烂疤果，经抽检不得超过 5%。

通常的审核要点是：①关键控制点的关键限值或操作性前提方案的行动准则是否明确，是否涵盖了相应法规的要求，定量监控和定性监控是否责任到人员或岗位；②查看 HACCP 计划表和危害分析记录，关键控制点的关键限值或操作性前提方案的行动准则能达到将对应的显著危害降低到可接受水平的目标。

【标准条款】

8.5.4.3 关键控制点和操作性前提方案的监视系统应对每个关键控制点的控制措施或控制措施的组合建立监测系统，来监测任何作用的失效以使其保持在关键限值内。系统应包括所有针对关键限值的有计划的测量。

应对每个操作性前提方案的控制措施或控制措施的组合建立监测系统，来监测作用失效使其满足行动准则；

每个关键控制点和每个操作性前提方案的监视系统，应由成文信息组成，包括：

a）在适当的时间范围内提供结果的测量或观察；

b）使用的监测方法或装置；

c）适用的校准方法，或用于 OPRPs，用于验证可靠测量或观察的等效方法（见 8.7）；

d）监视频次；

e）监视结果；

f）与监视有关的职责和权限；

g）与评价监视结果有关的职责和权限。

在每个关键控制点中，监视方法和频次应能够及时发现任何作用失效以保持在关键限值内，以便及时隔离和评估产品（见8.9.4）。

对于每个操作性前提方案，监视方法和频次应与其失效的可能性和后果的严重性成比例。

当监测操作性前提方案是基于观察的主观数据（如视觉检测）时，该方法应有指导书或规范的支持。

【理解与审核要点】

每个关键控制点和操作性前提方案，都应有一套监视系统，以检测或证明是否满足关键限值和行动标准。

每个CCP和OPRP，都应有成文信息，只有进行及时、有效的监视才能证实其处于受控状态。标准规定了如何测量、所用设备及其校准、监测频率和结果，职责权限（监测人、结果评价人）。

适宜的监视方法和频率应能保证及时识别出产品是否超出关键限值和行动标准，避免产生不可接受的纠偏成本或潜在不安全产品超出组织控制范围。监视频率也与监视设备的稳定性相关，稳定性差的监视设备监视频率相应要较高，同样监视频率也与危害的风险大小有关，相对来讲，OPRP的监视频率比CCP监视频率会宽松些。

监视需要采用适宜的方法，也就是我们前面提到的，采用的方法应能够实现及时的监控，且控制能力与我们确定的目标能够一致。比如，分割鸡肉加工厂的鸡肉的排酸温度为0～4℃，排酸时间为40min，同时，鸡肉在浓度为（25～50）$\times 10^{-6}$的次氯酸钠溶液消毒40min，企业将以上参数作为关键限值进行监视。次氯酸钠溶液的浓度监测的方法是采用次氯酸钠试纸，试纸的精确度为75×10^{-6}、100×10^{-6}，监视的频率为每小时。这样的监视方法就难以实施监控目标。鸡肉在浓度为25×10^{-6}～50×10^{-6}的次氯酸钠溶液消毒40min，但监视的频次是1h，不能在消毒周期内实施对消毒浓度的监视。同时，次氯酸钠溶液的浓度监测的方法是采用次氯酸钠试纸，试纸的精确度为75×10^{-6}、100×10^{-6}，也无法测出是否满足25×10^{-6}～50×10^{-6}的浓度要求。

通常的审核要点：①岗位责任人是否明确监控方式、监控频率、关键限值、纠偏措施、验证方式及频率，行动标准是否有指导书、规范和（或）教育及培训的支持；②监控方式是否有效、合理，监控设备是否进行了校正，并在有效期内；③关注监控记录的及时性、真实性；④现场验证关键限值和行动标准执行效果；⑤关键限值选定的理由和依据是否合理，并形成文件。

【标准条款】

8.5.4.4 关键限值和行动准则未满足时采取的措施

组织应规定当关键限值和行动准则未满足时所采取的纠正（见8.9.2）和纠正措施（见8.9.3），应确保：

a）不放行潜在不安全品（见8.9.4）；

b）识别不合格的原因；

c）关键控制点或操作性前提方案控制的参数回到关键限值或行动准则内；

d）防止再发生。

组织应按8.9.2的要求采取纠正和按8.9.3的要求采取纠正措施。

【理解与审核要点】

当关键限值或行动标准超出时，首先要使过程恢复受控状态，保证生产的正常进行并减少受影响的产品数量。随后组织应进行分析，查找导致关键限值超出的原因，制定相应的纠正措施防止问题再次发生（见 8.9.3）。

标准规定了须在危害控制计划中，规定纠正、纠正措施的要求。

同时规定一旦未达到关键限值及行动标准时，应采取规定的纠正行动、纠正措施。

通常的审核要点：①是否有明确规定纠偏（特指关键限值或行动标准超出）的措施；②纠偏措施执行人是否明确；③查看培训记录、现场询问纠偏执行人是否熟练掌握纠偏措施；④是否出现纠偏措施不足以使过程恢复受控的情况；⑤是否定期根据风险和机遇的评价结果、法规更新、环境（或设备）变更等情况评审纠偏措施；⑥纠偏措施失效后是否按 PDCA 流程采取措施并进行验证；⑦发生重大纠偏时或纠偏失效后的处理结果是否作为最近时间段的管理评审输入。

【标准条款】

8.5.4.5 危害控制计划的实施

组织应实施和保持危害控制计划，并保留实施的证据作为成文信息。

【理解与审核要点】

危害控制计划应实施和维护，控制计划是要使用的，并且要保留相关记录。

通常的审核要点：①危害控制计划，是否按策划的要求实施；②对每个关键控制点，应从现场管理的情况、实施的相关记录、以往实施的情况了解，包括与现场管理人员交流，从实施、纠偏、验证等各方面了解，做出是否符合的结合；③条件允许时，对每个操作性前提方案，以上述同样的方式审核，至少对审核组判定的控制的危害风险较大的 OPRP 进行全面的重点审核。

【标准条款】

8.6 前提方案和危害控制计划的信息更新

在制危害控制计划后，必要时，组织应更新以下信息：

a）原料、辅料和产品接触材料特性；

b）终产品特性；

c）预期用途；

d）流程图及工艺和工艺环境的描述。

组织应确保危害控制计划和/或前提方案是最新的。

【理解与审核要点】

危害分析的结果需要针对危害进行控制，必要时会形成新的工艺流程、加工步骤和控制措施。体系运行过程中也会产生各种变更，如客户提出新的需求、组织产品发生变化、新设备新工艺的引入以及预期用途的变更等。当预备信息内容变更后，应进行相关文件的及时更新，包括对控制措施计划、前提方案的更新、修改。

通常的审核要点：①食品安全小组是否能得知发生的变更，是否在涉及体系中各类情况变更时，对变更进行评审；②是否存在变更的情况，是否根据需要对产品特性、预期用途、流程图、过程步骤、控制措施 HACCP 计划及描述前提方案的程序和作业指导书进行修改。

【标准条款】

8.7 监视和测量的控制

组织应提供证据表明采用的特定监视、测量方法和设备足以满足与前提方案和危害控制计划有关的监视和测量活动。

所使用的监视和测量应：

a）使用前在规定的时间间隔内校准或检定；

b）进行调整或必要时再调整；

c）得到识别，以确定其校准状态；

d）防止可能使测量结果失效的调整；

e）防止损坏和失效。

校准和检定的结果应保留为成文信息。所有设备的校准应能追溯到国际或国家标准的测量标准；在不存在上述标准时，校准或检定的依据应保留为成文信息。

当发现设备或过程环境不符合要求时，组织应对以往测量结果的有效性进行评估。组织应对设备或过程环境和任何受不符合影响的产品采取适当的措施。

评估和由此产生的行动应保持为成文信息。

食品安全管理体系范围内的监视和测量软件应在使用前由组织、软件供应商或第三方进行确认。组织应保持确认活动的成文信息，并及时更新软件。

当有变更时，包括对商用现成软件的软件配置/修改，在实施之前，它们应该被授权、形成文件和确认。

注：商用现成软件在其设计的应用范围内的一般使用可以被认为是充分确认。

【理解与审核要点】

组织应决定用什么方法和步骤进行监测，才能保证监视和确认活动的有效性。不一定在任何场合都需使用监视和测量设备，但如需使用，则应证实所用监视和测量设备及方法满足食品安全管理体系的需要（如量程、准确度、灵敏度、校验情况、方法的公认性）。应保存校准和验证记录。运行中如果发现测量设备不符合要求，应修复设备，并评价不符合时受影响的产品，评价结果及所采取的后续措施应加以记录并保存。

本标准规定的监视和测量方法、设备，主要是用于前提方案和危害控制计划。

对于校准实验室，设备校准计划的制定和实施应确保实验室所进行的校准和测量可溯源到国际单位制（SI）（沈平子，2006）。某些校准目前尚不能严格按照 SI 单位进行，这种情况下，校准应通过建立对适当测量标准的溯源来提供测量的可信度，例如：使用有资格的供应者提供的有证标准物质（参考物质），并给出材料可靠的物理或化学特性；使用规定的方法和（或）被有关各方接受并且描述清晰的协议标准。

对软件进行管理，通用软件在其设计范围内，被视作已确认（标准、验证）。

通常的审核要点：①实施 CCP 监控及操作性前提方案监控的监视、测量设备能力适宜，是否与需测量、监视的产品或过程质量特性指标的要求相适宜；②是否具备对监视测量设备进行控制的必要条件，如场所、环境、规程、操作人员等，使用、贮存条件是否适宜；③在用的设备是否经过了必要的校准；校准周期、校准方法是否适宜并满足法律法规要求；校准结果是否表明设备能力满足监视测量方法要求。当校准的量值传递无法追溯到国际或国家基准时，组织是否已规定用于校准的依据并形成文件；④负责校准、调整、使用、贮存、搬运监视测量设备的人员是否掌握工作要点及技术要求，是否进行了必要的培训或资格确认；⑤对处于不同状态下（如合格、准用、禁用等）的设备，能否防止其误用；⑥当发现偏离校准状态时，如失准或已超校准有效期，组织是否对已监视和测量结果的有效性进行重新评审；是否采取了相应的纠正措施。

【标准条款】

8.8 与前提方案和危害控制计划相关的验证

8.8.1 验证

组织应建立、实施和保持验证活动。验证策划应规定验证活动的目的、方法、频次和职责。

验证活动应确定：

a）前提方案得以实施且有效；

b）危害控制计划得以实施且有效；

c）危害水平在确定的可接受水平之内；

d）组织确定的其他措施得以实施且有效。

组织应确保验证活动不由负责监视同一活动的人员进行。

应保持验证结果的成文信息，并应予以沟通。

当验证是基于对终产品样品或直接过程样品的测试，且测试样品的结果显示不符合食品安全危害的可接受水平时（见8.5.2.2），组织应对受影响的产品批次作为潜在不安全品处理（见8.9.4.3），并根据8.9.3的规定采取纠正措施。

【理解与审核要点】

验证包含符合性及有效性两方面的验证策划活动。符合性的验证策划内容包括：前提方案是否得以实施；危害分析输入是否持续更新；HACCP计划是否得以实施等。HACCP计划是否有效，危害水平在确定的可接受水平之内等就需要策划验证的活动以确认这些过程运行的有效性。

符合性验证采用的方法可以包括现场检查、查看记录、内部审核等；有效性实施验证需要根据不同的验证内容策划不同的验证方法。比如，需要验证设备清洁的操作性前提方案是否实施有效，可以进行微生物的涂抹实验；验证原料农残是否在可接受水平内，可以进行原料或终产品的农残抽检，或者还需要包括原料基地的现场检查等。当然，验证策划的方法应是可行的，有可操作性的，并能够真正实现对有效性的验证。

不验证不足以置信。所有制定的控制措施是否按照策划的要求运行，运行的结果是否满足预期的要求都需要通过验证活动来证明。组织应对验证的活动进行策划以保证能够对控制措施的过程和结果进行准确的评价，最终实现体系的更新与改进。

通过验证活动以证明建立的整个管理体系过程是受控的，产品的危害水平控制在可接受水平。

所有的验证结果应有记录，保存并交流。

标准专门规定了，验证人员不得是监视同一活动的人员；同一活动，监视、验证不能是同一个人。

通常的审核要点：①验证策划的输出是什么，是否明确验证的目的、方法、频次和职责。②验证活动的内容是什么，针对哪些过程策划了验证活动，策划的验证活动内容是否充分，能否对 a)～e) 的内容实施验证，对前提方案是否得以实施采用了什么验证方法；危害分析是否输入持续更新；HACCP 计划中的要素和操作性前提方案得以实施；控制措施组织有效，危害水平在确定的可接受水平之内；组织要求的其他程序得以实施且有效进行验证。③验证策划活动对象是否明确，有针对性，方法是否有可操作性，不同的验证内容采用适宜的验证方法，是否能够实现对验证目标的验证；。④验证的结果是什么，查看验证结果记录。⑤对验证结果不能满足标准要求的情况，采取了什么措施，措施是否适当？

【标准条款】

8.8.2 验证活动结果的分析

食品安全小组应对验证结果进行分析，并将其作为食品安全管理体系绩效评价的输入（见9.1.2）。

【理解与审核要点】

根据验证策划，需要对验证活动结果实施评价，确定这些过程是否有效实施，是否已达到将食品安全控制在可接受水平。

比如，根据策划，采用现场检查及重点部位微生物的涂抹实验的方法实施某现场的食品接触面卫生清洁措施的验证，在实施后，需要对检测结果进行综合评价，确定现场的控制过程是否有效。

当验证结果不符合策划的安排时，说明我们建立、实施的体系在某一方面存在问题，只有评审，找到问题的原因才可能采取措施解决问题，保证系统有效。

验证活动可由各部门进行，但结果由食品安全小组进行分析。

验证结果分析是食品安全小组的职责，此项活动是对食品安全管理体系的综合、全面的分析，为绩效评价（内审、管评等）提供输入，而且对潜在不安全产品的风险发生趋势要进行分析。

通常的审核要点：①是否对验证结果做出是否满足要求的评价；②是否对验证活动结果等进行综合分析，如何实施的分析，有哪些具体的分析活动；是否在综合分析的基础上提出了改进措施，实施了哪些改进措施；③是否能将综合分析及采取的措施提交管理评审。

【标准条款】

8.9 产品和过程不符合控制

8.9.1 总则

组织应确保由操作性前提方案和关键控制点的监视得到的数据由指定的人员进行评估，该人员应有能力并有权启动纠正和纠正措施。

【理解与审核要点】

CCP、OPRP 监视的数据，应由有能力的专人评估，一般是食品安全小组成员，一旦出现不合格，及时采取纠正和纠正措施。

通常的审核要点：①监视数据是否指定人员评估，该人员是否有能力并有权限启动纠正和纠正措施；②是否按照要求进行了相应的控制；③是否明确了过程和产品不符合控制过程中的人员或岗位的职责权限。

【标准条款】

8.9.2 纠正

8.9.2.1 当关键控制点的关键限值和（或）操作性前提方案的行动准则未满足要求时，组织应确保根据产品的用途和放行要求，识别和控制受影响的产品。

组织应制定、保持和更新成文信息，包括：

a) 识别、评估和纠正受影响产品的方法，以确定对它们进行适宜的处置；

b) 评审所实施的纠正的安排。

8.9.2.2 当关键控制点的关键限值未满足要求时，受影响的产品应当作潜在不安全品识别和处置（见8.9.4）。

8.9.2.3 当操作性前提方案的行动准则未满足要求时，应进行以下：

a) 确定有关食品安全方面作用失效的后果；

b) 确定作用失效的原因；

c) 识别受影响的产品并按8.9.4的规定处置。

组织应保留评估结果作为成文信息。

8.9.2.4 应保留成文信息，以描述对不合格品和过程采取的纠正，包括：

a) 不符合的性质；

b) 作用失效的原因；

c) 由于不符合而产生的后果。

【理解与审核要点】

不符合控制的对象是关键控制点的关键限值超出及操作性前提方案失控的情况。

纠正是针对发生的不符合及其所产生的影响采取及时的行动，避免产生进一步的不利影响。由于过程的不符合极有可能体现为产品无法满足食品安全标准要求，在实施对不符合的控制时，即实施纠正时，需要对受影响的产品进行识别和控制。

超出关键限值生产出的产品其安全性有较大风险，这样的产品定义为潜在不安全产品。在不符合操作性前提方案的行动标准时生产的产品应根据其严重程度进行评价，当通过评价认为可能对产品安全有重要影响时应同潜在不安全产品一样进行处置。

比如生产现场地面发现有老鼠粪便，进一步观察发现产品保护薄膜完好，此时将对防鼠设施进行维护，不需对产品进行处置；如在产品上发现老鼠粪便则除对防鼠设施进行维护外，还应对受影响的产品进行隔离评估并做相应处置。

组织应针对产品的特性和可能的过程失控的风险。制定相应的程序文件明确不符合发生时如何评估受影响的产品，对不同影响程度的产品如何处置，如产品放行持续追踪、降级使用、报废处理等。对不合格产品处置的结果要进行评审，确定再加工的产品是否满足产品安全需求。

对不合格产品、过程采取纠正的性质、原因、后果应有完整的处置过程记录。

通常的审核要点是：①是否制定程序文件，规定了对CL超出或操作性前提方案不符合情况的控制要求；②是否明确规定了对CL超出或操作性前提方案不符合的评审方式；如何对不合格品进行纠正，纠正后是否再次验证；③CL超出或操作性前提方案失控时，是否实施了对受影响的产品的识别和控制，控制方法是否能确保受影响的产品与正常产品的区分及非预期使用；④是否实施了对CL超出或操作性前提方案不符合的评审；评审的人员是否为指定人员，是否具备足够的知识和权限；评审结果是否得到实施；⑤是否对超出关键限值的条件下生产的潜在不安全产品按潜在不安全产品要求进行处置；⑥对不符合操作性前提方案时，是否进行评价，必要时按潜在不安全产品进行处置；⑦纠正活动是否经有权限的负责人员批准；纠正的记录是否保存；记录中是否包含了对不符合的评价和对不符合的产品的处置信息。

【标准条款】

8.9.3 纠正措施

当关键控制点的关键限值和（或）操作性前提方案的行动准则未满足要求时，应评估纠正措施的需求。

组织应建立并保持成文信息，规定适宜的措施以识别和消除已发现的不符合的原因，防止其再次发生，并在识别出不符合后，恢复至受控状态。

这些措施应包括：

a) 评审客户和（或）消费者投诉和（或）监管的检验报告所识别的不符合；

b) 评审监视结果可能向失控发展的趋势；

c) 确定不符合的原因；

d) 确定和实施措施，以确保不符合不再发生；

e) 记录所采取纠正措施的结果；

f) 验证所采取的纠正措施，以确保其有效性。

组织应保留所有纠正措施的成文信息。

【理解与审核要点】

建立管理体系不能够完全避免管理过程中出现不符合，关键是要能够发现不符合的原因并最大限度地消除它，避免不符合的再次发生。任何不符合发生都应引起组织的充分重视，特别是顾客抱怨、投诉等信息，均是管理体系的完善与改进的机会。

组织只有通过过程的监视并对监视过程中所获取的数据进行分析才能够发现不符合的原因。如通过对操作性前提方案的生产用水的日常检测异常结果进行分析，能够及时发现水源污染、不同水系统的交叉污染、水的不规范使用或水处理设备异常等原因并及时消除，避免对产品造成严重污染；通过对关键控制点的监视如杀菌温度的失控进行分析，可以及时发现设备故障、燃煤热值不够，或内部信息沟通不畅等失控原因，避免频繁或持续失控对产品造成严重风险。

组织中通常发生不符合的岗位人员由于受能力及权限的制约，将无法通过局部现象去追溯问题的根本原因，组织应由指定的、具备足够知识和权限的人员进行评价，以启动纠正措施，识别和消除已发现的不符合的原因，防止其再次发生。

不符合发生时需要及时实施纠正使过程或体系恢复，避免不符合产生更大的不利影响。所有实施的行动是否有效应进行评审，纠正措施无效有可能是原因分析不准确，也可能是制定的纠正措施针对性不够或纠正措施没有得到有效的实施等。

出现不符合关键限值和行动标准时，应评估采取纠正措施的必要性，一般来说，CCP 偏离需要采取纠正措施。

组织对纠正措施要求应形成文件，对纠正措施实施过程应记录。

通常的审核要点：①是否制定了纠正措施和程序文件，文件是否满足标准要求；②是否包含 CL 超出或操作性前提方案不符合时应采的纠正措施；③是否由指定人员评审实施纠正措施的需求，纠正措施是否能够消除不符合的原因，防止再发生；④制定的纠正措施是否实施，是否有效；有效性不佳者，是否启动新的纠正措施；⑤是否根据纠正措施改进体系。

【标准条款】

8.9.4 潜在不安全品的处置

8.9.4.1 总则

除非组织能确保如下情况，否则应采取措施防止潜在不安全品进入食品链：

a）相关的食品安全危害已降低至规定的可接受水平；

b）相关的食品安全危害在进入食物链之前将降低到可识别的可接受水平；

c）尽管不符合，但产品仍能满足相关规定的食品安全危害的可接受水平。

组织应保留已被识别的潜在不安全品在其控制下，直到产品评估和处置确定为止。

当产品在组织的控制之外，并继而确定为不安全时，组织应通知相关方，并启动撤回/召回（见8.9.5）。

相关方的控制和相关响应和处理潜在不安全产品的授权应保留为成文信息。

【理解与审核要点】

需要按潜在不安全产品处置要求实施处置的产品包括：超出关键限值条件下生产的产品；不符合操作性前提方案经评估存在潜在食品安全风险的产品；其他不满足标准 a）、b）、c）条件的任何产品。

当关键限值发生偏离时对受影响的产品应进行充分的评估，以防止不合格产品进入下一工序或交付给顾客。通常对全部受影响的产品应由授权的人员进行评估，可以通过偏离过程的评估、产品的检测等方法确定产品的安全性。如果可以确认产品是安全的，或经后序处理能够保证组织要求的产品安全特性，或虽不符合组织产品安全标准但能够满足国家标准要求时，经授权人批准产品可以不采取处置措施予以放行。否则应采取重新加工、降低安全标准使用、报废等处理措施。

对于受影响的产品应严格控制避免误用，如实施单独存放、明显标识等措施。

产品经评估后确定为不安全时，组织应进行全面追踪，避免不安全产品产生更广泛的不利影响，如经验证产品原料不安全影响终产品安全特性时应进一步查找同批原料生产的其他批次的产品，对已交付的产品启动撤回程序。

处理潜在不安全产品的控制要求，相关响应和授权应形成文件。

通常的审核要点：①是否规定了潜在不安全产品的识别和控制，潜在不安全品在评估完成前是否处于组织的控制下，评估认定不安全时是否启动召回程序；②是否按照要求进行了相应的控制；③是否明确规定了潜在不安全产品的评审方式；④评审结果是否得到实施；⑤是否找到潜在不安全产品出现的原因、分析；⑥潜在不安全产品出现后是否有采取纠正、纠正措施；⑦采取纠正或纠正措施后是否再次验证纠偏的有效性；⑧影响较大的潜在不合格品处理、纠偏等是否作为管理评审输入。

【标准条款】

8.9.4.2 放行的评价

应评价受不符合影响的每批产品。

不应放行受关键控制点的关键限值失控影响的产品，但应按8.9.4.3的规定处置。

受操作性前提方案的行动准则失控影响的产品符合下列任一条件时，才可作为安全产品放行：

a）除监视系统外的其他证据表明证实控制措施有效；

b) 证据表明，针对特定产品的控制措施的组合作用达到预期效果（即确定的可接受水平）；

c) 抽样、分析和（或）其他验证活动的结果证实受影响的产品符合确定的相关食品安全危害的可接受水平。

应保留产品放行的评价结果作为成文信息。

【理解与审核要点】

当关键控制点或操作性前提方案失控时受影响的产品必须经安全性评估后才能放行。

监视系统是证明过程受控的重要保证，当监视系统故障或其他原因不能证实过程符合要求时，也可以通过其他证据证实其过程控制有效。例如，当水浴杀菌自动温度记录装置不能正常显示温度，如通过对杀菌后产品的中心温度检测可以证明杀菌过程有效，产品可以直接放行。

通常一种危害是由多个控制措施共同实施控制的，当其中的一个或几个环节出现不符合时，如有证据表明其他控制措施的有效控制能够消除此不符合的影响，产品的安全性可以保障时产品可以放行。

过程失控后其对产品的影响程度经验证没有超出可接收水平时产品可以放行。如监视环境温度的温度记录显示冻肉制品库由于停电库温高于规定温度-18℃，24h 后恢复，但通过对产品中心温度的抽查表明产品中心温度保持在-15℃水平，停电后组织采取的应急措施有效，没有对产品造成安全危害，产品可以放行。当产品中心温度高于-15℃，进一步抽样检测发现产品微生物指标满足产品标准要求时产品可以放行。

通常的审核要点：①是否明确产品生产过程中监视系统与其他备选措施之间的地位关系；②是否有明确的产品检测标准或执行标准用以放行；③产品放行前是否按策划要求的比例进行抽样和按标准项目进行的检测；④实施产品放行人员能力、设备能力、环境是否满足要求（设备校准、人员能力比对等）；⑤检测过程、方法是否有效；⑥是否有明确的授权放行责任人；⑦文件化的信息是否可追溯到有权放行产品的人员。

【标准条款】

8.9.4.3 不合格品的处理

不能满足放行要求的产品应：

a) 在组织内或组织外重新加工或进一步加工以确保食品安全危害已降低至可接受水平；

b) 重新定位为其他用途，只要食品链中的食品安全不受影响；

c) 销毁和（或）按废物处理。

应保留不合格品处理的成文信息，包括有批准授权人员的识别。

【理解与审核要点】

评估后产品不能证实满足要求时应对产品进行处置。如采取返工或进一步加工的方式，实现危害的控制要求，或销毁、废弃等。如杀菌温度不够，可以经过提高温度再次杀菌；金属探测仪发生故障，检修合格后可以将受影响的产品重新通过设备进行探测；对落地污染产品进行销毁等。

通常的审核要点：①是否制定潜在不安全产品处置要求的文件，文件是否包含潜在不安全产品的控制要求，相关相应及处置人员的授权；②潜在不安全产品放行条件是否满足标准要求；③对不合格产品是否进行了评审，评审是否由指定人员实施，是否有科学性；④当评价产品不能放行时，产品的处理是否满足标准要求；⑤不合格产品与合格品如何区分，有无混用的可能。

【标准条款】

8.9.5 撤回/召回

组织应指定有能力的人员授权其启动和执行撤回/召回，以确保及时地撤回/召回被确定为不安全批次的终产品。

组织应建立和保持成文信息，以便：

a）通知相关方［如立法和执法部门，顾客和（或）最终消费者］；

b）处置撤回/召回产品及库存中受影响的产品；

c）安排采取措施的顺序。

撤回/召回产品及库存中受影响的产品应被封存或在组织的控制下予以保留，直到按照8.9.4.3进行管理。

撤回/召回的原因、范围和结果应保留成文信息，并向最高管理者报告，作为管理评审的输入（见9.3）。

组织应通过应用适宜技术验证撤回/召回的实施和有效性（如模拟撤回/召回或实际撤回/召回），并保留成文信息。

【理解与审核要点】

当终产品交付后发现不安全，组织应及时撤回/召回。撤回是偶尔发生的，通常是需要紧急处理的，组织应经过完整的策划的文件化信息以实现有效的不安全产品的撤回/召回。

撤回/召回应由经最高管理者授权的人员启动并明确相关人员的职责，应根据需要及时通知相关方［如立法和监管部门、顾客和（或）消费者］。对撤回/召回的产品及未交付的同批不安全产品应按规定要求进行处置，处置前应对不安全产品严格保管避免误用。

撤回/召回的有效实施需要以可追溯性系统有效的实施作为前提。比如，一批香肠制品在销售后顾客投诉发现有胀包现象，经查确定存在不安全风险，需要整批产品召回。这就需要企业根据产品的销售记录对整批产品的销售对象进行追溯，如有未发货产品也应根据可追溯情况进行隔离、封存。在实施对产品的评价时，可能需要对整个生产过程的记录，如杀菌等生产环节进行追溯。召回能否有效实施，能不能真的实现追溯，根据标准要求应采用模拟撤回等方法实施验证。

撤回应该考虑法规的要求，按法规要求实施信息通报。《中华人民共和国食品安全法》第五十三条规定，国家建立食品召回制度。食品生产者发现其生产的食品不符合食品安全标准，应当立即停止生产，召回已经上市销售的食品，通知相关生产经营者和消费者，并记录召回和通知情况（林嵩，2013）。食品经营者发现其经营的食品不符合食品安全标准，应当立即停止经营，通知相关生产经营者和消费者，并记录停止经营和通知情况。食品生产者认为应当召回的，应当立即召回。食品生产者应当对召回的食品采取补救，无害化处理，销毁等措施，并将食品召回和处理情况向县级以上质量监督部门报告。

通常的审核要点：①是否制定撤回/召回的文件，是否包含了对相关方的通知、受影响产品处置及采取的措施？②是否指定有权启动撤回/召回的人员和负责执行撤回的人员？③是否验证撤回/召回方案的有效性，撤回方案是否有可操作性、有效？④撤回产品在处理前是否被封存并在监督下进行保留？⑤是否发生撤回/召回，原因、范围和结果是否记录？⑥是否作为管理评审的输入？

九、"绩效评价" 的解读

本章标准是 PDCA 循环中的 C 阶段，目的是评价食品安全管理体系的绩效和有效性，寻求改进的机会。本章标准分三个部分：9.1 包括对监视、测量、分析和评价的策划（9.1.1），并实施分析和评价（9.1.2）；9.2 是通过内部审核确定食品安全管理体系的符合性和有效性；9.3 是通过管理评审以确保食品安全管理体系持续地保持适宜性、充分性和有效性，并与组织的战略方向一致。

本章标准条款结构如图 5-8 所示。

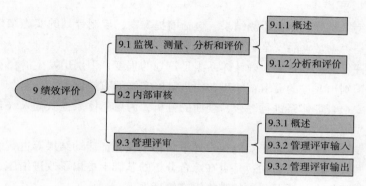

图 5-8 "绩效评价" 标准条款

【标准条款】

9 绩效评价

9.1 监视、测量、分析和评价

9.1.1 总则

组织应确定：

a) 需要监视和测量什么；

b) 需要用什么方法进行监视、测量、分析和评价，以确保结果有效；

c) 何时实施监视和测量；

d) 何时对监视和测量的结果进行分析和评价；

e) 谁对监测和测量结果进行分析和评价。

组织应保留适当的成文信息，以作为结果的证据。

组织应评价食品安全管理体系的绩效和有效性。

【理解与审核要点】

为达到预期效果，组织需要进行监视、测量、分析、评价；本条款规定了组织应确定需要监视测量的对象、方法、时机、责任人；

监视、测量、分析、评价应保留成文信息。

9.1.2 分析和评价

组织应分析和评价通过监测和测量获得的适当数据和信息，包括与前提方案和危害控制计划（见 8.8 和 8.5.4）、内部审核（见 9.2）和外部审核的验证活动的结果。

分析应进行：

a) 以确认该系统的总体绩效符合本组织制定的策划安排和食品安全管理体系要求；

b) 以识别更新或改进食品安全管理体系的必要性；

c) 以识别表明潜在不安全产品或过程失效发生率较高的趋势；

d) 为策划与被审核区域的状态和重要性相关的内部审核方案建立信息；

e) 以提供纠正和纠正措施有效的证据。

分析结果和所产生的活动的结果应保留为成文信息。其结果应向最高管理者汇报，并作为管理评审的输入（见9.3）和食品安全管理体系的更新（见10.3）。

注：数据分析方法可包括统计技术。

【理解与审核要点】

本条款要求组织应分析评价监测结果，包括前提方案、控制计划的实施结果，审核、检查的结果等，确定是否满足食品安全管理体系要求。

规定了分析评价的具体要求，确认体系满足策划的程度；识别出发生潜在不安全产品及过程失效的趋势；识别出改进的需求；纠正和纠正措施实施的有效性。

需要对食品安全管理体系进行综合、全面的分析，为更新体系提供输入（包括为内审的策划和管理评审提供输入）。

通常的审核要点：①组织是否对内审、外审、各单项验证活动结果等进行综合分析，如何实施分析，有哪些具体的分析活动；是否在综合分析的基础上提出了改进措施，实施了哪些改进措施；②是否能将综合分析及采取的措施提交管理评审。

【标准条款】

9.2 内部审核

9.2.1 组织应按策划的时间间隔进行内部审核，以确定食品安全管理体系是否（孙宝银，2007）：

a) 符合：

1) 组织自身的食品安全管理体系要求；

2) 本标准的要求；

b) 得到有效实施和保持。

9.2.2 组织应：

a) 依据相关过程的重要性、食品安全管理体系的变更，监视、测量以及以往审核的结果，策划、制定、实施和保持审核方案，审核方案包括审核的频次、方法、职责、策划要求和报告；

b) 确定每次审核的准则和范围；

c) 选择胜任的审核员并实施审核，确保审核过程客观公正；

d) 确保将审核结果报告给食品安全小组和有关管理者；

e) 保留成文信息，作为审核方案实施和审核结果的证据；

f) 采取必要的纠正和在约定的时间范围内采取必要的纠正措施；

g) 确定食品安全管理体系是否符合食品安全方针（见5.2）和食品安全管理体系目标（见6.2）的目的。

组织实施的跟进活动应包括验证所采取的行动和报告验证结果。

注：ISO 19011 提供审核管理体系的指南。

【理解与审核要点】

组织应实施内部审核，一般都有内审的要求（程序），规定内审的方法、频率等，并对制订内审计划、组织实施报告结果和保持记录等工作职责和要求加以规定（包括标准、范围、频率、办法）。为保证客观性，标准明确提出由确保审核过程客观公正的有资质的审核员实施审核，这些与质量管理体系内审要求基本相同。本标准强调，审核结果应以适当形式向最高管理者汇报，并作为管理评审和更新食品安全管理体系的输入。

通常的审核要点：①是否制定了内审要求，文件是否符合标准要求；②对内审方案是否进行策划，策划结果是否符合组织的现状；如何输入组织过程和区域的状况的重要性以及外审的结果；③如何按规定审核方案编制审核计划，审核人员是否具备独立性；④是否按照审核计划实施现场审核，审核发现是否及时记录；⑤是否及时采取纠正措施，是否对纠正措施进行了验证和报告，效果如何；⑥审核发现如何输入到审核方案的持续改进。

【标准条款】

9.3 管理评审

9.3.1 总则

最高管理者应按策划的时间间隔评审组织的食品安全管理体系，以确保其持续的适宜性、充分性和有效性（孙宝银等，2006）。

【理解与审核要点】

管理评审为管理者提供了机会，以评估组织在满足食品安全方针的目标以及食品安全管理体系整体有效性方面的绩效。

最高管理者应按策划的时间间隔进行管理评审，监控现有食品安全管理体系是否适合组织的实际情况（适宜性），食品安全管理体系是否覆盖并满足法律法规、标准、相关方的要求（充分性），以及食品安全方针和目标是否达成，食品安全管理体系是否有效实施（有效性）。

管理评审的频次，由最高管理者来决定。管理评审的周期和频次必须能够保证对食品安全方针和目标的实现情况进行监视，以及采取了必要的措施对潜在的问题进行纠正。管理评审的形式也应与组织的特点相适宜，可以采取高层管理人员定期会议的形式进行，管理评审的记录应予保存。

通常的审核要点是：①组织的最高管理者是否按照策划的时间间隔实施管理评审活动；②管理评审的结果是否能够体现组织体系的适宜性、充分性和有效性；③最高管理者如何确保历年管理评审提出的改进的实施。

【标准条款】

9.3.2 管理评审输入

管理评审应考虑：

a）以往管理评审的所采取措施的情况；

b）与食品安全管理体系有关的内外部因素的变化，包括组织及其环境变化（见4.1）；

c）下列食品安全管理体系绩效和有效性的信息，包括其趋势：

1）系统更新活动的结果（见4.4和10.3）；

2）监视和测量的结果；

3）与前提方案和危害控制计划相关的验证活动的结果的分析（见8.2.2）；

4）不合格和纠正措施；

5）审核结果（内部和外部）；

6）检验结果（监管部门和顾客方面的）；

7）外部供方的绩效；

8）回顾风险和机遇和所采取措施有效性（见6.1）；

9）食品安全目标达到的程度。

d）资源的充分性；

e）所发生的任何紧急情况、事故（见8.4.2）或撤回/召回（见8.9.5）；

f）通过外部（见7.4.2）和内部（见7.4.3）沟通获得的相关信息，包括相关方的要求和投诉；

g）持续改进的机会。

数据应以使最高管理者将信息与食品安全管理体系的目标联系起来的方式呈现。

【理解与审核要点】

标准规定管理评审的输入至少应包括：

（1）以往管理评审的跟踪措施，反映了以往管理评审的效果；

（2）包括顾客反馈的沟通活动的评审（见7.4）以及可能影响食品安全的内外环境变化（见4.1）。通过对内、外部沟通的评审，组织可以识别内、外部环境的变化以及对组织食品安全管理体系的影响，以确定是否需要对相关信息进行更新；

（3）体系更新活动的评审结果，这是对体系更新后是否适应体系的需要所实施的评价；

（4）验证活动结果的分析、审核结果，这是对整体食品安全管理体系进行系统地验证之后对其结果的有效分析，可以充分反映出体系的总体运行情况；

（5）紧急情况、事故和撤回，可能涉及较大的食品安全问题，因此需要在管理评审的时候对其影响和处理结果进行评审；

（6）过程运行结果、监视测量的结果等；

（7）资源的需求；

（8）改进的机会。

通常的审核要点：①查看管理评审输入信息，是否涵盖了标准要求的各项要求；②各部门审核输入时间是否满足小于一年的周期，是否与管理评审覆盖的时间间隔一致；③如果是多次不完全的管理评审，那么如何做到管理评审输入的全覆盖。

【标准条款】

9.3.3 管理评审输出

管理评审的输出应包括与以下方面：

a）与持续改进的机会相关的决策和措施；

b）食品安全管理体系的任何更新和变更的需求，包括资源需求和食品安全方针和食品安全管理体系目标的修订；

组织应保留成文信息，作为管理评审的结果的证据。

【理解与审核要点】

通过对食品安全管理体系的实施和分析结果的评价，最高管理者应找出食品安全管理体系与预期目标的差距和可能的不适应，并确定对食品安全管理体系改进的要求、食品安全方针和相关目标的修订需求、对资源的需求以及是否需要对体系进行重新策划以满足4.1总要求。

通常的审核要点：①最高管理者是否按照策划的时间间隔进行管理评审；②管理评价的方式是什么，在一个周期内管理评审是否包含了标准要求的内容；③在食品安全管理体系持续适宜性、充分性、有效性方面都有哪些变化，管理评审做了哪些决定；④是否评价了食品安全管理体系改进的机会和变更的需求；⑤是否对方针、目标的适宜性进行评审，是否发生变更；目前的方针目前是否适宜；⑥针对食品安全危害识别与控制措施组合做出了什么决定，采取了什么措施；⑦针对食品安全管理体系有效性做什么决定，采取了什么措施；⑧针对资源需求做了什么决定，采取了什么措施。

十、"改进" 的解读

本章标准是 PDCA 循环中的 A 阶段，改进是提高绩效的活动，持续改进则是提高绩效的循环活动。持续改进食品安全管理体系的目的在于增强满足要求的能力和增加顾客和其他相关方满意的机会。经济全球化使我们在任何地方、任何时候都能感受到竞争的激烈，迫使我们对产品管理、经营和发展战略等进行改进。互联网经济和工业 4.0 的兴趣，要求我们只有不断创新，包括产品创新、技术或工艺创新、管理或体制创新等，才能适应经济发展的要求。创新的过程实际上也就是改进的过程。质量改进为组织的创新活动提供了基本方法。

本章条款结构如图 5-9 所示。

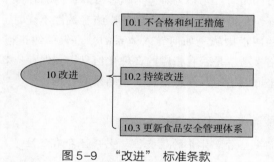

图 5-9 "改进" 标准条款

【标准条款】

10 改进

10.1 不合格和纠正措施

10.1.1 发生不合格时，组织应：

a）对不合格做出应对，并在适用时：

1）采取措施以控制和纠正不合格；

2）处置后果。

b）通过下列活动，评价是否需要采取措施，以消除产生不合格的原因，避免其再次发生或在其他场合发生：

1）评审不合格；

2）确定不合格的原因；

3）确定是否存在或可能发生类似的不合格。

c）实施所需的措施。

d）评审所采取的纠正措施的有效性。

e）必要时，变更食品安全管理体系。

纠正措施应与不合格所产生的影响程度相适应。

10.1.2 组织应保留成文的信息，作为以下事项的证据：

a）不合格的性质以及随后所采取的措施；

b）纠正措施的结果。

【理解与审核要点】

改进是永恒的主题，一个组织只有不断地改进，才能更好地运行体系；改进产品安全管理水平，改进整个体系管理；标准本章是关于组织食品安全管理体系的总体改进要求。

改进包括对不合格的纠正、体系持续改进、体系的更新活动。

出现不合格，应做出应对，采取措施纠正，并处置不合格的后果。

确定是否需要采取相应的纠正措施，评审不合格、确定原因、确定类似不合格、实施纠正措施。

评审纠正措施的有效性，必要时更新体系。

对不合格、纠正措施，应保留成文信息。

通常的审核要点：①是否明确规定了针对不符合品的评审方式，评审结果是否得到实施；②不符合品如何予以纠正，纠正后是否再次验证；③当交付后或者开始使用后发生不合格品时，付采取措施，有效性如何；④是否对包括顾客投诉在内的各种不合格按规定要求实施纠正措施；⑤是否跟踪验证纠正措施的有效性，纠正措施有效性不佳时，是否启动新的 PDCA 循环的纠正措施；⑥有效的纠正措施是如何导入体系的，重大的纠正措施是否作为管理评审输入；⑦抽查组织的不合格事项，是否有相应的文件化信息得到保存；⑧所保存的文件化信息是否提供不合格性质，所采取的措施及纠正措施实施结果的证据。

【标准条款】

10.2 持续改进

组织应持续改进食品安全管理体系的适宜性、充分性和有效性。

最高管理者应确保组织通过以下活动，持续改进食品安全管理体系的有效性：沟通（见7.4）、管理评审（见9.3）、内部审核（见9.2）、验证活动结果的分析（见8.8.2）、控制措施及其组合的确认（见8.5.3）、纠正措施（见8.9.3）和食品安全管理体系更新（见10.3）。

【理解与审核要点】

在确保实现食品安全要求的前提下，组织应不断改进食品安全管理体系。本标准提出了改进的方法。值得注意的是食品安全的实现应在满足法律法规的前提下，对体系不断进行持续改进。

通常的审核要点：①最高管理者是否支持认识持续改进；②策划和管理了哪些持续改进的过程；③组织如何利用沟通、管理评审、内部审核、单项验证结果的评价、验证活动结果的分析、控制措施组合的确认、纠正措施和食品安全管理体系更新等过程或机制，推进持续改进。

【标准条款】

10.3 食品安全管理体系的更新

最高管理者应确保食品安全管理体系持续更新。为此，食品安全小组应按策划的时间间隔评价食品安全管理体系，应考虑评审危害分析（8.5.2）、已建立的危害控制计划（见 8.5.4）和前提方案（8.2）的必要性。更新活动应基于：

a）外部和内部沟通信息的输入（见 7.4）；

b）与食品安全管理体系适宜性、充分性和有效性有关的其他信息的输入；

c）验证活动结果分析（见 9.1.2）的输出；

d）管理评审的输出（见 9.3）。

体系更新活动应保留成文信息，作为管理评审的输入（见 9.3）。

【理解与审核要点】

最高管理层对于及时更新体系负有领导责任，更新的具体执行由食品安全小组落实。本标准还对更新的输入做了具体规定，明确应有输出记录，并向最高管理层报告。

通常的审核要点是：①最高管理者是否理解、支持体系的持续更新；②食品安全小组是否能够按策划的时间间隔评价食品安全管理体系，是否理解在何种情况下应实施更新活动；③是否在发生变更时，基于评审的结果实施变更，实施了哪些更新活动，更新是否及时、充分；在体系变更后是否实施确认及验证。

本章小结

本章系统阐述了 ISO 22000：2018 标准的制定背景与发展历程，介绍了 ISO 22000：2018 标准的四项关键要素和重要理念，阐明了实施 ISO 22000：2018 标准的益处。在此基础上，系统解读了 ISO 22000：2018 标准条款与实施要点，并列举了 ISO 22000 食品安全管理体系的建立与实施案例。

关键概念

相互沟通、前提方案、体系管理、HACCP 原理、PDCA、风险分析

思考题

1. ISO 22000：2018 标准更新的背景是什么？

2. ISO 22000：2018 标准制定四项关键要素的意义是什么？

3. ISO 22000：2018 标准涵盖哪些重要理念？

4. ISO 22000：2018 标准框架的特点是什么？

参考文献

［1］陈俊 . 中天钢铁集团有限公司的 SWOT 分析及对策 . 商，2013，（2）：59.

［2］谌瑜，张智勇 . ISO 22000 与 HACCP、GMP、SSOP 的关系 . 中国质量认证，2007，

（5）：65-66.

[3] 樊京莎，韦云．用过程方法的现代理念深化医院病案管理．中国病案，2006，007（006）：10-11.

[4] 古有源，何铎，薛长辉．HACCP 认证案例分析及审核关注要点．中国认证认可，2007，（10）：48-51.

[5] 虢佳花，蔡荣，祁春节．GAP 在我国果蔬业的发展现状及展望．中国蔬菜，2007，（7）：4-6.

[6] 胡一俊．预析国际新标准 ISO 22000 把握全球食品安全管理体系特点．中国标准导报，2005，（9）：9-12.

[7] 姜南．食品链全过程认证制度与食品安全管理．中国质量，2007，000（010）：8-10.

[8] 李正权．论顾客满意的形成机制．印刷质量与标准化，2012，（12）：24-31.

[9] 林嵩．我国食品召回法律制度研究．保定：河北大学，2013.

[10] 刘昊．保障食物安全性的分析与检验技术．食品界，2017，（10）：105.

[11] 刘晓红，张华．积极改进质量管理体系运行的有效性．市场观察，2016，（2）：84-85.

[12] 孟庆松．关于进口食品检验检疫的有关问题．中国食品工业，2006，（10）：58-59.

[13] 潘玉霞．基于风险的思维在食品企业中的应用．中国认证认可，2019，（3）：53-58.

[14] 沈平子．有关量值溯源和 SI 的相关知识介绍．现代测量与实验室管理，2006，（1）：27-32.

[15] 沈伟平，张克春，徐国忠．乳品质量安全保障体系简述．上海畜牧兽医通讯，2009，（3）：44-45.

[16] 施昌彦，冯志刚，虞惠霞．质量管理八项原则在实验室中的应用系列讲座 第六讲 持续改进．中国计量，2007，（10）：40-41.

[17] 宋家臻，宋有谓，陆宁．ISO 22000 在碧根果生产中的应用．包装与食品机械，2017，035（6）：58-61.

[18] 隋志方，马晓宁．ISO 22000 在速冻饺子生产中的应用．肉类工业，2012，（3）：42-48.

[19] 孙宝银．浅谈组织与供方互利关系的管理模式．质量春秋，2004，000（004）：38-39.

[20] 孙宝银．浅谈组织的全员参与．航天标准化，2005，000（5）：24-25.

[21] 孙宝银．质量管理体系有效运行探微——内审．机械工业标准化与质量，2007，（8）：32-51.

[22] 孙宝银，于宝川．实施管理评审易出现的问题及对策．质量春秋，2006，000（002）：26-28.

[23] 田思明，王永爱．以"过程方法"+"管理归零"实现纠正措施升级．中国认证认可，2019，（4）：34-37.

[24] 王堃．内审中不符合项的整改与验证．质量春秋，2005，000（011）：37-38.

[25] 徐京龙．质量管理体系中最高管理者的作用及其审核．轻工标准与质量，2002，000（005）：43-45.

［26］ 阴玥．HQ 酒店经营战略研究．兰州：兰州交通大学，2017.

［27］ 虞精明，方胜宇，陈纬．论最高管理者在实验室资质认定管理体系中的作用．中国卫生检验杂志，2014，024（4）：604-606.

［28］ 赵莎莎，张新宁．科技成果转化引导基金子基金的质量管理研究．科学学研究，2018，036（010）：1790-1794.

［29］ 周桂福．职责权限的规定和沟通．质量春秋，2006，000（001）：38-39.

［30］ 周洁．ISO 22000 标准在食品企业中的应用和探讨．中国质量，2006，000（007）：86-87.

［31］ 周雅娟．提升能力，走上高手之路．中国大学生就业，2018，No.401（11）：28-31.

［32］ 朱传锋，李栋梁．浅谈双边交会与支距放线的现场应用．新商务周刊，2017，000（011）：95.

其他国际食品安全管理体系与认证标准

1. 了解全球食品安全倡议（GFSI）。
2. 了解食品安全管理体系认证（FSSC 22000）。
3. 了解食品安全与质量认证（SQF）。
4. 国际食品标准认证（IFS）。
5. 食品安全全球标准（BRCGS）。

本章首先介绍了全球食品安全倡议（GFSI）组织，然后系统介绍了 GFSI 认可和在全球范围内广泛应用的一些国际食品安全管理体系与认证标准，如食品安全体系认证（FSSC 22000）、食品安全与质量认证（SQF）、国际食品标准认证（IFS）、食品安全全球标准（BRCGS）等。这些管理体系和认证标准为世界上许多国家进行食品安全管理提供了科学的方法和模式。

第一节　全球食品安全倡议

一、　全球食品安全倡议简介

全球食品安全倡议（Global Food Safety Initiative，GFSI）是独立的非营利国际组织。当一个食品安全认证标准符合国际认可的食品安全要求（由多方利益相关方制定，载于 GFSI 对标要求文件中）时，将获得全球食品安全倡议"认可"。全球食品安全倡议本身不是认证标准，也不做任何资格认可或认证活动。

全球食品安全倡议的工作方式是自愿性的，由来自全球食品行业相关的零售商、生产制造商和食品服务商，以及国际组织、各国政府、学术机构和服务提供商组成，探寻共同关注问题的协作解决方案，特别是在整个供应链上，树立信任的同时，降低食品安全风险、重复审核和成本。

全球食品安全倡议（GFSI）在成立时就确定了主要目标，推行一个原则：一处认证，处处认可。鉴于一些已经存在的食品安全标准和组织，GFSI选择了对标的方法。如英国零售协会（BRC）在1998年发布了第一版BRC食品安全标准，德国和法国零售商协力制定的国际食品标准（IFS），美国食品营销协会、北美零售商贸易协会合作制定的食品质量安全（SQF）标准，都是通过对标得到GFSI认可的标准。

如今，GFSI已经不仅仅是一个对标机构，通过独特的合作方式，GFSI汇聚了整个供应链上的国际食品安全专家，参与技术工作组的工作和参加利益相关方会议、食品安全大会以及区域性活动。在"为全球消费者提供安全食品"的共同愿景下，他们分享知识，促进协调合作。

GFSI的战略方向是由行业为主导，来自零售商、生产商和食品服务商组成的GFSI董事会负责确定。GFSI的日常管理工作由消费品论坛（CGF）负责，消费品论坛是一个以平等为基础并实行会员制的全球性行业组织。

二、适用范围

GFSI定义了与产品或服务相关的识别范围，如表6-1所示。在为其申请选择GFSI认可范围时，认证计划所有人应确保与其选定的GFSI认可范围相关的GFSI基准要求在其规范性文件中得到明确说明，因为这些要求应根据其进行评估，即：GFSI基准要求的第二部分界定了所有申请认可的认证计划拥有人适用的关键要素，不论他们所选择的GFSI认可范围为何；第三部分界定了适用于认证计划拥有人的关键要素，只有那些在GFSI基准要求中定义的关键要素才适用，该标准要求是为应用程序中包含的GFSI认可范围而定义的。

表6-1　　　　　　　　　　　　　　　　GFSI适用范围

GFSI认可范围（基准类别代码）	基准测试类别名称	范围编号/范围名称/范围定义
A I	肉/乳/蛋/蜂蜜的动物养殖	饲养用于肉类生产、鸡蛋生产、牛乳生产或蜂蜜生产的动物（鱼类和海鲜除外），农场临时包装，无需修饰或加工的相关产品
A II	鱼和海鲜的养殖	用于肉类生产的鱼和海鲜的饲养，农场临时包装，无需修饰或加工的相关产品
B I	植物种植（谷物和豆类除外）	种植或收获植物（谷物和豆类除外），包括供食用的园艺产品和水生植物，在农场储存植物（谷物和豆类除外），包括供食用的园艺产品和水生植物
B II	谷物和豆类的种植	种植或收获谷物和豆类作为食物，在农场储存粮食和豆类作为食物

续表

GFSI 认可范围 （基准类别代码）	基准测试类别名称	范围编号/范围名称/范围定义
BⅢ	植物产品的前处理	在收获的植物上进行的活动，包括园艺产品和食品水生植物，这些处理可使产品保持完整。 清洁、清洗、漂洗、排屑、分类、分级、修整、捆扎、冷却、水冷、打蜡、浸入、包装、重新包装、分阶段、存储、装载/或任何其他不会明显改变其产品性能的处理活动原始的收获形式
C0	动物初次转化	拟用于进一步加工的动物尸体的转化，包括放牧、屠宰、去内脏、散装冷藏、散装冷冻、动物和野味的散装存储、鱼的散装冷冻、野味的存储
CⅠ	易腐烂的动物产品加工	动物产品的生产和包装，包括鱼和海鲜、肉、蛋、乳制品和鱼产品以及仅来自动物产品的易腐宠物食品。 去骨、切割、清洗、修整、分级、巴氏灭菌、烹饪、固化、发酵、烟熏、冷却、冷冻、在改良的环境中包装、真空包装
CⅡ	易腐烂的植物产品加工	植物产品的生产和包装，包括水果和新鲜果汁、蔬菜、谷物、坚果、豆类和仅来自植物产品的易腐宠物食品。 洗涤、切片、切块、切碎、去皮、分级、巴氏灭菌、烹饪、冷却、榨汁、压榨、冷冻、在改良的环境中包装、真空包装或任何其他使产品从其原始整体状态显著转变的活动
CⅢ	易腐动植物产品加工（混合产品）	加工生产混合动植物产品，包括即食食品和易腐宠物食品。 混合、蒸煮、冷却、冷冻、在改性空气中包装、真空包装
CⅣ	环境稳定的动植物产品加工（混合产品）	生产在环境温度下储存和销售的任何来源的食品，包括罐头食品和环境稳定的宠物食品。 无菌灌装、烘焙、装瓶、酿造、灌装、烹调、蒸馏、干燥、挤压、发酵、冷冻干燥、压榨、油炸、热灌装、辐照、碾磨、混合、勾兑、改善气氛包装、真空包装、巴氏杀菌、酸洗、烘烤、盐析和精炼
D	饲料生产	用单一或混合食物来源生产的饲料，用于生产食物的动物。 烹饪、碾磨、混合、混合和挤压
E	餐饮	食品的制备、存储和在适当情况下的交付，以供在制备场所或附属单位消费。 烹饪、混合和掺和、制备成分产品

续表

GFSI 认可范围 （基准类别代码）	基准测试类别名称	范围编号/范围名称/范围定义
F I	零售/批发	向客户售卖食物、饲料及/或包装产品，包括在柜台进行非主要的加工活动
F II	食品代理商	购买和销售食品、饲料和/或包装产品，但不包括产品的生产、储存和任何物理处理
H	提供食品安全服务	提供与食品、饲料和/或包装的安全生产有关的服务，包括供水、虫害控制、清洁服务、废物处理
G	提供仓储和配送服务	储存及运送食物、饲料及/或包装产品的设施及分配工具（注：不包括任何带有标签的包装）
I	食品包装生产	食品及饲料包装材料。包装元件以原材料、零件加工、半加工、加工或完全加工的包装材料和产品的形式供供应链使用
J I	食品建筑及加工设备卫生设计（建筑施工及设备制造商适用）	用于农场食品生产设施、食品零售和批发业务以及食品包装的设备制造商，包括将这些设备连接在一起所必需的任何部件及其操作所必需的公用设施和用具；食物处理设施的建筑师、工程师及设计师，包括农场、食物制造、储存及零售楼宇；上述设施的建造者
J II	食品建筑及加工设备卫生设计（建筑及设备使用者适用）	规定、采购、设计和建造农民、食品制造商、批发商和零售商以及包装制造商自用的建筑材料或翻新材料；由农民、食品制造商、批发商和零售商以及包装制造商指定、购买、设计和建造设备，包括连接设备所需的任何部件，及其操作所需的公用设施和用具，以及供其使用的设施
K	在食品生产中用作食品配料或加工助剂的（生物）化学品和生物培养物的生产	生产食品和饲料添加剂、维生素、矿物质、生物培养、调味品、酶和加工助剂（注：不含农药、药品、化肥、清洗剂）

GFSI 基准内容的要求见图 6-1。

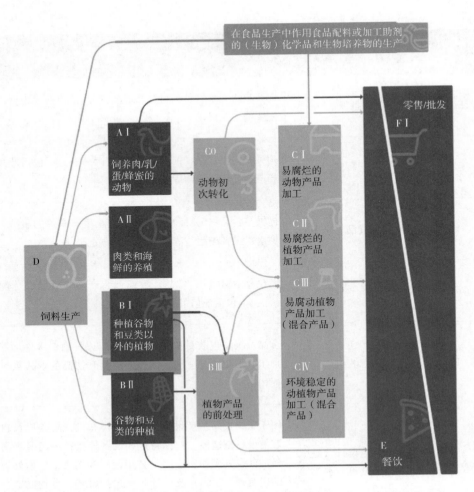

FⅡ—食品代理商　G—提供仓储和配送服务　H—提供食品安全服务　I—食品包装生产
JⅠ—食品建筑及加工设备卫生设计（建筑施工及设备制造商适用）
JⅡ—食品建筑及加工设备卫生设计（供建筑及设备使用者使用）

图 6-1　GFSI 基准内容的要求

三、管理原则

　　GFSI 基准要求最初是由一群零售商在 2001 年制定的，其动机是需要在全球供应链中协调食品安全标准。这些要求经常根据世界各地食品安全专家的意见进行更新，以跟上食品安全趋势。它们本身并不构成食品安全标准，也不能对食品企业进行审核或认证。在汇总、梳理了各类食品安全标准体系（如零售商的标准、各行业标准、公开和内控的标准）之后，GFSI 清醒地认识到，由于各国文化和历史差异，制定一个"放之四海而皆准"的食品安全标准是非常困难的。可行的做法是，建立一个比对、核审现有食品安全标准体系的基准框架，以实现各食品安全标准体系之间的趋同，贯彻"一次认证，全球认可"的原则。

　　GFSI 以食品安全为原则，主要目标在于加强全球食品安全，切实保护消费者，增强消费者的信任度，建立必要的食品安全计划，通过食品供应链改进效能。食品贸易促进论坛

（CIES）是 GFSI 的促进组织。而 GFSI 另一个主要的目标是建立一个早期预警系统，在发生食品安全问题时及时筛选和发布信息。GFSI 所开发的是一个基于互联网的"早期预警系统"，这种预警系统将为供应商和零售商适时提供食品安全事件、问题和实事方面的最新信息。GFSI 的第三项优先目标则是满足消费者对食品安全的关注要求，建立消费者对食品安全的信心。依据国际食品法典委员会 1997 年颁布的《食物卫生通则》，结合国际食品法典 HACCP 认证，GFSI 体系的主要管理原则如表 6-2 所示。

表 6-2　　　　　　　　　　　　　　DFSI 管理原则

《食物卫生通则》 食品卫生总则	HACCP 认证原则
1. 明确可用于整个食品链（包括由最初生产直到最终消费者）的必要卫生原则，以达到保证食品安全和适宜消费的目的； 2. 推荐基于 HACCP 的方法作为提高食品安全性的手段； 3. 说明应如何贯彻执行这些原则； 4. 为专用的规范提供指导，可能是针对食品链某一环节的需要（如加工过程或作业商品等）面强化该环节的卫生要求	1. 进行危害分析并确定预防措施； 2. 确定关键控制点； 3. 确定关键控制限度； 4. 监控每一个关键控制点； 5. 当关键限度发生偏差时，应采取的纠正措施； 6. 制定记录保存体系； 7. 制定审核程序

成立 20 多年来，GFSI 已经成为全球多国政策监管所认可与接受的组织。在 GFSI 的努力下，监管机构和农企部门间的协作已得到显著加强。目前，GFSI 正与相关政府部门协作，提升食品行业审核员的各项技能，并推动第三方认证过程的持续改善，以使其审核结果能获得全球食品行业的一致认可。

四、　倡议内容

全球食品安全倡议旨在提高食品安全和商业效率。2020 年版 GFSI 内容主要包含以下几个方面。

（一）GFSI 基准测试程序

GFSI 在基准和协调方面的工作促进了行业内对 GFSI 认可的认证计划的接受，并使一种简化的、一旦获得认证则到处认可的方法成为可能。这减少了由于重复审核而造成的效率低下，并有助于减少贸易壁垒。GFSI 的基准要求是通过专家的共识建立的，形成了一个被广泛接受的共识，即什么是健全的食品安全认证计划。

GFSI 基准要求的第一部分规定了 GFSI 基准程序，即认可食品安全认证计划的方法。目的是对这一过程给出一个清晰的认识。确保 GFSI 基准测试过程的详细步骤是：以一个公正的和透明的方式进行，并且在技术主管基准领袖 GFSI 技术经理的监督和透明、开放的利益相关者审查、维护和更新下，以确保一致性和完整性。认证计划可以有一个主要的重点或一个与食品安全无关的历史重点。GFSI 只对认证计划中与食品安全有关的特定要求进行评估，以获得 GFSI 的认可。

表 6-3 总结了 GFSI 基准测试过程的关键步骤。

表 6-3   GFSI 基准测试过程

步骤	内容	步骤	内容
A-申请	申请 管理费用 联系 工作计划	E-公众利益相关者咨询	最终的评估报告 公众咨询 根据需要修订 CAP
B-基准领导者的自我评估	自我评估 提交审核 检讨研究结果 最终审查	F-纠正措施完成	提交实施证据 证据的验证
		G-最终决策	最终报告和建议 GFSI 董事会投票 公告
C-办公室访问	办公室参观 结果列表	H-连续校准监测	每月随机检查记录 一年一次办公室拜访 对子版本的差异分析
D-纠正措施计划	CAP 建议 CAP 审查		

（二）核证标准管理的要求

GFSI 基准要求的第二部分定义了认证计划所需的关键要素：所有权、开发和维护；认证；与核证机关的关系；认证机构人员；审核和认证管理；多点采样和联合认证。适用于任何申请 GFSI 认可的认证计划。GFSI 要求认证项目所有者在其认可的认证项目中处理本文件时列出每个关键要素。然而，每个单独的认证计划的详细内容应该是独立开发的，不应该是 GFSI 基准要求的直接副本。要求认证机构按照 ISO/IEC 17021-1 操作的认证项目所有者应确保其符合 ISO 22000 的要求，以及第三部分中概述的适用行业的 GFSI 基准要求。如果无法同时满足这两个要求，则应以 ISO/IEC 22000 要求为准。

（三）基准内容的要求

GFSI 基准要求的第三部分定义了与认证计划相关的关键要素：

（1）危害和风险管理系统（HACCP 或基于 HACCP 的系统）；

（2）食品安全管理体系；

（3）良好的工业惯例，良好的制造惯例，良好的农业惯例。

该部分规定了食品认证体系递送的要求——任何食品安全管理方案都应符合这些要求。该部分内容与要素（第二部分）共同作为食品安全管理方案基准和生产及消费国家食品法律要求形成的参考基础。要求认证机构按照 ISO/IEC 17065 进行操作的认证计划应确保其满足适用行业的基准要求。国际食品法典委员会的《食物卫生通则》及其 HACCP 附件是国际认可的参考资料，供食物业经营者及主管当局监察食物安全。因此，除了以上关键要素外，认证项目所有者应确保网站拥有相关知识，并将其实践与最佳行业实践和食品法典委员会食品卫生一般原则相结合。

（四）术语汇编

术语表是 GFSI 基准要求的一部分，其定义应在认证项目中相应应用。在 GFSI 的基准要求中，食品是一个总括性术语，指的是每个范围内的对象，即适用的食品、饲料、包装。

五、 实施益处

就供应商而言，一旦从任一 GFSI 认可的食品安全体系获得一次认证，即意味着有可能被越来越多的全球及地方性主要零售商或大供应商接受，从而有效减少审核次数，有效降低体系认证与管理成本，这为企业走向全球市场提供了一个更便捷的机会。另外，加入 GFSI，还能使跨国企业确保自己的产品在全球范围内执行统一的食品安全质量管理体系，而不会出现在中国是一个标准、在欧洲是另外一个标准的情况。所以，参与了 GFSI，就能要求所有的供应商都必须遵循 GFSI 的认可体系。GFSI 从五个方面为食品企业提供食品安全解决之道：

（1）提供了一套科学的食品安全解决方案。GFSI 认可计划以食品安全法律为基础，整合 GMP、HACCP、ISO 22000 等标准要求，结合最佳实践，形成 GFSI 认可计划。在认可计划的时效性方面，食品生产企业随时审查和校正，解决了食品行业面临的突出问题；在行业认可方面，GFSI 认可计划为食品安全控制提供坚实基础，并被国际食品行业和政府认可。

（2）从产业链出发系统解决食品安全问题。GFSI 认可计划关注源头、过程和出口端，从产业链的过程解决食品安全问题。

（3）搭建食品生产、经营企业沟通交流的平台。55% 消费品论坛成员在商业范围内使用 GFSI 标准，认同"一处认证、处处认可"，GFSI 的目标是达到 100% 的认可。

（4）建立了食品安全风险信息交流网络。自 2009 年 GFSI 网站建立以来，每天超过 1250 人点击，最大浏览次数达到 35780 次。

（5）GFSI 为食品企业带来了其他益处。其"一处认证，处处认可"有效降低体系认证与管理成本。据了解，50% 的供应商审核基于 GFSI 标准，25% 的审核在一天内完成，节约了大量时间。并且，GFSI 认可计划有助于消费者信心建立，基于超过 3 大洲、70 个国家 650 家消费品论坛成员，共同为食品安全提供解决方案，可增强企业与消费者相互信任。

GFSI 的建立让企业可以自信地交付安全食品给消费者，同时也可以持续提升整个供应链的食品安全性。这些全球标准列出了主要生产商、制造商和配送商在食品、包装、包装材料、储存、配送等方面应满足的要求。GFSI 的未来发展战略是：加强与全球政府和机构的关系，建立对第三方认证的信心，通过加强推广宣传，持续全球化扩张。其愿景是在全球范围内，推动食品安全的持续改进，增强消费者信心。

第二节 食品安全体系认证

一、 FSSC 22000 简介

食品安全体系认证（Food Safety System Certification 22000，FSSC 22000）是一套新的食品安全认证体系，它基于现有国际承认的 ISO 22000、ISO/TS 22002 和 ISO/TS 22003 标准整合而

成，主要针对食品制造行业，并且考虑到全球食品安全倡议（GFSI）的差距分析，因此，FSSC 22000 证书在 ISO Guide 17021 的标准下获得认可，FSSC 体系由总部在荷兰的食品安全认证基金会（Foundation of Food Certification）管理，于 2009 年 5 月 15 日发布，并通过了全球食品安全倡议（GFSI）根据指导文件第 5 版本中必要条件的基准比对。

FSSC 22000 是一项全球性的、可审核的食品安全管理体系标准，结合了良好操作规范（GMP）、HACCP 以及其他管理体系要求。FSSC 22000 为食品企业提供了一套全球认可的标准，证明其已建立全面的管理体系，并充分满足顾客及行业法规在食品安全方面的要求。此标准在设计之初就考虑到涵盖食品供应链的所有过程，无论是直接还是间接和最终产品相关。它为食品供应链上的企业提供了统一的食品安全管理方法，并易于被处于食品供应链的不同环节的组织接受、实施及审核。

FSSC 22000 拥有下述三个主要特性：

（1）它是一个强大的管理系统框架，完全融入了公司的整体管理体系，且与 ISO 9001、ISO 14001 等标准协调一致。

（2）它是一种健全的、富有活力的危害分析和风险管理方法。该方法以 HACCP 原理为依据，能提高食品安全效率和有效性。

（3）根据 ISO 22000：2018 第 7.2 条款的要求，需要使用 PAS 220（已更新为 PAS 223）准则及相关的前提方案，可适应零售商对尽职调查和相关问题的需求。

因此，FSSC 22000 自诞生之日起，即获得了多家国际食品制造巨头的青睐，不仅要求旗下各子公司取得 FSSC 22000 认证，还把取得 FSSC 22000 作为供应商准入制度中的一项要求。同时，不少国际零售商巨头逐步把这个全球性食品安全认证作为供应商准入制度中的一项标准。

二、 适用范围

FSSC 22000 是一套健全的、基于 ISO 标准的认证标准，在国际上受到广泛认可，目的是对整个供应链的食品安全进行审核和认证。FSSC 22000 是专门为食品产业链中的组织制定的食品安全体系认证，可申请该认证的组织包括加工或制造动物产品、易腐烂的植物产品、长保质期产品及（其他）食品配料（例如添加剂、维生素和生物培养产品）以及食品包装制造的厂商。FSSC 22000 适用范围和产品类别的食品安全管理体系如表 6-4 所示。

表 6-4   FSSC 22000 规定范围内的产品类别

行业类别	子行业类别	描述	所包含活动和产品示例	规范性文件
A	A Ⅰ	生产肉、乳、蛋或蜂蜜的动物养殖	饲养生产肉、蛋、奶或蜂产品的动物（和在农场包装和储藏有关的活动）	ISO 22000，ISO/TS 22002-3，FSSC 22000 附加要求
	A Ⅱ	鱼和海产品的养殖	饲养生产肉的鱼和海产品（和在农场包装和储藏有关的活动）	

续表

行业类别	子行业类别	描述	所包含活动和产品示例	规范性文件
C	C I	易腐烂动物产品的加工	屠宰、去骨、开膛、去内脏、切割、分类、洗涤、巴氏杀菌、修剪、腌制、发酵、烟熏、冷冻、冷藏、冷却、烫洗。最终产品示例：鱼、肉、禽、蛋、冷冻和/或冷藏乳制品和鱼/海产品	ISO 22000：2018，ISO/TS 22002-1：2009，FSSC 22000 附加要求
	C II	易腐烂植物产品的加工	脱壳、干燥、包装、分类、清洗、冲洗、流水输送、修剪、切片、巴氏杀菌、烘烤、烫洗、去皮、去壳、冷却、冷藏、冷冻和最终产品。最终产品示例：冷藏或冷冻产品，例如新鲜水果、鲜榨果汁、蔬菜、谷物、坚果和豆类、基于植物材料的肉类替代品。例如：大豆	
	C III	易腐烂的动物产品和植物产品（混合产品）的加工	混合、烹饪、包装、整体冷却、冷藏、冷冻。最终产品示例：混合产品、比萨、意式千层面、三明治、饺子、即食食品	
	C IV	环境温度下稳定产品的加工	混合、烹饪、包装、装瓶、酿造、干燥、压榨、碾磨、调配、烘烤、精制、整合、蒸馏、干燥、灌装、巴氏杀菌、灭菌。最终产品示例：罐头产品、饼干、面包、零食、油、饮用水、酒精和非酒精饮料、意大利面食、面粉、糖、食品级盐、保质期长的乳制品、人造黄油	
D	D I	饲料生产	加工的、半加工的以及未加工的单一或混合食品来源的饲料的生产，用于饲养以食品加工为目的的动物	ISO 22000：2018，ISO/TS 22002-6：2016，FSSC 22000 附加要求
	D II a	宠物饲料的生产（仅限狗和猫）	加工的、半加工的以及未加工的单一或混合食品来源的饲料的生产，用于饲养不以食品加工为目的的动物（狗和猫）。示例：冷却、冷藏、冷冻和常温稳定的干湿宠物饲料、零食	ISO 22000：2018，ISO/TS 22002-1：2009，FSSC 22000 附加要求

续表

行业类别	子行业类别	描述	所包含活动和产品示例	规范性文件
D	DⅡb	宠物饲料的生产（其他宠物）	加工的、半加工的以及未加工的单一或混合食品来源的饲料的生产，用于饲养除狗和猫以外的不以食品加工为目的的动物。示例：冷却、冷藏、冷冻和环境温度下稳定的干湿宠物饲料、零食	ISO 22000：2018，ISO/TS 22002-6：2016，FSSC 22000 附加要求
E	EⅠ	餐饮业	在餐馆、酒店、工作场所自助餐厅、远程处理食品、直接运输和交付给消费者的活动，为咖啡厅、流动餐车和会务餐饮供的活动	ISO 22000：2018，ISO/TS 22002-2：2013，FSSC 22000 附加要求
F	FⅠ	零售/批发	收货、挑选、储存、食品展示、派送、运输和交付。示例：超市；大卖场；便利店；现购自运；向餐馆销售的大众/俱乐部商店、批发商	ISO 22000：2018，BSI/PAS 221：2013，FSSC 22000 附加要求
G	GⅠ	易腐食品与饲料的运输和储藏	冷却、冷藏或冷冻温度下的运输和储存。其他活动，如包装产品的重新包装、冷冻和解冻	ISO 22000：2018，NEN/NTA 8069：2016，FSSC 22000 附加要求
	GⅡ	环境温度下稳定食品和饲料的运输和储藏	运输和储存。其他活动，如包装产品的重新包装	
I	I	食品包装和包装材料的生产	用作食品/饲料行业包装材料的塑料、纸箱、纸张、金属、玻璃、木材和其他材料的所有制造活动。示例：瓶子、盒子、罐子、桶、软木塞、易拉罐的生产；用于封闭包装材料的器件，如胶带、塑料条等（若制造商证明它们属于食品/饲料包装材料）；食品直接接触标签的生产	ISO 22000：2018，ISO/TS 22002-4：2013，FSSC 22000 附加要求
K	K	生物化学品生产	在环境温度、冷藏温度和冷冻温度下对所有产品进行混合、烹饪、包装、蒸馏、干燥、灌装、灭菌。最终产品示例：食品和饲料添加剂、维生素、矿物质、生物制剂、香精、酶和加工助剂、用作配料的气体和/或包装气体	ISO 22000：2018，ISO/TS 22002-1：2009，FSSC 22000 附加要求

三、 管理原则

FSSC 22000 结合了 ISO 22000 食品安全管理体系、相关的食品安全公共可用规范/食品加工业的食品安全前提方案（如 ISO/TS 22002-1）及其他附加要求，其中 ISO/TS 22002-1 作为 ISO 22000 标准中前提方案要求的增补，配合 ISO 22000 标准的使用。

ISO 22000 建立在 HACCP 原则的基础之上。HACCP 的通用特性限制了 ISO 22000 的适用性，在 ISO 22000 中虽然提出了前提方案的概念，但却没有阐明前提方案的内容，只是将前提方案的内容简单等同于良好操作规范（GMP）、良好兽医规范（GVP）、良好生产规范（GPP）、良好流通规范（GDP）、良好农业规范（GAP）等。

认证要求基于三个标准：

（1）新版 ISO 22000：2018 包含重要变更，而这些变更是转版过程中需要考虑的关键项目。

（2）规定每类特定前提方案的技术文件，如 ISO/TS 22002-1（食品）、ISO/TS 22002-2（餐饮）、ISO/TS 22002-4（包装）、ISO TS 22002-6（饲料）、NEN/NTA 8059（运输和存储）和 PAS 221（零售），这些文件并没有改变。

（3）增加了 FSSC 22000 第 5 版的附加要求，以确保符合 GFSI 指南。对若干要求进行了重新调整，但也增加了新的要求以符合 GFSI 指南。

而此认证标准的特别之处则在于，它使用了公开提供的规范——PAS 220（已更新为 PAS 223）。制定 PAS 220 的目的是详细说明前提方案的要求，从而有助于确保食品供应链的制造工艺满足食品安全标准。ISO/TS 22002-1：2009 建立在 PAS 220 的基础之上，并具有同等效力。

四、 标准内容

2019 年 5 月发布的 FSSC 22000 最新版本（第 5 版），增加了新的要求以符合全球食品安全倡议（GFSI）指南，也反映了新发布的 ISO 22000：2018 和 GFSI 的要求。

（一）认证标准概述

1. 标准的目的、目标和性质

该标准的目的是确保其持续满足国际食品行业的要求，从而使认证能够确保组织为其客户提供安全食品。标准的具体目的是：①建立并保持准确可靠的获证组织名录，以证明其符合标准的要求；②推动食品安全和质量管理体系的准确应用；③推动食品安全和食品安全质量管理体系得到国际国内认可与普遍接受；④开展有关食品安全和质量管理体系的宣传并提供信息；⑤在食品安全和质量领域为食品安全管理体系认证提供支持。

基金会致力于通过以下方式实现这些目标：①与认证机构、认可机构和培训组织签订协议；②在授权认证机构或培训组织颁发的认证被滥用或使用不当时采取适当措施；③在基金会的 FSSC 22000 标志被滥用或使用不当时采取适当措施；④支持、监督和资助致力于实现与上述所述目标相似或部分相似目标的其他基金会和组织。

ISO 22000：2018 为第三方审核和认证提供了独立的 ISO 基础标准：①包含 ISO 标准、行业特定技术规范前提方案（PRPs）、市场驱动附加要求以及法律法规要求；②得到全球食品安全倡议的认可；③允许与其他管理系统标准（如环境、健康和安全等）整合使用；④受非营利基金会领导，由独立的利益相关方委员会管理；⑤提高整个食品供应链的透明度；⑥提供"FSSC 22000 获证组织名录"，可公开访问。

2. 监管一致性方案

FSSC 22000 一致性方案由以下要素组成：①与认证机构的合同范本；②关键绩效指标考核（Key Performance Indicator, KPI）法导向的书面材料审查方案，包括完整的审核报告等（由委员会确定）；③ KPI 导向的审核报告的分析方案（由委员会确定）；④所有符合方案条件的合格审核员的注册；⑤办公室评审和见证审核方案（由委员会确定）；⑥由签约认证机构实施的强制性不通知审核方案（由委员会确定）；⑦任何时候全球食品安全倡议最新版本要求规定的所有进一步方案、程序和措施。

（二）受审核组织的要求

FSSC 22000 认证的要求包括三个方面：ISO 22000：2018 食品安全管理体系要求；行业特定前提方案（PRPs）要求（ISO/TS 22002-X 系列或其他具体的 PRP 标准）和 FSSC 22000 附加要求。

1. ISO 22000

对于 FSSC 22000-质量认证：食品安全管理体系（FSMS）的制定、实施和维护要求，参见标准 ISO 22000：2018《食品安全管理体系　食品链中各类组织的要求》。

2. ISO 9001

对于 FSSC 22000-质量认证：质量管理体系（QMS）的制定、实施和维护要求，参见标准 ISO 9001：2015《质量管理体系　要求》。

3. 前提方案

该方案规定了技术规范的强制性应用，详细说明了 ISO 22000：2018 中引用的前提方案（PRPs）。对这些 PRP 要求的规定，参见 ISO/TS 22002-X 系列、NEN/NTA 8059 和/或 BSI/PAS 221 标准。

4. FSSC 22000 附加要求

除 ISO 22000：2018 规定的条款以外，组织还规定了其他 9 项附加要求：服务管理、产品标签、食品防护、食品欺诈防范、标志的适用、过敏原管理（食品链行业类别 C、E、FⅠ、G、I 和 K）、环境监测（食品链行业类别 C、I 和 K）、产品配方（食品链行业类别 D）、运输和交付（食品链行业类别 FⅠ）。

（三）认证过程要求

认证机构应根据 ISO/IEC 17021-1、ISO/TS 22003 和 FSSC 22000（包括所有 FSSC 利益相关方委员会的决策）管理其认证管理体系。认证机构应根据自有程序管理所有与方案相关的文件和记录。认证机构应有认证程序，以确定获证组织的合规性。

1. 资源

认证机构应提供足够的资源，以便 FSSC 22000 认证服务能够可靠地提供。

2. 合同流程

（1）申请　认证机构应从申请表中收集并记录申请组织的信息，该申请表详细说明了 ISO/IEC 17021-1 和 ISO/TS 22003 中要求的最低限度信息，以及其他方案要求。

（2）范围　认证机构应评估组织申请表上列出的范围，根据要求对其进行评审。

（3）审核时间　认证机构应根据组织申请表中收集的信息及 ISO/IEC 17021-1、ISO/TS

22003 和 FSSC 22000 的要求计算审核时间，具体要求如下：

①审核人日工作时间通常为 8h；有效的现场审核时间不包括午休时间（除非与当地法律相抵触）；②FSSC 22000 的审核时间计算应由认证机构记录，包括按照最少审核时间增减时间的理由；③现场审核时间应以审核员现场花费工作时间为准，应与审核计划相符，并应记录发生的偏差（包括原因）；④现场审核时间不包括计划、报告或差旅活动时间，仅包括实际的现场审核时间；⑤现场审核时间仅适用于完全合格的注册 FSSC 22000 审核员；⑥当 FSSC 22000 审核与其他食品安全审核相结合或整合进行结合审核时，报告中所述的审核时间应为结合审核总时间，并应与审核计划相匹配。因此，总审核时间长于单独 FSSC 22000 审核时间。这被视为审核时间增加，其原因应理由充分。

（4）合同　认证机构应与认证申请组织签订认证合同，详细说明证书的范围及所有相关方案要求。认证合同应详述认证机构与认证申请组织之间的协议，其中包括但不限于：①认证证书和审核报告内容的所有权应归认证机构所有；②当食品安全主管部门有要求时，应共享认证和审核过程相关信息；③认证合同终止条件；④获证组织证书使用条件；⑤关于认证机构在认证期间所收集信息的保密条款；⑥如果政府主管部门和/或基金会根据法律提出要求，获证组织应允许认证机构共享信息；⑦不符合管理程序；⑧投诉、申诉程序；⑨在 FSSC 22000 网站和 Portal 网站上发布有关组织认证状态的信息；⑩如有要求，配合认可机构和/或基金会开展见证评估。

3. 计划和管理审核

FSSC 22000 一般规定如下：

（1）应进行年度审核，确保证书有效或在证书到期日之前进行再认证。

（2）年度审核应在组织经营场所的现场进行，并对所有方案要求的符合性进行全面审核。

（3）应使用双方商定的语言进行审核。认证机构可以向审核团队增添口译员，以支持该组成员的工作。

（4）遇到紧急情况（如火灾、严重灾难性事件、另一项审核正在进行中），认证机构可以分开审核。

（5）认证机构应根据 ISO/IEC 17021-1 的要求对初次认证开展第 1 阶段和第 2 阶段审核。

（6）第 1 阶段和第 2 阶段审核之间的时间间隔不得超过 6 个月。如果需要更长的时间间隔，应重复第 1 阶段审核。

（7）应始终遵守 3 年的认证周期。

多场所间多个职能包括：总部职能和非现场活动。

（1）总部职能　在与认证相关的职能由总部管理的所有情况下（如采购、供应商批准、质量保证等），该方案要求对这些职能进行审核，并与食品安全管理体系中所述有权力（被授权）和责任管理这些职能的人员进行面谈。总部审核应记录在案。后续的场所审核还应确认总部规定的要求是否被适当纳入场所特定文件中并付诸实践。

（2）非现场活动　如果一个加工或服务过程是在多个实际场所完成，则可通过开展一次审核将所有位置涵盖在内，前提是不同场所均属于同一法律实体、使用同一 FSMS，并且它们是彼此唯一的接收方/客户。若满足上述要求，在另一场所的储存设施也应囊括于同一审核中。

多场所认证（包括抽样）可用于以下食品链（子）行业类别：畜牧业（A），餐饮业（E）；零售/批发（FI），储存与配送（G）。

认证机构应确保在初次认证审核后，对获证组织至少进行一次不通知监督审核，并在此后每3年进行一次。获证组织可以自愿选择以不通知年度监督审核代替所有监督审核。可以根据获证组织的要求对再认证进行不通知审核。不得对初次认证进行不通知审核。实施审核有以下几点要求：

（1）认证机构通常将不通知审核的日期设置在上次审核后的8~12个月内（但须遵循再认证计划）。因此，审核可能不是每年进行一次。

（2）不得将不通知审核的日期提前告知相关场所，并且在召开首次会议前不得分享审核计划。

（3）应在正常经营工作时间（包括夜班，如需要）实施不通知审核。

（4）认证机构和获证组织可以提前商定非审核日。

（5）审核应在审核员抵达现场后的1h内开始，从生产设施的检查开始。如果现场有多处建筑物，则审核员应根据风险决定以何种顺序检查哪些建筑物/设施。

（6）应评估所有方案要求，包括运行中的生产或服务流程。如果审核计划的某些内容无法审核，则应在4周内安排（不通知）跟踪审核。

（7）认证机构应确定哪一项监督审核为不通知审核。

（8）如果获证组织拒绝参与不通知审核，则应立即暂停其认证证书；如果自拒绝之日起6个月内仍没有开展不通知审核，认证机构应撤销其认证证书。

（9）与认证相关但由不在现场的总部所控制的某些职能应以通知审核的方式进行审核。如果总部活动构成现场审核，则应对总部活动进行不通知审核。

（10）不通知审核期间还应对第二现场（非现场活动）以及非现场储存、仓储和配送设施进行审核。

6. 审核报告

认证机构应提供每次审核的书面报告。依照方案，认证机构需要建立并维护一套准则来作为确定不符合程度的参考标准，具体分为3个分级水平：

（1）一般不符合　如果结果不会影响管理体系达到预期结果的能力，则应判为一般不符合。

（2）严重不符合　如果结果会影响管理体系达到预期结果的能力，则应判为严重不符合。

（3）关键不符合　如果在审核期间发现因组织未采取适当措施而直接影响到食品安全，或者合法性和/或认证一致性受到威胁，则应判为关键不符合。

7. 认证决定过程

认证机构应对所有审核进行技术评审，以便与审核报告的内容和结果、不符合（客观证据和分级）以及纠正和纠正措施计划的有效性保持一致。认证机构应在每次技术评审之后对组织的认证状态作出决定（如认证、继续认证、暂停、撤销等）。

认证机构应保留经过评审的文件化的认证状态决定信息。这些信息应包括：作出每项认证决定的人员姓名，以及作出决定的日期。

8. Portal网站数据和文档

对于所有审核类型，应在作出认证决定后28个工作日内（最迟应于审核结束后的4个月内）将所需数据和文档输入Portal网站。

（四）对认证机构的要求

认证机构应就方案和适用的食品链类别获得有效的 ISO/IEC 17021-1：2015 认可（包括 ISO/TS 22003：2013），在其范围内提供 FSSC 22000 认证服务。认证机构应在要求时间内向基金会提供方案认可相关信息和文件。基金会有权要求认可机构提供认证机构的相关信息。认证机构可以持有主要场所的一个或多个认可，该认可应由单一认可证书涵盖。如果认证机构拥有多个场所，并且各个场所均具有自己的认可，则每个场所都应具有单独认可证书。

认证机构应指定一名 FSSC 22000 联系人，该联系人应符合本方案的要求并能与基金会保持联系。该联系人应对本方案的全面实施负责，并确保认证机构明确和落实以下职责：指定一名 FSSC 22000 体系联系人；任命一名负责人管理一致性方案；任命一名代表参加协调会议；密切关注本方案的发展情况；管理基金会要求的其他信息；应在一个月内将方案中有关要求的新信息或变更告知各相关方，除非基金会另有规定。

认证机构应遵循 ISO/TS 22003 附录 C 的要求，明确开展申请审核活动、审核组选择、审核计划活动和认证决定所需要的能力。除认证决定人员、见证评审员之外，还可为认证组织配备技术专家。

（五）对认可机构的要求

向寻求提供 FSSC 22000 认证和/或 FSSC 22000-质量认证的认证机构提供认可的认可机构应：

（1）是国际认可论坛（IAF）的现有会员，并在会员状态发生变更时通知基金会；

（2）是 FSSC 22000-质量认证：食品安全管理体系（FSMS）认证的国际认可论坛（IAF）多边认可协议（MLA）的签约方；

（3）是 FSSC 22000-质量认证：质量管理体系（QMS）认证的国际认可论坛（IAF）多边认可协议（MLA）的签约方。

（六）对培训组织的要求

只有持有基金会相关培训范围的有效（正式）许可证时，方可提供 FSSC 22000 培训服务。

五、 实施益处

有效的管理体系和独立认证是成功的食品安全文化两大关键驱动因素。FSSC 22000 旨在实现国际标准的协调统一和提高食品安全标准的透明性。通过实施 FSSC 22000，食品行业可以采用风险管理和在其他行业广泛得到验证的质量保证技术。它独立可信，旨在达成以下目标：①对食品更有信心；②健康隐患更少；③更好保护品牌；④审核成本更低；⑤供应链管理更完善。

该标准有助于解决整个食品行业标准的不协调统一，使供应链管理更完善。为应对顾客对食品安全问题产生的恐慌，各大厂商和零售商或已引进定制的标准。这些标准可以通过 FSSC 22000 为基础来进行协调，并在必要时加入特定的附加要求。这将使生产商和供应商更容易向客户销售产品。生产商可以更好地控制其过程，并能更直观、全面地看待他的组织。审核可以成为持续改进的基石和衡量全球水平的基准。标准化使产品能更容易地迈入新市场，卖给新客户。

当然，实施该标准的其他益处还包括：

（1）独立性，该标准由一个非营利性的基金会拥有，食品标准更透明，更有效的第三方审核减轻了监管机构的负担，而监管机构也可以把该新标准当作考核的点。

（2）在制定和管理该标准时应采取多利益相关者的做法，借助过程效益和流程审核，节约成本。

（3）建立在 GFSI 认可基础上的国际标准，成为人人认可的全球标准。

（4）FSSC 22000 作为全球标准的通用语言，确保了该标准在全球范围内实施的一致性，并可作为参考标杆。

由于我国在食品安全管理体系标准的制定上主要依据国际的标准（如 ISO 22000 和 HAC-CP），随着 FSSC 22000 在全球推进步伐的加快以及我国食品企业的快速发展，在我国推行 FSSC 22000 认证以达到全球认可的优势将越来越凸显，如对于减少食品企业重复认证以及降低食品安全风险都具有重要意义（李磊等，2015）。

总而言之，FSSC 22000 的最终目的是完善食品安全标准，重拾消费者对食品安全供应的信心。FSSC 22000 认证在我国发展迅猛，越来越多的食品生产企业应客户要求，建立和实施 FSSC 22000 食品安全体系认证。有益于生产经营者将食品安全和业务流程相连接，同时也保证了企业满足不断增长的全球客户对全球食品安全倡议组织认可的供应链食品安全认证要求。

第三节　食品安全与质量认证

一、　食品安全与质量认证简介

食品安全与质量（Safety Quality Food，SQF）认证是全球食品行业安全与质量体系的最高标准，SQF 标准是目前世界上将 HACCP 和 ISO 9000 这两套体系完全融合的标准，同时也最大限度地减少了企业在质量安全体系上的双重认证成本。该标准具有很强的综合性、适用性和可操作性。

SQF 由美国食品零售业公会（FMI）认可，适用于整个供应链，是涵盖从农田到餐桌、用于评估产品安全和质量属性的独立标准，采用国际食品法典委员会（CAC）推荐的 HACCP 方法以识别和控制食品安全和食品质量危害，涵盖道德采购模块等方面，以帮助 SQF 证书持有者解决环境管理问题、社会劳工合规问题以及社会与环境法律合规问题。SQF 受到世界各地大型零售商和食品服务商的认可，这些零售商和服务商要求供应商建立严格、可靠的食品安全质量管理体系。SQF 是一个食品安全计划，并有相应的质量标准涵盖产品质量要求，此特性是同类别认证计划中独一无二的。SQF 认证对食品质量与安全要求的细节繁多而严谨，通过认证的难度极高，因此被食品界誉为"钻石级认证"，其特点如下：

（1）配备 SQF 企业专员（经由 SQF 考试合格者）体系；

（2）要求通过感官评价确保食品质量。

通过 SQF 认证，食品企业可以将认证标志直接使用在场所的广告和产品包装上，这也是 SQF 与其他认证体系（如 HACCP、ISO 9000 等）最大的区别。SQF 是适用于食品供应链中所有行业的食品安全质量标准，从初级生产到运输、配送。美国食品安全与质量协会（SQF Institute）认识到食品安全实践因产品及工艺的食品安全风险而异，并为特定行业设计了《SQF 食品安全规范》，以满足每个行业类别的个性化要求。SQF 从农田到餐桌按照产业类型分为三个认证等级：

（1）食品安全基础（Level 1——Food Safety Fundamentals，相当于 GMP）；

（2）认可的 HACCP 食品安全计划（Level 2——Accredited HACCP Food Safety Plans）；

（3）全面实施 SQF 体系（Level 3——Comprehensive SQF System Implementation）。企业必须取得 SQF Level 3 认证证书，才能将标志使用于广告或产品包装上。

二、 适用范围

SQF 提供了食品供应链中所有行业的食品安全与质量认证，适用于从初级生产到食品零售与食品包装的所有领域，同时涵盖了食品与宠物食品的生产及动物饲料生产的食品安全与质量认证，其适用范围见表 6-5。

表 6-5　　　　　　　　　　食品生产的 SQF 认证

食品行业类别（FSC）	类别（场所认证范围）	适用的 SQF 标准模块
4	新鲜产品与坚果包装操作	模块 10：植物产品加工前处理之良好操作规范（GMP）
7	宰杀场，去骨和屠宰场操作	模块 9：动物制品加工前处理之良好操作规范（GMP）
8	肉类与家禽的加工	模块 11：食品加工之良好操作规范（GMP）
9	海鲜加工	模块 11：食品加工之良好操作规范（GMP）
10	乳制品加工	模块 11：食品加工之良好操作规范（GMP）
11	养蜂和蜂蜜加工	模块 11：食品加工之良好操作规范（GMP）
12	蛋类加工	模块 11：食品加工之良好操作规范（GMP）
13	烘焙与零食加工	模块 11：食品加工之良好操作规范（GMP）
14	水果、蔬菜与坚果加工及果汁	模块 11：食品加工之良好操作规范（GMP）
15	装罐，超高温瞬时杀菌（UHT）与无菌操作	模块 11：食品加工之良好操作规范（GMP）
16	冰、饮品与饮料加工	模块 11：食品加工之良好操作规范（GMP）
17	糖果生产	模块 11：食品加工之良好操作规范（GMP）
18	保藏食品生产（包括色拉酱、酱汁、卤汁、腌渍食品、花生酱、芥末酱、果酱等）	模块 11：食品加工之良好操作规范（GMP）

续表

食品行业类别（FSC）	类别（场所认证范围）	适用的 SQF 标准模块
19	食品配料生产	模块 11：食品加工之良好操作规范（GMP）
20	食谱餐生产（包括即食低温膳食和点心、冷冻膳食、比萨、冷冻通心面、汤和肉汤、真空低温烹调产品和冷冻干燥及脱水膳食。包括配送至食品服务的三明治、卷饼和高风险点心）	模块 11：食品加工之良好操作规范（GMP）
21	油、油脂和以油与油脂为主的抹酱生产	模块 11：食品加工之良好操作规范（GMP）
22	谷物加工	模块 11：食品加工之良好操作规范（GMP）
25	非现场生产的产品再次包装	模块 11：食品加工之良好操作规范（GMP）
31	膳食补充剂的生产	模块 11：食品加工之良好操作规范（GMP）
32	宠物食品生产	模块 4：宠物食品加工之良好操作规范（GMP）
33	食品加工助剂的生产	模块 11：食品加工之良好操作规范（GMP）
34	动物饲料生产	模块 3：动物饲料生产之良好操作规范（GMP）

三、 管理原则

SQF 食品安全基本原则是新的和开发中的企业的入门级规范，涵盖了基础良好农业规范或水产养殖规范（GAP）、良好操作规范（GMP）和良好流通规范（GDP），且定义了必须执行的基本要素，以符合法规和客户食品安全要求。遵守 SQF 食品安全基本原则的场所，可从经 SQFI 许可的认证机构获得认证证书。

SQF 标准包含认证实施和维护 SQF 食品安全与质量规范（A 部分）、食品生产的体系要素、食品与宠物食品生产及动物饲料生产的 GMP 模块。所有生产商都必须执行生产体系要素，并加上适用的良好操作规范（GMP）模块（图 6-2）。

四、 认证内容

SQF 认证包括了零售、食品包装、初级农产品、储存和配送、食品生产，下文主要阐述食品生产相关的标准内容。

（一） 认证准备

1. 了解食品生产的 SQF 食品安全与质量标准

有许多方式可学习如何在食品生产场所实施 SQF 食品安全与质量标准。例如：

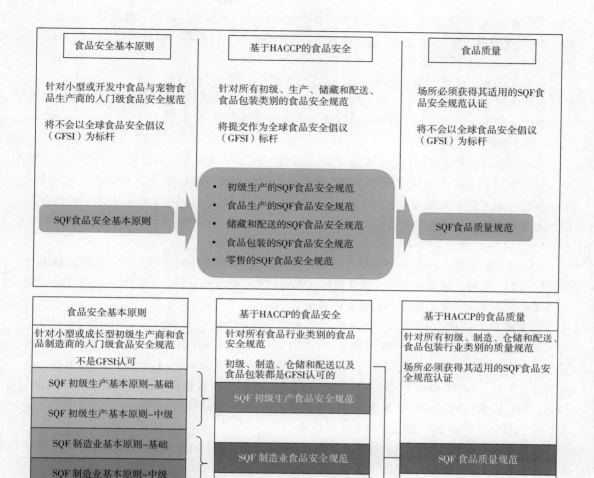

图 6-2　良好操作规范（GMP）模块

（值得注意的是 SQF 标准与模块的指南，适用于各初级食品生产行业类别或行业类别组。）

（1）参加 SQFI 网站（www. sqfi. com）的"实施 SQF 认证"在线培训课程；

（2）参加 SQF 授权培训中心开展的"实施 SQF 认证"培训课程；

（3）从 SQFI 网站上免费下载 SQF 认证，进行自主学习，了解如何在您的场所中实施。

2. 选择适宜的 SQF 模块

SQFI 认同食品安全与质量标准会因产品与加工食品的安全风险而有不同，因此设计了食品生产的 SQF 食品安全与质量标准两个模块，以满足各行业类别的个别要求。

SQF 食品行业类别与适用的模块见表 6-5。其中包含产品示例、描述、风险等级以及相应的 GFSI 行业范围。

3. 在 SQF 资料库登记

要想获得 SQF 认证，场所必须在 SQFI 评估数据库注册并维持注册状态。

场所每年都需要进行注册，每个场所在进行注册与更新时需支付费用，收费标准取决于场所的规模和场所的年销售额。收费标准可从 SQFI 网站获取。

4. SQF 顾问的使用

组织可选择由本场所的合格人员或来自外部的合格 SQF 顾问建立和实施 SQF 食品安全体系。所有 SQF 顾问必须为 SQFI 注册人员，持有列明所注册的食品行业类别的资格证书。鼓励组织在聘用 SQF 顾问提供服务之前，在 SQFI 网站确认其注册信息。有关成为 SQF 顾问所要求的行为准则及申请表格，请浏览 SQFI 网站。

5. 指定 SQF 负责人

SQF 认证要求每个场所不论是否使用 SQF 顾问，都应有适合的合格人员，负责监督 SQF 体系的建立、实施、评审和维护，包括良好操作规范和食品安全计划。为了满足轮班与运营要求，某些场所可能指定了超过一名的 SQF 负责人。

6. 实施 SQF 认证培训

可通过授权培训中心的 SQFI 网络参加为期 2 天的"实施 SQF 体系"的培训课程。鼓励负责建立、实施和维护 SQF 食品安全与质量标准的员工参加培训课程。有关培训中心及其所在国家的详细信息，请访问 SQFI 网站获取，SQFI 网站上列明了授权培训中心、课程日期和地点。"实施 SQF 标准"培训课程对 SQF 负责人不是强制性的，但强烈建议参加。

7. 文件化和实施 SQF 食品安全与质量标准

要获得 SQF 食品安全与质量认证，场所必须文件化并实施 SQF 制造业食品安全规范的体系要素和相关 GMP 模块。这包括两个阶段过程：

（1）文件化 SQF 体系　建立方针、程序、工作说明和规格书，以满足 SQF 制造业食品安全规范的体系要素和良好 GMP 模块的要求，即"说您所做"。

（2）实施 SQF 体系　实施已建立的方针、程序、工作说明和规格书，并保存记录以证明符合了 SQF 制造业食品安全规范的相关模块，即"做您所说"。SQFI 建议在进行场所审核之前，保存至少 2 个月的记录。

8. SQF 指导文件

可从 SQFI 网站获得一些 SQF 方案模块和食品行业类别的指导文件。这些文件可帮助场所理解 SQF 认证的要求，并帮助文件化和实施 SQF 体系。这些文件可在食品行业技术专家的协助下建立。

指导文件旨在协助场所，但不是可审核的文件。如指导文件与 SQF 食品安全与质量标准之间有不一致之处，以英文版 SQF 标准为准，英文版可在 SQFI 网站获取。

9. 选择认证机构

认证机构经 SQFI 授权进行 SQF 审核并颁发 SQF 证书。SQFI 授权的认证机构需要获得 ISO/IEC 17065：2012（或适用的后续版本）认可，并每年接受 SQFI 授权的认可机构对其认证活动进行评估。

该场所必须始终与认证机构签订协议，概述所提供的 SQF 审核和认证服务。

10. 实施预评估审核

预评估审核不是强制性的，但建议组织对已实施的 SQF 体系进行"健康检查"。通过预评估审核可识别组织在实施 SQF 体系方面的差距，以便在选定的认证机构进行全面认证审核之前采取纠正措施。预评估审核可由内部人员、SQF 顾问或 SQF 食品安全审核员完成。

（二）初次认证流程

1. 初次认证审核

SQF 认证审核包括两个阶段：

（1）进行文件审核是为了验证场所的 SQF 体系文件是否符合 SQF 食品安全生产标准的要求。

（2）现场审核是在现场进行的，验证场所文件化的 SQF 食品安全体系的有效实施。

如果场所在季节性条件下（主要活动在连续 5 个月或更短时间内进行），则认证审核应在该季节内完成。

2. 识别认证范围

场所及认证机构应在认证审核开始前商定审核范围。审核范围应包含：①商定的认证范围，包含任何经批准的豁免；②食品生产的 SQF 食品安全与质量标准版本及适用的模块；③审核时间；④所指定的已注册的 SQF 食品安全审核员；⑤认证机构的收费结构，包括差旅时间、报告撰写、附加费用和关闭不符合项的费用。

当场所及认证机构商定审核范围后，一旦审核已开始，就不能再变更审核范围。

3. 审核时间指南

认证机构和组织商定认证范围后，认证机构应向组织提供完成认证审核所需时间的估计。时间因场所规模及复杂程度而异。可能影响审核持续时间的因素包括：审核范围、场所的规模和产品及人员数量的设计、生产线数量及其复杂程度与整体加工流程、该产品是高风险或低风险、SQF 标准设计及文件的复杂程度、机械化及劳动力密集程度、与公司人员沟通的难易程度（考虑所说的语言不同）、组织人员的配合。

4. 文件审核

独立的文件审核仅在初次认证时由认证机构执行。文件审核由认证机构指定的已注册的 SQF 食品安全审核员执行，并确保：

（1）指定的 SQF 负责人具备适当能力；

（2）食品安全计划与相关的关键控制点（CCP）确定、确认和验证由 SQF 负责人适当的文件化并签署；

（3）文件化的体系与认证范围相关。

认证机构应通知场所需采取的纠正或纠正措施，或 SQF 食品安全体系需改进或调整的任何方面，此过程可以在现场或远程进行。认证机构还应验证所有不符合项的纠正或纠正措施已在开始现场审核前完成。

5. 现场审核

现场审核由认证机构指定的 SQF 食品安全审核员在场所的现场执行。审核在工厂与认证机构商定的时间进行，主要加工过程将在该时间段内实施。无论认证和商定的豁免范围如何，现场审核必须包含对整个场所的审核，包括建筑物内部和外部。现场审核应包含对所有工作和清洁的轮班审核以及工作前检查（如适用）。

6. 公司内部审核

如果场所是大型公司的一部分，且某些食品安全职能是由公司总部（即不加工或处理产品的办公室）履行，则认证机构可针对公司办公室所管理的准则要素进行选择性的公司审核。对于是否需要单独的公司审核，应由认证机构与场所协商确定，并告知公司办公室管理的 SQF 认证场所。

如进行公司审核，应对审核证据进行评审，且所有发现的公司的不符合项应在场所审核开始前关闭。任何未解决的不符合项应归因于一个或多个场所。

在审核公司办公室管理的每个场所时，SQF 食品安全审核员也应审核与场所认证范围相关的公司职能的履行情况。不论公司审核的发现如何，SQF 食品安全标准的所有强制性和适用要素应在每个场所进行审核。

公司总部审核不适用 SQF 多场所方案内指定的中央场所。

7. 季节性生产

涉及季节性生产（即主要生产活动在不超过 5 个连续月进行）的场所，初次认证审核应在该季节高峰营运时进行。

若场所希望在其认证范围内纳入超过一个季节的产品，该场所和认证机构应同意在最高风险和/或最高量生产营运的期间进行初次认证审核。其他季节性生产的文件与记录应作为该认证审核的一部分加以审核。

8. 体系要素

所有适用的体系要素和相关 GMP 模块应作为认证审核的一部分加以评估。若某要素不适用，且有正当理由，应由 SQF 食品安全审核员在审核报告中声明其为"不适用"。

9. 不符合项

若 SQF 食品安全审核员发现有偏离食品生产的 SQF 食品安全与质量标准相关模块要求的地方，应通知该场所不符合项的数量，并描述其不符合的程度。不符合项也可称为不合格项。对于食品生产的 SQF 食品安全与质量标准的不符合项分级如下：

（1）轻微不符合项，是指 SQF 体系中的疏漏或缺陷，其产生不满意的状况，如果不加以解决可能导致食品安全风险，但不太可能导致体系要素崩溃。

（2）严重不符合项，是指 SQF 体系中的疏漏或缺陷，其产生不满意的状况，可能导致食品安全风险，且可能导致体系要素的崩溃。

（3）关键不符合项，是指关键控制点、前提方案或其他工艺步骤失控，且被判定可能引起显著公共健康风险和/或使产品受到污染。

若场所无法在与认证机构商定的期限内采取有效的纠正措施，或认证机构认定与食品安全控制和 SQF 标准有关的记录存在系统性造假时，也可能导致关键不符合项。

10. 审核证据记录与审核报告

SQFI 向认证机构提供电子审核检查表，可由 SQF 食品安全审核员在执行 SQF 食品安全审核时使用。SQF 食品安全审核检查表也可从 SQFI 评估资料库中获取，并针对 SQF 行业类别设计。设计食品安全质量（SQF）方案检查表的目的在于确保 SQF 食品安全审核要求的一致性。检查表由 SQF 食品安全审核员使用，以记录其发现，并判定场所运营遵循其要求的程度（即审核证据记录）。强制性要素必须报告在提交的 SQF 食品安全审核报告中。

SQF 食品安全审核期间识别的不符合项应准确记录于 SQF 食品安全审核报告中，且应完整描述食品生产的 SQF 食品安全与质量标准的条款及不符合项的原因。不符合项报告应由 SQF 食品安全审核员在现场审核结束前提供给场所。

电子审核证据记录应由 SQF 审核员填写完成，且提供给认证机构进行技术评审。认证机构应在审核最后一天起 10 个日历日内审核并批准审核证据记录，并提供给场所。在设施审核最后一天起 45 个日历日内作出最终认证决定前，最终审核报告（连同完成的并 经批准的纠正措施）应提供给场所。

SQF 食品安全审核报告归组织所有，非经该组织许可，不得分发给其他方。

（三）初次认证决定

1. 认证决定的责任

认证机构有责任确保其 SQF 食品安全审核员所进行的审核符合 SQF 要求，且审核报告完整。直到认证机构授权的认证经理进行技术审核与批准之前，该审核报告为草稿形式，且审核证据仅为建议性质。

认证决定应由认证机构基于证据（SQF 审核期间 SQF 食品安全审核员所建议的符合与不符合项）进行。尽管 SQFI 提供了认证指南，但认证机构仍有责任根据 SQF 食品安全审核员所提供的客观证据来决定是否授予证书。

任何超出此条款范围之外所做的认证决定，认证机构均需提供书面的正当理由给 SQFI。

2. 现场审核的纠正措施

所有不符合项与其解决方法均应由 SQF 食品安全审核员记录。下列严重与轻微不符合项的整改期限仅适用于现场审核。

（1）轻微不符合项应在完成现场审核后 30 个日历日内，由 SQF 食品安全审核员纠正、验证并关闭。可由认证机构给予延期，前提是为不会立即对产品安全造成威胁，且已展开临时的控制方法。应告知该场所延期的期限。若给予延期，不符合项仍应关闭，但 SQF 食品安全审核员应记录该延期的正当理由，记录所有详情、风险如何控制，以及确定的完成日期。

（2）严重不符合项应在完成现场审核后 30 个日历日内纠正，且在验证恰当的纠正措施后关闭。在纠正措施涉及结构变更或由于季节性条件无法纠正，或需要安装周期的情况下，该期限可以延长，前提是认证机构接受该纠正措施时间期限，且组织采取了临时措施以减轻给产品安全带来的风险。然而，在此类情况下，不符合项仍须验证并在 SQF 评估数据库中关闭，且审核员应记录延期的所有正当理由、风险如何被控制，以及商定的完成日期。对于每项严重不符合项，场所应提交文件化的根本原因分析，作为纠正措施证据的一部分。

（3）若 SQF 食品安全审核员认为在认证审核期间存在关键不符合项，该 SQF 食品安全审核员应立即告知场所，并通知认证机构。在初次认证审核产生的关键不符合项会使审核自动失败，且该场所必须再次申请认证。

3. 审核分数与评分

基于 SQF 食品安全审核员所收集的证据，SQF 食品安全审核中每项适用规定均在审核报告中自动评分。文件审核不予评分。

4. 授予认证

SQF 认证证书应颁发给达到"合规"审核评分或以上，且无未关闭不符合项的场所。认证决定应在现场审核最后一天的 45 个日历日内做出。一旦授予 SQF 证书，SQFI 会颁发专属于该场所的唯一的认证号码。授予认证后 10 个日历日之内，认证机构应提供场所的电子和/或纸质证书。该证书在初次认证审核日期的周年日之后 75 天内有效。

5. 不合格

若场所在食品安全认证审核达到的评分为"不合格"，则该场所将被视为未通过 SQF 食品安全标准审核。接下来，该组织必须再申请一次审核。

若该场所于前一次审核日期 6 个月内再次申请，且向相同的认证机构申请，则应安排现场审核，但不需要进行文件审核。若该场所于前一次审核日期 6 个月后再次申请，或向新的认证机构申请，则需要现场审核及文件审核。

（四）监督和再认证

为了保持 SQF 食品安全标准认证，场所必须在再认证审核中保持"合格"审核评分或以上。要确保监督和/或再认证审核于要求的期限内进行，确保在监督或再认证审核中没有产生关键不符合项，且所有严重与轻微不符合项均在指定时间段内纠正。除非在审核报告和证书中另有声明为非通知审核，否则所有再认证审核均应视为通知审核。

SQF 标准再认证审核旨在验证场所的 SQF 标准的持续有效性。再认证审核应在初次认证审核满周年之日前或之后的 30 个日历日内进行。再认证的审核分数计算方式与初次认证审核相同，且采用相同的评分方式。

必须有 SQF 合规经理的书面批准，该场所的再认证审核期限及证书过期日期方可临时延期，可延期的情况包括天灾或极端天气等极端情况。如需要永久变更再认证审核日期的情况，需有 SQF 合规经理的书面批准，且该场所的新的再认证日期可提前到周年日之前，并将新的再认证日期固定为新的初次认证审核日期。

（五）场所与认证机构的义务

如果场所希望在认证范围内增加食品行业类别或新产品，该场所须向认证机构提出书面申请以增加认证范围。认证机构应进行增加的加工或产品的现场审核，并颁发新证书，或书面通知场所为何无法颁发新证书。增加范围的审核不应变更再认证日期或证书过期日期。若颁发新证书，再认证审核日期与证书过期日期应维持与原证书相同。

认证机构应对 SQFI 评估资料库中的场所记录做出合适的范围变更。如果范围变更是新的加工或对现有加工的重大变更，如新生产线、人员、原物料、包装材料或配料，应书面通知认证机构。

组织可在一个认证周期后变更其认证机构，且只能在所有未解决的不符合项均已关闭之后变更，前提是该证书未被暂停，也不存在暂停或撤销的威胁。需要进行监督审核的组织的场所只有在进行监督审核后或获得 SQFI 合规经理的书面批准后，才允许更改认证机构。

监督审核若场所变更认证机构，之前的认证机构颁发的证书仍维持有效，直到原来的过期日为止。该场所的认证号码与再认证日期转换至新的认证机构。新的认证机构应进行场所的认证转换前评审，以便：

（1）确认证书是现行的、有效的且与已认证的 SQF 体系相关；

（2）确认场所的食品行业类别在新的认证机构认证范围内；

（3）确认任何收到的投诉已采取措施；

（4）审核组织的审核历史（其中该组织可展示让新的认证机构满意的历史，方式为任何之前的认证机构完成的审核报告副本）与任何未解决不符合项的影响；

（5）确认当前认证周期的阶段。

目前，SQFI 致力于 SQF 标准的开发、拓展及消费者参与工作。并通过加强与食品生产及销售企业的合作来达到普及推广 SQF 标准的目的。在中国，SQF 标准已初步运用到软饮料的生产，但是相对于农产品从"农田到餐桌"整个过程而言，应用范围及力度仍显得相当不够。

五、 实施益处

目前各种食品监管体系层出不穷，无论倡导者与推广者，其出发点都是为了维护本国或本地区利益，以及加强和健全食品监管。SQF 标准作为新生的认证体系在很大程度上促进了全球食品的质量安全，被推荐为最全面地适合"农田到餐桌"全程安全质量管理体系之一，被称赞为"黄金标准"。

（一）供应商的益处

对于农产品生产者及消费者而言，大家共同关注的是产品的质量与安全。为此，SQF 标准的认证相当严格，但具备很高的可操作性。SQF 认证能够促使供应商达到零售商的预期要求，并增强购买者的信心。

SQF 认证可以作为遵守法律和规格要求的证明、减少审核的频率。SQF 认证是一个独立运作的过程，认证执行者为外审人员，通过认证的食品生产者即被授权生产、销售其产品，同时为食品生产者提供食品质量和安全管理的保障措施。SQF 认证涉及的农产品包括蔬菜、水果、水产品、畜产品、罐头食品及软包装饮料等（刘思敏，2019）。适合小型生产者到大型制造商提高质量和利润，进而增加市场通路，进入全球市场。

以 GFSI 为基准的标准（如 SQF）认证，提高了品牌的保护力度，降低了食品安全风险。SQF 认证提供了一项独立的审核服务，认证某一产品或工艺是否符合特定的国际标准，进而让食品供应商确信食品的生产、制备和处理符合认可度最高的标准。

（二）零售商的益处

SQF 提供了一个国际认可的标准，通过认证审核服务提供了一个透明、可信的途径来保证食品安全和质量的一致性。零售商可以给供应商提供一套标准的期望值。SQF 允许零售商保留自己的购买标准，以此维持与供应商关系。SQF 可提供一站式服务，将标准、审核和认证融于一体。

世界上主要采购商、经销商和零售商都认识到对食品的原料、生产过程和服务进行独立监督的重要性，因此，SQF 这一标准在全球范围内获得市场共同的认可。

第四节 国际食品标准

一、 国际食品标准简介

国际食品标准（International Food Standard，IFS）是由德国零售业联合会（HDE）和法国零售商和批发商联合会（FCD）共同制订的有关零售商品牌食品的质量安全标准。

IFS 的目的是创建一个能对整个食品供应链的供应商进行审核的统一标准。这个标准因拥有统一的方法、统一的审核程序而被多方认可。IFS 经德国贸易机构联合会于 2001 年向全球发布，得到了欧洲尤其是德国和法国食品零售商的广泛认可，许多知名的欧洲超市集团在选择食品供应商时要求其需通过 IFS 审核。同时，IFS 也是获得国际食品零售商联合会认可的质量体系标准之一。

IFS 以 ISO 9000 标准的程序导向模式编制，涵盖 HACCP、质量管理体系、产品控制、制程控制、工厂环境及人事等内容。IFS 审核标准分为三个层次："基础级"是食品生产商获取 IFS 证书必须满足的最基本要求；"高级"是描述更高一些标准的要求；"推荐级"包括了本行业最佳运作水平的要求。

要求 IFS 认证的企业主要是为大型零售商供货的食品供应商，IFS 特别为"自有品牌"的食品制造企业提供了明确的管理规范和要求。通过 IFS 标准的贯彻和认证过程，使制造商充分识别、控制并降低食品生产过程中可能的危害，从而保证产品安全，顺利进入欧洲市场。

二、 适用范围

IFS 食品标准作为零售商及批发商品牌食品供应商和其他食品制造商的审核标准，它仅涉及食品加工企业或食品包装企业。IFS 食品标准仅适用于涉及"加工"的食品，或在初级包装过程中存在风险的产品。因此，IFS 食品标准不适用于以下方面：

（1）进口商（办事处，如贸易公司）；

（2）运输、仓储及配送。

审核的范围由受审核方和认证机构双方在审核前商定，并在双方签订的合约上明确写明，同时应在审核报告与证书上注明。

审核应在适当的时间进行，以确保报告和证书中提及的所有产品和工艺均能得到有效评估。

若在两次认证审核之间有不同于现有 IFS 认证范围的产品或工艺（如季节性产品）出现，受审公司应立即通知其认证机构，认证机构进行风险评估以确定是否需要扩展审核，基于卫生和安全风险进行评估，结果应形成文件。

应对所有产品的加工现场进行审核。当生产场所分散存在时，如某一现场的审核不足以全面了解公司生产过程，则所有相关的其他设施都应进行审核，完整的细节应在审核报告的公司简介中记录。

审核范围应包括企业的完整活动（例如不同生产线生产同一种产品，产品既是供应商品牌，也是零售商/批发商品牌），不能仅包括生产零售商/批发商品牌产品的生产线，审核范围应该在开始阶段的初步风险评估之后确定，而且审核范围可以在风险评估之后进行修改（例如后续的活动会影响目前审核范围内的某项活动）。

审核范围应参考所审核的产品类别和技术类别。产品类别分为：①红、白肉，家禽及肉制品；②水产及水产品；③蛋及蛋类产品；④乳制品；⑤果蔬；⑥谷物、谷物产品、烘焙产品、糕点、糖果、小吃；⑦复合产品；⑧饮料；⑨油脂；⑩ 干燥食品、其他食品原料和配料；⑪宠物食品。技术类别如表 6-6 所示。

案例 1：对于一个生产冰淇淋的公司，审核范围应参照产品类别④（乳制品）；技术类别

B（杀菌），D（冷冻/冷藏）和F（调配/包装）。

案例2：对于一个生产新鲜馅饼的公司，使用自制的馅料（如肉、奶油、番茄），审核应参照产品类别⑦（复合产品）；技术类别B（杀菌），D（冷冻/冷藏），E（气调包装）和F（切片/调配/填充）。注意：根据公司的具体工艺，技术类别可作增加或删减。

对于特定的第7类产品类别，有不同的参数界定审核范围和审核时间。当公司生产的产品由多种原料（如鱼、肉、蛋等）组成时，应使用产品类别⑦（复合产品）；如果在现场加工这些原料，只能选择产品类别⑦确定审核范围和认证范围。而在计算审核时间时，应考虑所有产品类别和技术类别。

案例3：对于一个生产冰淇淋的公司而言：（1）审核范围应参照产品类别④（乳制品）和技术类别B（巴氏杀菌），D（冷冻/冷藏）和F（调配/包装）。（2）计算审核时间时应选择以下的产品类别和加工步骤：产品类别4（乳制品），P2（巴氏杀菌），P6（冷冻/冷藏）和P12（调配/包装）。

案例4：对于一个生产新鲜馅饼的公司，使用自制的馅料（如使用新鲜肉进行切片和蒸煮、自制的奶油、清洗、切片和蒸煮的番茄）：（1）审核应参照产品类别⑦（复合产品）；技术类别B（巴氏杀菌），D（冷冻/冷藏），E（气调包装）和F（切片/调配/填充）。（2）计算审核时间时应选择如下的产品类别和加工步骤：产品类别7（复合产品），1（肉类），4（乳制品），5（果蔬），6（谷物产品），P2（巴氏杀菌），P6（冷冻/冷藏），P8（气调包装）和P12（切片/调配/填充）。

表6-6　　　　　　　　　　　　　　IFS食品标准技术类别

IFS技术类别	IFS加工步骤–包括加工/处理/使用/储存		考虑了产品风险的技术分类
A	P1	杀菌（如罐头）	以杀灭致病菌为目的的杀菌方式（最终包装产品）：最终包装中的杀菌（如高压灭菌）产品
B	P2	巴氏杀菌、UHT/无菌灌装、热灌装，其他巴氏杀菌技术，如高压巴氏杀菌、微波	以降低食品安全危害为目的的巴氏杀菌（和UHT过程）
C	P3	食品辐照	已加工的产品：通过食物保藏技术和其他加工工艺以改变产品形态和/或延长保质期和/或降低食品安全危害为目的的处理过程。注意例外情况：虽然辐照目的是破坏微生物，也归于此类别
	P4	保存：盐渍、卤制、糖渍、酸化/酸渍、干制、烟熏等，发酵、酸化	
	P5	蒸发/脱水、真空过滤、冻干、微孔过滤（孔径<10μm）	
D	P6	包括储存在内的冷冻（-18℃以下）、速冻、冷藏、冷却过程和低温储存	保持产品完整性和/或安全性的系统的处理方式：包括消除和/或预防污染的处理措施在内的以保持产质量和/或完整性为目的的处理过程
	P7	抗菌浸泡/喷雾、熏蒸	

续表

IFS 技术类别	IFS 加工步骤–包括加工/处理/使用/储存		考虑了产品风险的技术分类
E	P8	气调包装、真空包装	预防产品污染的系统和处理措施。在处理、处置和/或加工和/或包装（如气调包装）中，通过高清洁控制和/或特殊设施预防产品污染，特别是微生物的污染
	P9	通过高标准的卫生控制和/或在操作、处理和/或加工过程中使用特殊的设施，如无菌室技术、"绝尘室"，以食品安全为目的的车间温度控制、清洗后消毒、正压系统（如小于 $10\mu m$ 过滤）等以预防产品污染，特别是微生物污染的过程	
	P10	特殊的隔离技术：如反向渗透过滤、活性炭过滤	
F	P11	蒸煮、烘焙、装瓶、半流体产品填充、酿造、发酵（如酒类）、干燥、油炸、烘烤、挤压、搅拌	A、B、C、D、E 中没有列出的其他操作、处理和加工过程
	P12	包衣、裹粉、打浆、分割、切片、切丁、分割、调配/混合、填充、屠宰、分选、包装、控制条件（空气）下的储存（除温度）	
	P13	蒸馏、纯化、蒸煮、水煮、氢化、碾磨	

　　在特殊的情况下，如企业决定从审核范围中取消某种产品（生产线），那么审核报告和 IFS 证书中应清楚地写明这种情况。

　　IFS 食品标准是用于审核食品产品的供应商/生产商，仅涉及加工企业或者从事散装食品包装的企业。IFS 食品标准仅用于加工产品或者存在污染危害的初级产品包装。

　　IFS 物流标准是用来审核主要从事物流活动的食品和非食品产品公司，包括运输、储藏、分销、装载/卸运等。适用于公路、铁路或海运的冷冻/冷藏产品或密封包装产品。关于 IFS 食品和 IFS 物流应用范围的说明和范例：

　　（1）IFS 物流仅涉及物流，即企业与初级包装产品有接触（包括运输，预包装产品的包装、储存和/或分销，货盘、带纸箱的包装袋的运输和储藏），也适用于特殊的未包装产品，如白条肉或散装/罐装运输（如糖浆、牛乳、谷物等）。

　　（2）对于任何意味着产品特性发生了变化的加工过程，IFS 物流将不适用，除了在特别情况下（作为服务，需要审核额外的要求）的冷冻/解冻过程。

　　（3）如果食品加工企业有自己的物流和/或运输部门/行为（储存和分销），包含于 IFS 食品标准的相关条款之中，具体在运输或者储藏章节中。

三、 管理原则

企业的食品安全控制体系应基于食品法典委员会的原则，应是系统的、综合的、全面实施的 HACCP 体系，应考虑到生产国和目的国的法规要求，HACCP 体系应在每个生产场所予以实施。

四、 标准内容

（一）审核协议

该审核协议对 IFS 食品标准审核的相关审核机构提出具体要求。

协议的目的是向从事通知审核的认证机构详细说明 IFS 的条款要求，并与认证规范 ISO/IEC 17065 标准相一致。

IFS 对于非通知审核的协议进行了描述。同时，协议也详细说明了被审企业应遵守的程序及审核的基本原则。只有通过 ISO/IEC 17065 标准认可并与 IFS 签订协议的认证机构，才可以根据 IFS 食品标准进行审核和颁发 IFS 证书。

一般而言，在 IFS 审核中，审核员将评估企业的质量和食品安全体系各要素是否文件化并得到贯彻，体系是否维持良好并持续改进。审核员会检查以下要素：①组织机构，以及与其相关的职责、权限、资质及工作描述；②文件化的程序和执行说明；③检查和测试：具体的要求，以及合格的标准；④不符合时采取的纠正措施；⑤调查不符合的原因和纠正措施的执行；⑥对安全和质量数据与执行符合性的分析；⑦对质量记录的处理、存储和检索，如追溯信息和文件控制等。

所有的程序和过程应清晰、简洁和明确。员工应理解质量和食品安全管理体系的原则。质量和食品安全管理体系应根据下列步骤建立：①识别质量和食品安全管理体系所需的过程；②明确这些过程的顺序和相互作用；③明确所需的准则和方法，以确保这些过程的有效实施和控制；④确保提供必要的信息，以支持这些过程的运作和监控；⑤测量、监控和分析这些过程，并采取必要的措施，使之达到预期的效果并持续改进；⑥验证质量和食品安全管理体系持续有效地运行。

IFS 标准适用于食品、家用、个人护理产品等。IFS 包装材料标准适用于审核食品和非食品包装材料生产商，且仅涉及包装加工和/或改装的企业。确定正确 IFS 标准的模板如表 6-7 所示。

表 6-7　　　　　　　　　　确定正确 IFS 标准的模板

编号	公司主要活动	国际卓越标准					
		IFS 食品标准	IFS 家用和个人护理产品标准	IFS 物流标准	IFS 贸易商标准	IFS 限购自运/批发标准	IFS 包装材料标准
1	食品加工（产品加工中存在产品污染危害）	×					
2	家用和个人护理产品加工（产品加工中存在产品污染危害）		×				

续表

编号	公司主要活动	国际卓越标准					
		IFS 食品标准	IFS 家用和个人护理产品标准	IFS 物流标准	IFS 贸易商标准	IFS 限购自运/批发标准	IFS 包装材料标准
3	食品、非食品、家用和个人护理产品物流活动 仅包括物流服务活动，无贸易活动（公司与初级包装产品有物理接触或仅针对特定的未包装产品，如白条肉或散装/罐装运输糖浆、牛乳、谷物等）			×			
4	无产品接触的食品、家用和个人护理产品贸易（没有实际产品，仅通过办公室进行买卖，无物流活动）				×		
5	现购自运/批发（某些特殊要求下，可包括产品的配送，小量的加工活动）					×	
6	包装材料加工（当食品/非食品包装材料被加工/改装时）						×
7	食品/家用和个人护理产品/包材贸易和食品/家用和个人护理产品/包装材料加工（对贸易服务和加工活动采用结合审核）	×	×		×		×
8	食品/家用和个人护理产品/包材贸易和食品/家用和个人护理产品/包材物流服务（对贸易服务和物流活动采用结合审核）			×	×		

（二）审核要求

为了通过 IFS 认证，组织应建立完善、可行及被认可的 HACCP 及质量管理体系，具备符合生产安全产品要求的工厂环境、以科学为基础的制程及产品控制系统、良好的人员培训及卫生习惯。诚信、透明、以食品安全为核心的策略、长远计划、国际视野及愿意提供支持资源等都是对管理层的必须要求。

1. 高级管理层职责

（1）企业方针/原则　企业高级管理层应制定和实施企业的方针。其应至少包括：①以客户为中心；②保护环境的责任；③可持续；④道德和员工职责；⑤产品要求（包括产品的安全性、质量、合法性、过程和规格书）；⑥企业方针应传达给所有员工。

企业方针应在相关部门分解成具体的目标。各部门应明确其完成目标的职责和时限；根据企业的方针、企业的质量和食品安全目标传达给各个相关部门的员工，并应得到切实执行。最高管理者应确保定期评审所有目标的完成情况，至少每年一次。企业应确保所有与食品安全和质量有关的信息能有效并及时地向有关人员通报。

（2）组织结构　企业应建立组织结构图，表明其组织结构；应明确规定职责和权限，包括职责代理；应明确描述从事影响产品要求工作的员工的工作职责（第 1 个 KO 项：最高管理者应确保员工都了解其与食品安全和质量有关的职责，并且建立机制，以监控其操作的有效性。此机制须明确并形成文件）。

（3）以客户为关注焦点　最高管理者应确保定期评审质量和食品安全管理体系，至少每年一次，当体系有变化时应增加评审的频率。此评审须至少包括：审核的结果、顾客反馈、过程符合性和产品符合性、预防和纠正措施的状态、上次管理评审的整改情况、可能影响食品安全和质量管理体系的变化和对于持续改进的建议。管理评审应包括评估质量和食品安全管理体系的控制措施，以及持续改进的过程。

企业应识别并定期评审（例如通过内部审核或现场检查）满足符合产品要求所需的工作环境。至少应包括以下内容：①员工设施；②环境条件；③卫生条件；④工作场所设计；⑤外部影响（如噪声、振动）。

2. 质量和食品安全管理体系

质量管理包括：文件要求和食品安全管理（HACCP 体系）两方面。

3. 资源管理

基于危害分析和相关风险评估，所有参与影响产品安全性、合法性和质量的人员应通过教育、工作经验和/或培训获得与其职责要求相称的能力（第 3 个 KO 项：应制定个人卫生要求，并适用于所有员工、承包商和来访者。）

4. 策划和产品实现过程

（1）合同评审　在书面的供货合同签订之前，合同方之间应确定产品的要求和可接受程度。所有与产品质量和安全相关的要求，应传达至所有相关部门。

（2）产品规格书和配方　应为所有成品建立产品规格书，产品规格书应及时更新、明确，并符合法规和顾客的要求。第 4 个 KO 项：应制定所有原材料（原料/成分、添加剂、包装材料、返工产品）的产品规格书。产品规格书应及时更新、明确，且符合法规要求，包括顾客要求。第 5 个 KO 项：所有与客户确认的配方、配料和技术要求都应得到遵守。

（3）产品开发/产品变更/生产过程变更　应建立包含危害分析原理的产品开发程序，并与 HACCP 体系一致。

（4）采购　企业应控制采购过程来确保所有来自外部的影响食品安全和质量的材料和服

务符合要求。当企业选择的外包过程可能影响食品安全和质量时，应确保这些过程受控，且应识别对外包过程的控制，并在食品安全和质量管理体系中描述。

（5）产品包装　基于危害分析和相关风险、预期用途的评估，企业应确定包装材料的关键参数。基于危害分析和相关风险的评估，企业应验证每种产品包装材料的适用性（如通过感官分析、贮存试验、化学分析和迁移测试）。

（6）工厂位置　企业应当调查工厂的环境（如地面、空气等）对产品安全和产品质量造成不利影响的因素，并制定相应的控制措施。应定期评审所采取措施的效果（例如空气中的大量灰尘、浓重的气味）。

（7）工厂外部环境　工厂的周围应当保持干净和整洁。

（8）工厂布局和加工流程　应制订计划清楚地描述所有内部流程，包括成品、包装材料、原材料、废弃物、人员和水等，应有包含所有建筑设施在内的厂区平面图。从原料接收至发货的整个生产加工流程，应当避免原材料、包装材料、半成品和成品受到污染。要采取有效的措施降低交叉污染的风险。

（9）生产和仓储区域建筑要求　食品制备、处理、加工和储藏车间的设计和构造应能保证食品的安全。

（10）清洁和消毒　依据危害分析和相关风险的评估，建立并执行清洁和消毒计划。

（11）废弃物处置　应建立并运行废弃物管理程序，以防止交叉污染。

（12）异物、金属、碎玻璃和木制品的风险　第6个KO项：基于危害分析和相关风险的评估，应建立程序来避免异物的污染，被污染的产品应按不合格品处理。

（13）虫害监控/虫害控制　公司应建立虫害控制体系并符合当地法规要求。

（14）货物接收和储存　应对所有采购的物资，包括包装材料和标签，进行收货检查，至少应当依据产品规格书中规定的交货要求和检查计划来确认这些物资的符合性。检查计划应当基于风险，记录检查结果。

（15）运输　运输车辆在装载之前应接受检查（如有无异味、积尘、潮湿、虫害和霉菌）。必要时，采取相应的纠正措施。

（16）保养与维修　为符合产品要求，应建立充分的、文件化的、覆盖所有主要设备（包括运输工具）的维护体系（适用于内外部的维护保养活动）。

（17）设备　设备的设计应与预期用途相适应，并详细说明。正式投入使用之前，应验证设备满足产品要求的能力。

（18）可追溯性（包括转基因和过敏原）　第7个KO项：应建立可追溯性体系，以识别产品批次与其原材料、直接接触食品的包装材料、返工品。追溯体系应包括所有接收、加工和分销记录，直到产品交付给顾客，都应确保产品的可追溯性。

（19）转基因（GMOs）　当货物交付的顾客或国家有转基因要求时，企业应建立相应的体系和程序，以识别由转基因原料组成、含转基因成分或由转基因原料生产的产品，包括配料、添加剂和调味料。

（20）过敏原和特定的生产条件　企业应保留识别了产品销售国所要求声明的过敏原的原料规格书，以及持续更新的在工厂内使用的含过敏原的原料清单，并在清单中注明使用含有过敏原原料的混合料和配方。

（21）食品欺诈　应对所有的原料、配料、包装材料和外包过程进行文件化的食品欺诈脆弱性评估，以确定与替代、错误标注、掺假或假冒的相关欺诈活动风险。应明确规定脆弱性评估中考虑到的标准。

5. 测量、分析和改进

（1）第 8 个 KO 项 应按照确定的内审方案实施有效的内部审核，并至少涵盖 IFS 标准的所有要求。应通过危害分析和相关风险的评估来确定内部审核的范围和频率。该条款同样适用于非现场的自有或租赁的仓储设施。

（2）第 9 个 KO 项 应建立一个有效的、能将所有产品撤回和召回的程序，要确保尽快通知相关方，该程序应包括明确的职责分工。

（3）第 10 个 KO 项 应明确的表述、记录和采取纠正措施，及时避免不合格的再次发生，应明确规定实施纠正措施的责任人和期限，相关文件应妥善保管并便于取阅。

6. 食品防护计划和外部检查

应实施食品防护危害分析和相关风险的评估，并形成文件。基于评估和法规要求，应识别与安全有关的关键区域。应每年执行食品防护危害分析和相关风险的评估，或当有影响食品完整性的变化时执行。基于危害分析和相关风险的评估，已识别的与安全有关的关键区域应有足够的保护来防止非授权的进入，各种入口应受控。应建立文件化的程序来管理外部检查和定期参观，相关员工应接受培训来执行此程序。

（三）对认可机构、认证机构和审核员的要求

认可机构应符合 ISO/IEC 17011 标准"合格评估——对认可合格评定机构的通用要求"的规定，并与欧洲认证协会（EA）或国际认可论坛（IAF）就产品认证签订多边协定。一旦生效，认可机构还应满足 GFSI 关于 ISO/IEC 17011：2004 申请的要求。认可机构应在其内部指派一名 IFS 联络人员以确保相互之间的沟通。

认证机构从事 IFS 业务应取得国际认可论坛（IAF）或欧洲认证协会（EA）承认的认可机构依据 ISO/IEC 导则 65（将来的 ISO/IEC 标准 17065 标准）做出的认可（见第一部分）。按照 ISO/IEC 17065 标准认可的认证机构，在取得认可之前应安排见证评审。认证机构应表明其正在积极申请 ISO/IEC17065 标准的认可。

一般情况下，审核员要符合 ISO 19011 中的要求。根据 IFS 良好审核实践，审核员在 IFS 审核中应利用抽取产品的样品，对受审核方的生产过程和文件进行现场调查，以确定满足 IFS 要求的程度。审核员在审核中应特别注意要进行组织内的可追溯测试。

（四）报告

IFS 审核完成后，要形成一份详细的且结构合理的报告。通常情况下，报告采用企业的母语或者工作语言。如果零售商或者采购商的母语与企业的工作语言不同，应同时准备一份英文的报告。

（五）非通知审核的审核协议

由于来自市场需求的增长，IFS 董事会和国际技术委员会决定进行依据 IFS 食品标准开展非通知审核。此选项根据 IFS 食品标准进行一个完整的审核，取代每年安排的审核。在审核前不应当通知企业具体审核日期。此选项最好针对再次审核（即已经获得 IFS 食品认证的企业），但如果企业一开始就喜欢直接采用非通知审核，非通知审核也可以用于初次审核，对于再次审核，企业应当通知认证机构关于对选项的选择。

以上，IFS 食品体系共包含了 10 个 KO 项，KO 项要求的分数如表 6-8 所示：

表6-8   IFS Food 体系 KO 项的分数要求

结果	解释	可得分数
A	完全符合	20分
B（偏离）	基本符合	15分
C（偏离）	部分执行	不可评为"C"级
KO（=D）	没有执行标准条款	从总分数中扣除50%＝不予发证

得分及证书的颁发依据如表6-9所示：

表6-9   审核依据

审核结果	状态	被审核企业的措施	报告形式	证书
有1个以上KO项	不批准	采取纠正措施及协商再次审核	报告描述现状	否
主要不符合项超过1个或者总分低于75%	不批准	采取纠正措施及协商再次审核	报告描述现状	否
只有1个主要不符合项，而且总分大于等于75%	采取纠正措施并经跟踪审核确认后方可批准	收到初步的审核	报告后的两周内提交完整的纠正措施计划，在审核后的6个月内进行跟踪审核，报告包括对现状采取的纠正措施计划	如主要不符合项在跟踪审核中已整改，颁发基础水平证书
总分大于等于75%，低于95%	收到纠正措施计划后即予以批准（IFS基础水平）	收到初步的审核报告后两周内提交完整的纠正措施计划	报告包括对现状采取的纠正措施计划	基础水平证书，12个月有效期
总分大于等于95%	收到纠正措施计划后即予以批准（IFS高级水平）	收到初步的审核报告后两周内提交完整的纠正措施计划	报告包括针对现状采取的纠正措施计划	高级水平证书，12个月有效期

　　IFS 的主要精神是在食品安全、危害管理及与相关法律和标准的衔接，其他质量要求如产品的色、香及味，都不包括在范围内。该标准是建立在逻辑及推理基础上，以食品安全为本，其所展示的系统可描述、可追踪、简洁、清晰、不断回顾、检讨、更新及发展。标准内的单一条款一般含数个具体要求，常以"应"及"宜"把要求组合起来。

五、 实施益处

　　IFS 是以 ISO 9000：2000 标准的程序导向模式编制，涵盖 HACCP、质量管理体系、产品控制、制程控制、工厂环境及人事等内容。IFS 就其感兴趣的食品安全问题，提升消费者和零售商对组织进行系统的分析和实施安全有效的过程能力的信任。供货商只要成功通过 IFS 认证就可以增加出口机会、减少多重审核的支出、获取欧洲主要零售商的信任、得到消费者对产品的接纳及减少食品安全风险。

IFS 认证使组织能建立、维持和推行所需的业务守则，减少对供应商的第二方审核，可明显节省费用，将当地法规及要求纳入考虑，建立国际性公信力，为合作伙伴建立更多长期价值，使消费者对公司/产品建立正面情感。

第五节　食品安全全球标准

一、　食品安全全球标准简介

1998 年，英国零售协会（British Retail Consortium，BRC）应行业发展需要，发起并制定了 BRC 食品技术标准（BRC Food Technical Standard），用以对零售商自有品牌食品的制造商进行评估（史戈峰，2010）。BRC 标准迅速被各国相关机构陆续采纳为行业性标准，迄今为止仍被视为全球食品工业中里程碑式的权威标准，是被 GFSI 认可的第一个也是使用最多的标准。BRC 标准不仅成为全球性的零售业供应商评价标准，更被大量知名品牌企业广泛运用于对自身供应商和生产工厂的审核及评价。该标准在英国乃至其他国家的广泛应用使其发展成为一个国际性标准。不仅食品企业需要做 BRC 认证，消费品企业和食品包装企业也需要做 BRC 认证。

BRC 全球标准包括食品、包装、消费品、转基因产品、仓储和物流五大标准。标准涵盖产品安全的关键控制体系、质量管理系统、产品控制、制程控制、工厂环境及人事。其条款分为三个水平，分别是基础、高级及建议。把不符合分为严重、主要及轻微。

BRCGS 原为 British Retail Consortium（英国零售协会）的简称，后含义变更为 Brand，Reputation and Compliance，2019 年 2 月 26 日其官方网站正式发布声明使用 BRCGS 替换原来的 BRC 标志。BRCGS 一直在捍卫最高的质量，通过严格应用 BRCGS 标准，提高对供应链的信任，提供具有全球相关性和行业专业知识的产品和服务。

二、　适用范围

BRC 全球标准为下列产品的生产、加工和包装制定了要求：
（1）加工食品，包括自有品牌和客户品牌；
（2）食品服务公司、餐饮公司和/或食品生产商使用的原材料或配料；
（3）初级产品，如水果和蔬菜；
（4）家庭宠物食品。

BRC 全球标准认证适用于已经过审核的工厂所制造或制作的产品，而且包括受生产工厂管理层所直接控制的储藏设施。BRC 全球标准详细阐述了对贸易产品的要求。这些要求允许在审核中纳入对此类产品的管理，这些产品通常属于标准的审核范围，由工厂购买和储藏，但并不在工厂进行生产、再加工或包装。

BRC 全球标准不适用于在公司直接控制之外的与食品批发、进口、分销或贮藏相关的活动。BRC 全球标准制定了一系列全球标准，分别对食品生产、包装、贮藏和分销过程中所进行的广泛活动设定了相应要求。

该标准的一贯宗旨是协助工厂及其客户遵守食品安全的立法要求。有关食品安全的立法在世界范围内细节上有所相同，但总体上都要求食品企业：

（1）采取 HACCP 或基于风险方法对食品安全进行管理；

（2）提供可确保最大限度地减少产品污染风险的加工环境；

（3）确保制定详细规格以促进合法且符合成分和安全标准以及良好操作规范的食品安全生产；

（4）确保满意其供应商有资格生产指定的产品，遵守法律要求并运行适当的加工控制体系；

（5）建立并维护产品检查、测试或分析的风险评估计划；

（6）监督并受理客户投诉。

三、 管理原则

食品企业必须对其所生产、制造和分销的产品有全面的认识，而且必须建立可识别和控制重大产品安全危害的体系。BRC 全球标准基于两个重要的组成部分：高级管理层承诺和基于 HACCP 的体系（此可为食品安全风险管理提供分步式方法）。

（一）高层管理层承诺

高级管理层承诺在食品企业内，食品安全必须看作是一项跨部门的职责，要求汇集多个部门的合力，运用组织上下不同的技能和不同层次的管理专长共同维护。有效的食品安全管理延伸到技术部门之外，还包括来自生产运营、工程、分销管理、原材料采购、客户反馈和人力资源部（组织和采购培训等活动）的承诺。有效食品安全计划的起点是高级管理层对建立一整套政策的承诺，这些政策将指导各项旨在确保食品安全的活动。BRC 全球标准明确的高级管理层承诺的证据置于最优先的位置。

（二）基于 HACCP 的体系

BRC 全球标准要求公司制定纳入食品法典 HACCP 全部原则的食品安全计划。该计划的建立要求统筹考虑所有相关部门的意见，而且必须得到高级管理层的支持。

HACCP/食品安全计划，该计划重点关注需要进行专门控制的重大食品安全危害（包括对产品和流程的危害），以确保各种食品和生产线的安全。

四、 标准内容

1. 食品安全管理体系

BRC 全球标准指导材料涵盖一系列主题，包括：产品转换（即从一种产品的生产转换到另一种产品的良好规范）有效的内部审核；致敏原管理；脆弱性评估；高风险、高关注和常温高关注区。

第八版标准要求代表了在先前各版基础上持续强调管理层承诺的演变、基于危害分析与关键控制点（HACCP）的食品安全计划以及支持质量管理的体系。其目标一向是将审核的关注点引导到生产区良好操作规范的贯彻和落实上，加大对传统上曾导致召回和撤回区域的重视

（如标签和包装管理），其关注点主要集中在：

（1）鼓励产品安全文化的发展；

（2）扩展对环境监控的要求，以反映该技巧日益增加的重要性；

（3）鼓励工厂进一步发展安保与食物防护系统；

（4）增加对高风险、高关注及常温高关注生产风险区域的要求的清晰度；

（5）对宠物食品生产工厂的要求提供更高的清晰度；

（6）确保在全球范围内的适用性，并符合全球食品安全倡议（GFSI）的标准。

2. 食品安全全球标准的要求

在标准中，规定了13项"基本"要求，这些要求与对于有效的食品质量和安全操作的建立和运作至关重要的体系相关。所认定的基本要求如表6-10所示。

表6-10　　　　　　　　　　　　　　　　13项基本要求

项目	基本要求
①高级管理层承诺与不断改善	工厂的高级管理层应展现他们全面承诺实施食品安全全球标准的各项要求和可促进食品安全和质量管理不断改善的流程
②食品安全计划——HACCP	公司应制定一个纳入食品法典HACCP的原则、全面实施且有效的食品安全计划
③内部审核	公司应能够证明已对食品安全计划的有效运用和食品安全全球标准各项要求的实施进行审核
④原材料和包装供应商管理	公司应建立有效的供应商审批和监督体系，以确保知晓由原材料（包括初级包装）带给最终产品安全、合法性和质量的任何潜在风险且得到管理
⑤纠正和预防措施	工厂应能够体现他们使用来自在食品安全和质量体系中所查明的规章的信息，以进行必要的纠正并预防再次发生
⑥可追溯性	公司应能够追踪从供应商，经过所有的加工步骤并发送到客户的所有原材料的产品批次（包括初级包装），而且反之亦然
⑦布局、产品流和隔离	工厂布局、加工流程和人员移动应得当，以防止造成产品污染风险和满足相关立法的要求
⑧内务管理和卫生	应建立内务管理和保洁体系，以确保始终能够维持相关的卫生标准且最大限度地减少产品污染风险
⑨内务管理和卫生	应建立内务管理和保洁体系，以确保始终能够维持相关的卫生标准且最大限度地减少产品污染风险
⑩过敏原管理	工厂应建立过敏原材料管理体系，以最大限度地减少产品地过敏原污染风险并满足标签的法定要求
⑪操作控制	工厂应依照规程和/或工作指导运营，以确保生产完全符合HACCP食品安全计划、具备所需质量特点、持续一致的安全和合法产品

续表

项目	基本要求
⑫标签和操作控制	产品标签活动的管理控制应确保可对产品正确地贴标签和编制代码
⑬培训：原材料整理、制作、加工、包装和储藏	公司应确保所有从事影响产品安全、合法性和质量工作的人员、通过培训、工作经验和资质，均达到相应的能力，以从事他们各自的活动

3. 审核协议

食品安全全球标准为公司提供一系列审核和认证标准。这一方法可灵活顺应市场需求，让公司可以选择最适合其客户要求、工厂运营和食品安全体系成熟度的审核方案。审核协议如图6-3所示。

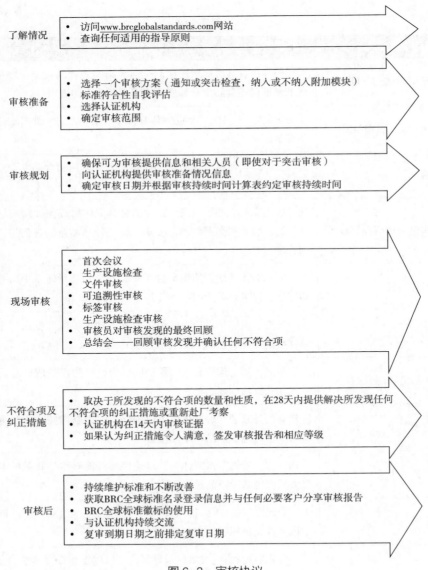

了解情况
- 访问www.brcglobalstandards.com网站
- 查询任何适用的指导原则

审核准备
- 选择一个审核方案（通知或突击检查，纳入或不纳入附加模块）
- 标准符合性自我评估
- 选择认证机构
- 确定审核范围

审核规划
- 确保可为审核提供信息和相关人员（即使对于突击审核）
- 向认证机构提供审核准备情况信息
- 确定审核日期并根据审核持续时间计算表约定审核持续时间

现场审核
- 首次会议
- 生产设施检查
- 文件审核
- 可追溯性审核
- 标签审核
- 生产设施检查审核
- 审核员对审核发现的最终回顾
- 总结会——回顾审核发现并确认任何不符合项

不符合项及纠正措施
- 取决于所发现的不符合项的数量和性质，在28天内提供解决所发现任何不符合项的纠正措施或重新赴厂考察
- 认证机构在14天内审核证据
- 如果认为纠正措施令人满意，签发审核报告和相应等级

审核后
- 持续维护标准和不断改善
- 获取BRC全球标准名录登录信息并与任何必要客户分享审核报告
- BRC全球标准徽标的使用
- 与认证机构持续交流
- 复审到期日期之前排定复审日期

图6-3 审核协议

公司是否符合标准的要求及是否适合授予及继续保留认证，将由独立审核公司认证机构予以评估。将依照所选择的审核方案和不符合项的数量及类型对认证进行评级，认证级别将影响后续审核的频率。

4. 管理与监管

食品安全全球标准是一种流程和产品认证标准。在该方案中，企业将在完成由独立第三方认证机构所聘用的审核员的满意审核后获得认证。反过来，认证机构也需要经国家资格鉴定机构评估和判断认定其具备相应的资格，认证机构资格鉴定流程如图6-4所示。

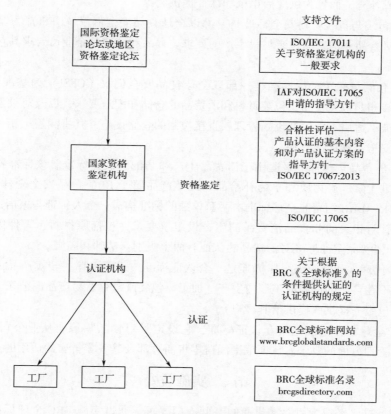

图6-4 认证机构资格鉴定流程

为使企业在结束满意的审核后取得有效的证书，该组织必须选择一家 BRC 全球标准认可的认证机构。BRC 全球标准规定了认证机构要获得认可所必须满足的详细要求。作为最低要求，认证机构必须通过隶属于国际认可论坛且受 BRC 全球标准承认的国家资格鉴定机构所开展的 ISO/IEC 17065 认证。

BRC 全球标准认识到，在某些情况下，比如对于少数希望开展本标准认证的新认证机构，可能尚未获得资格鉴定。这是因为资格鉴定流程本身要求完成某些审核，然后作为对认证机构资格鉴定审核的一部分进行评审。认证机构必须有能力开展审核，这是资格鉴定流程的一部分，因此将执行一些不予认可的审核。如果机构能够体现以下各项，则将获得许可：

（1）向获准的国家资格鉴定机构积极申请根据 ISO/IEC 17065 的资格鉴定；

（2）将在申请日期后的 12 个月内获得资格鉴定，而且审核员在相关产品类别方面的审核经验和资格与 BRC 全球标准的相关规定一致；

（3）与 BRC 全球标准订立合约，而且满足所有其他合约要求；

（4）等待获得资格鉴定，但满足上述条件的认证机构所生成审核报告的可接受性，将视个别指定者的具体情况酌情考虑。

5. 其他 BRC 全球标准

BRC 全球标准已制定一系列全球标准，对食品和消费品的生产、产品所用保护性包装、这些产品的贮藏、经销与采购以及产品销售时的零售环境设定了要求。其他 BRC 全球标准对食品安全标准形成补充，而且为供应商审核和认证提供资源。

（1）BRC 包装与包装材料安全标准是一部以全球食品安全倡议（GFSI）为基准的认证标准，它设定了对食品和消费品包装材料生产的要求。食品和消费品企业可要求其包装供应商获取本标准的认证。

（2）BRC 仓储与配送全球标准是一部以全球食品安全倡议（GFSI）为基准的认证标准，它设定了对包装和非包装食品、包装材料和消费品的仓储和配送要求，以及对批发和合约服务的要求。该标准不适用于由生产设施管理层直接控制的仓储设施，其将涵盖于相关的制造标准（如 BRC 食品安全全球标准）中。

（3）BRC 消费品全球标准是适用于消费品生产和装配的认证标准。该标准特别排除食品相关产品，如维生素、矿物质和草药补给品，此类产品属于 BRC 食品安全全球标准的范畴。为反映市场需求，BRC 消费品全球标准由两套单独的标准构成：个人护理与家居用品、一般商品。每套标准针对相关的非食品消费品的生产设定了要求，包括原材料、零件以及成品的生产。依据 BRC 消费品全球标准对消费品的认证有两个级别：基础和高级。

（4）BRC 代理人和经纪人全球标准是一套认证标准，适用于那些转卖产品或为产品贸易提供便利、但不在自己的设施或工厂内生产、加工、包装或贮存贸易产品的公司（尽管此类活动可能通过分包服务提供商提供给其客户）。

（5）BRC 全球零售标准是一套认证标准，它设定了对食品零售业从业公司在产品安全、质量和合法性管理方面的要求。认证范围涵盖零售商总部及其各零售店的适用的运营部分。

五、 实施益处

BRC 全球标准已经成为主要零售商的基础入门要求。通过实施 BRC 全球标准，可为食品企业带来诸多益处。

（1）它是一部国际公认的标准且符合全球食品安全倡议（GFSI）。它可提供客户认可的且不需要客户亲自实施的审核报告和认证，因此可节省时间和成本；

（2）提供管辖第三方认证机构认证审核的唯一标准和协议，允许对公司的食品安全和质量体系进行可信的独立评估；

（3）使获得认证的公司能够在 BRC 全球标准名录的公示栏中列示，以对他们的成就进行认定和使用徽标从事营销目的；

（4）范围宽泛，涵盖产品安全、质量、合法性和产品完好性等多个方面；

（5）注重食品制造商及其客户的法律要求部分；

（6）使公司能够确保其供应商遵守良好的食品安全管理实践规范；

（7）提供多种审核方案，包括通知和突击审核方案，以满足客户需求并使公司能够通过最适合其运营和食品安全体系成熟程度的流程体现其合规情况；

（8）要求就针对不符合本标准的部分采取纠正措施并进行根本原因分析，以在认证前确定预防性控制，因此可降低客户跟进审核报告的必要性。

全球许多零售商、食品服务公司和主要食品生产厂家都支持 BRCGS 食品安全标准，视其为核心食品安全标准，把这一标准认证作为其供应商准入的前提条件。BRC 标准目前已经是 GFSI（全球食品安全倡议组织）认可/支持的十大标准之一，能够提供顾客广泛认可和可接受的报告，选择 BRC 本身就是一种可信赖的认证，通过执行 BRC 标准来强化企业品牌和声誉。

本章小结

本章主要介绍了与 HACCP 原理相关的一些国际食品安全管理体系与认证标准，包括：食品安全体系认证（FSSC 22000）、食品安全与质量认证（SQF）、国际食品标准（IFS）、食品安全全球标准（BRCGS）的发展历程、适用范围、管理原则、标准内容和实施益处等内容。

关键概念

全球食品安全倡议（GFSI）、食品安全体系认证（FSSC 22000）、食品安全与质量认证（SQF）、国际食品标准（IFS）、食品安全全球标准（BRC GS）

思考题

1. 全球食品安全倡议（GFSI）组织成立的背景是什么？
2. 食品安全体系认证（FSSC 22000）管理原则的意义是什么？
3. 食品安全质量认证（SQF）为什么要分成食品安全规范、食品质量规范两个模块？
4. 国际食品标准（IFS）有哪些主要内容？
5. 简述食品安全全球标准（BRC GS）在中国的发展与应用。

参考文献

［1］企业生产乳制品许可条件审查细则（2010 版）. 中国质量技术监督，2011，000（1）：74-77.

［2］李磊，王枫，周昇昇等. 食品安全体系认证 FSSC 22000 及在中国的发展. 食品研究与开发，2015，36（18）：196-200.

［3］刘思敏. 加强食品质量与安全控制的措施. 锋绘，2019，（2）：275.

［4］史戈峰. BRC 全球食品安全标准. 认证技术，2010，000（4）：41-42.

食品安全管理体系的内部审核和管理评审

1. 了解内部审核的基本概念。
2. 了解内部审核的实施方法。
3. 了解管理评审的意义和实施。
4. 了解跟踪内部审核和管评结果的重要性。

当组织已经建立了食品安全管理体系，并按规范运行的同时，就必须建立定期审核制度，以确定体系是否符合计划安排，而且还需要按规定向管理者提交审核报告，揭示运行中存在的问题，提出改进意见。如果没有一个内部审核环节，体系运行就不能保持或改进，管理评审的依据就不足。所谓管理评审是最高管理者对管理体系的现状、适宜性、充分性和有效性以及方针和目标的贯彻落实情况而组织进行的综合评价活动，其目的是找出自身的改进方向。因此，内部审核和管理评审是保障组织有效实施食品安全管理体系的重要方法。

第一节 审核的基础知识

一、 与审核有关的基本术语

1. 审核（audit）

审核是为获取客观证据并客观地评价它，以确定审核准则的满足程度的系统、独立和形成文件的过程。审核可分为内部审核和外部审核。内部审核有时称为第一方审核，是由组织本身或代表组织本身进行的。外部审核包括通常称为第二方和第三方审核的审核，将在本书第八章讨论。

2. 审核方案（audit programme）

审核方案指针对特定的时间段和针对特定的目的策划一组或多组审核的安排。

3. 审核范围（audit scope）

审核范围指审核的内容和界限，一般包括物理和虚拟场所、功能、组织单元、活动和过程以及所覆盖的时间段的描述。虚拟场所是指组织使用在线环境执行工作或提供服务的场所，该在线环境允许个人执行过程，而不管物理位置如何。

4. 审核计划（audit plan）

审核计划指审核活动和安排的描述。

5. 审核准则（audit criteria）

审核准则指用于与客观证据进行比较的一组要求。如果审核准则是法律的（包括法定的或监管的）要求，则审核结果中经常使用"合规"或"不合规"这两个词；要求可以包括方针、程序、工作指令、法律要求、合同义务等。

6. 客观证据（objective evidence）

客观证据指支持某物存在或真实的数据。这些数据可以是通过观察、测量、测试或其他手段获得客观证据。用于审核目的的客观证据通常由记录、事实陈述或其他与审核准则相关且可核实的信息组成。

7. 审核证据（audit evidence）

审核证据指与审核准则相关且可核查的记录、事实或其他信息的陈述。

8. 审核发现（audit findings）

审核发现指收集的审核证据对照审核准则的评价结果。审核结果可表明符合或不符合；审核结果可引导识别风险、改进机会或记录良好实践；在英语中，如果审核准则是从法定要求或法规要求中选择的，则审核结果称为合规或不合规。

9. 审核结论（audit conclusion）

审核结论是在考虑了审核目标和所有审核发现后的审核结果。

10. 审核组（audit team）

审核组指实施审核的一个或多个人，需要时由技术专家支持。审核组中的一名审核员被任命为审核组长；审核组可包括实习审核员。

11. 审核员（auditor）

审核员特指实施审核的人员。实施内部审核的人员可称为内部审核人员，简称内审员。

12. 技术专家（technical expert）

技术专家指向审核组提供特定知识或专业技术的人员。特定知识或专业技术与被审核的组织、活动、过程、产品、服务、法纪、语言和文化有关。在审核组中技术专家不作为审核员。

13. 观察员（observer）

观察员指陪同审核组但不作为审核员的人员。

14. 管理体系（management system）

管理体系指组织建立方针和目标，以及实现这些目标的过程的相互关联或相互作用的一组要素。管理体系可以针对单一领域或几个领域，例如食品安全管理体系、质量管理、财务管理或环境管理；管理体系要素规定了组织的结构、岗位和职责、策划、运行、方针、惯例、规则、理念、目标和实现这些目标的过程；管理体系的范围可能包括整个组织、组织中可被识别的特定功能、组织中可被识别的特定部门，或者跨组织的单一职能或多个职能。

15. 风险（risk）

风险指一系列不确定性的影响。该影响是指偏离预期，可以是正面的或负面的；不确定性是一种对某个事件，或是事件的局部的结果可能性缺乏理解或缺乏知识方面信息的情形；风险通常是以潜在事件和后果或其组合为特征的；风险通常表示为事件的后果（包括情况的变化）和相关发生的可能性的组合。

16. 符合（conformity）

在审核中，符合指满足要求。

17. 不符合（nonconformity）

在审核中，不满足要求。

18. 能力（competence）

能力指运用知识和技能实现预期结果的本领。

19. 要求（requirement）

要求指明示的或通常隐含的或强制性的需要或期望。"通常隐含"所指的需要或期望对组织和利益相关方是习惯或惯例；规定的要求是一种，例如在成文信息中，明示的要求。

20. 过程（process）

过程指利用输入实现预期结果的相互关联或相互作用的一组活动。

21. 绩效（performance）

绩效指可测量的结果。绩效可以涉及定量的或定性的结果；绩效也可以涉及活动、过程、产品、服务、体系或组织的管理。

22. 有效性（effectiveness）

有效性指完成策划的活动和实现策划的成果的程度。

二、 审核的基本原则和特点

（一）审核的基本原则

根据管理体系审核指南（ISO 19011：2018），审核的七项基本原则如下。

1. 诚信：职业精神的基础

审核员和审核方案管理人员应：

（1）诚实、负责地履行自己的工作；

（2）只要有能力就只从事审核活动；

（3）以公正的方式从事工作，即在所有事务中保持公正和无偏见；

（4）对实施审核时可能对其判断产生的任何影响保持警觉。

2. 公平表达：真实、准确地报告义务

审核结果、审核结论和审核报告应当真实、准确地反映审核活动。应当报告审核过程中遇到的重大障碍以及审核组与受审核方之间尚未解决的意见分歧。沟通要真实、准确、客观、及时、清晰、完整。

3. 应有的职业素养：勤奋与判断力在审核中的运用

审核人员应当珍视其所执行任务的重要性以及审核委托方和其他利益相关方对其的信任。在工作中具有职业素养的一个重要因素是能够在所有审核情况下做出合理的判断。

4. 保密性：信息安全

审核员应审慎使用和保护其在履行职责过程中获得的信息。审核信息不应被审核员或审核委托方为了个人利益而滥用，或者以损害被审核方合法利益的方式使用。这个概念包括正确处理敏感的或机密的信息。

5. 独立性：审核公正性和审核结论客观性的基础

审核员应当在可行的情况下独立于受审核的活动，并且在所有情况下都应当以没有偏见和利益冲突的方式行事。对于内部审核，审核员应独立于被审核的职能，如果可行的话。审核员应当在整个审核过程中保持客观性，以确保审核结果和结论仅基于审核证据。

对于小型组织，内部审核员可能不能完全独立于被审核的活动，但是应该尽一切努力消除偏见并鼓励客观性。

6. 基于证据的方法：在一个系统的审核过程中获得可靠的和可再现的审核结论的合理方法

审核证据应当是可验证的。一般来说，它应该基于可用信息的样本，因为审核是在有限的时间段和有限的资源下进行的。应当适当使用抽样，因为这与审核结论的置信度密切相关。

7. 基于风险的方法：考虑风险和机遇的审核方法

基于风险的方法应当对审核的策划、实施和报告产生实质性影响，以确保审核集中在对审核委托方来说重要的事项上，并且实现审核方案目标。

（二）审核的特点

食品安全管理体系审核的特点包括以下几个方面。

1. 被审核的食品安全管理体系文件化

所建立的食品安全管理体系只有文件化，才能规范运作，才有比较和评价的可能。文件化的食品安全管理体系是审核对象的必要条件。

2. 体系审核必须是一种正式、有序的活动

体系审核的"正式、有序"性，主要表现在：

（1）无论是外部审核还是内部审核，都需经过相关的管理者/委托方授权和批准，按照食品安全管理体系文件、合同或法律法规要求进行审核。

（2）食品安全管理体系审核有规范的程序和方法。从审核的策划、准备、实施到纠正措施的跟踪验证都是规范的程序和做法。

（3）审核工作必须由经过培训且经资格认可的人员进行。不管是外部审核还是内部审核，审核人员都需经过正规的培训并取得相应的资格才能进行审核工作。

（4）审核必须形成书面的文件。审核计划、检查表、审核记录、问题报告、不符合项、审核报告等都要形成书面文件。

3. 体系审核必须具有系统性和独立性并形成文件

审核的客观性、独立性和系统性是开展审核的三个核心原则。客观性是指审核员要以充分确凿的证据为基础，客观、公正地评价审核对象，不能偏见、主观地给出审核结论。独立性是指审核员要与被审核的部门无直接责任关系。在外部审核中，审核员应与受审核方无任何利益关系。在内部审核中，一般来说本部门人员不能审核本部门。系统性是指审核员要按规定的程序全面地审核和评价与审核对象有关的各项活动和结果。

4. 体系审核是一个抽样的过程

由于时间和人员的限制以及体系运行的连续性，审核工作要在规定的时间内完成对体系各

个方面的审核，只能采取抽样检查的方法。抽样应做到随机抽样，要有代表性，能真实地反映受审核方体系的实际状况，部门和体系要素不能抽样。

三、 基于过程的审核方法

任何管理体系都是由一系列的过程组成的，有直接管理过程、间接管理过程、辅助管理过程或支持性管理过程等，评价管理体系必须通过对过程的评价实现。

食品安全管理体系的内部审核可参考 ISO 9001 标准提出的过程方法，包括按照组织的食品安全方针和战略方向，对各过程及其相互作用，系统地进行规定和管理，从而实现预期结果。具体需要：①理解并持续满足要求；②从增值的角度考虑过程；③获得有效的过程绩效；④在评价数据和信息的基础上改进过程。基于上述要求，应使用基于过程方法来审核组织的食品安全管理体系，即按照组织所识别和确定的过程来审核组织食品安全管理体系的符合性和有效性。

按职能部门或者条款来审核，往往容易把过程切割开来，而去注意各条款的符合性，基本上属于符合性的审核。利用过程方法的审核，有助于企业将前因后果串联起来，进行系统的管理，通过研究每个过程的有效性，从而达到整个企业绩效的提升和持续改进的目的。

（一）什么是基于过程的 PDCA 审核方法

基于过程的审核是从 PDCA 循环，即"检查→处置→策划→实施"这一思路展开的，因此称为 PDCA 审核方法，这一方法的审核思路如下：

P（Plan，策划）：针对原有的已确定的过程，审核员检查组织的策划情况，并评估该过程能否确保组织满足预期绩效目标；

D（Do，实施）：按照组织的策划要求，审核员检查过程的实施情况并关注其有效性；

C（Check，检查）：根据组织的测量结果，审核员将该过程的实际绩效指标与组织的预期绩效指标进行比较（找到审核的切入点）；

A（Action，处置）：根据指标的比较结果，审核员追踪组织是否针对绩效结果进行了分析并就此采取了相应的补救措施或进行了持续改进，以及了解它们的实施结果。

PDCA，即基于某一过程的结果来判断该过程的策划及相关支持活动的有效性，并寻找有关过程的改进机会的一种审核方式。根据过程的结果（该过程当前绩效与预期绩效的比较），审核员判断影响该过程结果的可能因素，即涉及过程的人、机、料、法、环、测量等管理因素，确定下一步审核的关注点。这一方法有助于审核员较快地发现组织过程及其活动中存在的薄弱环节，以及它们之间接口存在的问题。

PDCA 审核方法适用于每一过程的审核思路和路径，而在某一特定的审核中，还应根据具体过程的特征有不同的侧重点和审核路径。

目前，基于过程的审核方法已经得到了广泛的实践和应用。过程管理工具——"乌龟图"，是过程分析和审核非常有用的一种方法，以供应商管理过程为例，其分析结果见图 7-1。

由图 7-1 可知，分析和审核任何一个过程应关注下述问题：

（1）过程的要求/过程的输入是什么？

（2）过程的输出是什么？（过程的顾客要什么）

（3）该过程要控制哪些风险？控制风险的措施是什么？

（4）通过什么资源/硬件（设备、工装、模具等）来满足？

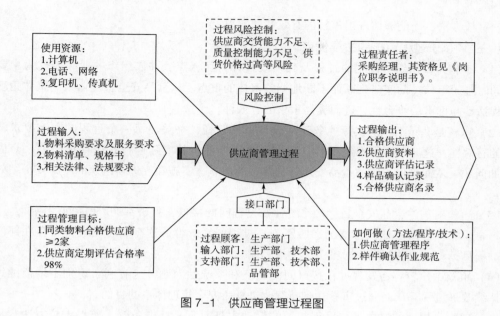

图 7-1　供应商管理过程图

（5）谁负责此过程？（由谁进行、人员的技能、知识、培训、资格）

（6）过程如何执行？（规范/程序/作业指导书）

（7）该过程的关键衡量指标是什么？（本过程要达到的目标）

（8）过程的实际绩效是多少？当不能满足顾客要求时，做些什么？

（9）采取了哪些纠正/预防措施，这些措施对实现目标的进展如何？

用过程方法审核，要求审核员在审核过程中及时找到适宜的切入点，然后进行追溯，因此，对审核员的灵活性、敏感性、专业性都有较高的要求。

（二）基于过程审核的主要思路

（1）按照组织所确定的过程类型及过程之间的内在连接关系，对审核的路径进行策划和实施审核。

（2）过程化审核始终以满足组织的顾客要求作为审核的关注点，并以顾客导向过程（COP）作为审核的主线。

（3）在对顾客导向过程（COP）实施审核的同时，关注与之相关的支持过程和管理过程的作用和绩效。

（4）针对每一个过程的审核，以该过程的绩效指标为切入点，通过追踪其业绩表现以及过程之间的输出/输入的关系，从系统的角度评价该过程在食品安全管理体系中的作用及其有效性。

（5）从食品安全管理体系的整体角度，关注法规、顾客和相关方要求的实现情况、过程间的接口和过程的绩效情况等方面，并对食品安全管理体系的适宜性和有效性做出综合评价。

（6）无论是判断食品安全管理体系的整体绩效，还是审核一个具体过程，都以其绩效指标的实现与改进情况为基础。

（7）在审核中，审核员应随时对审核过程中获得的信息进行分析和判断，不断地调整审核的路径和方向，并追溯到组织管理体系上存在的问题。

（8）过程化审核方法对审核人员提出了更高要求，只有审核人员真正了解和掌握了基于过程的审核方法，才能够体现出审核的有效性和效率。

（三）基于过程审核的主要优点

（1）审核是以组织所确定的过程及其绩效指标为切入点，并以组织的业绩表现为主要线索，同时基于审核员的实时判断而不断地调整审核的重点，从食品安全管理体系的整体角度判断过程活动与标准的符合性，进而提高审核的有效性。

（2）审核是基于组织的实际业务流程设计审核路径，并关注每一个过程的顾客要求及该过程的有效性，这有利于发现组织的食品安全管理体系与其实际运行是否存在"说一套做一套"的问题，从而确保组织的食品安全管理体系的建立、实施和改进与组织的食品安全绩效紧密结合。

（3）审核时关注食品安全目标的系统性及过程间的接口，打破部门/职能间的隔阂，不仅关注每个职能"分内"的执行情况，还要关心过程的系统性，这有利于发现是否存在部门目标与过程目标不一致的问题。

（4）审核中比较容易发现过程接口间的缺陷和系统性问题，这有利于识别不增值的过程以及持续改进过程，从而通过审核达到持续改进食品安全管理体系的目的。

（5）审核员提问的对象是与过程相关的活动本身而不是标准条款，使得审核方法容易为受审核方所理解。

四、 内部审核与管理评审的区别与联系

管理评审由最高管理者亲自主持，对管理体系的适宜性、充分性、有效性进行定期的、系统的评审，而内部审核是管理者代表或副总经理代表组织并主持的对管理体系运行情况的审核。二者虽然都是对管理体系进行评价，但有许多不同之处，它们之间的区别与联系总结于表7-1。

表7-1　　　　　　　　　　　　内部审核和管理评审的区别与联系

比较内容	内部审核	管理评审
目的	验证管理体系运行的充分性、符合性和有效性	从整体上评价管理体系的适宜性、有效性、充分性和效率，寻求改进的机会，确定改进的措施
依据	管理体系文件、标准、法律法规及其他要求等	相关方的期望和要求；法律、法规；方针、目标；市场变化；科技、环境等的发展状况
内容	各项管理体系要求执行的充分性、符合性、有效性	内外部审核结果；纠正和预防措施的结果；顾客、社会及内部期望和要求；达到方针、目标的适应性；体系在体系环境变化后的适宜性
执行者	管理者代表或副总经理主持，由内部审核员执行	最高管理者或以其名义进行，最高管理层人员参加，可邀请必要的外来人员
方式	一般在管理活动现场	一般不在工作现场，采取研讨、会议形式
二者的联系	是管理评审的输入	包含对内部审核的评定

第二节　内部审核员的作用与能力要求

审核员通常由各部门人员产生，主要是来自技术业务骨干，因为审核不只是形式，更重要的是内容，因此需要对企业主营业务有相当的了解。审核是一个跨部门的工作，对食品安全管理体系的工作影响较大，对业务流程和管理制度都将产生重大的影响，因此，一个组织的内部审核员应具备相应的专业知识和良好的综合素质，经过相关的培训，具备实施审核的能力。内部审核员在食品安全、质量、环境和健康各方面的管理能力的要求大部分是相同的，但也有所不同。许多企业不止运行一个管理体系，这就需要同时熟悉几个管理体系的内部审核员。企业的内部审核员还应根据各自的基础，补充相应的知识，如对食品安全很熟悉的内部审核员需要补充质量、环保和安全健康方面的知识。

一、　内部审核员应发挥的作用

一个组织的审核员通常包括审核组长和普通审核员。被委派主持某一审核任务的审核员成为审核组长。内部审核员应发挥下列作用。

（1）提出管理建议　审核是全局性的活动，内部审核员经过了系统的培训，对整个管理体系有系统的认识，因此才能发现问题并提出建议。

（2）发挥专业骨干作用　内部审核员对企业的产品有准确的认识，能提出改进产品质量和安全性等方面的积极建议。在此方面，内部审核员往往比外审员对企业的帮助更大。

（3）作为领导的参谋　审核是全局性的，内部审核员须与管理层进行有效沟通，积极提出问题和建议，做好领导的参谋。

（4）促进企业上下沟通　内部审核员在审核过程中会接触各层次员工，上到最高管理者，下到具体的操作员工和作业人员，内部审核员应该能够帮助受审核者理顺过程，发现问题，提出合理建议，沟通和传递信息，起到润滑剂的作用。

总而言之，好的内部审核员能够充分施展自身的才华，发挥自己的创造性，促进组织技术和管理水平的提高。

二、　专业知识的要求

内部审核员应具备食品加工或检验的相关专业知识，包括：

（1）求学于食品加工或检验专业，有一定的食品加工和检验的理论功底；

（2）有相关的食品加工或检验工作经验；

（3）熟悉组织的产品加工流程；

（4）熟悉食品微生物学的基本知识和检测方法；

（5）熟悉食品理化检测的基本方法；

（6）具备一定的组织管理经验。

三、　综合素质的要求

内部审核员应具有以下个人素质：

（1）良好的职业道德　公正、可靠、诚实和谨慎；

（2）较强的沟通能力　能巧妙、灵活地与人交往；

（3）善于观察　能够主动、敏锐地认识环境和活动；

（4）深刻的理解力　能本能地理解和适应环境；

（5）坚毅执着　对问题线索应一查到底、坚持不懈；

（6）正确的判断力　根据逻辑推理和分析得出结论；

（7）独立性　不受干扰，坚持正确的判断；

（8）保密和尊重　遵守保密规定，尊重受审核方人员。

四、 内部审核员应具备的现场审核的基本技巧

内部审核员应当经过一定程度的培训，具备实施审核的能力。审核过程实际上是一个沟通过程，而且是一个正式的双向沟通过程。掌握沟通技巧，是对审核员的基本要求。充分、流畅的沟通是审核成功的关键之一。

（一）面谈技巧

审核过程就是与被审核方进行交流和沟通的过程，审核员为获得审核证据，就必须与受审核方面谈，面谈的技巧和方法直接影响到审核的成功与否。

面谈是收集信息的一个重要手段，应当在条件许可并以适合于被面谈人的方式进行。面谈应注意以下事项。

1. 问对人

（1）询问过程的责任者；（2）询问客观事实的当事人；（3）询问客观事实的证明人；（4）必要时向对方上级核实职责范围。

2. 问对问题

（1）问其职责范围内的问题；（2）基于审核准则提出问题，必要时做出解释；（3）避免容易引起歧义的问题，勿以己度人；（4）有目的地提问，始终清楚自己的目的；（5）提问以寻找证据；（6）提问以寻找不符合的原因；（7）提问以说明不清楚之处；（8）不要轻易用提问打断对方的陈述；（9）不要提出外行问题。

3. 创造良好沟通环境

（1）礼貌、和气地提出问题；（2）解释提问原因，解释做记录的原因；（3）不要以问题回应对方的问题；（4）在被审核方的正常工作时间和工作地点面谈；（5）尽量使对方放松；（6）勿使用挑衅性问题和指责质疑式问题；（7）注意提问的语气和声调；（8）及时总结面谈的结果，并感谢对方。

一次成功的面谈，有利于建立融洽关系，消除心理障碍；有助于争取受审核方人员的合作，有助于查明情况，获取需要的客观证据。在面谈时的审核员应掌握的技巧有：得当的提问；说要少，听要多；保持融洽的关系；选择适当的面谈对象。

在面谈时，审核员应自始至终保持礼貌、友善的态度，如：对面谈对象及内容表示兴趣，对误解要耐心；避免打断、干扰、反驳对方的谈话；"请"和"谢谢"适时使用；保持客观、公正的态度等。

面谈是收集信息的一种重要手段，面谈的方式应与面谈情况和接受面谈的人员相适应，此外，审核员还应考虑以下方面：为了获得具有代表性的信息，在审核期间应与受审核组织内不

同层次和职能的人员面谈，尤其是那些活动或任务的执行人员；面谈应尽量在接受面谈人员的正式工作场所进行；应采取各种方式，避免接受面谈的人员在开始面谈前感到紧张；面谈的理由应在所做的笔录中予以说明；面谈可以首先要求接受面谈的人员介绍其工作内容；面谈的结果应予以归纳，所得出的任何结论应在可能的情况下与接受面谈人员进行验证；所提出的问题可以是开放式或封闭式的，但应避免引导式的问题；对接受面谈的人员的参与合作应表示感谢。

（二）提问技巧

提问是审核中运用最多、最基本的方法。采用正确的提问方式提问，这是审核员基本的沟通技巧。提问的目的主要有：（1）获取审核所需的信息：通过提问，有目的、有重点地去收集信息；信息不是越多越好，而是适用信息越多越好，即所获取的信息应有助于迅速地、正确地达到审核目的；（2）掌握审核主动权，保证审核计划如期兑现：根据审核的目的、计划，有选择、有重点地提问，使受审核方能在你的提问下自觉或不自觉地提供你所需要的信息和证据，将受审核方的行为引入到你的审核计划安排的轨道上来，保证审核计划顺利实施。

相关提问技巧如下：

1. 多问开放式问题

应该以能得到较广泛的回答为目的的提问方式来了解更多信息；如，"怎么样？什么？"这样的问式。如：（1）在什么时机需要选择供应商？（2）合格供应商必须满足哪些资格和条件？（3）正在采购的供应商是否满足了条件要求？（4）这些供应商的供货绩效如何？（5）这些绩效的数据来源和评估方法？（6）对表现好的供应商给予哪些奖励措施？（7）对差的供应商有哪些管控措施和进行哪些帮助，是否有提升？（8）对供应商监控哪些指标，以促进供应商制造过程的改进？

2. 尽量少用封闭式提问

可以用"是""不是"或一两个字就能回答的提问方式，审核员除必要时应尽量少用封闭式提问，封闭式提问往往会使面谈对象情绪紧张，有些问题也很难回答，实际中的许多情况是不能用"是"或"不是"来定论的。如：（1）有无合格供方名录？（2）有无供方评价准则？（3）是否进行了供方评价？（4）有无定期评价供方的绩效？

3. 思考式提问

可围绕问题展开讨论以便获得更多的信息，问式常有：为什么？请告诉我……。

4. 结合使用其他类型提问

（1）以启发式问题开始；（2）以开放式问题了解总体；（3）以递进式问题了解流程；（4）以开放式问题了解实际做法；（5）以假设式问题求证风险；（6）以开放式问题查明问题的影响；（7）以开放式问题寻求问题的原因；（8）以封闭式问题确认审核发现。

提问还可按检查内容可分为两类：①按审核检查表提问；②根据审核进展情况提问。

总之提问方式有许多种，不管哪种方式，重要的是提问必须观点和目的明确，时机适当；必须表述准确、清楚、层次分明，依次递进，就像剥笋一样一层层剥进去直至剥到你需要的地方。提问要用最短的时间，从最佳角度获得最能达到审核目标的信息和证据。如检查表上列有A、B、C、D四个依次关联的问题，你按序提问显得机械呆板，而且不与当时场景结合，提问效果往往不好。选择性提问则显得灵活，有针对性，能提高提问效果。一个老练的审核员的提问方式常常在表面看来是随机的，但他总是能在当时场景下找到最适当的提问方式，并得到理想的答案。

在提问时还应注意：考虑被问者的背景；观察神态表情；适时表示谢意；努力理解回答；不能建议或暗示某种答案；不说有情绪的话；不要连珠炮式地发问。

（三）聆听技巧

学会聆听，对审核员来说是非常重要的。在审核过程中，审核员聆听的时间可能会达到总时间的 80%，谦虚和认真的聆听态度有助于形成融洽气氛和获得有价值的信息，有助于得出客观的审核发现。

聆听技巧有：少讲多听；不怕沉默；排除干扰；多问开放性问题；多鼓励讲话；善意的态度。

聆听时应注意事项有：持平等、真诚的态度；专注、认真地听；有耐心并及时反馈；尽可能不要做出不恰当的反应。

（四）查看技巧

面谈和查看是审核中不可分开的审核方法。很多情况下，审核员不能仅根据被审核人员的回答就判断是否符合，而需要通过查看来进一步证实。查看对象可包括文件、记录、现场和实物等。

1. 查看应根据审核的目的有的放矢地进行

（1）当审核生产车间的工作环境时，进门时先看通道是否畅通无阻，物料物品是否整齐有序，采光是否适合操作，地面是否清洁，生产无用之物是否滞留作业现场，温度、湿度是否会影响产品的质量等。

（2）为了查看生产工艺的执行情况，应从整个工艺流程中选择重点工序，详细查阅其工艺文件后再仔细与实际操作进行核对，并检查该工序的实物质量是否符合规定要求。

（3）为查看生产设备的操作和维护，应观察操作员是否按操作规程进行作业，并查看设备的清洁和维护记录，可请操作员讲解维护的部位和维护的方法等。

（4）为验证控制计划的符合性和实施情况，审核员可根据控制计划的工程步骤，逐项核对控制的特性、规范的要求、测量的方法、抽样的数量和频率、记录的方法等。

（5）为审核统计技术的应用情况，审核员须查看特殊特性清单、计划使用的控制图、抽样的数据、所使用的测量系统、控制图的稳定性和制程能力等。

（6）为了审查设计更改的控制，除了查阅设计更改单填写项目的完整性，是否经过权责部门和人员评审和批准，还应检查相关职能部门的更改实施情况，是否得到最新更改的文件，如图纸、检验标准书、控制计划等。

2. 查看的方法包括横向展开和纵向展开

有些过程或标准要素涉及多部门和多个场所时，应横向展开审核，如文件控制，不仅仅是查看文控中心的文件和记录，还应查看各部门持有的文件和保持的状况；审核产品标识时，应审核进料仓储、生产制程、成品检验、包装到出货的各个环节是否按要求做了正确和完整的标识。审核工作环境时，不仅生产车间的工作环境要查看，也要查看仓储环境、实验室环境、检验场所的环境等。

纵向展开又包括顺向查看和逆向查看。

顺向查看就是沿着一条主线，按事情发生的先后顺序，从起因查到结果。如审核采购过程，应从供应商选择评估开始到物料申购、物料审核、采购订单、采购批准、订单发出、订单跟踪、供应商送货、进料检验到入库等顺序进行审核。

逆向查看是从结果往前查看，亦即反方向查看，如查看一个完整产品的生产过程，可以从成品开始，反顺序查看成品的装配过程，了解装配过程后再依次观察部件、组件、零件的加工过程，最后查看外购件和外发加工件的进货过程。再如，根据顾客反馈的意见或投诉，查看出货记录，根据订单号查看入库和生产记录，再查看到订单评审，如此即可发现过程中存在问题的环节。

逆向查看的特点：一是先看最终结果可获得的总体印象，再看前面环节时容易理解；二是先从输出端发现问题，再看前面环节时可突出重点寻找问题的根源。

在面谈和查看过程中，面对被审核人员的"无错"声明，要寻找客观的符合的证据予以证实；面对被审核人员"不符合"的声明，要相信他们的话，但不要责备他们。

审核员必须善于通过比较，跟踪不同来源所获取的同一信息，从其中的差别来验证体系运行情况，如在文件和记录中怀疑存有问题，则通过现场观察去验证文件的适用性和记录的真实性，不能仅看某方面有问题的线索，而不通过事实去验证，以免发生错误判断。

（五）验证技巧

审核员得到对方回答后，需要辨别真伪，正确理解意思，所以进行分析验证是必不可少的。主要包括以下几个方面：把对方回答与环境（背景）因素作为一个整体考虑分析；通过一种或多种渠道加以验证，验证是一种最直接有效的方法；从比较合适的角度分析、理解对方的回答；对对方表达的意思要具有职业的敏感性，善于从中捕捉到蛛丝马迹。

一般情况下，审核员在得到回答后，常采用"请给我看……"的语句，如果客观证据一时拿不出，受审核方推托或稍后提供时，审核员应记下此细节，以防遗忘。审核员不能认为某人说的就是事实而忽略客观证据的验证，否则将会导致错误的审核结论。被访问人员的陈述并不都可作为客观证据。通常当事人或负责人所做的陈述才可作为客观证据。

验证时，可按下述思路进行：

（1）有没有 不能因为回答得很圆满，审核就到此止步。还要按照标准要求，验证应具备的程序文件、计划、记录等是否符合要求。

（2）做没做 不能因为文件、计划、记录编制得很好、很多，就认为符合要求了，还要按照文件、计划进行观察、面谈、核查，判断实际是否做了。

（3）做得怎样 不能因为已按文件、计划做了，审核就到位了，还要检查实际做的结果是否有效，是否真正进入了受控状态，是否达到了规定的目标。

（4）笔记 在提问、验证、观察中发现的客观证据应及时予以记录，并让受审核方确认。

五、 内部审核员应掌握的不合格项的判断技巧

现场审核时，审核员要经常及时地对所收集到的客观证据和形成的审核发现进行符合性判断。如何正确判断，除深刻理解 HACCP 管理体系规范及企业 HACCP 体系文件的要求外，还需掌握一些技巧。下面介绍一些最基本的技巧：

（1）能细则细，不能细则粗；对上的则细，对不上的则粗原则 如文件控制的判定。

（2）最贴近原则 在规范中找不到完全能"对号入座"的条款时就判最为接近的条款。

（3）最有效原则 当存在多种判断时按最有利改进或改进最易见效的条款判定。

（4）最关键原则 当同时存在多个问题时，应寻找关键词或关键客观证据或关键问题进

行判断。

（5）最密切联系原则　有些问题应透过现象看本质，应根据与问题的产生有最紧密关系的原因处判。

（6）合并同类项原则　相同的轻微不合格项可采取合并同类项的方法，如文件控制中一些标识等。

（7）具体分析审核对象　切忌望文生义。

六、 内部审核员应避免不好的习惯

（1）吹毛求疵　过分关注无关紧要的细节而忽略了体系的整体能力。

（2）"我可逮住你了"　应平静地告诉受审核方，并尽量提出解决的建议。

（3）傲慢　导致的结果是不能显示出水平反而会增加受审核方的抵触情结，审核的最终目的是对受审核方提供帮助。

（4）逃避现场　审核现场通常需要走动一段距离，条件一般较差，但体系运行的效果往往需要通过现场的工作得到具体体现。

（5）发生冲突　审核的目的不是谁胜谁败，而是共同为体系的改进作出贡献，不应当发生冲突，发生冲突的审核员通常存在自身问题。

第三节　内部审核

一、 内部审核的作用

内部审核简称为内审，由组织自己或以组织的名义进行，在许多情况下，尤其在小型组织内，可以由与受审核活动无责任关系的人员进行，以证实独立性。内审可作为组织自我合格声明的基础，其主要作用如下：

（1）验证各部门所开展的各项活动及结果是否符合规定要求和达到规定目的，确定管理体系是否持续有效运行。

（2）发现不符合项和观察项，为改进提供依据，确保管理体系持续有效改进和保持。

（3）通过内部审核，增强组织全体员工食品安全意识和管理体系的有关知识，为体系进一步运行打下良好基础。

（4）在进行第二方或第三方审核之前开展内部审核，能够及时发现不足并纠正，为顺利通过第二或第三方审核做好准备。

二、 内部审核流程

内部审核一般步骤如图7-2所示。

三、 内部审核的策划

内部审核的策划应包括以下几方面的主要内容。

（一）　明确内部审核的目的

组织内部审核的目的包括：

（1）评价食品安全管理体系是否符合相应标准的要求和顾客的要求。

（2）确定食品安全管理体系是否符合组织自身的食品安全管理要求。

（3）验证组织所建立的食品安全管理体系是否得到有效的实施和保持。

（4）验证组织食品安全管理体系达成食品安全方针、目标和过程指标的有效性。

（5）提供被审核方改进的机会，作为组织持续改进的手段之一。

（6）作为外部审核前的准备，并向外部提供有效性的证据。

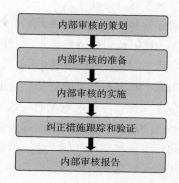

图 7-2　内部审核流程

（二）　确定内部审核的范围

内部审核的范围应覆盖组织食品安全管理体系涉及的所有职能部门、过程、活动、场所、班次（如白班和夜班）和产品。

（三）　明确内部审核的准则

内部审核的准则一般包括以下几项：

（1）组织所选定的食品安全管理体系标准（如 ISO 22000、HACCP）。

（2）组织建立的正式发布的食品安全管理体系文件。具体包括食品安全方针、目标、食品安全管理体系手册、HACCP 计划、程序文件、管理制度、作业指导书以及组织规定的表单格式等。

（3）与产品有关的法律法规的要求。如与产品有关的食品安全法规、有毒有害物质和食品添加剂限量等。

（4）与顾客签订的合同或订单的要求，此外，顾客可能有其他特殊要求。

（四）　确定内部审核的频次和时机

内部审核的频次是由组织策划决定的，标准并未规定间隔时间，但通常是每年实施一次，如果食品安全管理体系运行和落实度不够好，也可每半年执行一次，两次执行的时间间隔不应超过 12 个月。

内部审核的时机选择在食品安全管理体系建立初期应在体系文件发布运行 3 个月后进行，体系所涉及的内容较多，有些过程需要一定的时间运行才能完整的实施，才能验证其符合性和有效性。如果文件多数未实施，则不应安排内部审核。

定期的内部审核一般在认证机构审核前的 1~2 个月进行，以确保对内部审核发现的问题全部整改完成，为外部审核做准备。

当组织发生重大食品安全事件或出现顾客重大质量投诉时，可考虑进行临时的内部审核。

（五）　明确内部审核的主导职责

内部审核是组织食品安全管理体系维持和持续改进的一项重要工作，也是一项长期的工作，需要一个部门来主导。实践证明，质量体系维护的好坏与内部审核的正常实施与否有着密切的关系。通常，内部审核工作由食品安全管理部门来主导，可行时，也可由其他部门来主导，规模大的企业往往成立一个专职的部门来主导。

主导的部门负责整个内部审核的策划、实施和结果报告，并将内部审核情况作为管理评审的内容，适时向组织的最高管理层提出改进的建议。

（六）内部审核员的培训

内部审核需要一批合格的、有能力的内部审核员。应根据组织的规模和食品安全管理体系的复杂度来规划内部审核员的人数，并有计划的展开培训，内部培训能力不足时也可外聘食品专家系统的培训，也可委派内部人员到外部机构培训合格后，作为内部培训的讲师。

内部审核员的选择应考虑其对组织食品安全管理体系的了解和认知程度，选择具有生物、化学等食品安全相关的教育背景和工作经验、有一定的表达和沟通能力且正直公正的人员。应考虑内部审核员的广泛性，各职能部门均应安排适当数量的内部审核员培训，不应集中在一个或几个部门。

（七）制订内部审核的年度计划

年度内部审核计划是确定整个年度执行内部审核的次数和实施的月份，由指定的内部审核主导部门制订，应在每年底制订下年度的计划或在年初制订本年度的计划，年度内部审核计划应公布或发行给组织各相关部门。

年度内部审核计划，有集中式和滚动式两种（见图7-3）。如前所述，内部审核是以过程化审核方法来展开的，因此，应以组织食品安全管理体系所识别的过程或范围来制订计划。

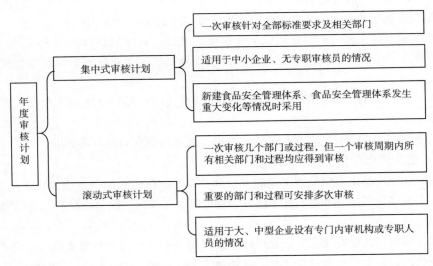

图7-3　集中式和滚动式审核计划的区别

1. 集中式审核计划

集中式审核计划是集中在几天之内把各过程、活动/产品、场所、部门全部审核完，通常每年审核1~2次。对于规模大、过程复杂的组织适合用滚动式审核计划，中小型企业适合用集中式审核计划。

2. 滚动式审核计划

滚动式审核计划通常为一年或半年一个审核周期，在一个审核周期内逐月展开对全部过程、活动/产品、场所、部门完成一次完整的审核。基于风险评估，某些部门或条款要求会审核多次，但所有条款要求及部门必须在一年内至少审核一次。如虫害控制、CCP 监控每次审核都要审到。

审核计划还需要考虑被审核组织的工作班次，例如很多工厂 24h 不停地进行生产，工人有倒班的情况，常用的有三班两倒（12h 一班）或四班三倒（8h 一班）。制订审核计划时，重要的审核环节，如 CCP 监控、配料等，需要提前与被审核组织沟通，确保在审核计划的时间内部审核到。

特殊情况下，不能到达组织现场审核时，可考虑远程审核，例如"新冠"疫情期间，交通限制、人员隔离时。远程审核的条款要求与现场审核时一样。与现场审核不同的是，要确保远程设备、网络流畅、清晰，要保留审核证据，例如视频、图片、音频等。

四、 内部审核的准备

内部审核的准备一般包括以下工作内容：

①成立内部审核小组；

②编制内部审核的执行计划；

③通知被审核方和审核员；

④收集并审阅有关文件；

⑤编制审核检查表。

（一）成立内部审核小组

在每次内部审核之前应先成立审核小组，审核小组由一名审核组长和若干名审核员组成，审核员的多少根据组织的规模大小和过程的复杂程度来决定。管理层指派审核组长，并选择审核员。审核组长应由对食品安全管理体系较熟悉、对公司的生产和运作较了解、具有较强的组织和沟通能力的管理者来担任。在选择和安排审核员时应遵守以下原则：

①审核员应经过培训合格，并由组织的最高管理者或管理代表授权；

②审核员不能审核自己的工作，以确保审核的客观性和公正性。

1. 审核组长应具备的知识和能力的要求

（1）资格　必须是经过培训合格的内部审核员。

（2）工作经验　审核组长比组员要有较多的审核经验。

（3）组织能力　审核组长应有组织管理整个审核工作的能力。

2. 审核员应具备的基本素质要求

（1）开放式思维　愿意考虑不同的想法和观点。

（2）善于交往　与人交往的能力和技巧。

（3）反应能力　对外界的直觉反应能力。

（4）执着　对发现的问题做系统的跟踪。

（5）正直　真实、客观，不偏颇。

（二）编制内部审核的执行计划

审核计划应包括以下内容：

（1）审核目的；

（2）审核准则和引用文件；

（3）审核范围，包括受审核的职能部门和过程；

（4）进行现场审核活动的日期和地点；

（5）现场审核活动的预期时间和期限，审核员的安排；

（6）首次会议和末次会议的时间和地点。

内部审核计划应以组织识别的过程来设计，每一个过程包含了一个或多个标准的条款，同时一个过程又涉及一个或多个职能部门，对过程责任部门和协助部门的活动内容均应实施审核，如图7-4所示。

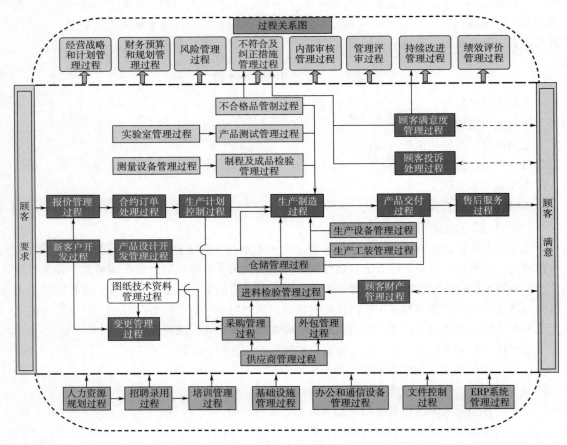

图7-4 过程关系图

根据过程的负责部门，在制订内部审核执行计划时，可以按部门所主导的过程来安排。针对具体的审核，首先要保证内部审核员的独立性和专业性，避免内部审核员审核自己的工作，并能发挥其专业特长。审核时间通常要考虑组织的工作时间及班次，将每天的审核工作控制在上班时间，尽量避免加班。工厂或公司职能部门的上班时间一般为08：00—12：00，13：30—17：30。因此首次会议时间通常在上班后半小时后开始，时间控制在0.5～1h。首次会议后，一般会有针对管理层的访谈，然后对各部门的程序、管理制度进行初审，对现场控制要求有初步了解，为现场审核做好准备。以上审核完成后，就可到车间、仓库、厂区等区域进行现场审核，审核过程中注意运用垂直审核的方法，将各个审核的问题联系起来，并注意控制审核节奏、劳逸结合及迎审部门的反应。参考范例如表7-2所示。

表 7-2	内部审核执行计划（示例）

一、审核目的：确定食品安全管理体系是否符合要求，并得到有效实施、保持和更新，寻找改进的机会

二、审核范围：食品安全管理体系所涉及所有职责部门、所有过程、活动及场所

三、审核准则（依据）：GB/T 27341—2009、GB 14881—2013、《危害分析与关键控制点（食品安全管理体系）认证补充要求 1.0》、公司食品安全管理体系文件

四、审核组成员：组长 1 位，审核员 3 位

组长：A　　　审核员：B、C、D

五、审核时间：2019 年 10 月 15 日

六、首次会议时间：09：00—10：00　　　　　　　地点：一楼会议室

七、末次会议时间：16：00—17：30　　　　　　　地点：一楼会议室

八、审核计划发布日期/范围：　　　2019 年 10 月 7 日/发放总经理、各部门主管、各审核员

九、审核计划

日期时间	工作内容/条款要求	被审核的主导部门和关联部门								审核员
		管理层	品管部	生产部	采购部	设备部	物流部	办公室	化验室	
09：00—10：00	首次会议	●	●	●	●	●	●	●	●	ABCD
10：00—11：00	管理层沟通 ——一般要求 —文件要求 —HACCP 管理体系的策划、沟通和变化 —管理承诺 —职责与权限 —资源/基础设施的提供 —应急准备和响应 —食品安全方针和目标 —管理评审/内部审核 —持续改进 —整改措施的确认/上次审核不符合项验证	●	○	○	○	○	○	○	○	AB
10：00—11：00	—供应商评价/进货验收/供方管理 —采购过程食品安全控制 —原材料食品脆弱性评估	○	○	○	●	○	○	○	○	CD

续表

日期时间	工作内容/条款要求	被审核的主导部门和关联部门								审核员
		管理层	品管部	生产部	采购部	设备部	物流部	办公室	化验室	
11：00—12：00	—文件控制 —培训，能力和意识 —人员健康和卫生 —食品安全管理体系应用的监管人员 —过敏原控制培训	○	○	○	○	○	○	●	○	AB
11：00—12：00	—HACCP 小组的组成 —产品描述，预期用途的确定 —流程图的制定，流程图的验证 —危害识别、危害评估 —控制措施的确定 —关键控制点 CCP 的确定，关键限值（critical limit）的确定 —CCP 的监控，关键限值偏离时的纠偏措施 —HACCP 计划的确认和验证 —HACCP 计划记录的保持 —HACCP 认证补充要求 1.0 要求的脆弱性评估 —顾客投诉的处理	○	●	○	○	○	○	○	○	CD
13：00—14：00	—厂区 —工厂设计和布局 —供水设施、排水设施、废弃物存放设施 —厂区虫害控制 —HACCP 补充要求 1.0 要求的过敏原管理	○	○	●	○	○	○	○	○	AB
13：00—14：00	—基础设施、设备维护 —监控、测量设备校准	○	○	○	○	●	○	○	○	CD
14：00—15：00	—仓储部（包括原料、包材、半成品、成品库、化学品库） —仓储管理 —运输 —过敏原原料的储存	○	○	○	○	○	●	○	○	AB

续表

日期时间	工作内容/条款要求	被审核的主导部门和关联部门								审核员
		管理层	品管部	生产部	采购部	设备部	物流部	办公室	化验室	
14：00—16：00	—生产车间（控制措施、CCP监控、卫生、清洁） —前提计划（基础设施、个人卫生、交叉污染、标识、追溯） —生产车间，工艺流程 —食品防护 —化学品控制 —虫害控制	○	●	○	○	○	○	○	○	CD
15：00—16：00	—QC & PC 产品检验 & 过程品控 —文件控制 —沟通 —不合格的控制 —监视和测量的控制 —水的控制 —化验室测量设备校准	○	○	○	○	○	○	○	●	AB
16：00—17：30	末次会议	●	●	●	●	●	●	●	●	ABCD

说明：

1. 审核员收到本审核计划后认真准备相关审核资料，现场审核完成后，如有不符合项需在审核当日与审核组长确认，并开出《内部审核不符合项报告》交责任部门签认。

2. 被审核部门/人接到审核计划后，准备好相关资料，并安排好本部门工作，确保在规定的审核时间内本部门人员能充分配合审核工作。

3. ●为过程的主导部门，○为关联部门。

编制：　　　　　　　　　　审核：　　　　　　　　　　批准：

（三）通知被审核方和审核员

内部审核执行计划应至少在审核一周前完成，并将此计划发放给受审核方和审核员，以便于受审核方和审核员做好审核前的准备工作。

（四）收集并审阅有关文件

审核员在收到审核计划后，根据自己所承担的审核任务，收集和审阅受审核方相关的文件和资料，包括质量手册、质量目标、过程文件、相关的作业规范、合同或法规等，为编制审核检查表做准备。

（五）编制审核检查表

在实施内部审核之前审核员应对负责审核的过程文件进行详细阅读，了解过程之间的顺序和相互关系，熟悉被审核方的运作，了解公司目标和被审核方的部门目标之间的关联，了解过程的职责分配，必要时可事先到现场去观察、沟通和了解，综合这些情报信息来编制检查表。

编制审核检查表的好处，一方面是审核员可预先熟悉需审核的过程和审核内容，明确审核的方法，另一方面检查表可作为现场审核的指引，避免关键审核内容的遗漏，使审核过程规范化，并作为审核的记录。

对于审核检查表的设计，标准并未有规定的格式，可对照标准条款的要求、组织的质量手册和过程文件来确定审核的项目和内容。根据审核执行计划，应以组织所识别的实际过程运作来设计检查表，以体现过程化的审核方法。表7-3、表7-4为内部审核检查表的常见格式。

表7-3 　　　　　　　　　　内部审核检查表（示例一）

过程主控部门：品管部	过程协助部门：业务部、生产部、资材部			
审核员：	审核日期：			
被审核的过程类别、过程名称及相关的标准条款	审核内容	审核中的观察和证据记录	结果判定	不符合项责任部门
HACCP小组 7.2.1条款	对过程执行的审核：			
	1. 是否成立了食品安全小组？			
	2. 小组成员是否来自多个部门？			
	3. 小组成员是否具有食品、生物、化学、化工相关的教育背景和工作经历？			
	4. 小组成员是否参加食品安全知识培训，是否了解HACCP要求？			
	5. 小组成员的学历、经历、培训和批准是否形成记录？			

备注：审核结果判定：　　　用Y表示符合，N表示不符合，A表示需改进。

审核组长复核签名：　　　　　　　　　　　被审核方确认签名：

表7-3和表7-4所例举的审核内容分为过程策划和管理及过程执行两个部分，过程策划和管理的7项内容对所有过程的审核都是适用的，过程运作需根据组织实际过程的活动和要求来审核。其他过程的检查表可参考以上检查表来编制。

1. 检查表编写体现的审核思路

（1）关注过程的有效性；（2）关注过程实施符合HACCP和组织自身要求；（3）关注过程的能力和风险；（4）遵循PDCA思想。

表7-4　　　　　　　　　　　　　内部审核检查表（示例二）

过程主控部门：生产车间	过程协助部门：仓库、销售			
审核员：	审核日期：			
被审核的过程类别、过程名称及相关的标准条款	审核内容	审核中的观察和证据记录	结果判定	不符合项责任部门
CCP 的监控 7.6 条款	对过程执行的审核： 1. 现场是否有 CCP 监控要求，包括监控对象（工序）、监控频率、关键限值及纠偏措施。			
	2. 现场询问当班员工是否知道如何监控及如何填写监控记录，确定监控人员能力及指导足够。			
	3. 查看现场监控设备，例如：温度表、压力表的数值是否在要求的范围之内。			
	4. 查看监控记录是否按要求填写。			
备注：审核结果判定：　　　用 Y 表示符合，N 表示不符合，A 表示需改进。				
审核组长复核签名：	被审核方确认签名：			

2. 检查表的作用

（1）明确审核要点和审核方法；（2）指导审核思路的路线图；（3）确保重要的事项不致遗漏；（4）减少组员之间不必要的重复；（5）保持审核的方向和节奏；（6）体现审核的正规化和专业性；（7）记录审核的发现，包括正面和负面。

3. 检查表的局限性

（1）事前准备的检查表可能限制审核员的发挥；（2）由于事先编写的检查表可能覆盖面不全，审核员可能遗漏重要的事项。

审核检查表编制的质量直接影响到内部审核的质量，因此，审核员编制完成检查表后应交审核组长评审或由内部审核小组集体评审，以确保标准的所有条款不会遗漏，所有过程的重要事项不会遗漏。

五、 内部审核的实施

内部审核实施阶段包括以下方面内容：召开首次会议；执行现场审核；审核组会议；讨论并确定不符合项及编写不符合项报告；汇总分析审核结果；召开末次会议。

（一）召开首次会议

首次会议通常在现场审核的当日由审核组长主持召开，参加会议的人员包括组织的管理代表、最高管理者、受审核方负责人和审核组成员。首次会议内容包括以下事项：

（1）本次审核的目的和范围；

（2）审核的准则；

（3）审核组成员；

（4）说明此次审核的具体日程和人员安排；

（5）澄清审核计划中不明确或有遗漏或需调整的内容；

（6）说明审核的方法；

（7）各部门需配合及准备的事项；

（8）保密性承诺。

审核组长说明完毕后，请管理者代表或最高管理者讲话，以表示最高管理者的重视。首次会议时间一般不超过半小时，并做好会议记录和签到。

（二）执行现场审核

1. 使用过程化审核方法进行现场审核的思路和要点

根据审核计划和审核检查表，应采用过程化审核的方法。过程化审核方法是通过组织所确定的固有过程来审核组织的系统以及各过程的运作。根据过程数据，选择没有按照顾客要求执行的那些区域。通过评审过程中的不同区域，可能发现顾客不满意的来源。当所有产品都满足顾客的要求时，可依据测量和目标来审核持续改进的成果。

（1）审核应从过程的策划和管理开始，询问过程的责任者以下问题：

①是否了解过程的输入和输出是什么？输出给谁？输出应满足怎样的要求？

②过程需要哪些资源？这些资源是如何被满足的？

③过程的执行者如何满足资格和能力的要求？

④该过程应控制哪些风险？为控制风险策划了哪些措施？

（2）接下来是审核过程的衡量指标：

①这些衡量指标是否达到？针对组织规定的过程衡量指标来询问和查证数据。

②为达到目标和指标，他们做了些什么？比如计划、方案、措施。

③是否有被顾客提出需要改进的地方？如顾客投诉或抱怨。

④如果没有达成部门的目标和过程指标，采取了哪些纠正措施的活动？

⑤如果他们达成了这些目标和指标，是否有采取措施来持续改进过程？

（3）通过询问和查证来验证过程是否被完整地策划，是否被相关人员理解、实施和维持。

过程化审核方法超越了传统的"部门局限"和"空间局限"，沿着过程的"路线"逐一审核每一个步骤的实施。一个过程可能涉及多个部门和不同的现场，对这些部门和现场均需审核到，才能确保对一个过程的完整审核，才能评价该过程的符合性和有效性。不仅是着重每个职能分内的工作，更是着重这些职能之间是否相互连接以产生预期的效果。

2. 信息收集的来源

审核就是为了获得审核证据，审核证据来源于各方面的信息，所选择的信息源可以根据审核的范围和复杂程度而不同，可包括：

（1）与各阶层人员的面谈；

（2）对活动、周围工作环境和条件的观察；

（3）文件，如方针、目标、计划、程序、标准、指导书、执照和许可证、规范、图样、合同和订单；

（4）记录，如检验记录、会议纪要、审核报告、方案监视的记录和测量结果；

（5）数据的汇总、分析和绩效指标；

（6）受审核方抽样方案的信息，抽样和测量过程控制程序的信息；

（7）其他方面的报告，如顾客反馈、来自外部和供方等级的相关信息；

（8）计算机数据库和网站。

3. 审核时的抽样

不论是内部审核，还是顾客审核或第三方验证机构审核，都是采用抽样审核的方法。因为在半年或一年的审核周期内，被审核方的过程运作和质量活动产生了大量的数据和记录，在有限的审核时间内无法对所有的证据进行查看和证实，也是不必要的。因此在审核各项目时应采用抽样审核的方法。

抽样时应注意以下要点：

（1）典型性　抽取最能反映问题实质的产品作为样本，如调查设备检测能力时应多抽产品关键项目的检测设备的能力和证据。

（2）均衡性　应反映不同时间、地点、产品、活动、人员对某一活动的实施情况，确保能反映全貌，若把样本集中在某一范围，这仅能反映活动的局部。

（3）一定的数量　一般抽 3~12 个，具体量视对象的基数和调查项目的重要程度和复杂程度，以确保观察结果的置信程度。在样本较少的情况下，若时间允许，也可全部查看。

通过抽样查看和证实，当没有客观证据证明受审核方质量体系某环节的工作存在问题时，应当认为该项工作是符合的；而不应该在一个部门检查没有发现问题时，仍继续增加抽样数量，直到找到问题为止，这种做法不仅违背了抽样检查法则，而且影响审核工作的进度。但如果发现了不符合的线索，可适当增加抽样量，以判断是偶然现象还是多次重复发生的现象。

4. 审核关注点

（1）品管部　HACCP 计划策划，包括 CCP 识别是否正确，关键限值设置是否有科学依据或数据支持及记录保持、归档的要求。

（2）化验室　检测仪器校准和标识、原辅料、包材、产品检测作业指导书及相关记录、人员培训、试剂管理。

（3）生产部及车间　生产作业指导书及记录、CCP 监控、现场 GMP、人员知识及能力。

（4）采购部　供应商管理，重点关注供应商准入要求，不仅要关注其合规性（例如：营业执照、生产许可证、产品外检报告），还更应该建立其准入条件，包括规模、现场 GMP、生产设备、检测能力。根据原材料及产品的风险，特别是风险较高的原材料（如肉类、内包材、蛋糕）通常需要进行现场审核，每年一次。

（5）销售部　重点关注客户特殊要求，通常需结合产品标准建立产品规格表。另外，还要关注客户投诉及处理记录。

（6）设备部　关注设备的维修保养计划、记录及现场设备状况。与产品可能接触的部位，还要关注润滑油是否是食品级及其过敏原状态。

（7）关键岗位

配料：重点关注限量添加剂的使用，通常会设置为关键控制点。

热杀菌：重点关注杀菌的温度、时间及杀菌设备的验证，例如杀菌釜的穿透实验。

微波杀菌：重点关注微波的功率、皮带速度及相关的产品出口温度。

金检机：重点关注验证频率及测试块的数量和精度，测试块的数量通常为 3 个，材质分别金属、非金属和不锈钢。另外还要关注金检机验证的方法，特别是测试块的放置位置。通道式金检机的测试块一定要放在矩形框的中心位置，该点是灵敏度最低的点。

5. 审核中的记录

审核员在审核时，应随时记录审核发现的证据，包括符合和不符合的证据。如果有两位内部审核员一同审核，可指定专人作为重点记录者，便于负责提问和查证的审核员集中精力考虑提问和查核证据。记录应详细、具体，具有说服力并可作为追溯的依据，一般应包括：

（1）审核的地点或场所；

（2）被提问人的姓名或工号及其职务；

（3）合同/订单的编号，文件、记录的名称和编号，以及被检查样本的大小；

（4）被检查的产品、材料或仪器设备的名称、型号、规格或编号等；

（5）不符合发生的时间和地点等；

（6）确保记录是事实，确保证据可以再现，可以再次验证审核发现。

对受审核方做得较好的情况也应做适当记录，并在末次会议中提出表扬或在审核报告中加入一些肯定的评语，使受审核方感到审核员并不只是找问题，他们也能看到好的方面。

6. 向导作用

现场审核时需要安排若干名向导陪同审核。向导的作用并不是接受审核，而是帮助审核组联络、介绍和引导作用，并对审核过程进行见证。

（三）审核组会议

各审核员现场审核完成后，审核组长应召集审核小组会议，讨论如下内容：

（1）各审核员报告审核的结果，包括审核发现的不符合及做得较好的部门。

（2）对有争议的不符合项或审核员自己不能确定的不符合项提出讨论。

（3）针对审核目的，评审审核发现以及在审核过程中所收集的其他适当信息，确定需提出书面报告的全部不符合项。

（4）形成审核结论。考虑审核过程中固有的不确定因素，对审核结论达成一致；审核结论可陈述诸如以下内容：

①管理体系与审核准则的符合程度；

②管理体系的有效实施、保持和改进；

③可能导致有关改进、顾客审核、认证或注册或未来审核活动的建议。

（四）不符合项报告

对于审核组确定的不符合项都必须写出书面不符合项报告，末次会议后提交受审核方进行原因分析和提出改善对策。如果是观察建议事项，就不需写书面报告，只做口头报告和观察项记录。

不符合事项是指与审核准则不符，或能导致不合格的行为或偏差。

不合格的形成包括：①标准所要求的没有策划到，即文件不符合标准；②文件要求的实际未做到，即现状不符合文件；③做到的没有达到目标，即结果不符合目标。

1. 不符合事项分类

（1）严重不符合的情况　①体系某条款完全没有执行；②同一条款有多个不符合事项，使得该条款无法有效执行；③后果严重，如导致不合格品交货；④任何可能导致产品或服务失效或预期的使用性能严重降低的不合格；⑤根据判断和经验表明，很可能导致食品安全管理体系失效或严重降低控制过程和产品保证能力的不合格。

（2）一般不符合的情况　①单独违反体系/程序要求事项,且不会引起显著风险;②组织文件化质量体系的某一部分不符合 HACCP;③在公司食品安全管理体系中发现的某个条款的一个失误;④个别的、偶尔的、暂时的、不会影响体系运作的不符合。

2. 审核中发现的观察/改进建议事项

（1）审核员根据被审核方提供的审核信息, 或根据经验判断有发生不符合的可能, 如果不加以控制则可能会出现不符合, 因此作为观察建议事项提出。

（2）根据组织的运行绩效和运行能力, 审核员认为在现有业绩的基础上还有能力作进一步的提升, 因此提出改进建议事项。

3. 不符合项报告的内容

（1）受审核部门及审核日期；（2）审核员姓名；（3）审核的过程及对应的标准条款；（4）不符合事实的描述；（5）不符合原因分析；（6）应采取的纠正及纠正措施；（7）纠正措施的验证。

4. 不合格事实描述

（1）有可追溯性, 写明所涉及的时间、地点、人物（写其职务）、发生的情况；（2）事实准确、可验证, 不遗漏任何有用的信息, 也不要太冗长；（3）易于理解、文字简练, 别人能看明白, 观点、结论要从事实描述中自然显露；（4）使用受审核方的专业术语, 以使受审核方准确理解事实的内容。

5. 不符合描述举例

在审核软罐头板栗仁 CCP 点杀菌过程中, 发现某些实际控制参数与策划的要求不一致。如 HACCP 计划中要求 200g/袋的板栗仁杀菌温度（CL）为 123℃, 10min, 但查看 CCP 监控记录显示 2019 年 10 月 13 日 10：00 的杀菌温度为 119℃, 但未采取任何纠正措施。

在描述不符合项时, 应先指出问题结论, 再描述不符合的事实, 如上述"发现某些实际控制参数与策划的要求不一致"这是问题结论, 其后的事实是支持这一结论的证据。详见表7-5。

表7-5　　　　内部审核不符合项报告（示例）　　SQ-PG-37A

受审核部门	加工车间	审核日期	2019-10-15	报告编号	20191015
审核内容	CCP 监控（对应标准条款7.6）			审核员	B

此不符合事项需于　　10　月　　20　日前提出纠正措施并完成整改

不符合事项描述：（审核员填写）
HACCP 计划中要求 200 克/袋的板栗仁杀菌温度（CL）为 123℃, 10min, 但查看 CCP 监控记录显示 2019 年 10 月 13 日 10：00 的杀菌温度为 119℃, 但未采取任何纠正措施。
不符合涉及的标准条款：7.6　CCP 的监控
不符合项性质：□一般不符合　　■严重不符合

受审核部门确认：	王＊	审核员：	B

原因分析：（受审核方填写）
培训不到位, 该员工未掌握不同规格产品的杀菌要求, 并且不熟悉 CCP 监控及纠正要求。
受审核方责任人：王＊　　日期：2019-10-16

续表

纠正、纠正措施或防御措施：（受审核方填写）

纠正（针对不符合采取的行动）：
检查所有 CCP 监控岗位人员对岗位要求的掌握情况，并对相关人员进行杀菌要求及 HACCP 培训。
纠正措施：
对策方法：□变更流程　□检讨管理　□改善方法□改善设备/工具　■教育训练
□其他
须建立或修订文件：□工艺文件　□检验标准书　□程序文件　□作业指导书　□其他

跟踪验证改善执行效果：（审核员填写）

教育记录：■有　□无教育　结果如何：　　　跟踪时间：2019-10-18
资料/文件变更：□有　■无　具体描述：　　　跟踪时间：
依标准执行：■有　□无　具体描述：　　　跟踪时间：2019-10-19
审核员：B　　　　审核组长：A

管理代表签核：　　　　　　　　日期：

（五）汇总分析审核结果

由审核组长汇总审核结果，对不符合项的汇总分析见表 7-6。

表 7-6　　　　　　　内部审核不符合项分布汇总表（示例）

审核类型：例行内部审核

审核日期：2019-10-15

不符合项分布汇总

不符合标准条款 受审核部门	管理层	品管部	生产部	采购部	设备部	物流部	办公室	化验室
合计								

（六）召开末次会议

末次会议由审核组长主持，参加人员与首次会议的人员相同。会议内容一般包括：

（1）感谢各受审核部门的支持和配合；

（2）重申本次审核的目的、范围、审核准则；

（3）报告审核情况；

（4）宣读不符合项并对不符合做简要分析；

（5）对有争议的不符合进行澄清和说明；

（6）要求责任部门进行原因分析和采取纠正措施，并规定完成日期；

（7）做出审核结论；

（8）保密性承诺。

审核组长根据不符合项分布汇总表内容说明上述事项，最后请最高管理者或管理代表讲话，对审核结果进行评价，提出改进意见等，以便引起各部门的重视。

六、　纠正措施的跟踪和验证

末次会议后，责任部门应针对发生的不符合进行原因分析和采取纠正措施。纠正措施的实施期限一般为 30d 以内，如因客观原因不能按期完成，需由责任部门向管理者代表说明原因，可适当延期。

审核组应对纠正措施的实施情况和有效性进行跟踪和验证，确保不符合项均得到及时关闭。一般情况下，纠正措施的跟踪和验证应由原审核员来执行，验证内容包括：

（1）提出的纠正措施是否得到实施？

（2）实施后的效果如何？是否还有类似问题的发生？

（3）实施情况是否有相应证据？这些证据是否按规定保存？

（4）如果涉及文件的增修，是否形成了文件？该文件是否被正式发布并得到执行？

审核员应将验证的证据详细记录于不符合项报告的对应栏目，最后呈交审核组长确认。此时，这项不符合项即可关闭。

七、　内部审核报告

审核报告是对本次审核的总结和给出审核结论，必须以正式的书面文件来表述，应由审核组长负责编写。审核报告应当提供完整、准确和清晰的审核结果，并经管理者代表批准后发放至有关领导和部门。

内部审核报告如表 7-7 所示，其内容应包括：

（1）审核目的；

（2）审核范围；

（3）审核准则；

（4）审核组长和成员；

（5）审核实施情况；

（6）不符合项的统计分析；

（7）食品安全管理体系审核结论，包括体系有效性评价、问题和不足；

（8）提出纠正措施要求；

（9）审核报告的发放范围。

表 7-7	内部审核报告（示例）	
编制日期：2019-10-31	审核类别：■食品安全管理体系内部审核	
审核性质：■定期审核　□临时性审核	报告编号：	HACCP20191031

审核目的	验证公司建立的食品安全管理体系是否符合要求，并得到有效实施、保持和更新，并寻找改进的机会
审核范围	公司食品安全管理体系所涉及所有职责部门，全部过程、活动及场所
审核准则	■GB/T 27341—2009　■GB 14881—2013　■补充 1.0 条款　■食品安全管理体系文件 ■适用于产品的法律法规　■合同及客户要求
审核组织	审核组长： 审核成员： 受审核部门主要参与者：
审核日期	2019-10-15
本次审核实施情况	本次审核综述： （1）本次内部审核是食品安全管理体系建立后的第一次审核，审核工作共持续了 1 天，在各部门负责人及陪审人员的大力配合和支持下，本次内部审核得以顺利完成并取得了预期效果。 （2）依据审核范围，审核员审核了本公司不同部门各过程所有作业，审核是基于抽样并通过面谈、查看、观察、验证等方法，评审了选定的过程、过程的结果和相关的记录，并评价了被审核的过程是否符合标准要求和食品安全管理体系相关文件所规定的要求。 （3）本次审核采用基于过程的审核方法，对每个过程所涉及的部门应执行的事项都有安排审核，能查看到过程的连贯性和过程之间的接口。对公司 HACCP 运作过程的完整性检查起到较好作用。 （4）为了确保审核工作按计划完成和报告结果，审核组组织召开了首次会议和末次会议。 （5）依据审核准则和审核证据，审核组确定了审核发现并发出了《内部审核不符合项报告》
不合格项统计分析	本次审核共发现了 31 个一般不符合项，5 个严重不符合项，具体见内部审核不符合项分布及汇总表，不符合项是分散的，没有集中在某个部门或某个条款，体现了这些不符合是单一的，偶然的不符合。
食品安全管理体系审核总体结论	本次审核已达到预订的目的，审核组证实公司食品安全管理体系整体运行情况良好。 （1）符合性方面：公司的食品安全管理体系符合 HACCP 标准要求及客户的要求。 （2）有效性方面：公司的食品安全管理体系之运行，符合食品安全管理体系文件的要求，基本实现了各项目标和绩效指标，整体来说是有效的。 （3）虽有发现不符合项，但其不会严重影响体系的符合性和有效性，且提供了持续改进体系的机会。

续表

提出纠正措施要求	本报告如实地反映了审核过程和审核结果，现场审核中发现的不合格项，受审部门负责人确认了不符合事实，并调查分析造成不合格的原因，有针对性地提出了纠正措施（包括完成纠正措施的期限），所有不符合项要求在 2019 年 10 月 30 日前完成纠正措施计划的实施（应保存有关记录）并通知审核员验证。		
总结报告发放范围	总经理/管理者代表/各部门		
本报告附件及记录	■内部审核执行计划　■内部审核检查表　■不符合项报告　■不符合项分布及汇总表 ■首次会议记录　■末次会议记录　□其他：内部审核员资格鉴定表		
管理者代表		审核组长	

八、　记录整理和保存

内部审核的文件记录适当时可包括：

（1）年度内部审核计划；

（2）内部审核执行计划或方案；

（3）内部审核检查表及审核证据；

（4）不符合项报告及纠正措施记录；

（5）不符合项分布及汇总表；

（6）首次会议记录；

（7）末次会议记录；

（8）内部审核报告；

（9）内部审核员资格证书。

内部审核的结果作为管理评审的输入，于每次管理评审中进行报告。

内部审核记录通常保存一年，也可以根据实际情况适当延长。

第四节　管理评审

一、　管理评审的目的和意义

管理评审是由组织的最高管理者就战略、方针和目标对食品安全管理体系进行定期的、系统的评价。管理评审的目的是确保食品安全管理体系持续的适宜性、充分性和有效性。组织领导层应理解和明确管理评审的目的。

（一）食品安全管理体系持续的适宜性

有许多因素会影响食品安全管理体系的运行，如：原材料或原材料供应商的变化；成分/

配方的变化；加工条件或设备的变化；包装、贮藏或配送条件的变化；预期用途的变化；新的食品安全风险的出现；召回后的评估；食品安全、产品相关的科学信息的新发展。

一旦发生上述这些变化，必然对组织的食品安全管理体系带来影响，有可能导致食品安全方针的变更。为保持食品安全管理体系的持续适宜性，组织的最高管理者通过管理评审来重点评审 HACCP 计划、食品安全方针、目标、体系文件、组织结构、资源配置等方面的持续适宜性，及时地调整或改进原有的食品安全管理体系，以达到食品安全管理体系持续地与内、外环境变化相适应的目的。

（二）食品安全管理体系持续的充分性

食品安全管理体系的充分性，至少包括以下三个方面：

（1）过程控制的充分性　识别和确定组织食品安全管理体系的所有过程，确定过程的输入和输出，给过程分派职责，并规定这些过程的运行准则和方法，使过程能够有效和高效地运行。

（2）资源的充分性　包括人员、基础设施设备、过程运行环境、监视和测量资源、信息和知识的运用等方面。

（3）人员能力的充分性　对从事影响食品安全管理体系绩效和有效性的工作人员，必须确保其具备所需的能力。

如果组织的过程不能够得到完整识别和确认，或资源配置不充分，就会导致过程控制的不充分、某些过程的失控，最终会导致组织提供的产品与服务偏离顾客的要求与期望。

由最高管理者亲自主持的管理评审活动将识别充分性方面的问题，并持续地满足食品安全管理体系所需的充分性。

（三）食品安全管理体系持续的有效性

有效性是指食品安全管理体系所策划的各项管理活动，各过程的控制活动是否达到了所期望的目标和指标，是否达到了经营计划中所规定的方针和目标。在持续的有效性方面，管理评审应重点评审体系的实施效果（内、外部审核结果），过程的绩效和产品的符合性，食品安全事故及不良成本，顾客抱怨或投诉，纠正和预防措施及效果，顾客满意度，组织的绩效趋势，以往管理评审改进措施的完成情况及效果验证，其他方面改进的建议等。

管理评审也是持续改进的方法之一，其意义在于：（1）识别食品安全管理体系中存在的问题；（2）评价组织食品安全管理体系改进的机会；（3）评价食品安全管理体系变更的需要。

二、　管理评审的策划

（一）管理评审的策划

（1）管理评审的依据是相关方的期望，主要是顾客的期望和最高管理者的期望，以及法律、法规的要求，并要考虑食品安全概念的发展、新技术采用、设备、工艺的变化等。

（2）管理评审应按策划的时间间隔进行，通常每年至少进行一次。但当市场和组织内部发生较大变化、连续出现重大食品安全事故或被顾客投诉时，应及时进行管理评审。

（3）管理评审活动由最高管理者主持，参加评审会议的人员一般为组织管理层成员和有关职能部门的负责人。

（4）管理评审应有前瞻性，高瞻远瞩，审时度势，坚持食品安全管理体系的持续改进，适应未来市场的需求。

（5）管理评审计划。

最高管理者可亲自或指定某一职能部门编制管理评审计划，表7-8是一份管理评审计划的示例。该计划规定了开展管理评审的时间、管理评审的目的、管理评审的内容，并对管理评审输入信息的有关主管部门提出要求，要求其针对食品安全管理体系运行某一专题开展调查、搜集数据、监视测量以及统计方面的工作，为管理评审的输入做好准备。管理评审计划经最高管理者签发后，提前通知参加管理评审的人员及有关部门。

表 7-8　　　　　　　　　　　　管理评审计划（示例）

时间	2019 年 12 月 31 日 9 时	地点	第一会议室	主持人	总经理
管理评审目的	评价公司食品安全管理体系持续的适宜性、充分性和有效性，识别改进的机会				
评审依据	GB/T 27341、食品安全方针、目标、顾客需求和期望、相关的法律法规				
参加人员					

管理评审内容：

序号	提报项目及内容		提报部门/人	资料提供
1	以往管理评审所采取措施的实施情况	即过去的管理评审决议事项的实施情况和跟踪结果报告，特别是未能实施或实施不到位的情况	管理层	管理层
2	顾客满意和相关方的反馈	1. 客户满意度调查分析的结果、顾客或经销商反馈意见等（有关交付、服务、质量等方面问题）	市场部	市场部
		2. 客户投诉情况及其处理结果	品管部	品管部
		3. 来自供应商反馈的意见（采购提供）	采购部	采购部
3	食品安全目标完成情况	公司目标和各部门目标达成情况的数据	各部门	各部门
4	产品召回和撤回	实际发生及模拟召回的演练	品管部	品管部
5	不合格以及纠正措施	公司内部和外部发生的不合格事件，以及对应的纠正措施实施结果	品管部	品管部
6	内部、第二方和第三方审核的结果	内部审核结果报告	品管部	品管部
		顾客审核结果报告		
		认证机构审核结果报告		
7	资源的充分性	质量体系运行所需的资源是否充分，需要哪些补充？如人员、设施、设备、通信、运输、服务设施等	各部门	各部门
8	改进的机会	由各部门提出针对产品和服务、过程、食品安全管理体系的有关事项的改进意见	各部门	各部门

续表

序号	提报项目及内容		提报部门/人	资料提供
9	HACCP、食品防护和脆弱性评估的有效性	HACCP 实施情况、食品防护计划及实施情况、脆弱性评估及控制	品管部	品管部

会议要求：

管理评审输入资料请于 2019 年 12 月 25 日 17：00 前提交至品管部审核。

受文者	

编制：　　　　　　　日期：　　　　　　　核准：　　　　　　　日期：

　　组织的管理评审，并不要求一次解决所有的输入和问题，但管理评审计划应体现满足管理评审的所有输入要求。组织可将管理评审作为单独的活动来开展，也可与相关的活动一起开展（如战略策划、商业策划、年会、运营会议、其他管理体系标准评审、月度或季度的管理例会、食品安全例会等），协调安排，以增加价值、避免管理层重复参会。

（二）管理评审的输入要求

　　管理评审的输入应包括：

　　（1）以往管理评审所采取措施的实施情况，即过去的管理评审决议事项的实施情况和跟踪结果报告，特别是未能实施或实施不到位的情况。

　　（2）内部、第二方和第三方审核的结果：①组织的内部审核（内部），重点是不符合项内容及其整改、验证结果；②供应商或第三方公司以供应商的名称进行的审核，包括是否通过，得分、等级等；③第三方审核，重点是审核的不符合项及其整改、验证结果。

　　（3）任何没有完成的目标，了解其背后的原因；重点是食品安全目标，例如产品菌落总数超标增加，没有达到设置目标等。

　　（4）任何客户投诉以及任何客户反馈的结果。

　　（5）任何事故（包括产品召回和撤回），纠正措施，不合格结果以及不合规材料。

　　（6）HACCP、食品防护和脆弱性评估的有效性；食品防护措施的验证、脆弱性评估是否全面，是否包含了所有原料等。

　　（7）与食品安全管理体系有关的内外部因素变化，包括组织及其环境变化，如全球新冠肺炎疫情对食品安全的影响。

　　（8）系统更新的结果。

　　（9）监视和测量的结果。

　　（10）与 HACCP 有关的验证活动的结果的分析。

　　（11）监管部分和顾客方面的检测结果。

　　（12）外部供方的绩效。

　　（13）回顾风险和机遇所采取措施的有效性。

　　（14）资源的充分性。

　　（15）通过外部和内部沟通获得了信息。

　　（16）持续改进的机会。

（三）管理评审的输出要求

管理评审结果必须有输出，输出应包括但不限于：

（1）改进的机会，即确定评审输入中提出的改进机会。

（2）食品安全管理体系所需的变更，即为确保适宜、充分和有效，食品安全管理体系是否需要作必要的更改；食品安全方针、目标是否需要做必要的修订。

（3）资源需求，即根据上述资源充分性的评审，确定需要补充哪些资源。

（四）管理评审的资料准备

各有关部门和责任人在收到管理评审计划后，应指派人员积极准备负责提报的相关资料，这些资料应包括评审周期内的完整数据，并对数据进行分析，可行时，应做成统计图表，以便直观显示过程业绩的趋势和变化。

管理评审资料应提前呈送管理者代表审核，以确保数据的准确性和完整性。

三、　管理评审的实施

管理评审通常以会议的形式进行，管理评审会议由最高管理者主持，公司领导成员以及有关部门负责人和有关人员参加。

1. 会议议程

（1）与会人员签到。

（2）总经理致辞，并简要说明本次评审的目的、评审依据和评审项目等。

（3）按照管理评审计划安排的各项内容，进行有关专题的汇报、提出建议，组织进行讨论。

（4）做出解决问题的决定或措施，作为管理评审会议的决议。

2. 管理评审的决议事项

（1）有关食品安全管理体系及其过程有效性改进的决定和措施，如过程变更、体系文件修改、职责分配、目标修订等。

（2）与顾客要求有关的产品改进的决定和措施，如产品的质量特性、设计更改等。

（3）有关资源需求的决定和措施，如人力资源需求和分配，设施设备的增添等。

管理评审的输出应能对与输入的项目相对应。

四、　管理评审报告

管理评审的输出应形成管理评审报告（表7-9）。管理评审报告是一份重要的文件，由总经办或管理者代表组织编写，最高管理者签核，可发放至中层以上管理干部。管理评审报告应包括以下内容：

（1）管理评审的目的；

（2）管理评审的依据；

（3）评审的时间、地点、主持人和参加的人员；

（4）评审项目的主要内容；

（5）评审的决议事项和改进措施；

（6）评审结论；

（7）报告分发的部门和人员；

（8）报告编制者和最高管理者批准签名。

表 7-9　　　　　　　　　　　管理评审报告（格式）

评审时间		地点		主持人	
参加人员					
评审目的					
评审依据					
评审项目及内容记录	（1）以往管理评审所采取措施的实施情况 （2）顾客满意和相关方的反馈 （3）食品安全目标完成情况 （4）产品召回和撤回 （5）不合格以及纠正措施 （6）内部、第二方和第三方审核的结果 （7）资源的充分性 （8）改进的机会 （9）HACCP、食品防护和脆弱性评估的有效性				
评审结论					
评审输出的决议事项和措施					
附件资料					
报告分发部门和人员					

编制：　　　　日期：　　　　核准：　　　　日期：

五、　管理评审决议事项的落实和追踪

管理评审做出的决定和措施，应规定执行部门和责任人以及预订完成日期，并指定人员进行跟踪落实，其实施结果作为下次管理评审的输入，具体要求参见表 7-10。

表 7-10　　　　　　　　　管理评审决议事项跟踪表（格式）

NO.	决议事项	改善措施	责任人员	完成日期	跟踪确认结果	确认者
1						
2						
3						
4						
5						

六、　管理评审记录与保存

保持管理评审记录是标准的要求，也是对管理评审做出的改进措施进行跟踪的需要。管理评审记录通常包括：

（1）管理评审计划；

（2）参加管理评审人员的签到表；

（3）管理评审会议提报资料；

（4）管理评审报告；

（5）管理评审报告的发放登记；

（6）管理评审决议、措施的跟踪报告。

上述文件应归档保存，保持期通常为三年。

本章小结

本章主要介绍了审核的基础知识、内部审核员的作用与能力要求、内部审核和管理评审的作用以及其策划、准备、实施、报告、相关事项的跟踪和验证、记录的整理和保存等内容。

关键概念

内部审核、管理评审、纠正措施、跟踪和验证

思考题

1. 简述内部审核的依据。

2. 简述内部审核的实施过程。

3. 简述管理评审的内容及要求。

参考文献

［1］本刊讯．国家认监委发布"关于更新《危害分析与关键控制点（食品安全管理体系）认证依据》的公告"．中国食品学报，2018，18（05）：114．

［2］谢建华．企业经营管理结合 ISO 9001：2015 应用实务．北京：中国经济出版社，2017．

［3］ISO 19011 第三版，Guidelines for auditing management systems，2018．

食品安全管理体系的外部审核与认证

1. 了解外部审核的类型和特点。
2. 了解第三方审核的原则和流程。
3. 了解审核员的素质和能力要求。
4. 了解我国认证认可制度。
5. 了解体系认证、产品认证和服务认证。

　　虽然所有组织应立足于日常工作，依靠自身的力量来发现食品安全管理体系运行中的问题，但是，外部审核是组织改进食品安全管理体系的重要途径，组织应很好地加以利用，将外部审核作为改进和提升的契机，使食品安全管理体系长期处于良性运行的轨道上。外部审核与认证认可密不可分，特别是食品农产品认证制度在促进和保障食品安全方面发挥了重要作用，被称为质量管理的"体检证"、市场经济的"信用证"、国际贸易的"通行证"，是控制和预防供应链中食品安全风险的有效工具之一。

第一节　外部审核与认证的基础知识

一、　与外部审核相关的基本术语和知识

　　本书第七章已经阐述过一些与审核有关的基本术语，此处补充一些与外部审核有关的基本术语和相关知识。

（一）外部审核

　　第二方审核和第三方审核都属于外部审核。

　　第二方审核由与组织（企业）利益相关的一方（如顾客），或由其他人以他们的名义进行的审核。通过第二方审核有利于增强客户信心，扩大市场份额。

　　第三方是指独立于第一方（组织）和第二方（顾客）之外的一方，它与第一方和第二方既无行政上的隶属关系，也无经济上的利害关系。第三方审核特指由独立的具有一定资格并经一定程序认可的第三方审核机构派出审核人员对组织的管理体系进行审核，如提供合格证明/注册或政府机构的审核组织。由于第三方审核有很高的客观性，因此通过第三方审核可减少第二方审核的次数或深度，而且还可获得第三方认证机构注册登录及其证书，相当于获得了国际贸易绿卡——"通行证"，有利于消除国际贸易壁垒。

　　第一方审核、第二方审核和第三方审核的区别总结于表 8-1，他们之间的联系总结于图 8-1。

表 8-1　　　　　　　　　　　　　　　　　三种审核方审核的异同点

审核类型	内部审核	外部审核	
	第一审核方	第二审核方	第三审核方
相同点	同属体系审核的范畴； 以有关法律法规和 ISO 22000：2018 作为审核准则； 由独立于受审核方之外的审核员进行审核； 审核内容为部门的前提方案、操作性前提方案、HACCP 计划和实施情况与记录，以确定体系的符合性和有效性		
不同点	组织内部的审核	外部供应商审核 其他外部利益相关方审核	认证和/或认证审核 法定、监管及类似
执行者	组织内部或聘请外部人员	顾客自己或委托他人代表顾客	第三方认证机构派出审核员
审核目的	推动内部改进	选择、评定或控制供方	认证注册
审核的重点	发现问题，采取纠正措施	寻找与审核依据相符合的客观证据	
审核所依据的文件次序	食品安全管理体系文件、法律法规、顾客合同	合同要求、相关标准、法律法规、食品安全管理体系文件	通用标准、法律法规、食品安全管理体系文件
审核范围	由部门最高管理者确定	由顾客决定，按合同约定的审核范围	由审核组长与受审核方共同确定。一般来说，注册认证或复审换证为全面审核，监督审核、跟踪审核为部分审核
审核时间	按照计划的时间间隔执行	按照供需双方约定的协议时间进行	按照认证认可机构的有关规定执行
纠正措施	审核时可以探讨、研究制订纠正措施	审核时可提出纠正措施	审核时通常不提供纠正措施建议

续表

| 审核类型 | 内部审核 | 外部审核 | |
	第一审核方	第二审核方	第三审核方
审核结果的影响	是自我验证、并提出改进建议，是实现被审核方体系持续改进的需要，也是HACCP原理的要求，因而影响较大	取决于合同及顾客的管理水平	主要表现在部门食品安全管理体系实施水平和对部门经营的潜在影响方面
实施方法	基于过程的审核方法，按照内部审核的一般流程实施	流程类似于第三方审核，具体按照合同双方约定的协议实施	按照食品安全管理体系认证流程实施
审核输出	审核报告，纠正不符合项，使体系更有效运行	审核报告（可颁发仅限于协议双方认可的符合性证书），使顾客信任、增加订单	审核报告和认证证书

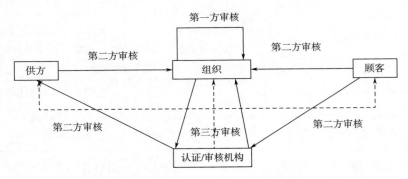

图8-1　第一方、第二方、第三方审核之间的关联

（二）结合审核（combined audit）

结合审核是指在两个或多个管理体系上对一个受审核方一起进行的审核。

当两个或多个不同领域的管理体系合成到单个管理体系中时，这称为合成管理体系。

（三）联合审核（joint audit）

联合审核是指两个或两个以上审核机构对一个受审核方进行的审核。

（四）审核委托方和受审核方的职责与相互关系

1. 审核委托方及其职责

审核委托方（audit client）指请求审核的组织或人员。在内部审核的情况下，审核委托方也可以是被审核方或审核方案管理人员。外部审核的要求可以来自监管机构、合同方、潜在客户或现有客户等来源。对认证机构而言，审核委托方可以是某受审核方、某独立机构（总公司）、某相关方（如顾客）。对审核组成员而言，审核委托方可以是某认证机构或审核机构。

　　审核委托方的职责包括：（1）提出审核要求；（2）规定审核目标；（3）与审核组长共同确定审核范围和审核准则；（4）评审和确认审核计划；（5）评审、批准审核范围的变更；（6）接受审核报告，并决定报告分发范围；（7）对受审核方采取的纠正措施进行跟踪和验证。

　　2. 受审核方及其职责

　　受审核方（auditee）指整体或部分被审核的组织。对认证机构而言，受审核方可以是某被审核的组织、某独立机构的下属成员（分公司）、某供方。在第三方审核中，受审核方是被审核的部门或工厂。

　　受审核方的职责包括：（1）将审核的目的和范围通知有关人员；（2）指定陪同人员；（3）提供审核所需的资源；（4）参加首、末次会议；（5）配合审核员实现审核目的；（6）制订并实施纠正措施计划，并向审核组报告实施验证情况。

　　审核委托方与受审核方在几种不同情况下的关系见表8-2。

表8-2　　　　　　　　　　　　审核委托方与受审核方的关系

序号	审核委托方	受审核方	审核方
1	受审核方	受审核方	认证审核机构
2	独立机构（某总公司）	机构下属成员（分公司）	认证审核机构
3	相关方（顾客）	供方	认证审核机构
4	认证机构	受审核方	审核机构、审核组
5	最高管理者	受审核部门	内审组

二、　与认证认可相关的基本术语和知识

（一）认证与认可

　　根据《中华人民共和国认证认可条例》规定，认证是指由认证机构证明产品、服务、管理体系符合相关技术规范、相关技术规范的强制性要求或者标准的合格评定活动。根据认证性质和认证模式的不同，认证可分为产品认证、体系认证、服务认证。

　　认可是正式表明合格评定机构具备实施特定合格评定工作能力的第三方证明。通俗地讲，认可是指认可机构按照相关国际标准或国家标准，对从事认证、检测和检查等活动的合格评定机构实施评审，证实其满足相关标准要求，进一步证明其具有从事认证、检测和检查等活动的技术能力和管理能力，并颁发认可证书。

　　认证与认可是合格评定链中的不同环节，认证是对组织的体系、产品、人员进行的第三方证明，而认可是对合格评定机构能力的证实，二者不能互相替代。如果认证证书带有认可标识，表明认证的结果更加可信，可以有效提高消费者的购买信心。

（二）产品认证

　　国际标准化组织（ISO）将产品认证定义为"由第三方通过检验评定企业的质量管理体系和样品型式试验来确认企业的产品、过程或服务是否符合特定要求，是否具备持续稳定地生产符合标准要求产品的能力，并给予书面证明的程序。"简而言之，产品认证是由可以充分信任

的第三方证实某一产品或服务符合特定标准或其他技术规范的活动。产品认证分为强制认证和自愿认证两种。

（三）体系认证

体系认证是指企业通过第三方机构对企业的管理体系进行第三方评价。常见的体系认证有：HACCP 认证、ISO 22000 认证、ISO 9000 质量管理体系认证、ISO 14000 环境质量管理体系认证、ISO 45000 职业健康安全管理体系认证等。

（四）服务认证

服务认证是针对服务的认证。目前国家认监委批准的服务认证有：商品售后服务评价体系认证、体育场所服务认证、汽车玻璃零配安装服务认证、绿色市场认证等。

（五）认证范围与审核范围的区别与联系

认证范围的内涵：认证机构所担保的管理体系责任范围，包括体系覆盖的产品、类型及主要的实现过程、区域。认证范围应在认证机构的授权认可（由国家认可委员会）范围内。

审核范围的作用：为支持认证范围的审核取证范围。

1. 认证范围和审核范围的区别

（1）认证范围用于认证注册的目的，用于表明被认证的受审核方的管理体系所覆盖的范围，通常体现在认证证书上。审核范围是为具体的审核界定审核要覆盖的内容和界限，用于指导审核的实施。

（2）认证范围通常只是对认证所覆盖的产品、过程与活动、场所以及所依据的标准的概括性描述，而审核范围所涉及信息更加详细与具体，通常包括对受审核的实际位置、组织单元、加工场所、活动和过程以及审核所覆盖的时期等的更加全面与详细的信息。

（3）一次具体审核的审核范围与认证范围并不一定完全一致。例如，监督审核的审核范围所包括的内容通常少于认证范围所涉及的内容；由于有些产品存在季节性生产，一次审核的审核范围不能覆盖所有产品，而认证范围则应包括所有的产品。有时审核需要对委托加工方进行审核，这时的审核范围大于认证范围一次具体审核的审核范围，因此，须识别影响认证范围的所有因素的关联性和可分性，如分包方活动等。

2. 认证范围与审核范围的联系

（1）依据认证范围来确定具体的审核范围。

（2）根据已审核的范围及审核结论，确定与批准最终的认证范围。

三、 食品农产品认证与认证标识

（一）认证种类

目前，食品农产品认证涵盖"农田到餐桌"整个食品供应链（图 8-2），包括：GAP（良好农业规范）认证、GVP（良好兽医规范）认证、GMP/GPP（良好操作规范/良好生产规范）认证、GDP/GTP（良好分销规范/良好贸易规范）认证、GRP（良好零售规范）认证、GHP（良好卫生规范）认证、绿色食品认证、有机产品认证、HACCP（危害分析与关键控制点）体系认证、FSMS（食品安全管理体系）认证等 10 余种，可归纳为体系认证、产品认证、服务认证三大类，详见表 8-3。

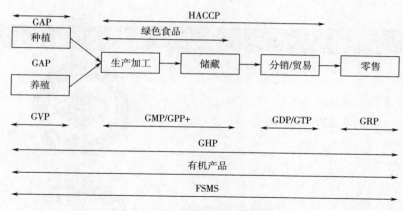

图 8-2　食品供应链中的认证

表 8-3　　　　　　　　　　　　　　食品农产品认证类型与适用范围

	认证类型	适用范围
体系认证	HACCP 认证	加工
	ISO 22000 食品安全管理体系认证	加工、餐饮
	乳制品 GMP 认证	乳制品加工
产品认证	良好农业规范（GAP）认证	种植、畜禽养殖、水产养殖
	无公害农产品认证	种植业、畜牧业、渔业
	绿色食品认证	种植、养殖、加工
	有机产品认证	种植、畜禽养殖、水产养殖、加工
	饲料产品认证	饲料加工
	食品质量（酒类）认证	酒类加工
服务认证	绿色市场认证	农产品零售和批发市场

（二）认证标志

认证标志是质量认证机构准许经其认证产品质量合格的企业在产品或者其包装上使用的质量标志。名优标志是经国际或国内有关机构或社会组织评定为名优产品而发给经营者的一种质量荣誉标志。国内外常见食品农产品认证总结于表 8-4 中。

表 8-4　　　　　　　　　　　　　国内外常见食品农产品认证标志

序号	认证名称	认证标志
1	有机产品	

续表

序号	认证名称	认证标志
2	GAP 认证一级 （良好农业规范一级）	
3	GAP 认证二级 （良好农业规范二级）	
4	三同认证 （三同指同线同标同质，即出口企业的内外销产品在同一生产线、按相同的标准，达到相同的质量水平）	
5	绿色食品	
6	BRCGS 认证 （食品安全全球标准认证）	
7	FSSC 22000 认证 （食品安全体系认证）	
8	IFS 认证 （国际食品安全标准认证）	

续表

序号	认证名称	认证标志
9	JAS 认证 （日本农业标准化管理制度认证）	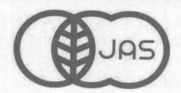
10	SQF 认证 （食品安全与质量认证）	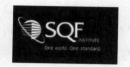

第二节　第三方审核员管理的通用要求

食品安全管理体系外部审核员（第三方审核员）需在中国认证认可协会（CCAA）注册。CCAA 是经国家认证认可监督管理委员会授权，依法从事认证人员认证（注册）的机构，开展管理体系审核员、产品认证检查员、服务认证审查员和认证咨询师等的认证（注册）工作。在 CCAA 注册仅表明注册人员具备了从事相应认证领域管理体系审核的个人素质、知识和技能。审核员是否具备相应认证领域特定专业能力，由聘用其执业的认证机构做出评定，以保证满足实施相应认证领域管理体系认证活动的需要。CCAA 保证注册制度和评价过程的科学性、有效性和完整性，认证机构负有认证人员选择、聘用、监督和管理的主体责任。

一、　审核员的注册级别

CCAA 管理体系审核员注册分为实习审核员和审核员两个级别。

由本人申请，经 CCAA 考核评价，确认符合相应注册要求并具备审核所需的基础知识和技能，才可被授予实习审核员资格。实习审核员可以作为审核组成员参与审核活动，但不能独立实施审核。不过，HACCP 体系审核员注册不设实习级别，申请人应先取得食品安全管理体系（FSMS）审核员（含实习）注册资格。

根据本人申请，经聘用机构推荐，CCAA 考核评价，确认符合相应注册要求，具备审核所需的知识和技能，并在实施审核活动方面有一定实践经验，能够独立完成审核的申请人，才可被授予审核员资格。

CCAA 管理体系审核员注册原则上遵循逐级晋升原则。具有申请领域相应专业高级专业技术职称并满足以下条件之一的申请人，应在申请注册前三年内通过"认证通用基础""相应认证领域基础"和"管理体系认证基础"三门考试，或综合面谈评价考核合格，才可直接授予相应领域管理体系审核员资格。在相应领域从事专业工作 15 年以上；或在相应领域管理理论和实践方面有突出成就（应具有省部级以上主管部门颁发的证明文件或推荐意见等）。

二、 申请要求

（1）申请人应认真阅读 CCAA 管理体系审核员注册准则，了解各项注册要求。

（2）申请人应提供真实、完整的注册信息、资料。

（3）申请人应通过 CCAA 网站登录注册系统，按要求填写、上传注册申请信息、资料、缴纳注册费用，完成网上注册申请。

（4）申请人应签署声明，表明同意遵守 CCAA 管理体系审核员注册准则的各项要求，特别是审核员行为规范的要求。

（5）申请人提交完整的注册申请信息、资料和注册费用后，CCAA 开始受理申请。

（6）申请人如果对注册过程或注册信息发布方式、内容等有特殊要求，应在申请时书面说明。

三、 资格经历要求

（一）教育经历

申请人应符合下列高等教育经历要求：（1）大学本科（含）以上学历；（2）大专学历并具有申请领域相应专业中级（含）以上技术职称；（3）高等教育学科专业要求（适用时）。

（二） 工作经历

申请人应符合下列工作经历要求：（1）实习审核员申请人无工作经历要求；（2）大学本科（含）以上学历审核员申请人应具有至少 4 年全职工作经历，大专学历申请人应具有至少 20 年全职工作经历。满足 CCAA 管理体系审核员注册要求的工作经历应在取得相应学历后，在负有判定责任的技术、专业或管理岗位获得。研究生学习经历可按 50% 计算工作经历。

（三） 专业工作经历

申请人应符合下列专业工作经历要求：（1）实习审核员申请人无专业工作经历要求；（2）大学本科（含）以上学历审核员申请人应具有至少 2 年专业工作经历，大专学历申请人应具有至少 15 年专业工作经历，该专业工作经历能够使申请人获得有效地进行相应领域管理体系审核所需的专业知识。同时，申请人应提交专业工作经历证明，相应领域专业工作经历要求见《食品安全管理体系审核员注册特定要求》。专业工作经历可与工作经历同时产生。

（四） 审核经历

实习审核员申请人无审核经历要求。

审核员申请人审核经历要求：以实习审核员的身份，作为审核组成员在审核员以上注册资格人员的指导和帮助下完成至少 4 次相应领域完整体系审核，现场审核经历不少于 15 天。现场审核应覆盖相应领域认证标准所有条款。当申请人具有 CCAA 某一管理体系认证领域审核员或强制性产品认证检查员以上注册资格时，可减少 1 次完整体系审核和 5 天现场审核经历。

所有审核经历应在申请注册前 3 年内获得，并取得覆盖 GB/T 19011—2013 标准 7.2.3.2 a）条款满意的现场见证评价结论。推荐机构应指派本机构审核员（含）以上级别人员，对申请人实施现场见证。

可接受的审核经历包括：（1）第三方审核经历，应从 CNCA 批准的认证机构获得；境外的第三方审核经历，应从国际认可论坛（IAF）成员机构认可的认证机构获得；（2）第二方审核经历，应从 CCAA 承认的二方审核机构获得。

（五）　注册资格经历

越级情况外，申请人在取得某管理体系领域实习审核员注册资格满 1 年后，方可申请该领域审核员注册。

四、　个人素质要求

各级别审核员应具备下列个人素质：

（1）有道德，即公正、可靠、忠诚、诚信和谨慎；

（2）思想开明，即愿意考虑不同意见或观点；

（3）善于交往，即灵活地与人交往；

（4）善于观察，即主动地认识周围环境和活动；

（5）有感知力，即能了解和理解环境；

（6）适应力强，即容易适应不同处境；

（7）坚定不移，即对实现目标坚持不懈；

（8）明断，即能够根据逻辑推理和分析及时得出结论；

（9）自立，即能够在同其他人有效交往中独立工作并发挥作用；

（10）坚韧不拔，即能够采取负责任的及合理的行动，即使这些行动可能是非常规的和有时可能导致分歧和冲突；

（11）与时俱进，即愿意学习，并力争获得更好的审核结果；

（12）文化敏感，即善于观察和尊重受审核方的文化；

（13）协同力，即有效地与其他人互动，包括审核组成员和受审核方人员；

（14）信息技术及其工具应用能力，即能够熟练使用计算机、手持终端设备及其应用软件等实施认证审核工作；

（15）健康，即身体健康状况良好。

五、　知识和技能要求

（一）　实习审核员通用的知识与技能要求

（1）掌握合格评定基础知识；（2）理解基本的审核技术知识；（3）理解 ISO/IEC 17021—1 标准的目的、意图及第九章的相关内容；（4）了解认证行业的法律法规及规范性文件知识。

（二）　审核员通用的知识与技能要求

（1）掌握合格评定基础知识；（2）掌握基本的审核技术知识并能熟练地运用到审核活动中；（3）掌握质量管理方法与工具知识；（4）掌握 GB/T 19011—2013、GB/T 27021.1—2017 标准知识，并能结合审核所依据的标准有效地运用到审核活动中；（5）理解认证行业的法律法规及规范性文件知识，并能熟练地运用到审核活动中；（6）掌握管理体系认证相关基础知识。

此外，不同领域都有特定的知识与技能要求，如下文将阐述的食品安全管理体系审核员注册特定要求。

六、　考试要求

CCAA 会发布相应的考试大纲以说明考试内容、范围和方式。

（1）实习审核员申请人应在申请注册前 3 年内通过 CCAA 统一组织的"认证通用基础"和"相应认证领域基础"考试。

（2）审核员申请人应在申请注册前 3 年内通过 CCAA 统一组织的"管理体系认证基础"考试，以证实其满足本准则相应注册要求。

七、 行为规范要求

各级别审核员均应遵守 CCAA 审核员行为规范。所有申请人均应签署声明，承诺遵守行为规范：

（1）遵纪守法、敬业诚信、客观公正；

（2）努力提高个人的专业能力和声誉；

（3）帮助所管理的人员拓展其专业能力；

（4）不承担本人不能胜任的任务；

（5）不介入冲突或利益竞争，不向任何委托方或聘用机构隐瞒任何可能影响公正判断的关系；

（6）不讨论或透露任何与工作任务相关的信息，除非应法律要求或得到委托方和聘用单位的书面授权；

（7）不接受受审核方及其员工或任何利益相关方的任何贿赂、佣金、礼物或任何其他利益，也不应在知情时允许同事接受；

（8）不有意传播可能损害审核工作或人员注册过程的信誉的虚假或误导性信息；

（9）不以任何方式损害 CCAA 及其人员注册过程的声誉，与针对违背本准则的行为而进行的调查进行充分的合作；

（10）不向受审核方提供相关咨询。

八、 年度确认要求

（1）实习审核员无年度确认要求，但需每年至少完成 16 学时的继续教育课程，其中至少包括 8 学时 CCAA 的继续教育课程。CCAA 将在再注册或升级时进行验证。

（2）在注册证书有效期内，审核员应在每个注册年度提交一次完成下列活动的证明，表明其持续符合本准则的相关要求：①至少完成 1 次管理体系认证审核；②完成至少 16 学时与相应领域相关的继续教育课程，其中至少包括 8 学时 CCAA 的继续教育课程；③持续遵守行为规范要求；④已妥善解决任何针对其审核表现的投诉；⑤当 CCAA 有指定的专业发展活动时，已按要求完成。

（3）审核员应保留与完成年度确认有关记录和证明，在 CCAA 有要求时提交 CCAA。

（4）年度确认从注册次年开始实施，在注册日期的对应月份申报。

九、 再注册要求

（1）各级别审核员应每 3 年进行一次再注册，以确保持续符合本准则相应级别审核员的各项要求。如存在注册准则要求变更，应符合变更后的相应要求。

（2）实习审核员再注册要求：①注册证书到期前 90 天内，向 CCAA 提出再注册申请；②注册证书有效期内持续遵守审核员行为规范；③已妥善解决任何针对其审核表现的投诉；

④完成历年继续教育培训要求；⑤完成 CCAA 指定专业发展活动（适用时）。

（3）审核员再注册要求：①注册证书到期前 90 天内，向 CCAA 提出再注册申请；②注册证书有效期内持续遵守审核员行为规范；③已妥善解决任何针对其审核表现的投诉；④完成 CCAA 指定专业发展活动（适用时）；⑤完成历年的年度确认；⑥注册证书有效期内，完成至少 4 次完整体系审核或等效的部分体系审核，其中至少包括 2 次相应领域完整体系审核或等效的部分体系审核；⑦当不能满足再注册审核经历要求时，申请人应通过相应的考试。3 次部分体系审核可视为 1 次完整体系审核。

十、　担保要求及机构推荐

实习审核员申请人无担保要求。审核员申请人应由一名担保人员对其个人素质的适宜性和专业工作经历的真实性做出担保。

实习审核员申请人无机构推荐要求。审核员申请人应由所在认证机构推荐，推荐机构应对申请人资格经历的真实性进行核实，并对申请人个人素质、知识和技能符合本准则注册要求提出推荐意见。

十一、　食品安全管理体系审核员注册特定要求

（一）高等教育学科专业要求

申请人应具有大学本科（含）以上学历，并具有国家承认的食品工程或相近专业，可接受的专业包括食品科学与工程、食品质量与安全、粮食工程、乳品工程、酿酒工程、食品卫生与营养学、预防医学、生物医学工程、生物工程、生物科学、生物技术、动物科学、动物医学、动物药学、水产养殖学、海洋渔业科学与技术、农学、植物保护、植物科学与技术、化学工程与工艺、制药工程等。食品工程及相近专业名称如有差异或发生变化，以教育部《普通高等学校本科目录》及国务院学位委员会、教育部《授予博士、硕士和培养研究生的学科、专业目录》中的学科专业为准。

（二）专业工作经历要求

适宜的食品安全管理专业工作经历包括：（1）食品生产、加工的工艺管理、质量管理或食品安全管理工作经历；（2）食品卫生管理、食品检验工作经历；（3）食品安全教学、科研与开发工作经历；（4）食品安全、卫生执法领域的专业技术、管理工作经历；（5）食品安全管理相关标准制修订工作经历。

（三）知识与技能要求

1. 实习审核员应具备的知识

（1）应具备食品安全管理体系相关标准方面的知识

①了解食品安全管理体系标准发展概况；

②理解 ISO 22000：2018《食品安全管理体系　食品链中各类组织的要求》中的术语及每项条款的内容和要求；

③理解食品安全管理原理及其运用；

④了解用于文件、数据和记录的授权、安全、发放、控制的信息系统和技术；

⑤了解食品安全质量管理工具及其运用（如危害分析、判断树、风险分析、统计过程控制等）。

（2）应具备食品安全管理专业知识

①食品安全管理知识，如食品安全管理及其相关术语；HACCP 原理、食品安全危害识别及评价技术；包括前提方案（PRPs）的食品安全管理原则；相关行业类别的前提方案（PRPs）；特定种类的产品、过程和操作；食品安全危害控制措施及影响控制措施评价的因素；控制措施在食品组织中的应用。

②食品科学和技术知识，如食品科学和技术术语；食品分类知识；食品工艺及其特性；食品卫生控制程序；食品工厂设计、布局原则，相关的基础设施、设备和工作环境；食品安全危害（分类及其在不同产品、过程中的存在）；食品感官、理化、微生物检测技术、常用检验方法和设备；食品安全标准、产品技术要求。

③法律法规其他相关要求，如理解食品行业相关法律、法规；了解与食品有关的国际条约和公约、合同和协议等；理解其他相关要求。

2. 审核员应具备的知识与技能

应具备食品安全管理体系相关标准知识，如掌握食品安全管理原理及其运用；掌握 ISO 22000：2018 标准要求，并应用于审核实践；理解食品安全管理体系在不同组织中的应用；掌握 GB/T 22003—2017《食品安全管理体系审核与认证机构要求》的内容。

应具备食品安全管理专业知识：

（1）掌握食品安全管理知识食品安全管理及其相关术语，具体涉及：HACCP 原理、食品安全危害识别及评价技术；包括前提方案（PRPs）的食品安全管理原则；相关行业类别的前提方案（PRPs）；特定种类的产品、过程和操作；食品安全危害控制措施及影响控制措施评价的因素；控制措施在食品组织中的应用；食品安全质量管理工具及其运用（如危害分析、判断树、风险分析、统计过程控制等）。

（2）掌握食品科学和技术知识，具体涉及：食品科学和技术术语；食品分类知识；食品工艺及其特性；食品卫生控制程序；食品工厂设计、布局原则，相关的基础设施、设备和工作环境；食品安全危害（分类及其在不同产品、过程中的存在）；食品感官、理化、微生物检测技术、常用检验方法和设备；食品安全标准、产品技术要求。

（3）食品安全管理专业技能，具体涉及：具备实施危害分析的能力；掌握确定、实施和管理控制措施前提方案（PRPs）、操作性前提方案（operational PRPs）、关键控制点（CCPs）的方法，评价所选择的控制措施的有效性；掌握评估与食品供应链相关联的潜在食品安全危害的方法；掌握评价所采用前提方案（PRPs）的适宜性，包括对特定行业类别的前提方案（PRPs）建立或选择适宜的评价方法或指南；掌握对审核范围内食品合理预期可能发生的食品安全危害的识别方法；掌握对组织食品安全危害风险的评估方法；掌握对组织食品安全危害控制方法有效性的评估方法；掌握对组织为实现食品安全目标的管理体系的评价方法；掌握确定组织食品安全管理体系的充分性和有效性的方法。

3. 法律法规及其他相关要求

掌握食品安全管理相关法律、法规及其他相关要求。

4. 综合应用技能

掌握食品安全管理体系认证要求性标准、规范性文件、专业知识和相关法律法规在审核实践中的综合应用技能。

第三节 食品安全管理体系的外部审核

外部审核包括第二方审核和/或第三方审核，但是，这两者的目的和意义却不尽相同。

一、 第二方审核

在市场经济中，供方总是不断寻求新的市场和顾客，顾客在众多可选择的供方中要挑选合格的供方，往往就要对新的潜在供方进行审核，以此作为最终采购决定的依据。这种由顾客派出审核人员或委托外部代理机构对供方的管理体系进行审核评定做法，对供方而言便是第二方审核。

（一）第二方审核的目的与意义

第二方审核是对供方的重要控制措施之一，其目的包括：①满足管理体系的要求；②选择、评定合格供方；③为改进供方的管理体系提供帮助；④加深双方对质量和安全要求的理解。

第二方审核的意义：首先是确保组织所采购产品的质量符合合同和相关质量标准以及国家食品安全标准的要求，其次是加深相互了解，以便建立更好的互信关系和较为牢固的供方关系，同时也为以后正确选择供方积累经验。

（二）第二方审核的策划与实施

1. 第二方审核的策划

应根据审核目的策划第二方审核的内容。根据采购方的特殊要求和所参照的体系标准不同，第二方审核的内容不尽相同。一般而言，第二方审核应包含以下内容：供应商食品安全管理体系的策划和实施程度，供应商的 HACCP 计划，特别是关键控制点的控制是否达到要求；从采购、物流、生产计划、生产实施、检验、包装、仓储到出货的全过程或部分关键过程的审核；供应商执行合同和食品安全管理要求的能力和满足程度；法律法规的符合性。如果是第一次对供方进行第二方审核前，需要供方提供其组织结构和职能分配资料，供制订审核计划之用，资料越详细，制订的计划越符合实际，计划实施前最好交供方确认。

2. 第二方审核的实施

第二方审核通常以填写表格和现场审核相结合的方式进行，必要时可追加某个工艺环节和关键控制点的评审，以保证供应商提供高质量的安全产品。第二方审核的实施流程包括：准备阶段、评审阶段、总结改进阶段、应用阶段。

（1）准备阶段 第二方审核除了要有根据采购方的特殊要求和产品特点制定的审核标准以外，还必须按照一套明确的评估思路、评估方法和汇报方式来开展供应商第二方审核，因此，文件准备、人员安排、审核方案、审核时间的确认都是准备阶段必须完成的任务。

（2）评审阶段 第二方审核小组根据双方确定的评审方案对供应商实施现场审核，其重点是供应商的生产过程，针对不同的产品类型，有目的地针对不同企业的产品保证能力、工艺过程、HACCP 计划、人员素质、产品检测等重点环节和相关记录进行审核。总之，审核人员（或会同客户方技术人员）根据标准和采购方特定要求对供应商食品安全管理体系和流程展开全方位评估，最终得出评估报告。关于第二方审核的标准，通常由顾客根据自身需要制订或提出。目前，国内外一些采购方委托代理机构对供方质量和安全保证能力进行审核、评定，这样做，既可保证审核的客观性、公正性，也可弥补自身审核力量不足，解决不能及时选择合格供方的问题。

（3）总结改进阶段 现场审核完毕后，向供应商提供评审总结报告，采购方可根据评审报告和公司发展规划要求供应商提交整改计划和时间表，后者需制订改进解决方案并按计划推进完成，采购方按期检查改进情况。

（三）第二方审核的后续活动

与内审和第三方审核略有区别的地方是，第二方审核员可以帮助供方制订程序，提出纠正和预防措施相关建议或要求。对被审核企业而言，要考虑的就是如何通过第二方审核发现自己的不足，进而依据标准的要求，以较少的精力、时间与资源投稿，实现有效的食品安全管理，建立适宜持久的食品安全管理体系。对采购商而言，要对供应商的实际改进状况进行检查，可制订调整、筛选供应商等相关决定，同时，还要密切协助供应商为供应链的持续提高出谋划策，双方共同为供应链的持续改进努力。

必须指出，虽然第二方审核在供应链中早已成为惯例，但是它存在很大的弊端：一个组织通常要为许多顾客供货，第二方审核无疑会给组织带来沉重的负担；另一方面，顾客也需支付相当的费用，同时还要考虑派出或雇佣人员的经验和水平问题，否则，花了费用也达不到预期的目的。如何解决这一问题，减少供应链中各组织的负担，各审核与认证机构都在探索与研究中。

二、 第三方审核

第三方审核由外部独立的机构进行，需要给审核机构付费。审核机构将按照供方的产品或管理体系进行审核。审核的结果若符合标准要求，组织将会获得合格证明并被登记注册。这就表明在审核的有效期内，供方的产品或体系具有审核范围规定的能力。此外，第三方审核机构还将在国际或国内发布公告，宣布被登记注册的组织的名称。这样顾客将把被注册的组织看成是合格的供方，一般情况下，无需再对注册组织进行审核。在个别情况下，只需对顾客特殊要求的内容进行评价即可。

（一）第三方审核的目的与意义

第三方的审核是为了确保审核的公正性，是认证的重要前提。进行第三方审核的目的通常包括：①通过体系认证，获准注册；②减少社会重复审核和不必要的开支。当完整的"供求链"建立起来时，第三方审核将是值得的；③有利于顾客选择合格供方，并利用注册获得供方的某些保证；有利于组织提高市场竞争力和信誉，并利用注册作为特色进行市场推销；④促进组织目标的实现和内部管理的改善，而且这种效应将带动整个市场"供求链"的完善。

（二）第三方审核的策划与实施

1. 审核阶段划分

审核阶段流程图提供的是审核的典型活动及流程，但在具体的审核实践中根据具体审核类型、审核范围或其他因素的不同可能对此流程或其中的活动进行适当的调整，以满足审核目的的需求。审核通常分为两个阶段。

（1）第一阶段审核 目的是确定是否满足进行第二阶段审核的条件，具体包括：审核启动；文件评审（初审）；初访（必要时）；现场审核准备。

（2）第二阶段审核 目的是确定食品安全管理体系实施的有效性，是否推荐注册，具体包括：首次会议；文件和现场审核，收集审核证据；审核沟通；确定审核发现及审核结论；提交审核报告；审核后续活动，通常不视为审核的一部分，但是，审核委托方也通常将此活动委托审核组实施。

2. 现场审核的准备

（1）确定现场审核时间 在正式的现场审核前，企业控制（管理）体系运行应至少运行3个月以上。

现场审核应在申请认证产品的生产期间进行，对于非季节性生产的产品，现场审核一般选择在产品生产风险较高的期间进行，对于季节性生产的产品，企业应加强同认证机构的沟通，确保现场审核时有生产活动。

（2）内部审核 企业在现场审核前应确保其各项工作已经按照认证依据的要求进行建立和实施，企业应在现场审核前进行一次完整的内部审核，以对体系的适宜性、充分性、有效性进行评审，确保具备现场审核的条件。

（3）文件审核 在认证机构确定审核组后，审核组会对企业提交的认证申请文件进行评审，审核组对企业管理体系文件中存在的问题提出反馈意见，企业根据该意见及时完成整改。有些问题需企业在现场审核前整改并经审核组确认，方可进行现场审核，企业应高度重视审核组提出的问题并积极整改。

（4）与审核组的沟通 认证机构会按照认证实施规则的要求提前几个工作日（一般为7个工作日以上）通知企业具体审核安排或审核计划，企业应积极关注审核组提出的任何与审核相关的问题和疑问，做好应对和整改。

企业如因审核组成人员存在公正性、独立性等原因时，可与认证机构沟通调整审核组人员。企业不能以审核员现场要求较为严格为理由要求调整审核组人员。

3. 现场审核过程实施

（1）首次会议 现场审核首次会议应由审核组长主持，确认审核范围、审核目的、审核依据、审核方式、审核安排、审核所需资源、不符合项分类、中止现场审核条件等，宣布审核员健康状况、公正性、独立性和注意事项，确定企业的陪同人员及末次会议召开的时间。

（2）现场审核内容 审核组通过现场观察、询问及资料查阅等审核方式实施现场审核，审核内容会覆盖认证依据的全部内容，一般包括生产环境、现场操作、设备设施、人力资源文件管理、记录执行、管理体系运行、产品检测/质量等内容。

现场审核过程如发现重大的与认证依据不符合的情况，审核组会终止现场审核活动，现场审核不通过。

（3）末次会议 末次会议上审核组会报告现场审核结论，结论一般分为：

①现场审核未发现不符合项的，现场审核结论为通过，推荐发证；

②现场审核发现不符合项的，受审核方可以在约定时间内完成整改的，现场审核结论为验证合格后通过，推荐发证；

③受审核方未能在规定时间内完成整改或未通过验证的，认证活动终止，不推荐发证。

现场审核没有开出不符合项，只代表企业已通过现场审核，不代表已满足发证要求，认证机构会对企业和审核组提交的全部资料进行合格评定，是否颁发证书以认证机构最终的合格评定结果为准。

（4）产品安全性验证　在现场审核中审核组需要通过对申请认证产品进行抽样检验的方法验证产品的安全性。

抽样检验可采用以下三种方式：

①委托具备相应能力的检测机构完成；

②由现场审核人员利用申请人的检验设施完成；

③由现场审核人员确认由其他检验机构出具的检验结果的方式完成。

抽样检验的方式与认证类别、认证机构、审核组、企业和产品特性等因素相关，如有机产品认证需按照第①种方式实施，食品安全管理体系认证采取其他方式实施。企业应在现场审核前积极与审核组沟通，确保审核现场有足够数量的产品，满足抽样的条件。

（三）第三方审核的后续活动

第三方审核的后续活动主要指不符合项的整改。企业应重视审核组在现场审核开出的不符合项，认真分析不符合项发生的深层次原因、举一反三，提出纠正措施或纠正措施计划，按照相应认证实施规则的时间要求实施整改，提交整改证据。同时企业还应在下一次的管理评审中对不符合项整改的有效性进行评审。

不符合项整改合格不代表企业已通过认证，认证机构会对认证审核档案进行合格评定，是否颁发证书以认证机构最终的合格评定结果为准。

第四节　食品安全管理体系的认证认可

食品安全问题是全社会共同关注的热点问题，解决这一问题，需要各相关部门共同采取措施，需要全社会的共同努力，即食品安全，社会共治。中国国家认证认可监督管理委员会（以下简称国家认监委）自 2001 年成立以来，为建立统一、开放、竞争、有序的食品和农产品认证认可体系，建立了覆盖"从农田到餐桌"全过程的食品农产品认证认可体系。

一、　认证制度简介

（一）认证制度概述

实行质量认证最早的国家是英国。1903 年，英国工程标准委员会首创世界第一个用于符合标准的标志，即"BS"标志，又称为"风筝"标志。该标志通过英国 1922 年商标法注册，成为受法律保护的认证标志，沿用至今，在国际上享有较高的信誉。

质量认证制度从 20 世纪 30 年代开始发展，目前已成为国际贸易中消除非关税壁垒的一种手段，它早已跨越国界，建立起若干区域认证制度和国际认证制度。为了促进国际贸易的发展，1970 年国际标准化组织（ISO）成立了认证委员会（CERYICO），现为合格评定委员会（CASCO），研究制定有关合格评定活动的准则和指南，推荐给相应的国家、区域，以推动国际认证制度的建立和发展。

我国于 1978 年 9 月正式加入 ISO，同时开始研究产品质量认证制度。1981 年 4 月，我国建立了第一个认证机构：中国电子元器件质量认证委员会，依据国际电工委员会（IEC）有关技术规范对电子元器件进行合格认证。在过去 40 多年的发展历程中，我国相继制定、发布了一系列的认证制度。如，2003 年，国务院发布《中华人民共和国认证认可条例》，成为规范我国境内认证认可活动及境外认证机构在我国境内活动和开展国际互认的行政法规。

（二）认证管理

我国食品农产品认证的监管主要由市场监管总局及其下属的认证监督管理司负责。认证监督管理司作为全国认证认可工作主管机构，负责认证机构的设立、审批及其从业活动的监督管理，以及对食品、农产品认证认可活动进行统一管理、监督和综合协调。认证机构的设立、检查员的注册、认证活动的开展、认证产品的生产销售等都在认证监督管理司的监督、管理与指导下进行。

1. 认证机构的行政审批

根据《认证机构管理办法》的规定，认证机构的设立，应事先获得行政审批，未经批准，任何单位和个人不得从事认证活动。拟开展认证活动的申请人，应向认证监督管理司提交符合条件的证明文件，包括取得法人资格、有固定的办公场所和必要的设施、有符合认证认可要求的管理制度、注册资本不得少于人民币 300 万元、有 10 名以上相应领域的专职认证人员等。拟从事产品认证活动的认证机构，还应当具备与从事相关产品认证活动相适应的检测、检查等技术能力。外商投资企业在中华人民共和国境内取得认证机构资质，除符合上述条件外，还应当符合《认证认可条例》规定的其他条件。符合要求的申请人，认证监督管理司向其出具《认证机构批准书》，有效期为 6 年。

2. 认证机构的认可

认证机构在获得批准后，可在 12 个月内，向中国合格评定国家认可委员会（CNAS）申请认可，以证明其具备实施相应认证活动的能力。获准认可的认证机构，可在其认可的认证业务范围内按照《认可标识和认可状态声明管理规则》（CNAS-R01）颁发带有 CNAS 认可标识的认证证书。在认可证书的有效期内，CNAS 对获准认可的认证机构实施监督评审，确定其是否持续符合国家认可委认可规范的要求。认证机构也可不向 CNAS 申请认可，而是自行向国家认监委提交能力证明文件。但是，在贸易过程中，带有认可标识的认证证书更易获得相关方的认可。

3. 食品农产品认证监管

国务院办公厅于 2015 年 7 月 29 日下发《国务院办公厅关于推广随机抽查规范事中事后监管的通知》，明确要求大力推广随机抽查监管，并在抽查中采取"双随机、一公开"抽查机制。"双随机"是指随机抽取检查对象、随机选派执法检查人员，"一公开"是指加快政府部门之间、上下之间监管信息的互联互通，依托全国企业信用信息公示系统，整合形成统一的市场监管信息平台，及时公开监管信息，形成监管合力。该通知发布后，各级市场监督管理部门迅速响应文件规定，"双随机、一公开"抽查迅速铺开，收到良好成效。

2019 年 2 月 15 日，国务院办公厅下发《国务院关于在市场监管领域全面推行部门联合"双随机、一公开"监管的意见》（国发〔2019〕5 号），提出以下总体要求：在市场监管领域健全以"双随机、一公开"监管为基本手段、以重点监管为补充、以信用监管为基础的新型监管机制，切实做到监管到位、执法必严，使守法守信者畅行天下、违法失信者寸步难行，进一步营造公平竞争的市场环境和法治化、便利化的营商环境。

为全面贯彻落实国发〔2019〕5 号文精神，国家市场监管总局于 2019 年 2 月 17 日发布

《市场监管总局关于全面推进"双随机、一公开"监管工作的通知》（国市监信〔2019〕38号），要求各级市场监督管理部门深刻认识"双随机、一公开"监管的重要意义，发挥整体优势，加强统筹协调，注重内部各业务条线的职能整合，将"双随机、一公开"监管理念贯穿到市场监管执法各领域中。

4. 认证结果查询

国家认监委于2006启用了"中国食品农产品认证信息系统"，认证机构应当在对认证委托人实施现场检查5日前，将认证委托人、认证检查方案等基本信息报送至该信息系统，并在获证后及时将产品获证情况以及产品认证防伪标志的购买情况上传该系统，以方便监管。认证委托人可通过该系统查询、跟踪认证进展；消费者如对购买的产品存在疑虑的，可登录该网站进行查询、核实。该信息系统维护了消费者和获证企业的合法权益，增强了认证产品信息的透明度，同时也为食品农产品认证的社会监督提供了信息平台。

5. 食品农产品认证申投诉管理

根据《认证认可申诉投诉处理办法》，任何组织或个人均有权依据该办法向国家认证认可监督管理委员会（以下简称国家认监委）提出申诉、投诉。申诉是指当事人直接受到有关认证认可工作机构作出决定的影响时提出的异议。投诉是指任何组织或个人认为有关认证认可工作机构、工作人员或者获证组织存在违法违规问题的举报。认证认可工作机构是指从事认证认可工作的认可机构、人员注册机构、认证机构、认证咨询机构、认证培训机构以及相关的实验室和检查机构等。认证认可工作人员，是指认可评审员、认证审核员、工厂检查员、认证咨询师、认证培训师以及认可、人员注册、认证、认证培训和认证咨询机构的业务管理人员。

二、 认可制度简介

（一）国际认可的发展

国际认可论坛（International Accreditation Forum，IAF）成立于1993年1月，是由世界范围内的合格评定认可机构和其他有意在管理体系、产品、服务、人员和其他相似领域内从事合格评定活动的相关机构共同组成的国际合作组织。IAF致力于在世界范围内建立一套唯一的合格评定体系，通过确保已认可的认证证书的可信度来减少商业及其顾客的风险。IAF认可机构成员对认证机构开展认可，认证机构向获证组织颁发认证证书以证明组织的管理体系、产品或者人员符合某一特定的标准（这类活动被称为合格评定）。IAF成员主要分为认可机构成员、辅助成员（包括认可的认证机构/检查机构成员、工业界/用户成员）、区域成员、伙伴成员四类。IAF的目标是：遵循世界贸易组织（WTO）贸易技术壁垒协定（TBT）的原则，通过各国认可机构在相关认可制度等方面的广泛交流，促进和实现认证活动和结果的国际互认，减少或削除因认证而导致的国际贸易技术壁垒，促进国际贸易的发展。

IAF建立了国际认可论坛多边承认协议（IAF MLA）。通过IAF全面系统的国际同行评审，认可制度符合相关国际准则要求的国家认可机构签署IAF MLA，由IAF MLA的全体签约机构组成IAF MLA集团。截至2013年5月，IAF MLA集团现有签约认可机构共66个，我国认可机构是IAF MLA集团的正式签约方。国家认可机构只有加入了IAF MLA集团，才能表明其认可结果是等效的，带有该签约方认可标志的认证证书才具有国际等效性和互认性。

国际实验室认可合作组织（International Laboratory Accreditation Cooperation，ILAC）的前身是1978年产生的国际实验室认可大会（International Laboratory Accreditation Conference，ILAC），

其宗旨是通过提高对获认可实验室出具的检测和校准结果的接受程度，以便在促进国际贸易方面建立国际合作。1996 年 ILAC 成为一个正式的国际组织，其目标是在能够履行这项宗旨的认可机构间建立一个相互承认协议网络。ILAC 目前有 100 多名成员，分为正式成员、协作成员、区域合作组织和相关组织等。

为了增加跨国产品和服务的接收程度，国际性的认可合作组织——国际认可论坛（IAF）和国际实验室认可合作组织（ILAC）致力于建立一个相互承认的协议网络。国际经过同行评审，使符合国际技术准则要求和具备能力的认可机构签署国际多边互认协议，从而促进全球贸易便利化，促进实现"一次检测，一次检查，一次认证，全球承认"的总体目标。

2007 年 10 月 28 日，国际认可论坛（IAF）和国际实验室认可合作组织（ILAC）在澳大利亚悉尼联合召开的大会上确定，自 2008 年起，每年的 6 月 9 日为"国际认可日"，旨在推动认证认可活动在全球的广泛发展。2010 年起更名为"世界认可日"。每年 6 月 9 日"世界认可日"，全球 100 多个 IAF、ILAC 成员方都将举行纪念活动。

（二）认可制度在我国的发展

认可工作在我国的发展是一个循序渐进的过程。1985 年，我国正式推行以"认证"的概念进行实验室和检查机构能力评价活动；1993 年始，"认可"的概念在我国正式应用于认证机构和实验室的能力评价；2002 年 8 月 20 日，我国正式成立中国合格评定国家认可中心，标志着我国统一认可机构的组织平台的正式建立，认可体系正式进入实施阶段，并由此迈进一体化、法制化、规范化的发展轨道；2006 年 3 月 31 日，中国合格评定国家认可委员会（CNAS）正式成立，实现了我国认可体系的集中统一，形成了"统一体系、共同参与"的认可工作体制。

经过几十年的探索与发展，中国合格评定国家认可委员会（CNAS）成为 IAF 和 ILAC 的成员，代表中国参与有关的认可工作。中国合格评定国家认可委员会组织机构包括：全体委员会、执行委员会、六个专门委员会（认证机构技术委员会、实验室技术委员会、检查机构技术委员会、评定委员会、申诉委员会、最终用户委员会）和秘书处。

CNAS 依据 ISO/IEC、IAF、PAC、ILAC 和 APLAC 等国际组织发布的标准、指南和其他规范性文件，以及 CNAS 发布的认可规则、准则等文件，实施认可活动。认可规则规定了 CNAS 实施认可活动的政策和程序；认可准则是 CNAS 认可的合格评定机构应满足的要求；认可指南是对认可规则、认可准则或认可过程的说明或指导性文件。CNAS 按照认可规范的规定对认证机构、实验室和检查机构的管理能力、技术能力、人员能力和运作实施能力进行评审。

认可准则是认可评审的基本依据，其中规定了对认证机构、实验室和检查机构等合格评定机构应满足的基本要求。CNAS 认可活动所依据的基本准则主要包括：ISO/IEC 17021《合格评定管理体系审核认证机构的要求》、ISO/IEC 指南 65《产品认证机构通用要求》、ISO/IEC 17024《合格评定人员认证机构通用要求》、ISO/IEC 17025《检测和校准实验室能力的通用要求》、ISO/IEC 17020《各类检查机构能力的通用要求》、ISO15189《医学实验室质量和能力的专用要求》、ISO 指南 34《标准物质/标准样品生产者能力的通用要求》、ISO15190《医学实验室安全要求》和 ISO/IEC 17043《合格评定能力验证的通用要求》。必要时，针对某些认证或技术领域的特定情况，CNAS 还在基本认可准则的基础上制定应用指南和应用说明。

认可机构对于满足要求的检查机构予以正式承认，并颁发认可证书，以证明该检查机构具备实施特定检查活动的技术和管理能力。认可业务范围参见表 8-5。

表 8-5	认可业务范围
认证机构认可领域	◆管理体系认证机构认可 ◆质量管理体系认证机构认可 ◆环境管理体系认证机构认可 ◆职业健康安全管理体系认证机构认可 ◆信息安全管理体系认证机构认可 ◆食品安全管理体系认证机构认可 ◆产品认证机构认可 ◆常规产品认证机构认可 ◆有机产品认证机构认可 ◆良好农业规范认证机构认可 ◆森林认证机构认可 ◆人员认证机构认可 ◆软件过程及能力成熟度评估机构认可
实验室及相关机构认可领域	◆检测和校准实验室认可 ◆医学实验室认可 ◆能力验证提供者认可 ◆标准物质/标准样品生产者认可 ◆实验室生物安全认可 ◆医学实验室安全认可 ◆良好实验室规范技术评价
检查机构认可领域	◆商品检验 ◆特种设备 ◆建设工程 ◆货物运输 ◆工厂检查 ◆信息安全 ◆健康检查

（三）食品农产品认证认可的意义

国家认监委自 2001 年成立以来，为建立统一、开放、竞争、有序的食品农产品认证认可体系，建立了包括无公害农产品认证、有机产品认证、良好农业规范（GAP）认证、危害分析与关键控制点（HACCP）体系认证、食品安全管理体系（ISO 22000）认证在内的，覆盖"从农田到餐桌"全过程的食品农产品认证认可体系，其重要意义概括如下：

（1）充分利用社会资源，实现认证全过程监管，切实保障食品安全　认证活动贯穿种植、养殖、加工、储存、运输、销售等各个环节，且认证机构必须在实施认证后进行跟踪监督。因此，在食品农产品领域开展认证可以有效促进各部门之间的合作，弥补食品安全行政监管资源的不足和可能存在的漏洞，保障食品安全。

（2）促进食品农产品安全管理和生态环境的持续改进　认证有利于帮助企业识别食品安

全控制关键环节和风险因子，持续改进食品安全管理；有利于强化农业技术服务体系建设，加快产业科技创新步伐。世界各国正大力开展基于安全、绿色等要素的管理体系、产品认证制度，如：食品安全管理体系（ISO 22000）认证，BRC 食品安全全球标准认证，SQF 食品安全与质量认证、良好农业规范（GAP）认证等，这些认证制度提倡或强制要求不使用或少使用化肥、农药、食品添加剂等投入物质，有利于减少面源污染，保护农村环境，转变生产方式，实现农业可持续发展。

（3）增进市场经济的信任传递　食品农产品认证是第三方认证机构根据相关标准对生产经营者的管理体系、产品或服务，结合法律法规所作出的科学、客观、公正的评定，有助于建立市场信任机制，提高市场运行效率，并引导市场优胜劣汰。如联合利华将可持续农业认证的茶叶作为供应商的准入条件。相关食品农产品认证制度的实施必将促进食品农产品安全制度的建设，从而增强消费者对食品农产品安全的可信度。

（4）保障国际贸易的顺利通行　发达国家在国际贸易中常以保护资源、环境和健康为名，制定一系列苛刻的、高于国际公认或绝大多数国家不能接受的环保、社会福利标准，限制或禁止外国产品的进口，通过设置技术壁垒从而达到贸易保护的目的。由于这类壁垒以技术面目出现，因此常常会披上合法外衣，成为当前国际贸易中最为隐蔽、最难对付的非关税壁垒。如果出口产品未能达到进口国采信的认证标准，将失去参与市场竞争的资格，因此，在一定程度上认证会演变为发达国家的贸易保护工具。可是另一方面，我们又必须认识到，经认证的产品在市场上销售时可以获得更多附加值，良好农业规范认证、有机产品认证、危害分析与关键控制点体系认证等与国际接轨的认证形式还有利于突破国际贸易技术壁垒，使产品更顺利地进入国际市场。

（5）加速品牌美誉度建设　食品农产品认证制度的"绿色"属性有利于促进以节约资源和环境保护为特征的绿色消费行为，有利于企业的品牌化运作，这是农业和食品生产企业在贸易过程中逐步壮大和发展的必然结果。品牌的树立可让生产经营企业在市场竞争中凸显内在质量和信誉，从而增进消费者的购买黏性和忠诚度，进而增强其购买偏好行为。如，有机产品认证的产品品牌所附带的"绿色、生态、安全、健康、营养"等属性是生产企业的无形资产，它能代表食品农产品生产企业的信誉，并可通过品牌向消费者传递信任，建立食品农产品企业与消费者的沟通桥梁。

（6）提高市场供给效力　推行食品农产品质量安全认证制度，有利于引导和促进企业增强安全意识，积极采用先进标准，建立健全食品安全保障体系，加强食品安全管理，提高市场竞争力。有利于促进生产标准化、经营产业化、产品市场化和服务社会化。通过认证导入生产管理标准，有助于企业实现"工作有标准、运行有程序、检查有依据、改进有方向"。通过认证传导反馈作用，引导消费和采购，形成有效的市场选择机制，倒逼生产企业提高管理水平和产品、服务质量，增加市场有效供给。

（7）实现企业可持续发展　食品农产品认证制度在社会、经济、文化的发展过程中，结合了可持续发展理念，融入了社会责任的评估。越来越多的企业和公司从"企业社会责任（Corporate social responsibility，CSR）"出发，通过获得相关认证表明其已经承担社会责任，有助于提高企业自身的形象。因此，通过推行食品农产品质量认证，实施市场准入制度，促进优质食品农产品的生产和流通，可为企业可持续发展奠定坚实的基础。

三、 认证流程

完整的认证流程包括：确定认证制度（或认证领域）、选择认证机构、提出认证申请、签署认证合同、现场审核（或检查）、不符合项整改、认证证书和认证标志使用、保持认证要求、信息沟通、申请再认证。

（一）确定认证制度

不同的认证制度对于认证流程的要求有明显的差异，其中包括认证申请提交资料的不同、现场审核的不同阶段要求、证书有效期的不同、监督审核频次不同、产品抽样的方式不同、认证标志的使用要求等。

企业应根据产品类型、生产方式、产品销售目标市场、顾客要求等因素综合考虑，首先需要选择所要申请的认证制度，接着还应了解相应认证制度的认证管理办法、认证依据、认证实施规则等要求。

（二）选择认证机构

企业选择认证机构应进行综合考虑，具体因素包括认证机构的合法性、认可状态、认证机构的技术和管理能力、认证机构的品牌影响力、在企业所选择相应认证制度的市场占有率、企业所在行业或产业的主要客户等因素。

《中华人民共和国认证认可条例》第九条规定"设立认证机构，应当经国务院认证认可监督管理部门批准，并依法取得法人资格后，方可从事批准范围内的认证活动。未经批准，任何单位和个人不得从事认证活动"。即不是任何经批准的认证机构都可以做所有的认证制度，企业可通过登录全国认证认可信息公共服务平台（http://cx.cnca.cn）查询和确认认证机构的合法性及其具体批准范围内的认证业务资质。认证机构批准书中也会列出具体的认证业务范围，包括具体的认证制度。

认证机构在具体认证制度的技术和管理能力可通过认证机构认可的状态来判断。简单地说，认证机构认可是指认可机构（不同于认证机构的一类独立机构）依据法律法规，基于一定的要求（管理体系认证按照国际标准 ISO/IEC 17021 为准则，产品和服务认证机构按照 ISO/IEC 17025 为准则），对认证机构进行评审，证实其是否具备开展体系认证、产品认证或服务认证活动的能力。认可机构对于满足要求的认证机构予以正式承认，并颁发认可证书，以证明该认证机构具备实施特定认证活动的技术和管理能力。企业可登录中国合格评定国家认可委员会网站（http://www.cnas.org.cn）查询其认可能力。企业可以要求认证机构提供其通过认可的证明，即认证机构认可证书，以确认认证机构的能力。

除了国家认证认可监督管理委员会批准的认证制度外，认证机构为了响应市场需求，也推出了各自的自愿性认证项目。按照认监委要求，这类项目的认证实施规则必须向认监委进行认证规则备案，企业可通过登录全国认证认可信息公共服务平台（http://cx.cnca.cn）查询认证机构的认证规则备案情况。

（三）提出认证申请

企业可通过登录认证机构网站或联系认证机构相关人员，了解具体认证制度的公开文件，熟悉认证申请需提供的文件、认证合同文本样本、认证证书样本、认证证书有效期、认证收费标准、认证申投诉要求等内容。企业应按照认证机构要求提供相应的认证申请资料，并根据认证机构的要求补充或完善相关文件。认证机构同意受理后方可签署认证合同。

（四）签署认证合同

企业根据了解到的情况，与认证机构沟通相关合同内容，如认证收费标准、认证费用收费方式等，如果涉及产品检测费的问题，也应在认证合同或其他认证申请文件中进行明确。

企业应关注认证合同中规定双方权利和义务，具体业务和申请的具体认证制度有关系，权利和义务一般包括：企业信息通报的义务、接受认证监管部门监管的义务等，内容都是根据国家有关认证认可的规定，如认证认可条例、相关的认证管理办法、认证实施规则和认证标准的要求来确定的。

（五）现场审核

现场审核的相关要求，详见本章第三节第三方审核。

（六）不符合项整改

第三方审核中发现的所有不符合项都应该整改且得到审核组的认可，才能关闭不符合项。

（七）认证证书和认证标志使用

认证证书是指产品、服务、管理体系通过认证所获得的证明性文件。认证证书包括产品认证证书、服务认证证书和管理体系认证证书。

企业可通过登录全国认证认可信息公共服务平台（http://cx.cnca.cn）查询企业获证信息。

认证标志是指证明产品、服务、管理体系通过认证的专有符号、图案或者符号、图案以及文字的组合。认证标志包括产品认证标志、服务认证标志和管理体系认证标志。获得认证的组织应当在广告、宣传等活动中正确使用认证证书和有关信息。获得认证的产品、服务、管理体系发生重大变化时，获得认证的组织和个人应当向认证机构申请变更，未变更或者经认证机构调查发现不符合认证要求的，不得继续使用该认证证书。

不得利用产品认证证书和相关文字、符号误导公众认为其服务、管理体系通过认证；不得利用服务认证证书和相关文字、符号误导公众认为其产品、管理体系通过认证；不得利用管理体系认证证书和相关文字、符号，误导公众认为其产品、服务通过认证。

自愿性认证标志包括国家统一的自愿性认证标志和认证机构自行制定的认证标志。

获得产品认证的组织应当在广告、产品介绍等宣传材料中正确使用产品认证标志，可以在通过认证的产品及其包装上标注产品认证标志，但不得利用产品认证标志误导公众认为其服务、管理体系通过认证。

获得服务认证的组织应当在广告等有关宣传中正确使用服务认证标志，可以将服务认证标志悬挂在获得服务认证的区域内，但不得利用服务认证标志误导公众认为其产品、管理体系通过认证。

获得管理体系认证的组织应当在广告等有关宣传中正确使用管理体系认证标志，不得在产品上标注管理体系认证标志，只有在注明获证组织通过相关管理体系认证的情况下方可在产品的包装上标注管理体系认证标志。

未通过认证，但在其产品或者产品包装上、广告等其他宣传中，使用虚假文字表明其通过认证的，地方认证监督管理部门应当按伪造、冒用认证标志、违法行为进行处罚。

对于获证企业来说，不同的认证制度对于认证证书和标志的使用还有着额外的详细规定，鉴于认证标志还包括认证机构自行制定的标志，企业在产品包装宣传和使用认证证书和标志信息时，务必联系认证机构，确认使用方式合理性。

（八）保持认证要求

不同的认证制度，证书有效期不同，一般为 1~3 年。为保持认证证书资格，企业需要在间隔一定时间间隔内接受现场监督审核，监督审核通过后方可继续保持认证要求，表 8-6 简要地列出了目前我国食品农产品认证制度的证书有效期、现场监督审核频次和要求。

表 8-6　　　　　　　　　　食品农产品认证制度证书有效期一览表

序号	认证制度	证书有效期	现场监督审核频次和要求
1	有机产品认证	1 年	12 个月
2	绿色食品认证	1 年	12 个月
3	食品安全管理体系认证	3 年	12 个月
4	危害分析与关键控制点（HACCP）体系认证	3 年	12 个月
5	良好农业规范认证	1 年	12 个月
6	乳制品生产企业良好生产规范	2 年	至少一次不通知监督审核，首次监督审核应在初次认证审核后的 6 个月内实施

国家认证监管部门、认证机构会在风险评估的基础上针对获证企业实施一些不定期的跟踪检查，企业应积极配合。

企业在持有认证证书期间，如有违反认证相关规定情况时，认证机构根据相应规定暂停或撤销企业的认证证书。

（九）信息沟通

企业应按照具体的认证实施规则、认证合同的约定，根据认证机构的要求，当发生重大食品安全事故，或组织经营发生重大变化等情况时，积极联系认证机构，沟通相关事件信息，以满足认证相关法规的要求。

企业未能按照认证相关规定进行信息通报，会导致证书暂停或撤销。

（十）申请再认证

企业一个在认证证书有效期满前 3 个月，应向认证机构提交再认证申请相关资料。再认证程序一般同初次认证流程一致，具体认证制度要求有细微差别。

（十一）典型认证流程

认证流程会随着认证制度和认证机构的不同而不同，图 8-3 是以食品安全管理体系认证为例介绍认证流程。

四、 食品安全管理体系认证

我国食品供应链中管理体系认证主要有 HACCP 体系认证、ISO 22000 认证、乳制品生产企业良好生产规范认证。

（一）HACCP 体系认证

食品生产加工过程（包括原材料采购、加工、包装、储存、装运等）是预防、控制食品安全危害的重要环节。《中华人民共和国食品安全法》第四十八条规定"国家鼓励食品生产经

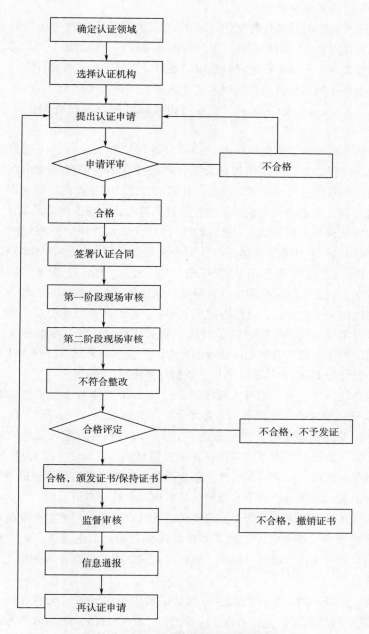

图 8-3　食品安全管理体系认证流程图

营企业符合良好生产规范要求，实施危害分析与关键控制点体系，提高食品安全管理水平"。

1. 申请 HACCP 认证的条件

（1）申请 HACCP 认证的生产经营企业应具备的生产资质要求　任何计划申请 HACCP 认证的生产经营企业都应具备下述基本要求，包括：

①取得国家市场监督管理部门或有关机构注册登记的法人资格（或其组成部分）。企业应具备有效合法的营业执照、外资企业证明等法人资格或分支机构营业执照，若有变更，应有市

场监督管理部门出具的证明材料。

②取得相关法规规定的行政许可文件（适用时）。行政许可文件中包括但不限于食品生产许可证、食品经营许可证、印刷许可证、生产许可证等；部分食品加工企业可能没有类似生产许可证等行政许可文件；出口企业还应包括出口备案证明等行政许可文件。

③未被国家企业信用信息公示系统列入"严重违法失信企业名单"。国家企业信用信息公示系统网址为 http：//www.gsxt.gov.cn，企业可以登录此网站进行查询，并下载或截图予以证明。

④生产经营的产品符合适用的我国和进口国（地区）相关法律、法规、标准和规范的要求。仅在国内生产经营的企业（以销售地为准，产品仅在国内销售）应识别、收集、理解这些相关要求并生产经营符合这些要求的产品；外销的生产经营企业则还应识别、收集、理解这些进口国（地区）即产品消费地相关要求并生产经营符合这些要求的产品。

⑤按照《危害分析与关键控制点（HACCP）体系认证实施规则》规定的认证依据，建立和实施了文件化的 HACCP 体系，且体系有效运行 3 个月以上。企业应依据 HACCP 认证依据和要求制订体系文件，包括但不限于 HACCP 手册、程序文件、HACCP 计划、前提计划、食品防护计划等，及适用于企业实际情况的规章、制度、记录等；企业的体系文件应至少实施 3 个月以上，且有相关的记录作为证据，具体内容见 8.2 生产经营企业管理要求。

⑥一年内未发生违反我国和进口国（地区）相关法律、法规、标准和规范的要求。企业需要明白，任何违规违法的事情都是认证所不允许的，企业如果隐瞒违规违法行为，则被认为是不诚信，即使已获得 HACCP 认证证书也会被暂停甚至撤销。

⑦三年内未因违反《危害分析与关键控制点（HACCP）体系认证实施规则》6.2.2（4）、（5）条款而被认证机构撤销认证证书。《危害分析与关键控制点（HACCP）体系认证实施规则》6.2.2（4）获证组织出现严重食品安全卫生事故或对相关方重大投诉未能采取有效处理措施的、6.2.2（5）获证组织虚报、瞒报获证所需信息的。这两个条款是企业应保持的底线，也是绝对不能触碰的红线，如果因为这两个条款而被认证机构撤销过认证证书的企业，在国家认监委网站有所记录，将在五年内不被任何认证机构接收认证申请。

企业应根据上述基本要求，结合企业自身特点及其产品要求形成本企业的管理制度。

（2）认证申请要求　企业应评估相关基础条件是否满足如上要求，生产加工车间和相关场所是否持续满足相应法律、法规、标准、规范的要求，同时应准备如下相关文件和资料，但不限于所列内容：

①认证申请。认证申请是生产经营企业向认证机构阐述大体情况的资料，详细阐述申请 HACCP 认证所需要的基本信息，如名称、注册地址、生产地址、产品名称等信息。常见的认证申请是由认证机构制订固定格式的"认证申请书"和"认证调查表"，需要企业盖章和/或签字确认，填写信息要真实、准确、无误。

②法律地位证明文件复印件。生产经营企业应提供法律地位证明文件复印件，如营业执照、外资企业批准许可证等。

③有关法规规定的行政许可文件和备案证明复印件（适用时）。生产经营企业应提供行政许可文件和备案证明复印件，适用时包括但不限于食品生产许可证、食品经营许可证、印刷许可证、生产许可证等，包括许可证包含的副本、附页；部分食品加工企业可能没有类似生产许可证等行政许可文件；出口企业还应包括出口备案证明等行政许可文件。

④HACCP 体系文件（包括产品描述、工艺流程图、工艺描述；危害分析及相应的控制措施及验证要求等）。根据 HACCP 认证依据要求，生产经营企业应策划、制订、实施适用于自身的规章制度，包括 HACCP 手册（此为企业 HACCP 体系的纲领性文件，并由此引出其他体系文件和规章制度，类似于企业的宪法）、良好生产规范（GMP）（此为企业根据国家标准、规范等结合自身制定出的基本制度，类似于企业关于生产加工操作的总则）等文件，具体内容见8.2 生产经营企业管理要求；生产经营企业应在体系文件中清晰描述各种产品及加工工艺的各个步骤，描述的程度应确保操作人员准确无误地进行操作，以防遗漏或错误操作诸如温度、湿度、时间、速度等参数；在此基础上，对每一步骤进行危害分析并制订出对识别并分析出的各个食品安全危害的控制措施，并适时对控制措施予以验证；总之，HACCP 体系文件是生产经营企业的重心，应精心策划，严格执行。

⑤组织机构图与职责说明。生产经营企业应建立严密的组织机构，包括但不限于生产部门、质量部门、技术部门、行政人事部门等；组织结构应与规章制度保持一致，还应适用于生产经营；此外，还应明确各个部门、各个岗位的职责和权限，确保 HACCP 体系落实到实际工作过程中。

⑥厂区位置图、平面图；加工车间平面图；加工生产线、季节性生产和班次的说明。生产经营企业应在厂区和各区域的规划基础上，绘制出厂区位置图、平面图、加工车间平面图，其详细程度应描绘出工厂四周情况、厂区分布情况及车间内各区域划分情况、设施设备放置和使用情况、人员行动方向、物资流动方向、虫鼠害防治情况等，必要时还包括生产用水流动方向、洁净空气流动方向等；并详尽说明生产线的数量、设计和实际生产能力、全年生产还是某个时间段生产、有无倒班等情况。生产经营企业需在认证机构的认证调查表中一一对应的描述和/或提供说明材料。

⑦食品添加剂使用情况说明，包括使用的添加剂名称、用量、适用产品及限量标准等。生产经营企业应跟踪了解相关法律、法规、标准的动态，及时识别、收集、理解食品添加剂的规范性管理文件，持续保证食品添加剂的规范使用。生产经营企业应根据相关规范性管理文件分别描述"在使用的各种食品添加剂名称、用量、适用产品、限量标准等"。

⑧生产、加工或服务过程中遵守适用的我国和进口国（地区）相关法律、法规、标准和规范清单；产品执行企业标准时，提供当地政府标准化行政主管部门备案的证据。企业应确保生产、加工或服务过程中遵守法律、法规、标准、规范等要求；因此，无论是企业的负责人还是技术人员都应该识别、收集、理解我国相关法律、法规、标准、规范等，如法律有食品安全法、产品质量法等，如法规有食品安全法实施条例、认证认可条例等；如标准有自己企业生产的产品标准（包括国家标准、行业标准、地方标准、企业标准，如果执行企业标准，应该有标准备案的证据如备案截图、备案纸质标准、备案批准书等），如规范有 GB 14881—2013《食品安全国家标准　食品生产通用卫生规范》、GB 12693—2010《食品安全国家标准　乳制品良好生产规范》等；当然如果企业属于出口企业，还包括进口国（地区）即产品消费地的法律、法规、标准、规范等；部分出口企业的产品标准采用客户合同或协议的方式。

⑨生产、加工主要设备清单和检验设备清单。生产经营企业应详细列出生产加工的设备，包括但不限于设备的名称、型号、数量、状态等，管理规范的企业还对设备进行编号、建立档案、规范使用部门等；生产用的检验设备（如计价秤、温度计、压力表等）和产品检验用的设备（如电子天平、温度计、压力表等）同样应列出清单。

⑩多场所清单及委托加工情况说明（适用时）。多场所即存在多个生产加工地点，而非存在多个生产加工车间。当存在多场所时，生产经营企业应详细描述各个场所的具体位置并列出清单；如果企业存在委托加工的方式，应详细描述委托加工的情况。

⑪产品符合安全要求的相关证据；适用时，提供由具备资质的检验检测机构出具的接触食品的水、冰、汽符合卫生安全要求的证据。生产经营企业宜定期委托检测产品，且保留检测报告。在开展 HACCP 认证时，需要企业提供产品符合安全要求的相关证据，而最近 1 年内的产品检测报告是相对直接的符合性证据，建议每个产品有 1 份检测报告，而国抽、省抽、市抽的产品检测报告，也适用于证明产品符合安全要求的证据；如果在生产加工过程中需要用水、冰、汽做配料或用水、冰、汽接触产品，生产经营企业应把生产场所内的水、冰、汽送检；承检的检验检测机构应具备相关检测能力，建议通过认可的检验检测机构。

⑫承诺遵守相关法律、法规、认证机构要求并提供材料真实性的自我声明。诚信是生产经营企业的基本素养，应确保不违反法律、法规、认证机构要求，且提供的材料真实。生产经营企业应签署提供材料真实的自我声明。

⑬其他需要的文件。适用时，生产经营企业应提供其他资料，如环境评价资料、安全监督资料等。当认证依据发生变化时，企业也应提供对应变化所需提交的相关资料，如食品欺诈预防资料、过敏原防控资料。关于乳制品行业需要增加相关的文件和内容，如奶源半径、产品生产加工量核算等。生产经营企业还应关注认证机构的特殊要求，提供所需的资料，如某类产品认证实施细则等。

2. 生产经营企业管理要求

不能仅靠 HACCP 计划来解决管理过程中的一切问题。如果企业的基础条件和卫生条件很差、日常管理不严格、员工的意识和能力不足，就存在导致食品安全问题的风险。本书第三章食品安全控制的前提方案详细阐述了食品生产经营企业应具备的前提条件。对 HACCP 认证而言，生产经营企业的管理要求总结如下。

（1）基本要求

①总要求。

最高管理者（通常是总经理或董事长或法人代表）是确保 HACCP 体系良好运行的前提，其食品安全意识和管理能力应持续保持和提升。最高管理者应指派相应的负责人（如 HACCP 小组组长）开展相应的工作，如策划、实施、保持、改进、更新 HACCP 体系需要的每个过程和因素，且保证有人力、物资、设备、场所、资金等资源，保证每个环节能保质保量完成；识别企业产品所处的食品链位置，确定企业的 HACCP 体系的范围，明确该范围所涉及的步骤与食品链范围内其他步骤之间的相互关系；确保对任何影响产品符合食品安全要求的外包过程实施控制，并在 HACCP 体系中加以识别和验证。在验证中，产品安全与相关法规、标准的符合性应得到重点关注；确保 HACCP 体系得到有效实施，使产品安全得到有效控制。当产品安全发生系统性偏差时，应对 HACCP 计划进行重新确认，使 HACCP 体系得以持续改进。

为了保证 HACCP 体系的有效性。管理的对象包括最高管理者的管理过程，含前提计划的 HACCP 应用过程，验证、分析和改进过程。体系的建立包括规定企业在 HACCP 体系内的结构、职责、过程和资源；体系建立的结果应当文件化；体系实施指运行体系的过程；体系保持表示持续运行这些过程；体系更新要求将相关的最新信息、技术、方法等要素应用于这些过程的运行，以保持过程实现所策划结果的能力；体系的持续改进要求不断地将相关的先进理论、技术、方法等要素应用于这些过程，以提高过程实现所策划结果的能力；确保体系的有效性要求切实保证 HACCP 体系过程的运行能够实现所策划的结果。

最高管理者的管理过程是实现 HACCP 体系的前提和保证；前提计划、HACCP 计划规定了对潜在危害、显著危害进行预防、实施控制的过程；验证、分析和改进过程用以验证和保证 HACCP 体系持续的有效性。

②体系文件要求。

体系文件包括 HACCP 手册、程序文件、前提计划、HACCP 计划、食品防护计划、规章制度、作业指导书、操作规程等。体系文件是 HACCP 体系运行的依据，可以起到沟通意图、统一行动的作用。

HACCP 手册是规定企业 HACCP 体系的文件，HACCP 手册应包括：a. HACCP 体系的范围，包括所覆盖的产品或产品类别、操作步骤和场所，以及与食品链范围内其他步骤之间的相互关系；b. 为 HACCP 体系编制的形成文件的程序或对其引用；c. HACCP 体系过程及其相互作用的表述；d. HACCP 体系要求对文件的编制、评审、批准、标识、发放、使用、更改、再批准、召回、作废、处置等全过程的系统管理。HACCP 体系的实施主要依靠文件统一员工的行动，任何文件错误将直接影响体系运行的有效性。

记录也是一种特殊类型的文件，用于提供所完成活动的证据，不能更改，也无需批准。记录是证实 HACCP 体系的符合性和有效性的主要证据之一，并为体系的更新或改进提供线索。这些记录最少包括：a. 申请 HACCP 认证所需的记录；b. 前提计划所需的记录；c. HACCP 计划所需的记录；d. 内外部沟通所需的记录；e. 管理评审所需的记录；f. 内部审核所需的记录；g. 过程监视、测量和确认所需的记录；h. 产品监视、测量和确认所需的记录；i. 信息收集和分析所需的记录；j. 改进所需的记录等。

③管理职责要求。

有效的管理需切实的落实，企业在运行 HACCP 体系的时候，需确保下面几个方面真正做到位：a. 管理承诺；b. 食品安全方针和目标；c. 职责权限；d. 内部沟通和外部沟通；e. 内部审核；f. 管理评审。

（2）良好操作规范（GMP）　良好操作规范（Good Manufacturing Practice，GMP）是政府制定颁布的强制性食品生产、贮存卫生法规为基本的指导性文件。相关内容在本书第三章第二节中有详细论述。

（3）卫生标准操作程序（SSOP）　卫生标准操作程序（Sanitation Standard Operation Procedures，SSOP）是由食品加工企业帮助完成在食品生产中维护 GMP 的全面目标而使用的过程，尤其是 SSOP 描述了一套特殊的与食品卫生处理和加工厂环境的清洁程度及处理措施满足它们的活动相联系的目标。在某些情况下，SSOP 可以减少在 HACCP 计划中关键控制点的数量，必须指出，使用 SSOP 减少危害控制而不是 HACCP 计划，不减少其重要性或显示更低的优先权。实际上危害是通过 SSOP 和 HACCP 关键控制点的组合来控制的。一般来说，涉及产品本身或某一加工工艺、步骤的危害是由 CCP 来控制，而涉及加工环境或人员等有关的危害通常由 SSOP 来控制比较合适。在有些情况下，一个产品加工操作可以不需要一个特定的 HACCP 计划，这是因为危害分析显示没有显著危害，但是所有的加工厂都必须对卫生状况和操作进行监测。

（4）人力资源保障　企业应制订并实施人力资源保障计划，确保从事食品安全工作的人员能够胜任。保障计划应对这些管理者和员工提供持续的 HACCP 体系、相关专业技术知识的操作技能和法律法规等方面的培训，或采取其他措施，确保各级管理者和员工所必要的能力。对培训和其他措施的有效性要进行评价，并保持人员的教育、培训、技能和经验的适当记录。

（5）食品防护计划　食品生产加工企业需按照该标准建立适用于自己的食品防护计划，确保食品生产和供应过程的安全，通过进行食品防护评估、实施食品防护措施等，最大限度降低食品受到生物、化学、物理等因素故意污染或蓄意破坏风险的方法和程序。在制订食品防护计划时需要遵循这几个原则：评估原则、预防性原则、保密性原则、整合性原则、沟通原则、应急反应原则、灵活性原则、动态原则。食品防护计划应至少包括食品防护评估、食品防护措施、检查程序、纠正程序、验证程序、应急预案、记录保持程序等。

（6）致敏物质管理与食品欺诈预防　企业应建立针对所有食品加工过程及设施的致敏物质管理方案、食品欺诈脆弱性评估程序和食品欺诈预防计划，以最大限度地减少或消除致敏物质交叉污染、减少或消除识别的脆弱环节。致敏物质管理就是通俗说的过敏原管理，主要需对致敏物质存在的可能性、污染途径、控制措施等进行策划和管理。而食品欺诈则需要企业识别潜在的脆弱环节、制定预防食品欺诈的措施、根据脆弱性对措施的优先顺序排序，在此基础上收集以往和现行的食品欺诈威胁信息，并结合法律法规制订预防计划，实施具体的控制措施，尤其是供应商的食品欺诈更需重视，并进行确认和验证。

（7）其他前提计划　根据 HACCP 体系的要求，企业除了满足上述基本要求外，还需要针对原辅料和包装材料安全卫生、召回与追溯、设备维修保养、应急事件等内容进行策划。

（8）HACCP 计划（PDCA 内容）　HACCP 计划是建立 HACCP 体系的核心内容，它具有产品和加工的特定性，也会因企业的具体情况发生变化。建立 HACCP 计划必须考虑各企业的特定条件，结合产品种类、生产加工过程等内容来策划适用于其实际情况的 HACCP 计划。运行 HACCP 计划必须落实到位，操作人员、监控人员、纠偏人员、放行人员都应各司其职，严控食品安全危害。监视 HACCP 计划必须科学到位，监视对象、监视频率、监视方法、监视设备、监视人员等都应合理配置，及时有效，防止潜在不安全产品进入流通领域。改进更新 HACCP 计划必须综合分析，对确认、运行、监视、验证 HACCP 计划过程中发现的问题汇总分析，有的放矢，持续改进，更加有效地控制食品安全危害。

如上所述，企业需要制订 HACCP 计划的数量取决于不同的产品种类，以及不同的生产加工过程。通常将产品分为不同的类别，对每个产品类别建立 HACCP 计划。如果通过相似的加工方法生产相似的产品，并且成品具有相似的危害，这些产品就可以使用同一个 HACCP 计划。但是如果生产不同的产品，或产品与生产过程相关的危害不同，就应分别按类制订 HACCP 计划。其他详见本书第四章。

3. 常见问题

（1）危害分析与关键控制点（HACCP）体系与食品安全管理体系（FSMS）的区别　危害分析与关键控制点（HACCP）体系和食品安全管理体系（FSMS）是两种不同的管理制度，虽然都用于控制食品安全危害，但存在区别：

①主要依据不同：HACCP 的主要依据是 GB/T 27341，FSMS 的主要依据是 GB/T 22000。

②适用范围不同：HACCP 目前仅适用于食品生产（包括配餐）企业，FSMS 适用于整个食品链。

③控制方式不同：HACCP 主要是采用过程控制体系的管理模式，FSMS 主要是控制措施及

其组合的管理模式。

（2）HACCP 项目和 HACCP 计划的区别　一个 HACCP 项目对应一种危害分析，针对的是具有相似的危害、相似的生产技术，以及相似的贮藏技术（适当时）的一个系列产品和（或）服务。产品和服务实现过程不包括食品安全管理体系开发、培训、控制、审核、评审和改进的相关活动。

HACCP 计划是由 HACCP 小组根据七个原理的要求制订并组织实施的管理手段，系统控制显著危害，确保将这些危害防止、消除或降低到可接受水平，以保证食品安全。任何影响 HACCP 计划有效性因素的变化，如产品配方、工艺、加工条件的改变等都可能影响 HACCP 计划的改变，要对 HACCP 计划进行确认、验证，必要时进行更新。

（3）第一阶段审核与第二阶段审核的目标　第一阶段审核的目标是通过了解企业的 HACCP 体系，策划第二阶段审核的关注点，并通过审查企业的以下方面，了解企业对第二阶段的准备情况：企业识别的前提计划与企业业务活动的适宜性（如法律、法规、顾客和认证方案的要求）；HACCP 体系包括相应的过程和方法，以识别和评估企业的食品安全危害，以及后续对过程控制方法的选择和分类；实施了食品安全相关的法规；HACCP 体系的设计是为了实现企业的食品安全方针；HACCP 体系实施方案证实可以进入第二阶段审核；HACCP 计划的确认、验证和改进方案符合 HACCP 体系的要求；HACCP 体系的文件和安排适合内部沟通和与相关供应商、顾客、利益相关方的沟通；需要评审的其他文件和（或）需要提前获取的信息。

第二阶段审核的目标是评价企业 HACCP 体系的实施情况，包括有效性。

认证机构在考虑企业解决了第一阶段识别的任何如上所述需关注问题所需的时间后，才能进行第二阶段审核；必要时，可能需要调整第二阶段的安排。

（4）开展 HACCP 体系认证的好处

①作为一种科学、合理、针对食品生产加工过程进行过程控制的预防性体系，HACCP 体系的建立和应用可保证食品安全危害得到有效控制，确保食品安全。

②HACCP 体系的建立和认证过程可以提高全员的食品安全风险管控意识，并积极主动的采取过程控制措施。

③通过 HACCP 体系认证可以让客户和最终消费者放心，提升消费者的信心。

④通过 HACCP 体系认证能够促进企业规范各个管理环节，严控各个生产加工过程，构建现代管理机制，实现可持续发展。

⑤通过 HACCP 体系认证可以加速企业的品牌建立，满足客户需求，主动承担社会责任。

⑥通过 HACCP 体系认证有助于拓展目标市场，必要时，可以应对绿色贸易壁垒。

（5）HACCP 体系认证与食品安全管理体系（FSMS）认证的转换

①企业应依据食品安全管理体系（FSMS）的相关要求，结合危害分析与关键控制点（HACCP）体系文件和控制措施，策划完整的食品安全管理体系（FSMS）体系文件和相关控制措施。

②确保食品安全管理体系（FSMS）正常运行三个月以上，并且有效开展相应的确认、验证、内部审核、管理评审等工作。

③必要时开展食品安全管理体系（FSMS）的持续改进和更新，有效控制食品安全危害，保证食品安全。

④向认证机构提交开展食品安全管理体系（FSMS）认证的相关申请材料。

⑤接受认证机构的第一阶段审核（适用时，可非现场审核）和第二阶段审核。

（6）认证证书被暂停的情况　有下列情形之一的，企业的认证证书会被暂停：①获证企业未按规定使用认证证书的；②获证企业违反认证机构要求的；③获证企业发生食品安全卫生事故；质量监督或行业主管部门抽查不合格等情况，尚不需立即撤销认证证书的；④获证企业HACCP体系或相关产品不符合认证依据、相关产品标准要求，不需要立即撤销认证证书的；⑤获证企业未能按规定间隔期实施监督审核的；⑥获证企业未按要求对信息进行通报的；⑦获证企业与认证机构双方同意暂停认证资格的。暂停期限最长为六个月。

（7）认证证书被撤销的情况　有下列情形之一的，企业的认证证书会被撤销：①获证企业HACCP体系或相关产品不符合认证依据或相关产品标准要求，需要立即撤销认证证书的；②认证证书暂停期间，获证企业未采取有效纠正措施的；③获证企业不再生产获证范围内产品的；④获证企业出现严重食品安全卫生事故或对相关方重大投诉未能采取有效处理措施的；⑤获证企业虚报、瞒报获证所需信息的；⑥获证企业不接受相关监管部门或认证机构对其实施监督的。

（二）ISO 22000认证

食品安全管理体系（英文缩写为FSMS）是组织管理食品安全方面的体系，从确定方针、目标，到实现目标整个过程的各要素之间相互作用的系统。本书第五章阐述了《食品安全管理体系　食品链中各类组织的要求》（ISO 22000：2018）标准及其实施要点。

1. 申请FSMS认证的条件

（1）申请FSMS认证生产经营企业的生产资质要求　企业申请食品安全管理体系认证时，应满足几个基本条件：①取得国家工商行政管理部门或有关机构注册登记的法人资格（或其组成部分）；②已取得相关法规规定的行政许可（适用时）；③生产、加工的产品或提供的服务符合中华人民共和国相关法律、法规、安全卫生标准和有关规范的要求；④已按认证依据要求，建立和实施了文件化的食品安全管理体系，一般情况下体系需有效运行3个月以上；⑤在一年内，未因食品安全卫生事故、违反国家食品安全管理相关法规或虚报、瞒报获证所需信息，而被认证机构撤销认证证书。

（2）认证申请人要求

①食品安全管理体系标准（ISO 22000）不能单独使用，需要配合专项准则一起使用即"1+1"，如果没有专项准则，不能申请食品安全认证。目前发布的专项准则共29个：GB/T 27301—2008《食品安全管理体系　肉及肉制品生产企业要求》；GB/T 27302—2008《食品安全管理体系　冻冻方便食品生产企业要求》；GB/T 27303—2008《食品安全管理体系　罐头食品生产企业要求》；GB/T 27304—2008《食品安全管理体系　水产品加工企业要求》；GB/T 27305—2008《食品安全管理体系　果汁和蔬菜汁类生产企业要求》；GB/T 27306—2008《食品安全管理体系　餐饮业要求》；GB/T 27307—2008《食品安全管理体系　速冻果蔬生产企业要求》；CCAA 0001—2011《食品安全管理体系　谷物加工企业要求》；CCAA 0002—2011《食品安全管理体系　饲料加工企业要求》；CCAA 0003—2014《食品安全管理体系　食用油、油脂及其制品生产企业要求》；CCA 0004—2014《食品安全管理体系　制糖企业要求》；CCAA 0005—2014《食品安全管理体系　淀粉及淀粉生产企业要求》；CCAA 0006—2014《食品安全管理体系　豆制品生产企业要求》；CCAA 0007—2014《食品安全管理体系　蛋制品生产企业要求》；CCAA 0008—2014《食品安全管理体系　糕点生产企业要求》；CCAA 0009—2014《食

品安全管理体系　糖果类生产企业要求》；CCAA 0010—2014《食品安全管理体系　调味品、发酵制品生产企业要求》；CCAA 0011—2014《食品安全管理体系　味精生产企业要求》；CCAA 0012—2014《食品安全管理体系　营养保健品生产企业要求》；CCAA 0013—2014《食品安全管理体系　冷冻饮料及食用冰生产企业要求》；CCAA 0014—2014《食品安全管理体系　食品及饲料添加剂生产企业要求》；CCAA 0015—2014《食品安全管理体系　食用酒精生产企业要求》；CCAA 0016—2014《食品安全管理体系　饮料生产企业要求》；CCAA 0017—2014《食品安全管理体系　茶叶、含茶制品及代用茶加工企业要求》；CCAA 0018—2014《食品安全管理体系　坚果加工企业不要求》；CCAA 0019—2014《食品安全管理体系　方便食品生产企业要求》；CCAA 0020—2014《食品安全管理体系　果蔬制品生产企业要求》；CCAA 0021—2014《食品安全管理体系　运输和贮藏企业要求》；CCAA 0022—2014《食品安全管理体系　食品包装容器及材料生产企业要求》。

②企业申请食品安全认证应提交下述文件和资料：a. 食品安全管理体系认证申请；b. 有关法规规定的行政许可文件证明文件（适用时）；c. 营业执照（三证合一）；d. 食品安全管理体系文件；e. 加工生产线、HACCP 项目和班次的详细信息；f. 申请认证产品的生产、加工或服务工艺流程图、操作性前提方案和 HACCP 计划；g. 生产、加工或服务过程中遵守（适用）的相关法律、法规、标准和规范清单；产品执行企业标准时，提供加盖当地政府标准化行政主管部门备案印章的产品标准文本复印件；h. 承诺遵守法律法规、认证机构要求、提供材料真实性的自我声明；i. 产品符合卫生安全要求的相关证据和（或）自我声明；j. 生产、加工设备清单和检验设备清单；k. 其他需要的文件。

2. 生产经营企业管理要求

企业依据标准要求结合自己的实际情况建立、实施、保持并不断更新食品安全管理体系，定期对管理体系进行确认和验证。

（1）管理职责　食品安全管理体系中的管理职责主要是指最高管理者、食品安全小组组长的管理职责。

（2）人力资源　人力资源通俗地说就是和食品安全管理体系有关的人员。不仅包括公司内部的，还包括公司外部的，比如外面聘请的专家。所有与食品安全相关的人员都必须要在能力和意识方面能够满足食品安全的要求。

从事食品安全管理体系相关工作的人员应该具有以下四个方面的意识：

①理解并掌握食品安全方针。对于食品安全方针应该先制定，再沟通，以确保食品安全方针能有效实施并保持，使大家能知晓食品安全方针。让每一个和食品安全管理体系工作相关的人都能明白企业的宗旨和发展方向，并能将它融入自己的工作当中，从而更好地达成食品安全管理体系目标。

②理解并掌握与其工作相关的食品安全管理体系目标。企业应该将目标在不同职能部门、不同岗位上对目标进行分解，并定期进行考核。

③了解个人对食品安全管理体系有效性的贡献，包括改进食品安全绩效的益处。食品安全管理体系实施、保持和不断改进工作，不是最高管理者或食品安全小组组长一个人能够完成的事情，也不是食品安全小组能够完成的事情，而是每一个和食品安全管理体系有关人员的事情。

④清楚地认识到不符合食品安全管理体系要求的后果。这一点很重要。多数的管理者和绝

大多数的员工都觉得这个点无所谓，不要紧。因为他们没有完全知道这事如果出现问题所带来的严重后果。食品安全管理体系的每一个要素、每一个环节都是相互关联，环环相扣，一环控制不好势必影响到其他环节的正常工作，一个环节出现问题也肯定会给后续过程造成潜在的或者直接的影响。

在树立意识的同时，还应该保证从事食品安全管理体系相关工作的人员有足够的能力来完成食品安全相关工作。要做到：首先，具备相应的知识。其次，必要的技能。再者，知识和技能应用能力。并且要通过内外部培训学习，提升与食品安全有关的人员的能力和意识，从而满足不断发展的食品安全的要求。

（3）前提方案（PRPs）

①企业应制定前提方案，并形成文件，这是申请认证的必要条件。

建立的前提方案应包括以下 12 个方面的内容：a. 建筑物和相关设施的构造和布局；b. 包括分区、工作空间和员工设施在内的厂房布局；c. 空气、水、能源和其他基础条件的供给；d. 虫害控制、废弃物和污水处理和支持性服务；e. 设备的适宜性及其清洁、维护保养的可实现性；f. 供应商批准和保证过程（如原料、辅料、化学品和包装材料）；g. 来料接收、贮存、分销、运输和产品的处理；h. 交叉污染的预防措施；i. 清洁和消毒；j. 人员卫生；k. 产品信息/消费者意识；l. 其他有关方面。

此外，还应该制定 12 个方面的监控方式和验证要求。比如：害虫管理员每天检查虫鼠害情况、设备管理员每周巡视厂区和建筑物情况、化验室每月检测生产用水、每年制订下年度的改进计划等。

从以上 12 个方面可以看到，它包括了一个企业正常运营要考虑的所有方面：企业的整体布局，甚至建厂时的选址；能源的供给；废弃物的处理；从原料获得、验收、使用到产品储存、分销，直到消费者的要求；人员的卫生要求以及加工过程的交叉污染。

②制定前提方案时首先要考虑法律法规的要求。

首先，要识别企业在整个食品链的位置。

其次，根据企业在食品链中的位置选择适合的规范性文件。如 GB 14881—2013《食品安全国家标准　食品生产通用卫生规范》是对所有食品生产企业的基本要求，食品链从种植、养殖、加工、制造、运输、贮存、分销等各环节都有具体的良好规范要求，对不同生产企业的要求有：GB 8950—2016《食品安全国家标准　罐头食品生产卫生规范》，GB 8955—2016《食品安全国家标准　食用植物油及其制品生产卫生规范》，GB 8957—2016《食品安全国家标准　糕点、面包卫生规范》，GB 12693—2010《食品安全国家标准　乳制品良好生产规范》，GB 12694—2016《食品安全国家标准　畜禽屠宰加工卫生规范》，GB 12695—2016《食品安全国家标准　饮料生产卫生规范》等标准。同时还有与 GB/T 22000 配合使用的 29 个专项标准。对出口企业还要考虑进口国的要求；比如美国的 FSMA 法规，FDA 验厂时作为硬性要求。还可以考虑公认的指南、国际食品法典委员会的法典原则和操作规范等。标准还要求前提方案应考虑 ISO/TS 22002 系列的适用技术规范及适用实践守则。ISO/TS 22002—1 食品制造部分提出了与 ISO 22000 标准前提方案之外几方面的要求，包括：a. 返工；b. 产品撤回程序；c. 库房；d. 产品信息和消费者意识；e. 食品防护，生物预警和生物反恐，强调了过敏原控制、食品防护管理。

最后，结合企业的实际状况，制定适合自己的前提方案。每个企业都有自己的实际情况，即使是同行业，或者集团内的不同工厂，也都有不同之处，地理位置、周边环境、气候条件、管理水平、人员素质等会有所不同。作为最低要求，必须满足所选的标准、规范的要求，可以在标准、规范的基础上加严管理，制定更高的要求。

前提方案的格式没有固定模式，但必须满足标准要求的 12 个方面，可以按标准要求的 12 个方面展开描述，也可以按照 GB 14881—2013 的章节进行描述。

（4）危害分析 危害分析的目的是找到控制危害的措施，使危害得到控制，要进行危害分析需要具备相关知识人员，还要了解产品的特性以及加工产品的过程和条件，以及法律法规的要求和顾客对产品的需求。这部分的内容在本书第四章中进行了详细的阐述。

（5）危害控制计划（CCP/OPRP 计划） 通过危害分析，对于显著危害要建立危害控制计划，并形成文件，且在实施中注意及时更新和保持，以适用于组织的显著食品安全危害的控制，其相关信息包括以下方面：①由 CCP 或 OPRP 控制的食品安全危害；②与 CCP 对应的 CL 或与 OPRP 对应的行动标准；③监视程序；④CL 或行动标准偏离时采取的纠正和纠正措施；⑤职责和权限；⑥监视记录，主要包括各 CCP 的监控记录以及根据操作性前提方案（OPRP）所建立的行动准则实施记录。每个关键控制点和每个操作性前提方案的监视系统，应由成文信息组成，包括：①在适当的时间范围内提供结果的测量或观察；②使用的监测方法或装置；③适用的校准方法，或用于 OPRPS，用于验证可靠测量或观察的等效方法；④监视频次；⑤监视结果；⑥与监视有关的职责和权限；⑦与评价监视结果有关的职责和权限。当监测操作性前提方案是基于观察的主观数据（如视觉检测）时，该方法应有指导书或规范的支持，应规定当关键限值和行动准则未满足时所采取的纠正和纠正措施，应确保：a. 不放行潜在不安全品；b. 识别不合格的原因；c. 关键控制点或操作性前提方案控制的参数回到关键限值或行动准则内；d. 防止再发生。当关键控制点或操作性前提方案失控时受影响的产品必须经安全性评估后才能放行。

（6）控制措施组合的确认 食品安全危害不是一项措施能够有效控制或避免的，而是通过多种控制措施及其组合来控制，为确保以控制措施组合为核心建立的食品安全管理体系的有效性，应对控制措施组合的有效性进行确认。

确认的目的是对操作性前提方案和控制计划能否对食品安全危害实施有效控制提供证据，确定控制措施组合使最终产品满足已确定可接受危害水平的能力。如果经确认目前的控制措施组合未能达到将食品安全控制在可接受水平之内，就需要调整、重新设计控制措施组合。确认的内容不仅包含控制计划是否合理、科学，同时关注对前提方案、追溯要求、应急要求等的确认。确认可包括工艺确认、CCP 确认、OPRP 确认等，也包括对控制措施的综合效果确认（整个体系的确认），最终需要在这些确认活动的基础上，确认整个建立的体系是否满足运行的需要。因此，确认活动一般不可能是简单的一个会议就可以完成的。

确认方法包括但不限于以下几项：①参考他人已完成的确认或历史知识。若参考他人完成的确认，应注意确保预期应用的条件与所参考的确认中识别的条件相一致。②用试验模拟过程条件。可要求在试验工场中按比例调整实验室内的试验，以确保该试验能正确反映加工参数和条件。③收集正常操作条件下生物、化学和物理危害的数据。可通过中间品和/或成品抽样和检验进行，该抽样和检验基于统计抽样计划和确认的试验方法。通常对于其他方法无法测量的控制措施（如与易变质食品储存有关的消费者规范）较有用。④利用数学模型。⑤统计学设计的调查。

确认的时机包括初始确认、有计划的周期性确认或由特殊事件引发的确认。除了在最初建立体系的时候需要实施确认活动，在体系发生变化或运行一段时间之后都需要对体系保证食品安全的能力进行确认，以确保管理体系的持续有效。

初始确认一般指控制计划的运行之前实施的确认；有计划的周期性确认通常是在一定周期内例行的确认活动；由特殊事件引发的确认可以在以下情况下实施，比如：①增加了控制措施、实施了新技术或设备；②增加了所选控制措施的强度（或严格程度）时（如时间、温度、浓度）；③识别出了需组织控制的新食品安全危害（如发现以前未确定的突发食品安全危害或发生社会关注的与食品安全危害有关的事件，或以前已确定但评价为不需组织加以控制的危害）；④危害出现的位置或其水平发生变化（如在配料或食品链其他部分产生了新的危害）；⑤危害对于变化的控制措施发生的反应（如微生物适应性）；⑥食品安全管理体系不明原因的失误，如大批量不合格品的产生。

（7）食品安全管理体系的验证　不验证不足以置信，所有制定的控制措施是否按照策划的要求运行，运行的结果是否满足预期的要求都需要通过验证活动来证明，组织应对验证的活动进行策划以保证能够对控制措施的过程和结果进行准确的评价，最终实现体系的更新与改进。

通过验证活动以证明建立的整个管理体系过程是受控的，产品的危害水平控制在可接受所有的验证结果应有记录，保存并交流。

验证包含符合性及有效性两方面的验证策划活动。

符合性验证采用的方法可以包括现场检查、查看记录、内部审核等；有效性验证需要根据不同的验证内容策划不同的验证方法。比如，需要验证设备清洁的操作性前提方案是否实施有效，可以进行微生物的涂抹实验；验证原料农残是否在可接受水平内，可以进行原料或终产品的农残抽检，或者还需要包括原料基地的现场检查等。当然，验证策划的方法应是可行的有可操作性的，并能够真正实现对有效性的验证。

根据验证策划，需要对验证活动结果实施评价，确定这些过程是否有效实施，是否已达到将食品安全控制在可接受水平。如，根据策划，采用现场检查及重点部位微生物的涂抹实验的方法实施某现场的食品接触面卫生清洁措施的验证，在实施后，需要对检测结果进行综合评价，确定现场的控制过程是否有效。当验证结果不符合策划的安排时，说明我们建立、实施的体系在某一方面存在问题，只有评审，找到问题的原因才可能采取措施解决问题，保证系统有效。

验证活动可由各部门进行，但结果由食品安全小组进行分析。验证结果分析是食品安全小组的职责，此项活动是对食品安全管理体系的综合、全面的分析，为绩效评价（内部审核、管理评审等）提供输入，而且对潜在不安全产品的风险发生趋势要进行分析。

常见的验证活动一般分为日常验证和定期验证。

日常验证活动采用的方法是与日常对体系监视时所用的方法相区别的，一般包括：评审监视记录，如车间主管检查卫生管理情况；评审偏离及其解决或纠正措施，包括处理受影响的产品；校准温度计或者其他重要的测量设备；直观地检查操作来观察控制措施是否处于受控；分析测试或审核监视程序；随机收集和分析半成品或终产品样品；环境和其他关注内容的抽样；评审消费者或顾客的投诉来决定其是否与控制措施的执行有关，或者是否揭示了未经识别的危害存在，是否需要附加的控制措施；对于质量记录的检查；对于现场操作执行情况的复查；对产品的检验；对于工作环境卫生状况的微生物抽样检测等。

定期验证活动涉及整个体系的评估。通常是在管理和验证的小组会议中完成并评审。一个阶段内所有的证据以确定体系是否按策划有效实施，以及是否需要更新或改进。一般来讲，定期的验证活动通过内部审核活动来实现。

应明确验证活动的频次。验证活动的频率是与验证的内容和方法相关联的。日常验证活动的频率，应针对验证活动的重要性、风险等级、验证活动的成本等内容灵活加以考虑，一般为一周至半年的时间不等。定期验证活动的频率，由于是对体系的总体评价，宜至少每年用此方法来验证整个体系。具体做法如：每周对设备、工器具、台案、工作服表面、操作人员手表面、车间空气、包装间空气、卫生间空气进行一次微生物检测；每月对车间的真空系统、过滤机、离心机的仪表、网筛等进行一次内部校准/检查；每年对生产的产品送官方机构做全项检验一次等。

应明确验证活动的职责。验证活动不同于日常的监控措施，因此，实施验证活动的人员与日常监控的人员应有区别。如生产部负责工器具的日常清洗消毒，那么验证此项活动的人员应为品管部的质检员或实验室人员。对定期验证活动的人员，会有较高的要求，包括必要的培训、工作经验以及相应的专业知识等，所以应由食品安全小组人员负责。

应确定验证活动的对象，即验证的内容。对于应验证的内容，在标准中有明确的界定，包括：前提方案得以实施，重点在于基本设备设施、工厂流程和布局、日常卫生管理活动；危害分析的输入持续更新，重点在于当原辅料和产品特性、流程图、产品的预期用途等信息更新后，验证食品安全小组是否及时对危害分析进行相应的调整；有效性检查；危害水平在确定的可接受水平之内，可以通过对终产品、过程产品的检验来验证危害的控制是否有效；危害控制计划（CCP/OPRP 计划）中的要素得以实施且有效，重点在于检查危害控制计划（CCP/OPRP计划）中规定的内容和要求是否在管理过程中得到有效实施。

组织在确定某次或某一阶段验证活动的内容时，可结合验证活动的目的将上述内容适当的组合，不拘泥于某种形式。关键在于验证活动的内容和结果是否能达到验证的目的，应关注验证活动的有效性。组织要求的其他程序得以实施且有效。内部审核、管理评审按程序要求得以有效实施，文件与记录按程序要求得到有效控制，内外部沟通顺畅、信息交流充分等。

在验证实施阶段，应严格按照验证策划的要求实施验证活动。验证记录应能够全面反映验证方法、验证过程和验证的结果。验证记录需有验证人员签字，并由主管人员审核。

（8）可追溯和撤回　可追溯系统的建立是企业食品安全管理体系持续改进，及时撤回不安全产品、消除不良影响的重要手段。第一，组织应建立且实施可追溯体系，以确保能够识别产品批次及其原料批次、生产和交付记录的关系；第二，可追溯体系应能够识别直接供方的进料和产品初次分销的途径；第三，可追溯体系应按规定的期限保持可追溯性记录，以便对体系进行评估，使潜在不安全产品得以处理；第四，在产品撤回时，也应按规定的期限保持记录。可追溯记录应符合法律法规要求、顾客要求。

组织还应定期验证所建立的可追溯系统的有效性，必要时，此验证计划包括确认终产品数量与原辅材料数量之间的关联和一致性。生产过程通过产品标识、工艺流程单、生产记录等可以追溯加工过程中影响产品安全的危害。流通过程通过产品标识、合格证明、发货记录、财务台账等可以追溯不同批次产品的分销区，实现由终产品消费者到生产过程，再由生产过程到原料来源的系统追溯。

记录保持是最主要的实现产品可追溯性的方法，通常记录的保存期应不少于产品的保质期和/或货架期，法律法规和顾客有要求时，应满足其记录保持要求。《中华人民共和国食品安全法》第五十条规定，"食品生产组织应当建立食品原料、食品添加剂、食品相关产品进货在验记录制度，如实记录食品原料、食品添加剂、食品相关产品的名称、规格、数量、生产日期或者生产批号、保质期、进货日期以及供货者名称、地址、联系方式等内容，并保存相关凭证、记录和凭证保存期限不得少于产品保质期满后六个月，没有明确保质期的，保存期限不得少于两年"。

组织应决定为实现可追溯体系目标所需的文件。文件至少应包括：①食品链中相关步骤描述；应在可追溯体系中建立处理不符合的程序，这些程序应包括纠正和纠正措施；②追溯数据管理的职责描述以确保文件的充分与适宜，必要时对文件进行评审与更新，并再次批准确保文件清晰；③记载可追溯性活动和制造工艺、流程、追溯验证和审核结果的书面或记录信息；④管理与所建立的可追溯体系有关的不符合所采取措施的文件；⑤记录保持时间。关于文件控制管理，应确保对所有提出的更改在实施前加以评审；文件发布前得到批准，关于记录管理，应建立并保持记录，以提供符合要求的证据；记录应保持清晰、易于识别和检索；应规定记录的标识、储存、保护、检索、保存期限和处理所需的控制；确保文件的更改和现行修订状态得到识别；确保在使用处获得适用文件的有关版本，外来文件得到识别，并控制其分发；防止作废文件的非预期使用，若因任何原因而保留作废文件时、确保对这些文件进行适当的标识。

（9）外部沟通和应急预案

①外部沟通是指企业外部对企业的食品安全管理体系运行有效性有影响的所有相关方之间的沟通，包括组织的供应商、承包商、客户、消费者、执法监管部门、其他组织等。

外部沟通的目的是通过与处于食品链的各个相关方交换、获取相关食品安全有关信息，确保食品安全危害在食品链的每一环节通过相互作用得到控制，具体可表现在以下几方面。

a. 来自外部的供应商和承包商。

针对那些必须在食品链的其他环节得到控制的食品安全危害，而不由或不能由企业自身控制，可与食品链的上下游进行沟通，要求对相关方面进行控制。比如农药残留的监控问题，很多组织没有条件建立自己的基地，只能以与种植户或中间收购商签订协议的方式，在协议中明确农药使用种类及方法等，并通过沟通使其认识农药残留对产品安全的重要性，达到控制农药残留的目的。另外，针对承包商的沟通也是非常重要的，需要组织及时沟通了解、掌握其控制食品安全的措施，必要时应予以现场指导、督查直至更换承包商，最直接的例子就是针对生产加工过程的外包控制。

b. 来自客户和/或消费者。

——通过与客户和/或消费者的沟通，及时获取客户和/或消费者对食品的安全要求；从而确保食品链内或消费者的安全搬运、陈列、储存、制备、分发和使用有关的产品信息。例如当组织的生产过程中出现异常时，如金属探测器故障、监控设施验证出现非预期的偏离等导致产品安全风险加大时，组织可以通过与客户沟通的方式，在保证客户原料供给的前提下，要求客户的后续控制措施加强以共同实现食品链产品的安全，在不影响食品链生产的同时也可以保证最终消费者的安全。

——通过客户和/或消费者沟通，获得需要由食品链内其他组织和/或消费者控制的已确定食品安全危害，如与最终消费者的沟通，需要明确告诉消费者有关产品的必要信息，如预期用途、特定的储存要求以及保质期等，从而保证消费者能正确安全地使用和食用该产品，防止不必要的食品安全事故。

——一定要重视客户和/或消费者的合同约定、订单及其补充协议或条款，尤其针对其中的一些危害性指标进行严控，以确保食品安全。如客户订单中约定的水分含量，可能会导致食品的变质，组织就必须在生产加工过程中，对相关的环境、设备、设施、操作等要求做出规定，并严格执行。

——应重视客户和/或消费者的反馈意见，对消费者的问询应给予耐心、详细、明确的答复。对待顾客的反馈信息，包括他们的投诉、抱怨等，需及时进行沟通和处理。

c. 来自法律监管部门。

组织应保持与立法、执法、监管部门以及其他相关组织的沟通，可以随时获取立法、执法、监管部门的食品安全要求，了解食品安全控制动向。

d. 来自其他组织。

组织应积极参与、保持与那些对食品安全管理体系的有效性或更新有影响或受其影响的其他组织的沟通，如行业协会、媒体、检验机构、认证机构、科研院所等积极获取相关的食品安全知识、经验、方法等，用于本组织的控制措施的持续改进。

②应急预案是企业对自身可能发生的食品安全事故或紧急情况做好应急准备与响应控制措施，确保食品安全事故或紧急情况发生时得到及时处理，减少风险和损失而制定的指导性文件。预案要把保障公众健康和生命安全作为应急处置的首要任务，建立领导机构，明确分工，统一领导。

组织在编写应急预案时，首先应结合组织实际，即对组织的可能发生的事故和紧急情况进行预测，提供应急预案编制的依据，为应急准备和响应提供必要的信息和资料。

识别潜在紧急情况和事故时，要以企业所使用的原料、产品以及生产工艺、自身特点分析生产过程、生产设备、运输的具体情况，识别出可能发生的事故和紧急情况，如重大的食品安全事故、突然的停水，停电、设备故障、火灾、爆炸等突发情况。

应急预案的核心内容一般包括：

a. 潜在紧急情况或事故性质及其后果的预测分析、评价；对产品安全性带来的主要影响，万一发生事故或紧急情况所采取的措施。

b. 应急各方的职责、权限，如组织应急领导小组、临时指挥者及其后补负责人名单、应急准备和响应（现场生产安排指挥、产品处理、设备修理、生产恢复）等各阶段中的主要负责人、协助部门及任务分工。

c. 应急准备和响应中可用人员、设备设施；经费和其他资源，必要时包括社会和外聘人员，如组织和市消防队员、医疗人员、食品安全专家、环境监测人员等，明确他们的联系电话和备用电话，规定报警、联络步骤。

d. 在潜在事故发生时，明确做出响应步骤，尽可能减少食品安全影响，采取安全的有效措施消除危害后果，明确规定恢复现场的职责、步骤，规定现场清理和设施恢复步骤和义务。针对恢复后的生产情况进行监测、事故调查和事故后果评估，以达到避免现场恢复过程中可能存在的紧急情况和新的污染的目的，并为长期恢复提供建议和指导，明确规定对应急预案的全员培训和演练的计划、频次、内容，演练或突发事件后，在规定时间内定期评审预案等。

e. 涉及潜在不安全产品时，组织应针对潜在不安全产品启动相应的纠正和纠正措施，并按照潜在不安全产品处理程序对受到影响的产品进行评估后进行处置。

（10）文件要求 公司的管理体系文件通常分为四个层次：手册、程序文件、部门管理制度汇编（包括作业文件、管理制度等）、记录。国际标准（ISO）的新版标准如质量管理90001、环境管理14001和食品安全22000等均采用了高级结构，便于各个管理体系的融合，食品安全标准没有要求必须建立食品安全手册，但是标准明确了必须形成的成文信息即文件和记录。

标准中要求必须形成的文件有（括号内为标准号）：①确定食品安全管理体系的范围（4.3）；②沟通食品安全方针（5.2.2）；③组织应在食品安全管理体系的相关职能和层次上建立食品安全目标（6.2.1）；④前提方案（8.2）；⑤应紧急准备和响应（8.4）；⑥原材料、配料和产品接触材料（8.5.2）；⑦终产品的特性（8.5.3）；⑧危害分析和控制措施的确定（8.5.2.2）；⑨危害评估（8.5.2.3）；⑩控制措施的选择和分类（8.5.2.4）；⑪危害控制计划（8.5.4.1）；⑫关键限值和行动标准［在基于观察（如目视检查）的主观数据监视某一操作前提方案时，应使用说明书或规范加以辅助］（8.5.4.2）；⑬不合格品的控制（8.9.2.1）；⑭纠正措施（8.9.3）；⑮撤回和召回等（8.9.5）。

其他需要制定的文件，如通常食品生产服务组织还需要指导生产服务过程，一般需要建立以下文件：食品防护计划、致敏原交叉接触管理制度、食品欺诈预防和缓解计划、文件记录控制规定、环境卫生及安全管理制度、设备维护保养制度、润滑油使用规定、SSOP、检验计划（含原辅料半成品或成品检验、PRP和危害控制计划验证规定、潜在不安全产品评估处置规定等）、原辅料、包材供方控制制度、顾客投诉处置规定、产品撤回及召回规定、产品追溯制度等。

标准中要求必须建立的记录有（括号内为标准号）：①人员能力的证据（含外部专家）（6.2.2）；②食品安全的外部要素（7.1.5）；③外供方的评价和再评价（7.1.6）；④外部沟通的证明（7.4.2）；⑤证明过程已经按策划进行所需的记录（8.1）；⑥追溯体系的证明（8.3）；⑦终产品的预期用途（8.5.4）；⑧流程图现场确认（8.5.5）；⑨控制措施能够达到预期结果的证据（8.5.3）；⑩危害控制计划的实施记录（8.5.4.5）；⑪监视和测量资源的校准与检定（外校与内校）的证据（8.7）；⑫不合格（含不合格品）与纠正措施的证据（10.1）；⑬潜在不安全产品的处理和不合格产品的处置（8.9.4）；⑭产品验证的记录和产品放行评估结果（8.9.4.2）；⑮撤回/召回的记录（8.9.5）；⑯分析和评价的结果（9.1.2）；⑰内部审核实施及其结果的证据（9.2）；⑱管理评审结果的证据（9.3）；⑲管理体系更新的记录（10.3）；⑳其他需要制定的记录，如：通常食品生产和服务企业根据法律法规、追溯和顾客的要求补充了部分记录，例如，每日卫生检查记录、消毒液配制和检测记录、灭鼠检查记录、杀虫剂使用和保管记录、化学品出入库及使用记录、成品出库温度检测记录、冻库温度监控记录、厂区卫生、安全检查记录、文件发放和回收记录、成文信息报废和销毁记录、顾客投诉处理记录、危害控制计划确认及验证记录等。

3. 常见问题

（1）操作性前提方案（OPRP）和前提方案（PRPs）的关系 操作性前提方案是前提方案的一部分，但实际上两者有根本性的区别。

①前提方案是保证组织内和整个食品链的食品安全所必需的基本条件和活动；

②操作性前提方案是用来预防或降低显著食品安全危害到一个可接受水平的控制措施或其组合，是通过行动标准、测量活动、观测活动来有效控制加工过程和/或产品。

由此可见前提方案是基础，是保证食品安全的基础，但组织提供了这个基础之后，食品安全控制水平会停滞在某个阶段，而无法进一步予以提供保障；而操作性前提方案是经过危害分析后得出的为了控制显著食品安全危害而采取的措施，可以根据组织的各方面变化予以改动，并对过程和/或产品采取措施。因此，一个组织必须具备良好的前提方案，在此基础之上才能凸显操作性前提方案的作用。

（2）操作性前提方案和 HACCP 计划的不同点

①监控对象的性质不同：CCP 对应的 CL 控制对象是可测量的、OPRP 对应的行动标准控制对象是可测量的或可观察的，虽然都是对可接受与不可接受的区别，但前者是判定值，后者是行动规范。

②监控过程的程度不同：CL 的符合性是要确保可接受水平不被超过，行动标准的符合性则是有助于确保可接受水平不被超过，故前者的直接性非常突出，后者兼具直接性和间接性特征。

③监控方式的针对性不同：CCP 的监控是针对每一个控制措施或其组合，要发现任何一处 CL 的偏离且包括所有的控制计划时间表；OPRP 的监控针对控制措施或其组合，发现行动标准的偏离、不明确说明控制计划时间表，因此，可以描述为前者针对每一个监控对象，后者针对每一类监控对象。

④监控的受影响产品的处置不同：发生 CL 偏离的受影响产品必须作为潜在不安全产品予以处置，发生行动标准偏离的受影响产品则需要进行评价后再予以放行或作为潜在不安全产品予以处置。

⑤监视的方法和频率不同：CCP 的每一个监视方法和频率要求即时发现 CL 偏离，从而能即时进行产品隔离或产品评价；OPRP 的监视方法和频率要求与控制措施失效的可能性及严重性相互匹配即可，而且 OPRP 的监控包括具有观察性质的主观数据性监测行为。

（3）食品、饲料、动物食品的概念　食品供人类和动物食用，包括饲料和动物食品；饲料供饲养产肉动物；动物食品供非产肉动物（如宠物）食用，用于喂养非产肉动物的一种或多种产品，无论是加工的、半加工的还是生的。

（4）行动标准与关键限值（CL）的区别　关键限值是区分可接受和不可接受的判定值。设定关键限值的目的是确定 CCP 是否受控。如果超过或不符合关键限值，受影响的产品必须视为潜在不安全的产品。CL 值针对关键控制点，必须可测量。

行动标准指监视操作性前提方案的可测量或可观测的规范。制定行动标准的目的是确定操作性前提方案是否在控制范围内，区分可接受（符合或达到标准说明操作性前提方案按预期运行）和不可接受（不符合或未达到标准意味着操作性前提方案未按预期运行）。行动标准针对操作性前提方案，可以是不可测量的。

（三）乳制品生产企业良好生产规范（GMP）认证

1. 申请乳制品 GMP 认证的条件

（1）申请乳制品 GMP 认证生产经营企业的生产资质要求　根据认监委（CNCA）制定的《乳制品生产企业良好生产规范（GMP）认证实施规则（试行）》（CNCA-N-005：2009）的要求，乳制品 GMP 认证申请人应具备：①取得国家市场监督管理部门或有关机构注册登记的法人资格（或其组成部分）；②取得食品生产许可证；③适用时，工厂自有奶源基地还应具有：动物防疫条件合格证、畜禽养殖标识备案表；④自有生鲜乳收购站应具有：生鲜乳收购许可证，生鲜乳运输车辆应当取得生鲜乳准运证明；⑤婴幼儿配方乳粉生产企业应具备婴幼儿配方乳粉产品配方注册证书。

（2）认证申请人要求　根据《乳制品生产企业良好生产规范（GMP）认证实施规则（试行）》的要求，认证申请人还需满足：①产品标准符合《中华人民共和国标准化法》规定；②生产经营的产品符合中华人民共和国相关法律、法规、食品安全标准和有关技术规范的要求；③按照 GB 12693—2010《食品安全国家标准　乳制品良好生产规范》，建立和实施了GMP，产品生产工艺定型并持续稳定生产；④适用时，应明确委托加工情况、委托加工的合法性以及委托加工在 GMP 体系中的完整性；⑤适用时，生鲜乳的供应情况，能够保证响应的物料平衡（生鲜乳日供应与企业日加工能力、最大收奶区域半径）。

2. 生产经营企业质量管理要求

（1）乳制品生产企业良好生产规范（GMP）的基本要求　它规定了食品生产、加工、包装、贮存、运输和销售的规范性要求，是保证食品具有安全性的良好生产管理体系。

GMP 通常是政府颁布的规范食品加工企业环境、硬件设施、加工工艺和卫生质量管理等的法规性文件，一般情况下，以法规、推荐性法案、条例、准则和标准等形式公布，具有强制性。

GB 12693—2010《食品安全国家标准　乳制品良好生产规范》和 GB 23790—2010《食品安全国家标准　粉状婴幼儿配方食品良好生产规范》是我国乳制品生产企业适用的良好生产规范（GMP）标准，规定了乳制品和粉状婴幼儿配方食品生产应当达到的要求，于 2010 年 3 月 26 日发布，2010 年 12 月 1 日实施，其基本要求包括：①机构、人员和培训；②厂区环境、厂房车间、设施和设备，如选址及厂区环境、厂房和车间、设施、设备；③过程管理的要求，如卫生管理（卫生管理制度、厂房及设施卫生管理、清洁和消毒、人员健康与卫生要求、虫害控制、废弃物处理、有毒有害物管理、污水和污物管理、工作服管理）、原料和包装材料的要求（原料和包装材料的采购和验收要求、原料和包装材料的运输和贮存要求）、生产过程的食品安全控制［微生物污染的控制（温度和时间、湿度、生产区域空气洁净度、防止微生物污染）、化学污染的控制、物理污染的控制、食品添加剂和食品营养强化剂、包装材料、产品信息和标签、婴幼儿配方乳粉生产中特殊处理步骤］；④检验；⑤产品的贮存和运输；⑥产品追溯和召回；⑦文件和记录；⑧食品安全控制措施有效性的监控与评价。

婴幼儿配方乳粉生产企业应采用 GB 23790—2010《食品安全国家标准　粉状婴幼儿配方食品良好生产规范》的监控与评价措施，确保食品安全控制措施的有效性。

（2）乳制品生产企业良好生产规范（GMP）体系文件要求　认证申请人应结合《中华人民共和国食品安全法》《中华人民共和国乳品质量安全监督管理条例》等食品安全相关适用法律、法规及标准，根据 GB 12693—2010《食品安全国家标准　乳制品良好生产规范》建立良好生产规范的体系文件，并且定期评审其适宜性，执行的有效性。

乳制品 GMP 文件目录示例：

①特种设备（如压力容器、压力管道等）的操作规程；

②设备保养和维修程序；

③设备的日常维护和保养计划；

④卫生管理制度及考核标准；

⑤卫生检查计划；

⑥清洁、消毒计划和程序；

⑦从业人员健康管理制度；

⑧虫害控制措施；

⑨废弃物存放和清除制度；

⑩原料和包装材料的采购、验收、运输和贮存相关的管理制度；

⑪供应商管理制度；

⑫原料和包装材料进货查验制度；

⑬温度、时间控制措施和纠偏措施；

⑭空气湿度控制和监控措施；

⑮防止化学污染的管理制度；

⑯产品追溯制度；

⑰产品召回制度；

⑱客户投诉处理机制；

⑲培训制度；

⑳年度培训计划；

㉑记录管理制度；

㉒文件的管理制度。

（3）乳制品 GMP 体系运行的常见难点

①生鲜奶源的欺诈管理和冷链控制。

国内奶源来源广泛，奶农素质参差不齐，由于利益驱动引起的掺假欺诈事件屡有发生，如 2008 年的三聚氰胺事件；同时，乳制品生产企业风险识别和欺诈鉴别能力也有欠缺，预防欺诈风险较为困难。

建议乳制品企业根据相关行业指南，建立欺诈评估和缓解策略的程序，控制类似的风险。可对供应商奶源控制力度、过往历史、检验能力、绩效等方面进行评估，对高风险供应商采取增加检查力度和频次、实施不通知现场检查等方法进行管控。

另外，企业运输生鲜乳的车辆有外包的可能，或者奶站自送车辆为节约成本，可能途中不打冷，或车辆年久失修导致制冷效果差。可考虑车辆上安装温度自动记录装置，根据风险评估检查运输过程温度记录是否满足要求。对于奶站的温度控制可以通过不通知检查来评估奶源供应商冷链控制水平。

②可追溯性和物料平衡。

奶源来自不同养殖户，在收奶、暂存、储存、调配均质等过程中均有混合的可能。液态乳的杀菌和灌装为连续生产，不易实现唯一性的追溯。同时，对于物料平衡也只能通过时间段的产出比进行估算。

目前部分乳品企业有自建牧场，奶源单一，为实现良好的可追溯性提供了基础。

③监控系统的有效性确认。

GB 12693—2010 的附录 A（资料性附录）为"乳制品和婴幼儿配方食品生产企业计算机系统应用的有关要求"，规定了信息系统的安全、数据收集和采集、数据使用管理、风险预警、应急等要求，其中 A.6 为"如果系统需要采集自动化检测仪器产生的数据，系统应提供安全、可靠的数据接口，确保接口部分的准确和高可用性，保证仪器产生的数据能够及时准确地被系统所采集"。

目前，多数新建或者规模性乳品企业均采用中央控制系统进行混配、均质、定容、杀菌、灌装等活动的控制和监控。由于中控系统过于复杂，乳品企业员工对其原理不太熟悉，企业对于系统的稳定性和灵敏度的信任主要依赖供应商，初始确认和定期验证的证据保留不足。

乳制品企业可以结合设备供应商、计量校准机构、行业协会等提供的信息，制定系统的定期验证制度，保留相关记录，以证实中控系统的稳定性和灵敏度。

④发酵菌种的管理。

菌种管理过程中可能出现的问题：贮存温度达不到菌种生长和灭活的要求；个人卫生差或操作过程中微生物污染，蒸汽杀菌不彻底，菌种污染；基料的温度变化；温度过高菌种会被杀死，过低延长发酵时间，达不到发酵效果。

一般控制方法包括：明确贮存要求，如：丹尼斯克的菌种要求小于4℃贮存，汉森与昊岳的菌种要求小于等于−18℃贮存。生产暂存在车间冷藏箱（冰箱）内，生产前0.5~1h取出常温放置，让菌种温度回升，然后符合发酵温度时投菌种；要控制在菌种合适发酵温度范围内，一般酸奶用保加利亚乳杆菌和嗜热链球菌控制在（42±2）℃；对菌种称量、投料等环节的人员卫生进行控制等。

乳品生产企业还需要关注菌种的纯度。新引进的菌种应该有有效的鉴定证书，防止产毒菌种的污染。

3. 乳制品GMP认证的常见问题

（1）乳品GMP认证证书有效期　有别于其他的认证制度，乳制品GMP认证证书有效期为2年，获证乳品企业至少每年度接受两次监督审核，其中至少一次为不通知监督审核。首次监督审核应在初次认证审核后的6个月内实施。

（2）乳品GMP认证的不通知审核　不通知监督审核可以在审核前48h内向获证乳品企业提供审核计划，获证乳品企业无正当理由不得拒绝审核。第一次不接受审核将收到书面告诫，第二次不接受审核将导致证书的暂停。

（3）再认证的要求　认证证书有效期满前三个月，可申请再认证。再认证程序与初次认证程序一致。

（4）申请认证范围的变更　获证企业打算变更认证范围时，应向认证机构提出申请，并按认证机构的要求提交相关材料。这些审核活动可单独进行，也可与获证企业的监督审核或再认证一起进行。对于申请扩大认证范围的，必须开展现场审核。

（5）导致认证证书被暂停的情形　有下列情形之一的，企业的认证证书会被暂停，暂停期限最长为三个月：

①获证乳品企业未按规定使用认证证书的；

②获证乳品企业违反认证机构要求的；

③获证乳品企业发生食品安全卫生事故、质量监督或行业主管部门抽查不合格等情况，尚不需立即撤销认证证书的；

④监督结果证明获证乳品企业GMP或相关产品不符合认证依据、相关产品标准要求，不需要立即撤销认证证书的；

⑤获证乳品企业未能按规定间隔期实施跟踪监督的；

⑥获证乳品企业未按要求通报信息的；

⑦获证乳品企业与认证机构双方同意暂停认证资格的。

（6）导致认证证书被撤销的情形　有下列情形之一的，企业的认证证书会被撤销：

①跟踪监督结果证明获证乳品企业 GMP 或相关产品不符合认证依据或相关产品标准要求，需要立即撤销认证证书的；

②认证证书暂停使用期间，获证乳品企业未采取有效纠正措施的；

③获证乳品企业不再生产获证范围内产品的；

④获证乳品企业申请撤销认证证书的；

⑤获证乳品企业出现严重食品安全事故或对相关方重大投诉不采取处理措施的；

⑥获证乳品企业不接受相关监管部门或认证机构对其实施监督的。

（7）乳品 GMP 审核过程中，产品抽样检测的要求　乳品 GMP 审核还需要对获证范围内的产品根据风险进行抽样检测，每年度至少对获证乳品企业进行一次证书覆盖范围内产品的抽检，抽样由认证机构负责。承担认证检验任务的检验机构应当符合有关法律法规和技术规范规定的资质能力要求，并依据 GB/T 15481—2000《检测和校准实验室能力的通用要求》获得认可机构的实验室认可。

（8）乳品 GMP 信息通报应该包含的内容　乳品 GMP 获证企业应建立信息通报制度，及时向认证机构沟通以下信息：

①有关产品、工艺、环境、组织机构变化的信息；

②生鲜乳、原料乳粉供应变化情况（适用时）；

③消费者投诉的信息；

④所在区域内发生的有关重大动植物疫情的信息；

⑤有关食品安全事故的信息；

⑥在主管部门检查或组织的市场抽查中，被发现有严重食品安全问题的有关信息；

⑦不合格产品召回及处理的信息；

⑧其他重要信息。

（四）产品认证

产品认证主要包括：无公害农产品认证、绿色产品认证、有机产品认证、良好农业规范（GAP）认证。

1. 无公害农产品认证

（1）无公害农产品概述　无公害农产品属于农产品范畴，是农产品家族中的一部分。农业部、国家质量监督检验检疫总局第 12 号部长令发布的《无公害农产品管理办法》第二条规定："无公害农产品是指产地环境、生产过程、产品质量符合国家有关标准和规范的要求，经认证合格获得认证证书并允许使用无公害农产品标志的未经加工或初加工的食用农产品。"也就是使用安全的投入品，按照规定的技术规范生产，产地环境、产品质量符合国家强制性标准并使用特有标志的安全农产品，包括种植业、畜牧业和渔业产品。

无公害农产品具有丰富的内涵，突出体现在三个方面：体现全程质量控制的管理理念；符合标准化生产的要求；可追根溯源。

无公害农产品认证与其他农产品认证相比，其特点在于：政府推动的公益性认证性质、产地认定与产品认证相结合的认证方式、颁发证书并允许使用标志的获认结果。

无公害农产品认证是我国农产品认证主要形式之一。开展农产品认证工作，对于从源头上确保农产品质量安全，转变农业生产方式，提高农业生产管理水平，规范市场行为，指导消费和促进对外贸易具有重要意义。

（2）无公害农产品认证基本要求

①产品范围。

申请无公害农产品认证的产品，应在农业部和国家认监委公布的《实施无公害农产品认证的产品目录》（中华人民共和国农业部公告第 2034 号）内。

②申请主体资质。

无公害农产品认证申请主体应当具备国家相关法律法规规定的资质条件，具有组织管理无公害农产品生产和承担责任追溯的能力。

③生产规模。

无公害农产品产地应集中连片、产品相对稳定，并具有一定规模。对于已经制定本地区无公害农产品认证生产规模标准的省份，申请认证的生产主体需要达到最低生产规模标准（具体省份及生产规模标准可以咨询当地省级无公害农产品工作机构或者农业部农产品质量安全中心）；未制定本地区无公害农产品认证生产规模标准的省份，执行 NY/T 5343—2006《无公害食品　产地认定规范》。

④产地环境。

无公害农产品产地应选择在具有良好农业生态环境的区域，达到空气清新、水质清净、土壤未受污染。周围及水源上游或产地上风方向一定范围内应没有对产地环境可能造成污染的污染源，尽量避开工业区和交通要道，并要与交通要道保持一定的距离，以防止农业环境遭受工业"三废"、农业废弃物、医疗废弃物、城市垃圾和生活污水等的污染。一般要求，产地周围 3km、上风方向 5km 范围内没有污染企业，蔬菜、茶叶、果品等产地应远离交通主干道 100m 以上。畜禽养殖场距居民区 500m 以上。产地生产两种以上农产品且分别申报无公害农产品产地的，其产地环境条件应同时符合相应的无公害农产品产地环境条件要求。无公害农产品产地环境必须经有资质的检测机构检测，灌溉用水（畜禽饮用、加工用水）、土壤、大气等符合国家无公害农产品生产环境质量要求。

⑤生产过程。

无公害农产品产地应有能满足无公害农产品生产的组织管理机构和相应的技术、管理人员，并建立无公害农产品生产管理制度，明确岗位、职责。生产管理制度要上墙公布，并检查落实情况。

无公害农产品产地的生产过程控制应参照无公害食品相应标准，并结合本产地生产特点，制定详细的无公害农产品生产质量控制措施和生产操作细则。产地生产质量控制措施包括组织措施、技术措施、产品检测措施、产地环境保护措施等。

按无公害农产品生产技术规程（规范、准则）要求使用农业投入品（农药、兽药、肥料、饲料、饲料添加剂、生物制剂等），实施农（兽）药停（休）药期制度。严禁使用"三证"不全和国家禁用、淘汰的农业投入品，控制限用农药的使用范围。

无公害农产品产地应定期开展动植物病虫害监测，并建立动植物病虫害监测报告档案。畜牧业产地按《中华人民共和国动物防疫法》要求实施动物疫病免疫程序和消毒制度等。

对生产过程及主要措施、产品收获、贮藏、运输、销售等建立档案记录。对农业投入品使用应建立详细记录，内容包括品种、规格、使用方式、时间、浓度和停（休）药期等。企业

（行业协会等）加种（养）户形式的申请人应制定产地管理制度，并与种（养）户签订无公害农产品生产技术指导协议和产品购销协议。

生产管理培训。严格的内部管理和熟悉质量安全的内检人员，是无公害农产品质量安全最基础的保障。申请单位应当选派人员参加无公害农产品内检员培训，合格获证后方可组织申报。

⑥产品质量。

生产的农产品质量必须符合农产品质量安全国家标准或无公害农产品检测目录规定要求。

（3）无公害农产品的管理与认证范围　无公害农产品的管理是一种质量认证性质的管理，质量认证合格的表示方式为颁发"认证证书"和"认证标志"。农业部农产品质量安全中心是唯一实施无公害农产品质量认证管理的单位，无公害农产品的"证书"由农业部农产品质量安全中心制作颁发。农产品只有经农业部农产品质量安全中心认证合格，获得颁发证书，并允许在产品及产品包装上使用全国统一的无公害农产品标志的食用农产品，才能称为无公害农产品。

无公害农产品实行认证目录制度，只有在认证目录范围内的产品才受理认证，不在认证目录范围内的产品不予受理。列入认证范围的农产品名单由农业部和国家认证认可监督管理委员会通过发布《实施无公害农产品认证的产品目录》的形式确定。无公害农产品全部为食用农产品，非食用农产品如棉花等不在无公害农产品的认证范围。

（4）无公害产品认证流程　农业部农产品质量安全中心是全国唯一的无公害农产品认证机构。申请无公害农产品产地认定和产品认证的单位或者个人，应当向县级工作机构提交书面申请，申请材料符合要求的，县级工作机构应当逐级将推荐意见和有关材料上报农业部农产品质量安全中心。无公害产品认证流程见图8-4。

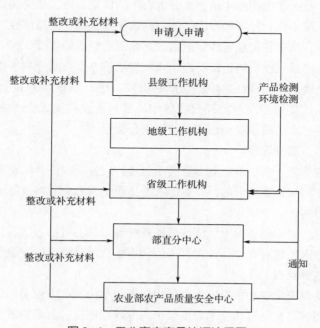

图8-4　无公害农产品认证流程图

（5）证后监督

①获证产地监督。

a. 产地标示牌管理。

获证单位应在其无公害农产品产地树立无公害农产品标示牌，并标明范围、产品品种、主要安全生产措施、责任人等，以便接受社会和群众的监督。各级农业行政主管部门或工作机构负责对所树立的无公害农产品标示牌及标示产地进行监督检查，实行农产品质量安全全程控制和质量安全追溯制度。任何单位和个人不得随意树立无公害农产品产地标示牌。对违反规定的，由县级以上农业行政主管部门责令其停止，并依据有关法律法规进行处理。

b. 产地检查。

县级以上农业行政主管部门和无公害农产品工作机构通过采取产地抽检和实地检查等方式开展本地区、本行业无公害农产品产地环境和生产过程监督管理工作。产地抽检是对已认定的产地状况和产品质量进行监督抽检，实地检查指检查组对产地环境质量、区域范围、生产记录、证书有效性、投入品使用、生产操作规程及相关标准的执行等情况进行的综合评价。各地每年至少对30%的无公害农产品产地实施环境检测或实地检查，农业部农产品质量安全中心定期对无公害农产品产地状况开展抽查。

c. 产地证书的管理。

根据《无公害农产品管理办法》的规定，任何单位和个人不得伪造、冒用、转让、买卖无公害农产品产地认定证书，违反规定的，由县级以上农业行政主管部门责令其停止，并依据有关法律、法规进行处理。

②获证产品质量监督。

目前，获证产品质量监督主要采取质量抽检和综合检查两种形式。

各级无公害农产品工作机构每年组织无公害农产品质量抽检，年度抽检按照"统一抽检产品，统一部署实施，统一检验标准和方法，统一判定原则，统一汇总口径"的原则开展。对抽检不合格产品的单位，依据相关规定作出撤销证书或限期整改的处理。

由各级无公害农产品工作机构组织实施，采取实地检查、查阅资料、座谈质询等方式，对本辖区、本行业无公害农产品获证单位、农产品批发市场（或超市）进行综合检查。检查内容包括无公害农产品认证管理及生产经营的各个环节，重点检查无公害农产品认证管理有效性、生产经营规范性、产品质量安全性和包装标识合法性。

③产品证书及标志监督管理。

产品证书的监督管理。获证单位应当在产品包装、广告、宣传等活动中正确使用证书和有关信息。对不符合使用和认证要求的，农业部农产品质量安全中心将暂停或者撤销其证书，并予以公布。对撤销后的证书予以收回。

标志的监督管理。农业部和国家认证认可监督管理委员会对标志的有关活动实行统一监督管理。县级以上地方人民政府农业行政主管部门和质量技术监督部门按照职责分工依法负责本行政区域内标志的监督检查工作。

农业部农产品质量安全中心负责向申请使用标志的单位和个人说明标志的管理规定，并指导和监督其正确使用标志；负责建立标志发放出入库管理制度；负责向农业部和国家认证认可监督管理委员会报送标志使用情况。

标志使用者应当在证书规定的产品范围和有效期内使用标志，不得超范围和逾期使用，不得买卖和转让；应当建立标志使用的管理制度，对标志的使用情况如实记录，登记造册并存档，存期两年，以备后查。

标志印制单位应当按照《无公害农产品标志管理办法》规定的基本图案、规格和尺寸印制标志；应当建立标志出入库制度，标志出入库时，应当清点数量，登记台账并存档，期限五年；对非、残、次标志应当进行销毁，并予以记录；不得向农业部农产品质量安全中心以外的任何单位和个人转让标志。

从事标志管理的工作人员滥用职权、徇私舞弊、玩忽职守，由所在单位或者所在单位上级行政主管部门给予行政处分；构成犯罪的，依法追究刑事责任。

任何伪造、变造、盗用、冒用、买卖和转让标志的行为，按照国家有关法律法规的规定予以处理，构成犯罪的，依法追究刑事责任。

2. 绿色食品认证

（1）绿色食品认证概述　《绿色食品标志管理办法》（农业部令 2012 年第 6 号）第二条规定："绿色食品指产自优良生态环境、按照绿色食品标准生产、实行全程质量控制并获得绿色食品标志使用权的安全、优质食用农产品及相关产品。"

绿色食品从安全、优质和可持续发展的基本理念出发，立足打造精品，满足高端市场需求，创建并落实"从农田到餐桌"的全程质量管理模式，建立了一套定位准确、结构合理、特色鲜明的标准体系，包括产地环境质量标准、生产过程标准、产品质量标准和包装、贮运标准四个组成部分，涵盖了绿色食品产业链中各个环节标准化要求。绿色食品标准质量安全要求达到国际先进水平，一些安全指标甚至超过欧盟、美国、日本等发达国家水平。绿色食品标准体系为指导和规范绿色食品的生产行为、质量技术检测、标志许可审查和证后监督管理提供了依据和准绳，为绿色食品事业持续健康发展提供了重要技术支撑。同时也为不断提升我国农业生产和食品加工水平树立了"标杆"。

（2）申请绿色食品认证的条件

①绿色食品生产经营企业生产资质要求。

申请使用绿色食品标志的生产主体，应当具备以下条件：a. 能够独立承担民事责任。如企业法人、农民专业合作社、个人独资企业、合伙企业、家庭农场等，国有农场、国有林场和兵团团场等生产单位；b. 具有稳定的生产基地，且具有一定生产规模；c. 具有绿色食品生产的环境条件和生产技术；d. 具有完善的质量管理体系，并至少稳定运行一年；e. 具有与生产规模相适应的生产技术人员和质量控制人员；f. 申请前三年内无质量安全事故和不良诚信记录；g. 与绿色食品工作机构或检测机构不存在利益关系；h. 完成国家农产品质量安全追溯管理信息平台注册。

②绿色食品申请产品条件。

绿色食品申请产品应满足以下条件：应符合《中华人民共和国食品安全法》和《中华人民共和国农产品质量安全法》等法律法规规定；应为现行《绿色食品产品标准适用目录》范围内产品；产品本身或产品配料成分属于卫生部发布的《可用于保健食品的物品名单》中的产品，需取得国家相关保健食品或新食品原料的审批许可后方可进行申报。

③绿色食品生产全程质量控制要求。

绿色食品生产全程质量控制要求的内容包括：产品及产品原料产地环境质量要求，肥料、农药、兽药、饲料、食品添加剂等投入品要求，绿色食品现场检查要求，绿色食品产品及其质量标准要求，绿色食品预包装食品标签或设计样张要求，产品包装、储藏和运输要求。

（3）绿色食品认证流程　申请人申请使用绿色食品标志通常经过申请人提出申请、省级绿色食品工作机构受理审查、检查员现场检查、产地环境和产品检测、省级工作机构初审、中心综合审查、绿色食品专家评审及颁证决定等8个环节，见图8-5。

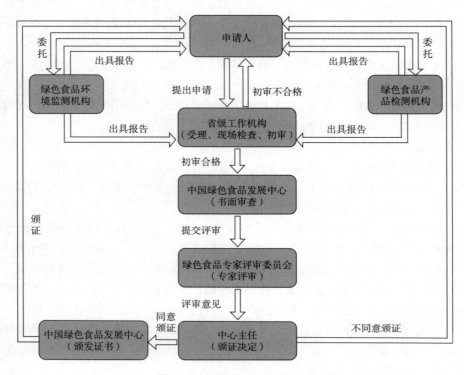

图8-5　绿色食品申报流程图

（4）证后质量监督管理制度

①绿色食品企业年度检查制度。

绿色食品企业年度检查（以下简称年检）是指各地方绿色食品管理机构（以下简称各级绿办）组织对辖区内获得绿色食品标志使用权的企业在一个标志使用年度内的绿色食品生产经营活动、产品质量及标志使用行为实施的监督、检查、考核、评定等。

②绿色食品标志市场监察制度。

绿色食品标志市场监察是对市场上绿色食品标志使用情况的监督检查。市场监察是绿色食品标志管理的重要手段和工作内容，中国绿色食品发展中心（以下简称中心）负责全国绿色食品标志市场监察工作；各级绿办负责本行政区绿色食品标志市场监察工作。市场监察的采集产品工作与产品质量年度监督检验的抽样工作合并进行，由绿办与有关绿色食品定点检监机构共同完成。

市场监察行动每年集中开展两次。每次行动由各地绿办在当地大、中城市选取五至十个有代表性的超市、便利店、专卖店、批发市场、农贸市场等作为监察点，对监察点所售标称绿色食品的产品实施采样监察。监察工作的主要任务是：a. 规范绿色食品标志及产品编号的使用；b. 查处假冒绿色食品的行为；c. 为绿色食品产品质量年度监督检验提供样品。每年监察行动的时间分别为：第一次，5月15日至6月15日；第二次，11月1日至11月30日。

③绿色食品产品质量年度抽检。

产品抽检是指中心对已获得绿色食品标志使用权的产品采取的监督性抽查检验，是企业年度检查工作的重要组成部分。所有获得绿色食品标志使用权的企业在标志使用的有效期内，必须接受产品抽检。

产品抽检工作由中心制订抽检计划，委托相关绿色食品产品质量监测机构（以下简称监测机构）按计划实施，中心的委托管理机构（以下简称委托管理机构）予以配合。产品抽检结论为卫生指标或理化指标中部分关键性指标（如药残、重金属、添加剂、黄曲霉、亚硝酸盐、微生物等有害物）不合格的，取消其绿色食品标志使用权。对于取消标志使用权的企业及产品，中心及时通知企业及相关委托管理机构，并予以公告。

④绿色食品质量安全预警。

绿色食品质量安全预警工作以维护绿色食品品牌安全为目标，坚持"重点监控，兼顾一般；快速反应，长效监管；科学分析，分级预警"的原则，是对绿色食品审核评审和获证后可能存在的质量安全风险所做的防范工作。

3. 有机产品认证

（1）有机产品认证概述　有机农业是人类在反思常规农业对生态环境的危害后，建立起来的一种环境友好型的农业模式，其产生和发展大致可以分为萌芽期、扩展期和快速发展期三个阶段。有机农业最初的萌芽可以追溯到 1900 年前后，工业革命带来的生产力巨大飞跃也惠及农业生产，农药和化肥的使用，使农产品产量得到了空前的提高，但同时也带来了很多的负面影响。因此，美国的罗代尔先生率先开始了有机农业的实践，建立了第一个有机农场——罗代尔有机农场。1972 年，在联合国人类环境会议上，首次提出了"有机农业"的概念，同年，国际有机农业运动联盟（IFOAM）在法国成立，有机农业萌芽阶段结束，开始进入扩展期。在 IFOAM 的倡导下，各个国家、政府开始积极推动建立统一的有机农业标准。随着各个国家有机标准的相继制定，特别是欧盟、美国、日本等发达国家有机农业标准的颁布，在全世界范围内，有机产品贸易规则变得越来越完善，有机产品贸易量迅速增加，有机生产商、制造商、贸易商数量迅速增加，有机农业进入快速发展阶段。

我国有机农业生产最早是从 1990 年后开始的，主要是少数生产者为了将产品出口到欧盟等国家而进行的欧盟有机标准认证。

发展有机产业应遵循"健康、生态、公平、关爱"四大原则。有机农业的定义为："遵照特定的农业生产原则，在生产中不采用基因工程获得的生物及其产物，不使用化学合成的农药、化肥、生长调节剂、饲料添加剂等物质，遵循自然规律和生态学原理，协调种植业和养殖业的平衡，采用一系列可持续的农业技术以维持持续稳定的农业生产体系的一种农业生产方式"，而"按照《有机产品》国家标准生产、加工、销售的供人类消费、动物食用的产品"则被定义为"有机食品"。

近年我国有机农业、有机产业、有机产品得到了迅猛发展，在国内外产生了重要影响。

（2）有机产品认证范围　中国国家认证认可监督管理委员会制定了"有机产品认证目录"以及"有机产品认证增补目录（一）"，只有列入这两个目录的产品才能够进行有机产品的认证。目前目录共收录种植、养殖、花卉、种子繁殖材料和野生采集产品等 76 大类约 560 个品种。《有机产品认证目录》是动态的，使用时可以到国家认证认可监督管理委员会官网上查询。

（3）申请有机产品认证的条件

①有机产品生产经营企业生产资质要求。

a. 认证委托人及其相关方应取得相关法律法规规定的行政许可（适用时），其生产、加工或经营的产品应符合相关法律法规、标准及规范的要求，并应拥有产品的所有权。企业的合法经营资质证明一般包括营业执照、生产许可证、土地使用权证明、排污许可证、捕捞证、养殖证、种畜禽生产许可证、动物防疫合格证等。

b. 认证委托人建立并实施了有机产品生产、加工和经营管理体系，并有效运行三个月以上。

c. 申请认证的产品应在认监委公布的《有机产品认证目录》内。枸杞产品还应符合附件6的要求。

d. 认证委托人及其相关方在五年内未因以下情形被撤销有机产品认证证书：提供虚假信息；使用禁用物质；超范围使用添加剂；超范围使用有机认证标志；出现产品质量安全重大事故。

e. 认证委托人及其相关方一年内未因除 d 所列情形之外其他情形被认证机构撤销有机产品认证证书。

f. 认证委托人未列入国家信用信息严重失信主体相关名录。

②有机产品生产经营企业要求。

根据《有机产品认证实施规则》（CNCA-N-009：2019）的要求，有机产品生产经营企业应具备以下条件：

a. 企业及其有机生产、加工、经营的基本情况：

——认证委托人名称、地址、联系方式；不是直接从事有机产品生产、加工的认证委托人，应同时提交与直接从事有机产品的生产、加工者签订的书面合同的复印件及具体从事有机产品生产、加工者的名称、地址、联系方式；

——生产单元/加工/经营场所概况；

——申请认证的产品名称、品种、生产规模包括面积、产量、数量、加工量等；同一生产单元内非申请认证产品和非有机方式生产的产品的基本信息；

——过去三年间的生产历史情况说明材料，如植物生产的病虫草害防治、投入物使用及收获等农事活动描述；野生植物采集情况的描述；动物、水产养殖的饲养方法、疾病防治、投入物使用、动物运输和屠宰等情况的描述；

——申请和获得其他认证的情况。

b. 产地（基地）区域范围描述，包括地理位置坐标、地块分布、缓冲带及产地周围临近地块的使用情况；加工场所周边环境描述、厂区平面图、工艺流程图等。

c. 管理手册和操作规程。

d. 本年度有机产品生产、加工、经营计划，上一年度有机产品销售量与销售额（适用时）等。

e. 承诺守法诚信，接受认证机构、认证监管等行政执法部门的监督和检查，保证提供材料真实、执行有机产品标准和有机产品认证实施规则相关要求的声明。

f. 有机转换计划（适用时）。

g. 野生采集需提供野生采集的许可证明文件以及采集者清单（包括姓名、采集区域、采收量等），当地行业部门出具的野生区域有害生物控制措施及未使用禁用物质的证明（特别是采集区域发生飞播控制虫害时)。

　　h. 新开垦的土地必须出具监管部门的开发批复和过去三年内未使用违禁物质的情况证明。

　　i. 认证机构的其他要求。

　　(4) 相关要求　我国有机产品认证体系由《有机产品认证管理办法》《有机产品认证实施规则》和 GB 19630《有机产品》三个主要文件组成，GB 19630—2019《有机产品》规定了有机产品认证的基本要求，具体涉及：生产、加工、经营管理要求（质量管理体系要求、有机产品管理手册、操作规程、记录、资源管理、内部检查、可追溯体系与产品召回、投诉、持续改进）、产地环境要求、产品检测和评价要求、现场检查要求。

　　(5) 认证流程　有机产品认证流程通常包括认证申请、合同签订、现场审核/检、检查报告及不符合整改、认证决定、证书签发、申诉、认证后管理、再认证、认证证书的变更、注销、暂停和撤销、证书与标志使用、销售证的发放，见图 8-6。

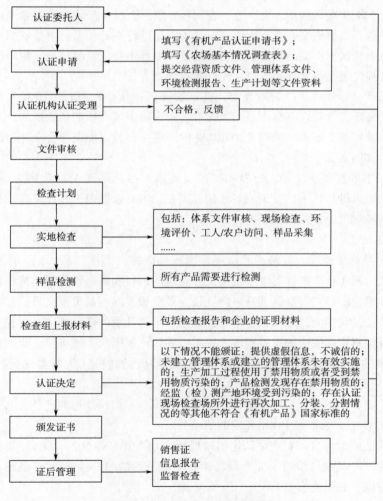

图 8-6　有机产品认证流程图

　　(6) 有机产品认证标志管理　中国统一的有机产品认证标志见表 8-4。认证证书和认证标志的管理、使用应当符合《认证证书和认证标志管理办法》《有机产品认证管理办法》和 GB 19630—2019《有机产品》的规定。获证产品或者产品的最小销售包装上应当加施中国有机产品认证标志及其唯一编号（编号前应注明"有机码"以便识别）、认证机构名称或者其标识。另外，获得有机转换认证证书的产品只能按常规产品销售，不得使用中国有机产品认证标志以及标注"有机""ORGANIC"等字样和图案。对于认证证书暂停的情况，暂停期间，获证组织应停止使用有机产品认证证书和标志，暂时封存仓库中带有有机产品认证标志的相应批次产品。对于注销、撤销证书的情况，获证组织应将注销、撤销的有机产品认证证书和未使用的标志交回认证机构或获证组织应在认证机构的监督下销毁剩余标志和带有有机产品认证标志的产品包装。必要时，召回相应批次带有有机产品认证标志的产品。

为了避免获证组织超范围使用认证标志，质检总局在有机产品销售过程中，采用销售证制度进行控制。所谓销售证，即认证机构根据获证组织签订合同的实际数额，向获证组织出示证明性文件，证明该批次产品符合有机产品标准的要求，同时注明该批次产品的产品名称、认证机构、认证类别、本次交易数量、批次号、合同号等信息，以备产品的核查和追溯。认证机构在签发贸易证书时，需要根据企业年度认证产品的数量进行签发，保证贸易证书中销售产品数量不会超过获证组织认证产品的数量。这可以从根本上杜绝获证组织超范围使用认证证书的问题，同时在很大程度上避免获证企业以次充好等违规行为。

根据《有机产品认证管理办法》规定，进口的有机产品应当符合中国有关法律、行政法规和部门规章的规定，并符合有机产品国家标准。未获得中国有机产品认证的产品，不得在产品或者产品包装及标签上标注"有机""ORGANIC"等字样且可能误导公众认为该产品为有机产品的文字表述和图案。

（7）认证证书的变更、注销、暂停和撤销　有机产品认证证书有效期为一年，必要时，在证书有效期内可以进行证书的变更或者注销。当在证书有效期内企业存在违规行为时，认证机构可以暂停或者撤销企业的认证证书。

4. 饲料产品认证

（1）饲料产品认证概述　饲料产品认证是国家推出的自愿性产品认证，具有统一的认证标志、认证标准。凡实行生产许可证和批准文号管理的饲料和饲料添加剂，饲料行政管理部门可以凭认证机构颁发的饲料产品认证证书向获证企业免检换发产品批准文号。

饲料产品认证是我国农产品认证中唯一针对生产资料开展的产品认证，这充分体现了我国对于饲料行业及饲料产品安全的重视程度。饲料产品认证制度的实施将促进我国饲料企业实现从量的扩张向质的提高的转变，从粗放经营向集约经营的转变，从而实现饲料产业的逐步升级。

饲料产品认证，是指企业自愿申请，认证机构对饲料和饲料添加剂产品及其生产过程按照有关标准或者技术规范要求进行合格评定的活动。

饲料产品认证依据为《饲料产品认证实施规则》（CNCA-N-001：2006）和相应的产品标准。认证模式为"产品抽样检验 + 企业现场检查 + 获证后的跟踪检查"，产品标准参见《饲料产品认证实施规则》相关内容。

饲料产品认证包括单一饲料、添加剂预混合饲料、浓缩饲料、配合饲料、精料补充料等饲料产品及营养性饲料添加剂、一般饲料添加剂等饲料添加剂产品，可参见《饲料产品认证实施规则》。

（2）饲料生产企业质量管理体系要求 国家认证认可监督管理委员会 2004 年第 11 号公告公布了《饲料产品认证实施规则》（以下简称认证实施规则）。认证机构现场检查依据为"饲料生产企业质量管理体系要求"，并遵照相关的法律、法规和技术规范要求的规定执行。

《饲料生产企业质量管理体系要求》在制定时的主要参考依据：世界贸易组织（WTO）原则（加入 WTO 后，为履行相应的承诺，中国政府建立并完善了认证认可合格评定制度，饲料生产企业质量管理体系要求与国际上通行的产品认证的饲料生产企业质量管理体系要求基本一致，并对境内与境外的工厂采用同一检查要求，就是履行这些原则的具体体现）；法律和法规（《中华人民共和国产品质量法》《中华人民共和国认证认可条例》《饲料和饲料添加剂管理条例》《饲料产品认证管理办法》）等有关规定。

《饲料产品认证实施规则》规定了"饲料生产企业质量管理体系要求"，包括：管理体系；管理职责；资源管理；产品实现；测量、分析、改进。

"饲料生产企业质量管理体系要求"与"危害分析与关键控制点质量管理体系"相关内容有较高的相似度。饲料产品认证强调认证产品的一致性，应确保产品的设计、配方、工艺、所使用的原材料等与型式检验合格样品或经认证机构确认的产品特性一致。

（3）认证流程 《饲料产品认证实施规则》规定了认证机构开展饲料产品认证所应遵守的规则及流程，如图 8-7 所示。

（4）证书和标志使用 申请人在获得认证机构颁发的认证证书后可以在产品上使用认证标志。认证标志使用时可以等比例放大或缩小，但不允许变形、变色，饲料企业应做好饲料产品认证标志使用情况记录。

（5）证后监督 认证机构每年按照《饲料产品认证实施规则》的要求实施获证后监督，按照相关要求进行产品抽样检测，监督合格后持证人继续保持证书。

5. 酒类产品质量等级认证

（1）酒类产品质量等级认证概述 酒类产品质量等级认证是中国食品质量认证的示范工程，认证制度整合了酒类生产企业的良好操作规范（GMP）、良好卫生规范（GHP）、危害分析与关键控制点（HACCP）认证基本要素，对酒类生产企业的 GMP、GHP、HACCP 原理进行应用，在产品安全、卫生、理化、感官等方面提出了综合性要求，为酒类生产企业的质量过程控制及产品质量安全认证提供"一站式"产品认证服务，通过一次认证活动对酒类产品质量等级和产品安全卫生做出全面评价，确定产品质量等级是否符合国家标准优级要求，产品品质是否安全放心。

酒类产品质量等级认证活动开展流程，主要是通过对申请优级认证的酒类企业文件审查和现场检查，独立的现场抽样封样，国家认可检测机构检测和认证注册国家级品酒师团体品评等严格程序评定，对酒类生产质量保证能力及产品品质、安全卫生一致性水平做出全面评价。

（2）认证申请的基本条件

①认证申请方：生产厂具有明确的法律地位，承诺遵守国家的法律、法规的相关要求，承诺始终遵守认证的有关规定，能承担认证责任。

②产品执行相应国家标准或行业标准［执行企业标准的产品，产品标准严于或等同于国标（或行标）相应指标的，按相应国标（或行标）实施认证；没有相应国标（或行标）的可以认证技术规范备案的形式，参加认证，应在相应认证技术规范批准后可，进行认证］。

③申请认证产品应为 12 个月内现实生产的产品。

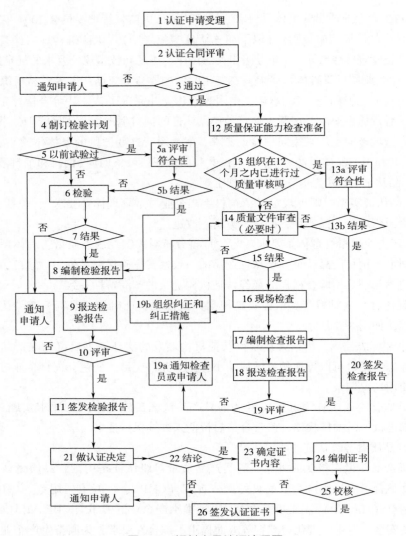

图 8-7　饲料产品认证流程图

④建立了文件化的食品安全管理体系，现场检查前已正式运行了 3 个月，至少已实施一次完整内审和管理评审（或已获得质量和食品安全认证证书，体系正常运行的企业）。

⑤一年内未发生过重大产品质量和食品安全事故。

（3）酒类产品质量保证能力要求　酒类产品质量保证能力要求包括：危害分析和关键控制点体系；基础设施及工作环境；产品实现；运行控制；监视、验证和改进。

（4）认证流程　酒类产品质量等级认证流程见图 8-8。

（5）证书和标志使用　组织应建立产品认证证书和认证标志的使用方案，获证后按照《认证证书认证标志使用规则》正确使用认证证书和认证标志。

组织误用或者不按照规定使用认证证书和认证标志，可能导致认证资格的暂停或撤销。最主要的误用形式（不排除其他误用形式）表现如下：未合规使用证书及标志和相关信息，损害认证机构声誉；证书及标志变形使用；向其他组织和个人出售和转让证书及标志；使人误解获得产品认证范围外的产品/管理体系或区域也得到认证；在认证证书暂停期间继续使用证书

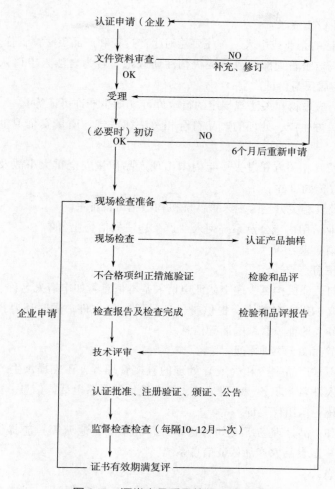

图 8-8　酒类产品质量等级认证流程

及标志。获证组织一旦发现误用或未按要求使用认证证书或认证标志，应立即采取纠正措施，并报告认证机构。

（6）证后监督　采用现场监督检查、产品监督检验和日常监督（如关注国家有关部门发布的质量信息公报、关注获证组织相关方的信息、获证组织有关信息的日常跟踪等）相结合的方式进行监督检查、检验。

在证书有效期内，认证机构须对获证组织实施监督检查。初次检查后的第一次监督检查应在初审（指末次会结束之日）后 12 个月内进行。两次监督检查周期最长不超过 12 个月。

监督检查是认证监督的主要环节，获证组织的组织结构和管理体系运行的变化是监督检查的重点。通过监督检查，检查组提出可以继续保持认证资格的，经过综合评审，符合保持认证条件的，认证中心发确认认证证书；经过综合评审，不符合保持认证条件的，则暂停使用认证证书和认证标志。获证组织应在规定的期限内进行整改，经过评定合格后，可继续使用认证证书和认证标志；逾期将撤销认证证书，同时不得使用认证标志。

6. 良好农业规范认证

（1）申请良好农业规范（GAP）产品认证的条件

①GAP 认证企业资质要求：

a. 申请 GAP 认证的企业或个人，首先要能对生产过程和产品负法律责任。

b. 应在国家市场监督管理部门或有关机构注册登记。若为自然人申请认证，首先应取得国家公安机关颁发的居民身份证。

c. 必要的时候，应取得相关法规规定的行政许可（如生产许可证等）。

d. 企业及其相关方生产、处理的产品符合相关法律法规、质量安全卫生技术标准及规范的基本要求。

e. 认证申请人及其相关方在过去一年内未出现产品质量安全重大事故及滥用或冒用良好农业规范认证标志宣传的事件。

f. 认证申请人及其相关方一年内未被认证机构撤销认证证书。

g. 未被国家企业信用信息公示系统列入"严重违法失信企业名单"。

②GAP 认证申请要求：

a. 认证申请人信息。

认证申请人应向认证机构至少递交认证申请人基本信息：如申请人名称、地址、电话和统一社会信用代码证（如果为自然人，提供身份证号码）等文件。同时还要提供联系人的相关信息，如姓名、职务、地址、联系电话等信息。

b. 生产场所或产品处理场所信息。

认证申请人如不是产品生产和（或）处理的直接管理者，还应提供生产场所和（或）产品处理场所的联系人姓名、职务、注册地址、邮政地址和联系电话等信息。如生产者为企业法人，还应提供社会统一信用代码证。

所有生产场所和产品处理场所（如种植单元、养殖场、池塘等）应提供地理坐标，并由认证机构输入到"中国食品农产品认证信息系统"。

c. GAP 产品信息。

产品信息包括申请认证产品种类、平行生产情况、分包活动情况、生产数量信息、认证选项、每类产品申请的认证机构、预期消费国家或地区。

生产数量信息涵盖所有认证品类。如作物类产品，应提供每年的生产面积（hm^2）；畜禽类产品应提供年出栏量及生产量；水产类产品应提供每天的生产量；蜜蜂类应提供蜜蜂养殖数量（群）和蜂产品产量（t）。

作物类产品除提供生产数量信息之外，还应说明是否为露天种植和初次收获产品和再次收获的产品信息。对于水果和蔬菜还应包括产品处理信息以及分包方信息。如认证包含产品处理，应声明是否也为另一获得良好农业规范认证的农业生产者的产品进行处理。

d. 认证申请人及其良好农业规范生产、处理、储藏的基本情况。

为便于认证机构对认证申请人有一个基本的了解，认证申请时应提供一份公司简介，描述企业的经营历史，产品生产、处理场所历史信息及位置，临近生产区域周围环境情况，计划生产的产品名称及产品生产、处理、储藏基本流程。

e. 认证申请人及其良好农业规范种植/养殖规范性文件或良好农业规范管理体系文件（适用时）。

按照标准要求，认证企业应按照标准要求建立和实施文件化的种植/养殖的操作规程，对于农业生产经营者组织和建立质量管理体系的多场所的同时还应建立质量管理体系文件，并在初次检查前至少有 3 个月的完整记录。操作规程和质量管理体系文件应在风险评估的基础上制定，应与企业实际生产相符合。

　　f. 认证申请人的产品消费国家/地区名单及其残留限量要求。

　　认证申请人应识别产品预期消费地的法律法规要求，确保产品满足消费地有关的残留限量要求。建立药物残留监控计划，记录用药信息，制定可用药清单，杜绝禁用药，远离限制类用药，定期取样检测。

　　（2）GAP 认证标准与认证产品范围　良好农业规范系列国家标准分为农场基础标准、种类基础标准（如 GB/T 20014.3—2013《良好农业规范　第 3 部分：作物基础控制点与符合性规范》）和产品模块标准（如 GB/T 20014.5—2013《良好农业规范　第 5 部分：水果和蔬菜控制点与符合性规范》）3 个层级。在申请认证时，应将农场基础标准、种类基础标准和（或）产品模块标准结合使用（示例见图 8-9）。

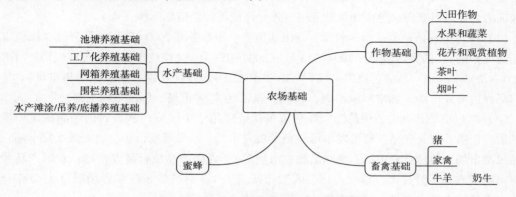

图 8-9　良好农业规范认证标准使用示例

　　对某种产品的认证，应同时满足农场基础标准及其对应的种类基础标准和（或）产品模块标准的要求。例如，对猪的认证应当依据农场基础、畜禽基础、猪三个标准进行检查；再如，对奶牛的认证应当依据农场基础、畜禽基础、牛羊和奶牛四个标准进行检查。

　　GAP 认证范围包括产品范围、场所范围和生产范围。

　　申请认证的产品应在 GAP 产品认证目录内。但不包括野生捕捞、野生动物的猎取及野生植物的采集。

　　所有申请认证产品的生产场所都应该详细标明，并提供经纬度坐标。对于包含了农产品处理的果蔬产品，还应标识处理场所的基本信息。如果产品是委托别人处理，也应标示出来。被委托处理场所如果未通过良好农业规范认证，还应接受现场检查，以判断是否满足标准要求。

　　生产范围指按照良好农业规范标准管理的初级产品的生产过程，包括产品的收获与处理、平行生产和平行所有权。平行生产指当认证申请人同时生产相同或难以区分的认证或非认证产品时，应视为平行生产；平行所有权认证指当申请人除生产认证产品外，同时外购非认证的同一产品时，应视为平行所有权。

　　（3）相关要求　GAP 认证的相关要求包括：生产经营企业质量管理要求（产地环境要求、产品检测和评价要求、现场检查要求，涉及场所历史和管理、风险评估、操作规程文件、内部检查、产品召回演练、食品防护、基地标识牌、平面布局图等）和质量管理体系要求（法律地位及组织结构，如，合法性、农业生产经营者和生产场所、农业生产经营者和场所的内部注册；生产的管理和组织；文件控制；投诉的处理；内部审核；农业生产经营者/生产场所的内部检查；不符合、纠正措施和处罚；产品的可追溯性和隔离；产品召回；分包方；添加新注册成员或生产场所）。

（五）服务认证

1. 绿色市场认证简介

1999 年我国开始实施"三绿工程"，它是以建立健全流通领域和畜禽屠宰加工行业食品安全保障体系为目的，以严格市场准入制度为核心，以"提倡绿色消费、培育绿色市场、开辟绿色通道"为主要内容的系统工程，绿色市场是"三绿工程"的重要内容。

（1）绿色市场认证的定义　绿色市场认证是认证机构依据 GB/T 19220—2003《农副产品绿色批发市场》或 GB/T 19221—2003《农副产品绿色零售市场》及相关技术规范，对申请认证企业所建立和实施的文件化市场管理体系的符合性和运行的有效性进行合格评定的活动，通过认证的企业可以获得绿色市场认证证书，并允许使用绿色市场标牌（志）。

（2）绿色市场认证的依据　包括：国家认监委、国商务部 2003 年第 14 号公告《绿色市场认证管理办法》、国家认监委［2004］13 号（2004-05-31）《绿色市场认证实施规则》、GB/T 19220—2003《农副产品绿色批发市场》、GB/T 19221—2003《农副产品绿色零售市场》、《农副产品绿色批发市场》标准审核细则、《农副产品绿色零售市场》标准审核细则。

（3）绿色市场认证的适用范围　绿色市场认证适用于中国境内从事农副产品批发和零售的场所，包括：农副产品专营批发市场（蔬菜批发市场、水果批发市场、肉禽蛋批发市场、水产品批发市场、粮油批发市场、调味品批发市场等）；农副产品综合批发市场；农副产品专营零售市场（食品生鲜超市、副食商店、农贸市场等）；农副产品兼营零售场所（大型综合超市、大卖场、仓储式市场、便利店等）。

（4）绿色市场认证意义　市场通过绿色市场认证，有助于加强批发、零售市场的硬件建设，实现设施设备现代化，改善购物环境，增强对消费者购物的吸引力；有助于建立索证、索票、检测、认定、认证等市场准入制度，加强市场把关，增强消费者对商品质量的信任度；有助于大力发展连锁经营，统一采购，竞价销售，降低市场经营者的运营成本；有助于改变千家万户进货、千家万户销售、食品安全难以控制的局面，降低市场经营的风险；有助于提高企业知名度和竞争力，树立企业品牌形象，扩大市场份额占有率；有助于提高企业的社会公信度，向消费者灌输"安全放心食品"理念，增加营业额，为企业创造更大的利润；有助于被推荐成为"全国绿色市场示范单位"，得到国家重视，享受相应政府政策。市场可进一步突出"绿色"宣传，满足国人采购"绿色"农副产品的愿望，符合其"绿色"心态。

2. 绿色市场认证的主要内容

绿色市场认证涉及两个标准，分别针对批发市场、零售市场。批发市场的基本要求包含：场地环境（场址、场内环境、棚内环境）、设施设备［交易棚（厅）、冷藏设施设备、检测设施设备、污物处理设施］、商品质量、商品管理、商品分区销售、交易管理、市场管理、投诉管理、市场信用等。零售市场的基本要求包含：场地环境、设施设备（保鲜陈列设备、检测设施设备、现场加工设备）、商品质量、商品管理、现场食品加工、定牌食品生产、市场管理、市场信用等。

3. 与绿色市场认证相关的法律法规和标准

市场要申请绿色市场认证，必须熟悉并了解相关部门发布的法律法规，申请绿色市场认证适用的法律法规和标准主要包括以下内容：

（1）法律 《中华人民共和国食品安全法》《中华人民共和国农产品质量安全法》等。

（2）行政法规 《中华人民共和国认证认可条例》等。

（3）部门规章 《绿色市场认证管理办法》（国家认监委、国商务部 2003 年第 14 号公告发布）等。

（4）行政规范性文件 《绿色市场认证实施规则》［国家认证认可监督管理委员会、商务部公告（2004 年第 13 号）］等。

（5）国家标准 GB/T 19220—2003《农副产品绿色批发市场》、GB/T 19221—2003《农副产品绿色零售市场》、GB 14881—2013《食品企业通用卫生规范》、GB 18406.1—2001《农产品安全质量 无公害蔬菜安全要求》、GB 18406.2—2001《农产品安全质量 无公害水果安全要求》、GB 18406.3—2001《农产品安全质量 无公害畜禽肉安全要求》、GB 18406.4—2001《农产品安全质量 无公害水产品安全要求等》。

4. 认证流程

绿色市场认证流程见图 8-10。

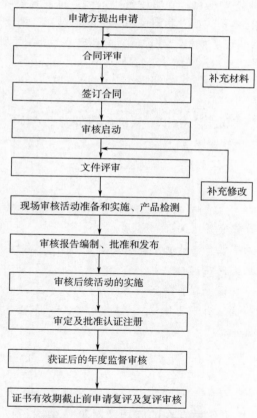

图 8-10 绿色市场认证流程图

5. 认证证书和标志使用

获得绿色市场认证证书后，市场可以在认证有效期内使用绿色市场认证标牌（志），并接受认证机构的监督管理。允许悬挂绿色市场认证标牌，可以在宣传材料等信息载体上印制绿色市场认证标志，但是不得在销售的产品或者产品的销售包装上使用绿色市场认证标志。

需要注意的是，印制绿色市场认证标志时可根据需要按基本图案规格等比例放大或者缩小，但不得变形、变色。

6. 证后监督

取得绿色市场认证证书的市场每年要接受认证机构的一次跟踪监督检查及特殊情况时认证机构进行的不定期抽查。监督检查合格的，认证证书继续使用；监督检查不合格的，市场应暂停使用认证证书和绿色市场标牌（志），并限期整改。整改合格的继续使用认证证书和绿色市场标牌（志），整改无效的，认证机构会撤销认证证书，市场应停止使用认证证书和绿色市场标牌（志）。

本章小结

本章主要介绍了外部审核与认证的基础知识、第三方审核员管理的通用要求、食品安全管理体系的外部审核以及食品安全管理体系的认证认可。较为详细地介绍了体系认证（ISO 22000 认证、HACCP 体系认证、乳制品生产企业良好生产规范认证）、产品认证（无公害产品认证、绿色食品认证、有机产品认证、饲料产品认证、酒类产品质量等级认证）、良好农业规范认证、服务认证（绿色市场认证）。

关键概念

外部审核、审核原则、审核方案、认证、认可、体系认证、产品认证、服务认证

思考题

1. 外部审核与内部审核有哪些区别？
2. 食品安全管理体系审核员注册有哪些特定要求？
3. 认证认可制度的意义何在？
4. 食品安全管理体系认证流程有哪些重要内容？
5. 食品农产品的产品认证有哪几种？

参考文献

［1］段文嘉．内部审核工作中存在的问题及对策．中国新技术新产品，2015，No. 302（16）．

［2］郭子雪，张强．质量管理体系运行有效性综合评价．北京理工大学学报，2009，29（06）：560-564.

［3］国家认监委．食品安全管理体系认证实施规则．中国质量技术监督，2007，（04）：10-12.

食品安全控制与管理案例分析

1. 了解风险预警的定义和应用。
2. 学会排查食品安全问题的方法。
3. 了解应急预案的执行过程。
4. 懂得如何实施预防为主的原理。

《中华人民共和国食品安全法》总则规定，食品安全工作实行预防为主、风险管理、全程控制、社会共治，建立科学、严格的监督管理制度。

政府、企业、行业组织、新闻媒体、消费者都要从自身做起，担负责任，"五位一体"共同保证食品安全，保障公众身体健康和生命安全。

自2009年《中华人民共和国食品安全法》颁布以来，政府、企业的责任意识逐步加强。前者，县级以上地方人民政府对本行政区域的食品安全监督管理工作负责；后者，食品生产经营者对其生产经营食品的安全负责。

绝大多数的行业组织和专家发挥了正面的作用，倡导行业自律，客观、公正地为企业发声。

新闻媒体的作用越来越重要，一方面绝大多数媒体专业性不断提升，认真履行舆论监督职责，及时揭露曝光违法企业；另一方面个别媒体尤其是新媒体，被不规范机构或恶意打假人利用，对食品安全宣传报道断章取义、滥用概念和术语、夸张程度和影响、引起社会恐慌，对政府和企业食品安全控制和管理带来难度。

消费者的食品安全意识在提升，但从2019年市场调查结果看，其行为远远落后于意识：食品安全教育缺失、个人健康责任薄弱、口头上把健康作为第一选择，行动上依然是不健康的饮食方式。《健康中国行动（2019—2030年）》提出，每个人是自己健康的第一责任人。

食品安全控制与管理的主体是基层政府和食品生产经营企业，他们主动开展相关工作的目的是使食品安全风险可控：一是不发生，有办法不发生风险；二是能解决，一旦发生非人为可控的风险，有序解决，避免损失和影响。

本章中，我们通过一个案例，沿着台湾"塑化剂风波"这一事件，从基层政府的视角，来看食品安全的社会共治。

第一节　风险预警

一、　风险预警的概念

食品安全风险预警是指通过对食品安全隐患的监测、追踪、量化分析、信息通报预报等，建立起一整套针对食品安全问题的功能体系。对潜在的食品安全问题及时发出警报，从而达到早期预防和控制食品安全事件、最大限度地降低损失、变事后处理为事先预警的目的（杨君等，2009）。

食品安全风险预警系统是食品安全控制体系不可缺少的内容，是实现食品安全控制管理的有效手段。食品安全预警通过指标体系的运用来解析各种食品安全状态、食品风险与突变现象，揭示食品安全的内在发展机制、成因背景、表现方式和预防控制措施，从而最大限度地减少灾害效应，维护社会的可持续发展。预警的关键在于及时发现高于预期的食品安全风险，通过提供警示信息来帮助人们提前采取预防的应对策略，从这个意义上讲，预警管理的目标具体应包括：建立食品安全信息管理体系，构建食品安全信息的交流与沟通机制，为消费者提供充足、可靠的安全信息；及时发布食品安全预警信息、帮助社会公众采取防范措施；对重大食品安全危机事件进行应急管理，尽量减少食源性疾病对消费者造成的危害与损失（杨君等，2009）。

二、　风险预警的功能

食品安全风险预警系统的主要任务是对已识别的各种不安全现象进行成因过程和发展态势的描述与分析，揭示其发展趋势中的波动和异常，发出相应的警示信号。具体地讲，预警系统的主要功能有以下几点（杨君等，2009）。

（一）发布功能

通过权威的信息传播媒介和渠道，向社会公众快速、准确、及时地发布各类食品安全信息，实现安全信息的迅速扩散，使消费者能够定期稳定地获取充分的、有价值的食品安全信息。

（二）沟通功能

食品安全管理是对食品供应链的安全管理，离不开供应商、制造商、分销商与消费者之间的密切合作，也离不开食品生产经营者、消费者与政府之间的有效沟通。

（三）预测功能

食品安全突发事件具有不可知性，在事件发生之初，很难在短时间内弄清事件爆发的确切原因，这会给民众造成一定的恐慌。预警在系统收集和分析监测资料的基础上，寻找食品生产经营过程中的不安全因子，对食品不安全现象可能引发的食源性疾病、疾病流行等进行预测，并将掌握的事件基本概况，及时准确地告知民众，采取措施迅速地控制局面，减少社会的动荡。

（四）控制功能

食品控制是由当地机关强制执行的一种调节活动，用来对消费者进行保护并确保所有的食品在生产、储藏、加工及销售过程中对人体是安全、卫生和有利于健康的，符合安全和质量要求的。

（五）避险功能

不安全食品对消费者所造成的影响，不仅危害到人民的身心健康，而且影响到社会经济生活。预警功能的实现使得决策者和管理者在有限的认知能力和行为能力条件下，能够有效地把握未来的风险和管理决策安全，从而科学地识别、判断和治理风险，使之转换为安全。预警系统的正确运行，对于降低食源性疾病的危害和影响，保证社会稳定，促进社会可持续发展将起着重要作用。

将风险预警相关理论引入到食品安全研究中来，建立高效、动态、完善的食品安全风险预警系统，加强食品质量安全监管力度，及时发现隐患，防止大规模的食物中毒，并尽快寻找适当可行的途径对食品安全问题的控制与管理，是摆在我们面前的一项十分紧迫的任务。

三、案例

2011 年 6 月 11 日周六，下午 4 点，正在逛超市的 P 市食品药品监管执法大队技术专员宋小七接到队里电话，要求明天上午 9 点到局里参加紧急会议，会议内容未通知。

6 月 12 日周日，上午 9 点，P 市食品药品监督管理局召开塑化剂风险预警分析会。会议首先通报了塑化剂的有关内容。

1. 塑化剂简介

（1）什么是塑化剂。

（2）塑化剂使用范围与作用。

（3）食品安全危害（对儿童生殖系统的影响、毒性超过三聚氰胺 20 倍等）。

（4）污染食品的途径。

（5）国际国内相关标准要求。

2. 塑化剂事件概况

4 月，台湾卫生部门例行稽查检验时发现一款"净元益生菌"食品中含有本不该出现在食品中的塑化剂成分。

5 月 25 日，台湾通报昱伸香料有限公司制售的食品添加剂"起云剂"含有塑化剂，该添加剂已用于饮料加工，9 种产品确认遭波及。

5 月 26 日，知名厂牌台糖、味全、白兰氏、黑松也沦陷。截至 26 日，台湾 68 家厂商确定使用昱伸生产的黑心起云剂。

5 月 30 日，香港浸会大学生物系一项研究发现，在 200 名市民的血液样本中，99% 含有"塑化剂"。

6 月 11 日，已有 280 家台湾食品生产企业的 961 种产品受到塑化剂污染。

6 月 12 日，质检总局公布近期对 15 类产品 6100 个样品的抽样检测结果，4 家企业生产的 8 种产品含塑化剂。

3. 涉及食品品类

（1）台湾卫生部门公布的可能含塑化剂食品。

（2）国家质检总局公布的含塑化剂食品。

（3）国内外媒体报道的可能含塑化剂的食品。

4. 工作部署

（1）执法大队立即对辖区所有食品生产经营企业进行排查，是否使用质检总局通报的 4 家公司生产的产品，如有使用立即停止使用，封存使用该原料生产的产品，并将信息于24h内按程序上报；

（2）执法大队组织塑化剂专项排查；

（3）执法大队将塑化剂纳入日常稽查执法范围；

（4）稽查队将塑化剂纳入季度监督抽检范围。

会议对辖区内食品企业的产品品类情况进行了初步分析，初步判断风险不大。同时，会议认为，该事件可谓台湾版的三聚氰胺事件，在台湾引起轩然大波，要高度重视，按网格化管理，对所有食品企业进行风险分级并预警。

会后，宋小七和队长立即返回到队里，按辖区内食品企业涉及的品类进行分类，并确定企业自查的方法。

6月13日，P市食品药品监管执法大队下发《关于开展"塑化剂"自查的紧急通知》。

关于开展"塑化剂"自查的紧急通知

各食品生产经营单位：

2011年4月，台湾卫生部门检验发现一款"净元益生菌"食品中含有塑化剂成分。截至6月8日，已有280家台湾食品生产企业的961种产品受到塑化剂污染。

塑化剂是一种有毒的工业用塑料软化剂，长期食用可引起生殖系统异常，甚至造成畸胎、癌症等危险，塑化剂不属于食品添加剂范畴，不得在食品中添加。6月2日，国家卫生部发布第16号公告，把邻苯二甲酸二（2-乙基）己酯（DEHP）、邻苯二甲酸二异壬酯（DINP）等17种塑化剂物质列入第六批食品中可能违反添加的非食用物质和易滥用的食品添加剂名单。

为避免或最大限度地降低塑化剂给我市食品产业带来的食品安全风险，现紧急要求各单位针对塑化剂问题开展自查，具体要求如下：

1. I 类风险食品生产企业：生产茶饮料（红茶、绿茶等）、果汁饮料（橙汁、苹果汁等）、运动饮料、果浆和果酱（纯果浆除外）、乳饮料、粉状食品（胶原蛋白粉、果汁粉等）及胶囊片剂类食品（胶囊、口嚼片等）的食品生产经营企业，立即对库存产品进行抽查，对塑化剂含量进行检测。

2. II 类风险食品生产企业：生产油脂含量较高食品（如油炸食品等）的食品生产企业，应要求与食品直接接触的包装材料的供应商提供第三方检验报告或相关证明材料，同时对产品的塑化剂含量进行监测，确保包装材料及产品符合国家法律法规要求。

3. III 类风险食品生产企业：生产食品包装材料的企业，应针对包装材料的生产原料及添加物进行自查，确保各种原料及添加物符合国家法规标准要求。

4. 其他可能涉及使用塑化剂原料的食品生产企业，应要求供应商提供第三方检验报告或相关证明材料，确保原料标准符合国家法规要求。

请各单位根据上述要求，认真组织自查工作，并形成总结报告，于6月21日（星期二）17：00前报送。自查过程中出现异常，须在第一时间将相关信息报送。

联系人：宋小七

P市食品药品监管执法大队

2011年6月13日

随着媒体的报道，一时间人们谈"塑"色变，各地纷纷下架台湾生产的产品，执法大队和各企业联络人，压力都很大。

6月15日，P市食品药品监管执法大队再次下发通知，要求所有食品企业每日一报，并明确在送检结果出来之前，按照《工艺排查表》《供应商承诺书》模板做好工艺排查、供应商排查。

2011年7月20日，P市食品药品监管执法大队上报《塑化剂排查总结报告》，未发现不合格项。

2012年11月19日，媒体报道，第三方机构检测出白酒中的塑化剂。受此事件影响，白酒板块全线大跌，11月19日市值一天蒸发329.9亿元。媒体记者的动机、行业协会发声的闪烁其词、再加上自媒体的传播，使该事件由一个孤立的食品安全事件演变为黑天鹅事件。2012年A股十大黑天鹅事件中有7件由食品安全问题所引发。该事件之后，行业协会在食品安全事件中的发声越来越及时、客观、公正。

2012年11月21日，经国家质检总局、卫生部、国家食品安全风险评估中心三个权威部门认定，根据国际通用风险评估方法和欧洲食品安全局推荐的人体可以耐受摄入量，按照我国人均预期寿命，在适量的情况下，不会对健康造成损害，可以放心饮用。

2012年11月23日，P市食品药品监督管理局召开专题会议，安排布置开展塑化剂风险预警和问题排查工作。要求结合白酒塑化剂事件、内部通报信息与2011年台湾塑化剂事件排查情况，高度重视塑化剂风波蔓延的风险，按照风险分类管理的原则，对不同类别的产品采取不同排查措施。P市食品药品监管执法大队下发通知，要求辖区食品企业进行排查：

（1）工艺排查　系统排查生产过程中与产品直接接触的塑料管件、容器和包装材料，评估塑化剂溶出带来的风险，必要时进行更换。酒类生产企业、油脂生产企业，生产过程中的塑料管件必须更换。

（2）配方排查　排查产品配方中是否有可能涉塑的配料（乳化剂、增稠剂、食品香料、稳定剂和凝固剂等）。

（3）产品送检　委托第三方机构对产成品中的塑化剂含量进行检验。送检样品应有代表性，同一生产企业、同一原辅料供应商的产品可以只抽取一个批次的样品送检。

（4）供应商证明　要求供应商提供第三方检验报告或相关证明材料或质量安全承诺书，确保符合国家法规要求。

2012年12月13日，P市食品药品监管执法大队上报《塑化剂排查工作总结》，未发现涉塑问题。

第二节　问题排查

2013年3月9日，P市食品药品监管执法大队召开食品安全紧急会议，通报第一季度监督抽检的结果，发现泰食乐公司TS多肽产品塑化剂邻苯二甲酸二丁酯（DBP）超标13倍，要求对相关产品进行全面排查。

一、 原因分析与问题排查

（一）原因分析

泰食乐公司 TS 多肽（3 个 SKU）产品中试完成后，依据 GB 7101—2003《固体饮料卫生标准》进行了检验（包括感官项目、理化项目及微生物指标），并增加检测了三聚氰胺和部分重金属项目。检验结果符合标准要求。因塑化剂不属于国家标准中规定的检验项目，故出厂时没有进行检验。

得知 TS 多肽产品塑化剂超标后，泰食乐公司召开紧急会议，对塑化剂产生的原因进行了初步分析。因为之前对加工工厂进行了评估，干混、包装环节都没有塑料材料，将排查重点放在了原材料上。将中试生产的 3 款 TS 多肽产品全部送第三方检测机构加急检测塑化剂项目。同时派人前往定点生产工厂，现场抽取所有 21 种原辅料及 1 种包装卷膜样品并立即送检塑化剂项目。

（二）原因确定

2013 年 3 月 15 日，收到检测报告，原辅料中主要配料大豆肽粉 DBP 超标，其他 20 种配料均未检出塑化剂。主料大豆肽粉 DBP 检出值 14.9mg/kg（限量值 0.3mg/kg），超标 49 倍，邻苯二甲酸酯（DEHP）检出值 5.78mg/kg（限量值 1.5mg/kg），超标 3 倍。

成品检测方面，3 款多肽产品均超标，超标倍数与大豆肽粉含量呈正比。

包装卷膜检测方面，塑化剂迁移量未检出。

因此，判定导致 TS 多肽产品 DBP 超标的原因是大豆肽粉中含塑化剂。

（三）风险分析

按我国相关产品判定依据（卫生部 551 号文），产品是不合规的。

从食源性疾病来看，根据欧盟指令测算和台湾起云剂事件情况，按每日 1~2 袋的推荐食用方法和亚健康的适宜人群，现有产品导致急性危害的可能性极小。70kg 成人每日可容忍 137g TS 多肽产品，合 9 袋。

DBP 的每日可容忍摄取量=0.01mg/kg 体重

70kg 成人每日可容忍 DBP 摄入量=0.01mg/kg 体重×70kg 体重=0.7mg

70kg 成分每日可容忍 TS 多肽食用量=0.7mg÷TS 多肽的 DBP 含量=0.7mg÷5.11mg/kg=137g=9 袋（每袋 15g）

二、 整改措施

（一）第一阶段： 大豆肽粉的原材料检测和工艺排查

（1）对大豆多肽水解使用的大豆分离蛋白原料、柠檬酸、酶制剂等加工助剂进行送检。

（2）对大豆多肽整个工艺过程的流程图、设备清单以及 QS 申报资料进行文件评审。

（3）要求供应商排查工艺过程的塑料制品。供应商提出只有酶解管道用到橡胶圈，其他环节都是不锈钢。

大豆肽粉的原料均未检出，而大豆肽粉 DBP 检出值 14.9mg/kg（限量值 0.3mg/kg），超标 49 倍，所以调查人员判断，超标非常明显不存在检测结果的争议，酶解和喷雾干制一定有塑料制品在豆肽粉生产过程中大量释放塑化剂。

（二）第二阶段：　现场排查

2013 年 3 月 29 日，泰食乐公司质量安全管理人员去供应商现场进行审核排查。

通过对全部工艺的排查，将问题锁定在了喷雾干燥塔干粉输送的一段 2m 左右的塑料管道上。

在喷雾干燥工艺中，肽液经喷头喷射，在高温空气中形成干粉，有 40% 左右直接通过侧面的不锈钢管道风送至布袋过滤器，然后进入收集仓；有 60% 左右到达塔底的干粉再风送至塔顶，这样这些干粉从塔顶沉降时，喷头喷射的液体干燥时就富集在这些颗粒上，从而起到干燥+造粒的效果。而不锈钢风送管最上端连接塔顶的一段，为了施工的方便使用了 2m 长的塑料管。

由于喷雾干燥塔较高（10m 左右），供应商管理人员在第一阶段的工艺排查中并未留意。

泰食乐质量安全人员经过会议研讨分析，尽管这段塑料比较短，但由于喷雾干燥后的干粉温度达 90℃ 左右，更换频繁，更换下来的塑料管明显烧焦；估算了肽粉产量×塑化剂含量与这段塑料管可能的塑化剂溶出量，两者相当，因此，这可能就是问题产生的原因。双方达成共识：待工艺整改完成经现场验证，并对大豆肽粉进行现场抽样和送检合格后，方可确认整改措施有效。

（三）工艺整改

出于以上的考虑，供应商对风送管道进行了大的修改：取消此段塑料管工艺，直接将从塔底引出的风送管连接到进入布氏过滤袋的不锈钢管上。

（四）整改措施效果验证

2013 年 4 月 15 日，泰食乐质量安全人员前往大豆肽粉供应商生产现场进行了工艺流程中塑料材料的排查、工艺整改的确认，并在生产线现场抽取了原料、半成品、喷雾干燥后产品。

4 月 26 日，经第三方检测机构检测，喷雾干燥后的大豆多肽未检出塑化剂。确认找到了塑化剂产生的原因，且整改措施有效。

第三节　应急预案

应急预案编制的目的很明确，就是为了"建立健全应对突发食品安全事故的救助体系和运行机制，规范和指导应急处理工作，提高市政府保障食品安全和处置食品安全事故的能力，最大限度地预防和减少各类食品安全事故及其造成的损害，保障公众健康和生命安全，维护社会稳定，促进社会经济全面、协调、可持续发展"。

食品安全事故的应急处理工作遵循预防为主、常备不懈的方针，实施统筹协调、分工协作、统一指挥、群防群控、整合资源、依靠科学、及时反应、措施果断的原则。

台湾塑化剂事件起因是不法商人将塑化剂用作乳化剂的成分，即非法添加。

白酒塑化剂超标原因经技术鉴定源自塑料输酒管道，即塑化剂的迁移。原卫生部表示，551 号文件实际上是很有针对性的，就是控制违法使用食品添加剂；婴儿食品、白酒、食用油、方便面等都纳入卫生部食品安全风险监测范围。国家食品安全风险评估中心公布，随机采购了市场上销售的部分酱油、醋等食品，进行了应急监测，监测结果未发现异常，不存在食品安全问题。

随着对塑化剂的科学评估和监督抽检的数据增加，发现塑化剂成分在某些植物挥发性物质中天然存在。行业专家表示，不应对塑化剂反应过度。

2013年以来，P市食品药品监管执法大队监督抽检发现大M花卉中检出某些塑化剂物质。

为了更好地履行稽查执法、专项整治、案件查处、应急处理、产品召回等工作职责，P市食品药品监管执法大队针对大M花卉天然含有塑化剂的问题，制定了《大M产品塑化剂问题专项应急预案》。

<h2 style="text-align:center">大 M 产品塑化剂问题专项应急预案</h2>

<h2 style="text-align:center">一、 目的</h2>

天然的大M花卉由于生长代谢、土壤母质等原因，可能含有塑化剂物质，进而大M软胶囊产品可能含有塑化剂物质。

食品安全近来关注度较高，先后两次出现不规范机构利用消费者对食品安全的恐慌心理，违法发布大M花卉的不实信息，流程不规范、信息片面、观点极化，容易给消费者造成标签式的印象、尺水丈波式的误导。

为确保媒体报道引发塑化剂物质问题时，能够有序应对，依据《食品安全事故/事件应急处置管理办法》，制定本专项预案。本预案发布之日起实施。

<h2 style="text-align:center">二、 应急小组组成</h2>

XXX、XXX、XXX、XXX、XXX、XXX。

<h2 style="text-align:center">三、 应急准备</h2>

（一）文献资料

表明"塑化剂物质在大M花卉中天然含有"的六篇文献。

（二）检验实物

由第三方检测中心采集并干制的大M干花。经第三方检测，干制的大M花卉中，塑化剂物质为2.64mg/kg。

检验剩余的大M干花样品、大M发酵干花、大M干花乙醇提取物、大M软胶囊产品及其检测报告保存在XXX处。

（三）专家队伍

由以上文献资料和实物检验表明，塑化剂物质在大M花卉中天然含有，在此基础上，支持这种观点的专家队伍：

1. XXX　　XXX院院士、XXX所研究员

紧急情形下负责联系的人员：XXX、XXX

2. XXX　　XXX大学教授

紧急情形下负责联系的人员：XXX、XXX

3. XXX　　XXX检测中心研究员

紧急情形下负责联系的人员：XXX、XXX

4. XXX　　XXX 协会 XXX 专业委员会副主任

紧急情形下负责联系的人员：XXX、XXX

四、　媒体炒作应急流程

（一）虚拟情形一

某机构在市场上购买大 M 花卉类产品，送检验机构检测塑化剂物质，并在 2013 年 X 月 X 日上午 10：00 发传真通知我市食品药品监管执法大队塑化剂物质超标，拟在下午 15：00 对外曝光。

与机构紧急沟通，将 6 份文献、专家去年发言新闻稿、大 M 干花实物样和第三方检测报告作为证据，表明"塑化剂物质在大 M 花卉中天然含有"。

责任人：XXX、XXX

时限：立即

如果媒体记者认同"塑化剂物质在大 M 花卉中天然含有"，决定撤销发布，应急暂告结束；如果媒体记者不认同"塑化剂物质在大 M 花卉中天然含有"，继续执行虚拟情形二和虚拟情形三。同时，由 XXX、XXX 分别上报省局、政府办。

（二）虚拟情形二

媒体在 2013 年 X 月 X 日下午 15：00 对外曝光我市大 M 花卉塑化剂物质超标。

1. 启动网络媒体、微博等社会化媒体舆情监控

责任人：XXX，并协调政府办

时限：持续

2. 起草"声明"（本着慎发原因结论，不断补充更新的原则，声明不针对塑化剂物质，只表明产品符合标准，告知我们是怎么做的）

责任人：XXX、XXX

时限：40min 内

内容："我们注意到网络上关于我市 XXXX 的相关报道。对此，本协会郑重声明：我市大 M 花卉类食品，严格执行 GB XXXXX 国家标准，严格按照传统生产工艺，生产过程中无人为添加任何违规添加物的必要性，从而可有效保证食品安全。

同时，我们强调经国家检验机构检验合格的产品，可以放心安全食用。食品安全警示信息请以国家认可的组织或部门发布为准。"

3. 审核"声明"

责任人：应急小组

时限：30min 内

4. 指定发布"声明"流程

以 P 市大 M 花卉食品协会名义，在其官网上发布。

发布时间：当日晚或次日早

（三）虚拟情形三

大 M 花卉软胶囊产品塑化剂物质超标对外曝光，信息传播快。

1. 发布"声明"

在执行虚拟情形二的职责分工基础上，按虚拟情形三审核并发布"声明"。

2. 舆情管控

责任人：XXX

时限：持续

要求：减少网络、微博信息传播

3. 召开媒体沟通会

邀请食品领域的权威专家、大 M 花卉行业的权威专家发言，正面回应。

（1）会议策划

媒体沟通会观点："塑化剂物质为大 M 花卉中天然存在，无人为添加任何违规添加物"

媒体沟通会专家：XXX、XXX、XXX、XXX、XXX

P 市出席人员：XXX、XXX、XXX

媒体沟通会形式：以 P 市大 M 花卉食品协会名义发第二份"声明"+专家回答记者提问

媒体沟通会时间：1.5h

（2）媒体邀请

责任人：XXX、XXX

时限：12h

（3）起草第二份"声明"

责任人：XXX、XXX

时限：40min 内

内容："大 M 花卉食品产业是我市的支柱产业。食品安全是我们的生命线。我们非常重视 XXXX 的此次报道，并在第一阶段排查的基础上进行了更广泛的排查。

我国大 M 花卉化学成分研究始于20世纪60年代初期，目前已知的成分有400多种成分，包括多酚类化合物、酯类化合物、杂醇类化合物、醛类化合物、酮类化合物、醚类化合物等。醚类化合物是大 M 花卉的重要成分，约占其乙醇提取物的10%。酯类化合物中有一些即属于塑化剂物质。

我们请第三方采集的大 M 鲜花送 XXX 检测中心进行了检测，发现天然的大 M 花卉本身含有塑化剂物质。"

（4）专家邀请

责任人：见"三、应急准备"

时限：12h

邀请函主要内容：

尊敬的　　　院士/教授：

近期媒体对 XXXX 进行了焦点报道，引起了消费者的普遍关注。

我们对大 M 鲜花、大 M 发酵干花、大 M 干花乙醇提取物、大 M 软胶囊产品进行了检验，对发酵过程、乙醇提纯过程和胶囊生产过程进行了工艺排查，确定塑化剂物质在大 M 花卉中天然含有。同时，不少科研文献中也表明大 M 花卉挥发油中确含有塑化剂物质。

我们计划于　　月　　日组织一次媒体沟通会。

您是食品安全领域的专家，同时也是一直在倡导加强各方的食品安全风险交流，现将相关文献和检验报告资料附上，真诚地邀请您莅临沟通会，为媒体和消费者答疑解惑。

谢谢您的支持。

第四节　预防为主

目前世界各国立法普遍认为在食品安全监管方面最有效的措施即是关注食品生产的全过程，按照相关标准对食品生产的每个环节实施监控。我们也应当借鉴发达国家的先进经验，对食品安全的监管从源头抓起，加强对食品生产过程的监管（费宏达等，2015）。

对于预防食品安全事故的发生，经营者的自我预防要比行政机关的监管和消费者的防范更有效率，经营者也就因此更有责任。因此，应当在食品安全法规中对经营者的预防义务和相应的预防责任作出规定，而不是在其生产甚至销售了有毒、有害食品后才对其进行处罚，应当将经营者对食品安全的责任期间提前。因此，应当强化经营者、生产者在产品标识、信息披露、原料来源等方面的责任，对食品源头的安全进行监管。另外，应当将食品添加剂、原材料等食品组成成分的生产者、食品加工者、流通和运输经营者认定为第一责任人，将第一责任的主体范围扩大，才能更有力地预防食品安全事故的发生。另外，针对目前网购日益流行的实际情况，还应当加强对网络食品经营者、运输者的监管，并规定网络运营的管理和信息核实责任，实现线上、线下齐抓共管，让违法者无处遁形。

在加强食品经营者责任的同时，还应当加强行政机关的职责，细化食品加工、运输、检测等各个环节的行政机关职责，一旦食品安全事件发生，受到处罚的不仅应当是食品经营者，还应当包括相关行政机关的主要责任人（费宏达等，2015）。

近年来，P市食品药品监管执法大队保持与企业的联动，在稽查执法方面，根据风险分类管理的原则，强调针对性，强化法律法规执行效果监督，严把出厂检验环节，要求企业感官指标、理化指标、安全指标、标签标识4类指标在出厂检验时都要进行检验或审核；在抽检发现问题和食品安全隐患治理方面，直接参与辖区企业的相关环节；保证了P市食品安全形势逐年稳定，食品生产经营企业意识逐年提高。

P市食品企业预防为主、风险管理、全程控制的机制逐渐形成。食品安全问题是技术问题，更是企业运营管理问题，深入人心。在新供应商准入、新配方开发、进入新品类时，企业都能自觉地对潜在的食品安全风险进行收集和分析，把食品安全作为前置性考虑维度。

本章小结

本章以台湾塑化剂风波为例，从基层政府的视角，分析食品安全社会共治策略。从该事件的风险预警开始，到通过问题排查，建立应急预案，最后制定预防为主的措施。

关键概念

风险预警、问题排查、应急预案、预防为主

🔍 思考题

1. 如何实施风险预警?
2. 怎样才能有效排查食品安全问题?
3. 如何执行应急预案?
4. 如何实施预防为主的原理?

参考文献

[1] 费宏达,吴文瀚. 论我国预防为主的食品安全监管法律体系之构建. 法制与社会,2015,(6):49-50.

[2] 杨君,黄丽,袁利鹏. 关于完善我国食品安全风险预警系统的思考. 食品科技,2009,(12):334-338.

食品安全控制与管理的发展趋势

学习目标

1. 了解食品安全风险分析及其应用原则。
2. 了解预测微生物学在 HACCP 中的应用。
3. 了解潜在的失效模式和后果分析。
4. 了解食品生产经营企业的合规性要求。

　　食品安全控制技术与管理方法，始终在与时俱进，随着消费者需求的日益提高、食品安全科技的发展和管理理念的更新而不断进步和完善。食品安全风险分析、预测微生物学、失效模式和效果分析（FMEA）等在食品安全控制与管理领域中的应用，使"预防为主"的理念得到充分的贯彻；多标准一体化食品安全管理体系的运行，使食品企业的控制措施与管理规章更具可操作性。

第一节　食品安全风险分析的应用

　　1991 年，联合国粮农组织（FAO）、世界卫生组织（WHO）和关贸总协定（GATT）联合召开了"食品标准、食品中的化学物质与食品贸易会议"，建议相关国际法典委员会及所属技术咨询委员会在制定文件时应基于适当的科学原则并遵循风险评估的决定。1991 年举行的国际食品法典委员会（Codex Alimentarius Commission，CAC）第 19 次大会同意采纳这一工作程序。随后在 1993 年，CAC 第 20 次大会针对有关"CAC 及其下属和顾问机构实施风险评估的程序"的议题进行了讨论，提出在 CAC 框架下，各分委员会及其专家咨询机构（如 JECFA 和 JMPR）应在各自的化学品安全性评估中采纳风险分析的方法。1994 年，第 41 届 CAC 执行委员会会议建议 FAO 与 WHO 就风险分析问题联合召开会议。根据这一建议，1995 年 3 月 13—17 日，在日内瓦 WHO 总部召开了 FAO/WHO 联合专家咨询会议，会议最终形成了一份题为"风险分析在食品标准问题上的应用"的报告。1997 年 1 月 27—31 日，FAO/WHO 联合专家咨询会议在罗马 FAO 总部召开，会议提交了题为"风险管理与食品安全"的报告，该报告规定了风险管理的框架和基本原理。1998 年 2 月 2—6 日，在罗马召开了 FAO/WHO 联合专家咨询会议，会议提交了题为"风险情况交流在食品标准和安全问题上的应用"的报告，对风险情况交流的要素和原则进行了规定，同时对进行有效风险情况交流的障碍和策略进行了讨论。至此，有关食品风险分析原理的基本理论框架已经形成。CAC 于 1997 年正式决定采用与食品安全有关的风险分析术语的基本定义，并把它们包含在新的 CAC 工作程序手册中。

目前，食品安全风险分析已成为国际上保证食品安全的一种新的模式、世界各国普遍遵循的规则，代表了现代科学技术最新成果在食品安全控制与管理方面的实际应用，为食品安全问题提供了一套科学有效的宏观管理模式和风险评价体系，其根本目的在于保护消费者的健康和促进公平的食品贸易。

一、 食品安全风险分析及其工作原则

食品的风险由三方面因素决定：食品中含有的对健康有不良影响的可能性、这种影响的严重性以及由此而导致的危害，因此，食品的风险可以看成是概率、影响和危害的函数。食品安全风险分析是风险评估、风险管理和风险信息交流三部分组成的过程。它通过对影响食品安全的各种生物、物理和化学危害进行评估，定性或定量的描述风险的特征，在参考有关因素的前提下，提出和实施风险管理措施和标准，在评估的管理过程中交织着对有关情况进行的交流。

1. 风险评估的工作原则

风险评估是以科学为依据，由危害识别、危害特征描述、暴露评估以及风险特征描述四个步骤组成的过程，用定性或定量方式对风险进行科学评估，为风险分析提供科学依据。

风险评估的工作原则包括：

（1）明确风险评估的范围和目的，并与风险评估政策相符。风险评估结果的形式及可能的替代结果也应予以明确。

（2）根据专家的专业知识、经验和独立性，以透明的方式挑选负责风险评估的专家进行。

（3）以所有现有科学数据为基础，尽最大可能利用所获得的定量信息，同时也可利用定性信息。进行风险评估还应获取和整合来自各地的相关数据，尤其包括流行病学监测数据、分析和暴露数据。风险特征描述应易懂实用。

（4）考虑整个食品链中所使用的生产、贮存和处理方法，其中包括传统方法、分析、取样和检验方法，也应考虑特定的不良健康影响的普遍性。

（5）在每个步骤中应考虑对风险评估产生影响的制约因素、不确定性和假设，并以透明的方式加以记录。风险评估中对不确定性和可变性的表达可以是定性或定量的，但应尽可能科学量化。

（6）根据切合实际的暴露情形，风险评估应考虑风险评估政策确定的不同情形；应考虑易感和高风险人群；也应考虑相关的急性、慢性（包括长期）、累计/或合计的不良健康影响。

（7）风险评估报告应指出所有制约因素、不确定性和假设及其对风险评估的影响。还应记录少数人的意见。消除不确定性对风险管理决策影响的责任在于风险管理者，而不在于风险评估者。

（8）如果能获得包括风险估计的风险评估结论，应以通俗易懂、实用的方式提交风险管理者和其他风险评估者及相关各方，以便他们能对这些评估进行审查。

2. 风险管理的工作原则

风险管理的首要目标是通过选择和实施适当的措施，尽可能有效地控制食品风险，从而保障公众健康。风险管理的措施包括制定最高限量、食品标签标准，实施公众教育计划，通过使用其他物质或者改善农业或生产规范以减少某些化学物质的使用等。

风险管理是与各利益方磋商后，权衡各种政策方案，考虑风险评估结果和其他保护消费者健康、促进公平贸易有关的因素，并在必要时选择适当预防和控制方案的过程。

风险管理过程中所做出的决策和建议应将保护消费者的健康作为首要目标，在处理不同情形下的类似风险时，应避免消费者健康保护程度出现无正当理由的差别。因此，风险管理的工作原则是：

（1）风险管理应包括初步风险管理活动、对风险管理备选方案的评估，以及对做出的决策进行监测和审核。这些决策应以风险评估为基础，并适当考虑与保护消费者健康以及促进公平食品贸易相关的其他合法因素。

（2）在就现有的风险管理备选方案提出最终建议或决策之前，尤其是在制定标准或最大限量时，需确保风险评估结论已提交。

（3）在取得一致结果的过程中，风险管理应考虑整个食品链中使用的相关生产、贮存和处理方法，包括传统方法、分析、取样和检验方法、执法和遵守的可行性，以及特定不良健康影响的普遍性。

（4）风险管理过程应透明、协调一致和详细记录。风险管理方面的决策和建议都应予以记录，条件具备时在各项食品标准和指导性技术文件中明确规定，从而促进所有的利益相关方更广泛地认识风险管理过程。

（5）初步风险管理活动和风险评估结果应与现有风险管理备选方案的评估相结合，以便对该风险的管理做出决策。

（6）对风险管理备选方案的评估应根据风险分析的范围、目的及方案对消费者健康的保护程度进行。同时也应考虑不采取任何行动的备选方案。

（7）为了避免贸易壁垒，应确保风险管理决策过程的透明性和一致性。对所有风险管理备选方案的评估应尽可能考虑其潜在的利弊。在对同样能够有效保护消费者健康的不同风险管理方案中做出选择时，应考虑这些措施对食品贸易所产生的潜在影响，并避免选择产生不必要贸易限制的措施。

（8）风险管理应考虑风险管理备选方案的经济性及可行性。在制定标准、准则和其他建议时，风险管理还应考虑替代性备选方案的必要性，所有方案在保护消费者健康的程度方面是一致的。

（9）风险管理应是一个持续的过程，在对风险管理决策进行评估和审查时应考虑新收集的所有数据。应对食品标准和指导性技术文本进行定期审查，并在必要时予以更新，从而反映出最新的科学知识和与风险分析相关的其他信息。

就上述原则而言，风险管理活动被认为包括：查明食品安全问题；确定风险概况；为风险评估和风险管理优先重点确定危害等级；为组织风险评估确定风险评估政策；委托开展风险评估以及审查风险评估的结果。

3. 风险信息交流的工作原则

风险信息交流是通过风险分析过程交换信息和观点。在风险分析全过程中，风险评估人员、风险管理人员、消费者、产业界、学术界和其他利益相关方对风险、风险相关因素和风险感知的信息和看法，包括对风险评估结果解释和风险管理决策依据进行的互动式沟通。

风险信息交流不只是信息的传递，其主要作用应是确保将有效风险管理需要的所有信息和意见纳入整个决策过程。因此，风险信息交流的工作原则是：

（1）促进对风险分析所审议的特定问题的认识和理解；

（2）促进制定风险管理备选方案/建议的透明度和一致性；

（3）为理解提出的风险管理决策奠定合理的基础；

（4）提高风险分析的总体效益和效率；

（5）加强参与者之间的合作关系；

（6）促进公众对食品风险分析过程的认识，提高公众对食品供应安全性的信任和信心；

（7）促进所有的利益相关方的适当参与；

（8）促进利益相关方对食品风险信息的交换。

总之，风险信息交流应明确说明风险评估政策、风险评估及其不确定性；应明确解释标准或指导性技术文件的必要性、制定程序及对不确定性的处理；应说明所有制约因素、不确定性和假设及其对风险分析的影响，以及风险评估过程中少数人的意见。

综上可知：①审慎是风险分析固有的原则。在对食品引起的人体健康危害进行风险评估和风险管理时，常常存在很多不确定因素，在风险分析中应明确考虑现有科学资料所存在的不确定性和差异性。如果有足够的科学证据允许制定标准或指导性技术文件，风险评估使用的假设和所挑选的风险管理备选方案应反映不确定性程度和危害的特性。②风险分析应包括风险评估者（专家组织和咨询机构）和风险管理者之间的明确的互动、交流记录，以及在这一过程中所有的利益相关方之间的相互交流。③风险分析过程应完整、全面、准确；公开、透明并予以记录；根据最新科学数据适时评价和审查。④风险分析和风险管理应在职能上分离，从而确保风险评估的科学完整性，避免风险评估者和风险管理者职能的混淆，减少任何利益冲突。然而，风险分析是一个反复过程，在实际应用过程中，风险管理者和风险评估者之间的互动是不可缺少的。

二、 食品安全风险分析的应用

风险分析是各国制定食品安全政策和食品安全标准的基础，是解决食品安全事件、保证控制措施的科学性和完整性、充分利用食品安全管理资源、指导和策划食品进出口检验体系及相关活动的总模式。

1. 在制定、修订食品安全标准中的应用

风险分析是科学制定食品安全标准的重要基础与依据，在食品安全限量和食品安全管理控制标准这两大类标准的制定中应用尤其重要。在食品安全限量标准的制定过程中，首先由专家委员会（如食品添加剂评价专家委员会、农药/兽药残留专家委员等）进行风险评估并提出科学推荐值，主要包括对食品中的食品添加剂、农药残留、兽药残留、污染物和生物毒素等危害的识别和描述，评估其剂量与人体健康效应关系的研究。在此基础上开展暴露评估，研究确定食品中最大的允许浓度，同时结合经济的发展和社会等综合因素，制定限量标准。在食品安全控制标准制定时，通常需要进行定性或定量的观察、检测和评估，用来确认从最初的生产、加工、流通直到消费的每一个阶段可能发生的所有危害并得出明确的结论，最后根据这些结论制定和实施相应措施，形成标准。

规范开展食品安全风险分析，建立以风险分析为基础的食品安全标准，已成为国际标准化组织和各发达国家食品安全标准工作的重点。

2. 在食品安全监管中的应用

风险评估是风险分析框架中一个不可缺少的部分。高质量的、有代表性的监测数据是开展风险评估的重要基础。风险评估结果是食品安全监管的科学依据，如代表性的监测数据是膳食暴露评估、评价人群摄入量是否安全所必需的。风险评估结果对于确定食品安全监管重点、评价监管措施效果等方面具有不可替代的重要作用。

食品安全风险评估的应用，保障了食品安全政策的科学性、高效性、客观性及公平性。风险分析涉及科研、政府、消费者、企业以及媒体等各方面，即学术界进行风险评估，政府在评估的基础上倾听各方意见，权衡各种影响因素并最终提出风险管理的决策，整个过程中应贯穿着学术界、政府与消费者组织、企业和媒体等的信息交流，他们相互关联而又相对独立，各方工作者有机结合，避免了过去部门割据造成主观片面的决策形成，从而在共同努力下促成食品安全监管体系的完善和发展。

3. 在食品安全预警中的应用

国际食品法典委员会认为：预警机制是风险分析的一个重要组成部分。在处理危机事件时，可通过风险评估工作识别危害；通过风险交流工作与各利益相关方取得沟通；通过风险管理工作而采取相应安全措施，能够将损失控制在最小范围，同时也不会引起民众的恐慌。《卫生与植物检疫措施》（SPS）协议条款允许成员国在紧急和缺乏足够科学依据的情况下，可采取临时性措施，即所谓"预警"（Precaution）措施。欧盟委员会建立了在欧盟框架内（EC/178/2002）的食品与饲料快速预警系统（RASFF），使成员国在人类健康风险发生或存在潜在风险时互通消息，快速预警，以便采取相应的统一行动。

4. 在食品安全立法中的应用

近年来西方各国食品安全法逐步进入一个综合总结时期，许多国家逐步以食品安全的综合立法替代要素立法。各国政府在加大建立食品安全立法体系的力度同时，还大力加强与食品安全监管有关的机构设置。在风险评估机构的建立上，西方国家新设立了专门的食品风险评估机构，为政府食品安全标准制定和风险性管理提供科学依据。我国在制定《中华人民共和国食品安全法》和构建相关监管体系的过程中，受到了国际食品安全立法方面的影响，同时，也吸收借鉴了其中相关的规定，食品立法和食品安全监控职能机构的变化，体现了以利用风险分析，减少潜在危险发生为指导思想的变化。如对于我国动物疾病、疫病监管等一系列较为复杂的工作，首先要从根本上做好预防和防治的措施，并且加强对进出口工作的监察和管理力度，然后再通过采用食品安全风险分析的方法，采集和分析研究有关存在或潜在风险的具体相关信息，同时充分考虑和做好准备工作。一旦发生这些危害，将会造成不良的直接影响和间接影响，因此，还要根据危害程度的大小，将其分类并研究制定出对不同动物、不同疾病的预防和控制措施，以确保能够从根本上有效地控制疾病的传播，保护动植物和人身的健康，从源头上预防和减少不必要的危害事件的发生。

5. 在食品安全管理体系中的应用

以 HACCP 原理为核心的食品安全管理体系得到食品链中所有环节的认可。HACCP 七项原理为：危害分析、确定关键控制点、确定关键限值、建立监控程序、确定纠正和纠正措施、对立验证程序、建立有效文件和记录保存程序。其中，前三项原理融合了风险评估和风险管理的基本原理。1996 年，Notermans 和 Mead 开展了将定量的风险评估要素整合到 HACCP 系统中的研究；1998 年，Mayes 论述了风险评估理论应用到 HACCP 对企业的益处和负担；1999 年，Coleman 和 Marks 通过定性和定量的风险评估，区分了 HACCP 和风险评估两体系及两者间的关系；2000 年，Sperbe 运用风险评估的理论，将 HACCP 体系危害分析的过程从定性分析转化为定量分析。

6. 在维护消费者权利中的应用

《中华人民共和国食品安全法》（2015 年）明确了食品生产经营者、监督管理者的食品安全事故处置方式和法律责任，以及国家对食品安全风险监测和评估的责任主体和执行的方式方法。由此可见，国家对食品安全的重视，食品安全风险分析的应用在很大程度上给消费者带来了保障，维护了消费者的合法权益。

作为国际公开认可和应用的食品安全监管手段，食品安全风险分析在提高我国的食品安全水平和保证消费者健康、维护消费者合法权益等方面都取得了很大的成效，但是与国外的先进技术相比，食品安全风险分析在我国的食品安全监察管理中的应用还存在着严重不足，还处于起步阶段，因此，今后我们要加强对食品安全风险分析监察管理体系的完善力度，保证消费者的饮食安全和合法权益。

总之，食品安全风险分析在实现监管部门、生产企业对食品安全的有效管理方面，有着不容忽视的作用。目前我国对该方法的运用已经得到了普及，但在实际运用中仍有一定的困难。许多企业只是停留在起步运用阶段，细节分析及操作仍有不到位的情况。因此，政府监管部门、行业协会和企业应加强合作、交流，共同开展食品安全风险管理工作，分享行业信息，推动食品安全风险工作的高效开展，避免人体健康受到食品中安全风险的威胁，促进食品行业持续健康的发展。

第二节　预测微生物学在 HACCP 体系中的应用

一、　预测微生物学的概念

从微生物生态学的角度来讲，微生物的生长和繁殖受制于所处环境的物理化学条件，同时微生物的生长也会改变其所处的环境，如果能预先了解微生物的生长繁殖和环境的物理、化学参数之间的关系，就可以通过检测物理和化学参数的变化而了解微生物的生长、繁殖情况，同时也可利用改变微生物所处的环境条件而限制或消灭微生物，达到间接监测和控制微生物危害物的变化。

预测微生物学（刘伟等，2007）（Predictive Microbiology）是建立于微生物学、数学、统计学和计算机基础之上对微生物的生长进行预测的一门学科，而表述微生物生长和环境之间关系的数学方程则是预测微生物学的核心。数学方程中的自变量是有关微生物生长的物理化学参数（温度、水分活度、pH、盐浓度、防腐剂等）和起始微生物数量，因变量是微生物生长的速率、数量、迟滞期、传代时间等有关微生物生长、残存和死亡的数值。预测微生物学的出现不仅使得通过检测物理化学参数而了解微生物的生长变成了现实，同时也意味着产品加工、分销和储藏等过程对产品质量和安全的影响可以通过检测和调节产品储藏的条件（温度等）以及产品本身的特点（水分活度、pH 等）而进行监测和控制，而不需要通过繁殖微生物来获得产品质量和安全的相关数据。

　　HACCP 是有关食品质量和安全的一种预防管理体系，HACCP 体系中关键控制点的选择以及关键限值的制定与微生物危害物的生长息息相关，这也是预测微生物学在 HACCP 系统中应用的基础。每一种微生物危害物都有其特殊的生长规律，对于环境因素的敏感性也不相同，因此 HACCP 管理体系应采用以微生物危害物为出发点的数学模型和计算机软件，将微生物预测、栅栏技术和 HACCP 系统有效结合，才能实现食品安全从原料、加工到产品的贮存、销售整个体系的计算机智能化管理和监控。此外，新型食品加工工艺如高压、微波、辐射等在食品工业的应用和食品结构的多样性复杂性决定了预测微生物学需要不停地发展与完善以满足 HACCP 管理体系的要求。

二、　预测微生物学的主要作用

　　预测微生物学的发展与 HACCP 在食品工业中的应用以及微生物危害风险分析几乎在同一时期出现并发展。这并不是一种巧合，而是食品安全在新的经济全球化和食品商品化的大背景下出现的，它们三者共同构成了食品安全的三角支柱。微生物危害的风险分析可以确定不同致病菌和食品腐败微生物的安全限值；HACCP 体系则采用预防为主的原则来实际控制食品的质量与安全。虽然可以用传统方法（如挑战试验）来确定微生物危害的限值并辅助 HACCP 的设施，但相比之下，预测微生物学的方法不仅省时、省力而且快速准确。计算机和信息科学的发展使得预测微生物学不仅可以用来提供微生物危害风险分析所需要的信息，而且也可帮助确定 HACCP 体系中的关键控制点和监控的方法。因此预测微生物学对于科学认识和监控食品的质量和安全至关重要。进一步来讲，微生物危害的限值主要是对消费者而言的，但食品工业的不断发展和新产品的开发使得针对不同食品的 HACCP 体系变得更加难以实施，因此预测微生物学对于 HACCP 更加重要。

　　Genigeorgis（1982）早在 1981 年就提出预测微生物学将为制定有关食品中微生物状况的指导原则、衡量标准以及规范提供合理的依据。Broughall 等人（1983）认为在缺乏有关影响微生物生长的因素的理解时，HACCP 概念的应用并不能真正起到保障食品安全的目的。他们研究了不同温度和水分活度对金黄色葡萄球菌和鼠类伤寒沙门氏菌生长速度的影响，并建立了数学模型。得到的模型揭示了温度和水分活度之间的相互关系，从而使 HACCP 体系更加有效地应用于食品的加工和流通过程。Broughall 和 Brown（1984）把这项研究发展到 pH 对这两种致病菌的影响，并再次强调该模型能广泛地应用于危害分析和 CCP。因此，HACCP 体系和预测微生物是相互补充的，预测微生物学会使得保障食品质量和安全的 HACCP 体系变得更加有效。具体来讲，预测微生物学在 HACCP 体系的危害物分析、关键控制点的确定、控制点限值的确定以及纠偏操作中都有作用（McMeekin 等，2002）。

　　现在预测微生物模型已成为客观评价食品安全所需要的四种方法之一，在食品安全体系中具有下述用途：

　　（1）测定产品形式的改变对货架寿命和安全性的影响。微生物预测技术中信息库的建立，需要考虑许多与食品安全和质量相关的栅栏因子（Hurdle Factor）。虽然在一个简单的预测模型中不能包括所有的栅栏因子，但一般预测模型包括温度、pH、A_w（盐或保湿剂）、防腐剂等几种主要栅栏因子及其相互作用。加工者可根据计算机数据库提供的栅栏，预测未成型产品的可贮性以及可能生长繁殖的微生物。

在食品设计中，栅栏因子的合理组合既能确定食品的微生物稳定性，又能改进产品的感官质量和营养特性，提高经济效益。在食品设计步入计算机化的进程中，可将现有的理化、微生物数据收集起来，建立一个带有数据库的计算机软件，通过计算机来提出配方、工艺流程和包装方式的合理化建议，至少在理论上使该产品的微生物稳定性得到保证。此外还可应用计算机软件来改进不稳定产品。

（2）对生产和储藏控制中的失控情况进行客观评价。因为预测模型能客观评估食品加工和控制操作中的微生物行为，从而能保证 HACCP 体系的有效实施。

（3）有助于合理设计新工艺和新产品，确保达到预定的货架寿命和安全性。因为在预测模型的帮助下能更容易地提前评估和确认有关安全、质量和问题的关键控制点，所以，只要在设计新产品和新工艺的过程中有效利用预测模型，就可以避免在货架期内发生产品安全问题。

Gould 认为，预测微生物学将会促使食品卫生和安全研究产生一个更加完善的方法。这将包括食品生产的各个阶段，即从原材料的收获、处理，到加工、储藏、分配、零售以及消费者等各个环节。

除上面勾勒出的一般用途外，还会为不同来源的食品微生物生长的数据提供一个相互比较的基础。因而可通过减少现行的微生物试验的步骤和时间的耗费提高劳动生产率。

McMeekin、Olley（1994）和 Walker、Jones 都指出，预测微生物学的价值（和相关的仪器）还在于作为食品工作者及其操作者的教育工具。Devey（1994）认为食品工程师面临的主要困难，是由于不理解环境因素对细菌生长和失活的综合影响造成的。他赞同将预测模型作为一种解决办法，并且预言：这些模型连同间接的传感器和计算机，可通过自动的在线工艺控制，实现食品工艺的优化。

三、 预测微生物学在 HACCP 中的应用

在 NACMCF（1992）描述的 HACCP 系统的七项基本原理中，有四项原理的实施需要运用预测模型来提供相关信息和帮助，以帮助决策。

（1）在危害分析过程中（原理一） 分析原材料的生长和收获、食品的加工、生产、流通、销售、制备和消费过程中可能存在或发生的危害，并进行相应的风险评估（确定危害的可能性和严重性）。

（2）在确定 CCPs 过程中（原理二） 测定能实施控制的措施、预防或消除危害或将危害降低到可接受水平的关键控制点。

（3）确定关键限值 CL（原理三） 为有效控制 CCP 而建立的关键限值，每个 CCP 都有与之相应的 CL，代表该 CCP 必须满足的标准。

（4）有关纠偏措施的详细说明（原理五） 当 CCP 发生偏离时所采取的纠偏措施。

在详细讨论预测模型在 HACCP 中的应用之前，首先需要考虑模型的来源以及使这些模型能够用于食品工业的技术。

（一）模型来源

有研究者已经建立了变量的各种结合与广泛致病细菌生长反应的模型，以及腐败细菌和真

菌生长的一些模型。与一些大型研究组织机构不同，在某种程度上说，模型的发展是非预先安排的。本节将介绍两种大模型程序。

1. 病原菌模型

美国农业部（USDA）食品安全组织在费城的东部研究中心开发研究了病原菌模型程序的应用软件。该病原菌模型程序（PMP）是以伸展片软件为基础的系统，此系统包括温度、pH、水分活度、氮的含量和大气组成对一些微生物的生长和滞后反应影响的模型。该软件能够得到某一微生物在好氧或厌氧条件下，在指定温度、pH、NaCl 以及氮的含量的条件下的预测生长曲线。该软件还能估计达到特定数量浓度时所需的时间以及滞后时间（Buchanan，1991，1992b）。

2. 食品微生物模型

在英国，由农业、渔业和食品部共同研究建立的合作程序现在已经应用于工业，称为食品微生物模型。该模型涉及的微生物和条件范围与 PMP 相似（Walker 等，1992）。以数据库和伸展片模型为基础的软件可用于个人计算机（Sutherland 等，1994），该模型增加了解释被动环境条件的影响。

3. 数据库和专家系统

专家系统有助于得到在生产中计算危害的更精确的信息，目前设计的软件功能有点类似专家顾问。这种软件通常包括所组织的知识数据库（能够在工作中方便地扩充这种数据库），以及一些操作原则（要获得结论所必需遵守的规则）。Cole（1991）重新调查了数据库、专家系统在食品微生物学中的使用和潜力，认为预测微生物学是发展最快、最具有发展潜力的领域。

（1）决策支持系统　Zwietering 等人（1992）描述了在食品生产和流通中细菌生长模型专家系统的基础。该基础可作为 HACCP 分析的工具。

研究者旨在发展一个能结合定量数据库和定性数据库的系统，使之能够预测可能的腐败类型和腐败动力学。目前已建立了两个数据库。第一个数据库包括测定微生物生长时极其重要的物理参数（温度、水分活度、pH 和可利用的氧气）。第二个数据库中列出了某些腐败微生物及其生理特征，如温度、水分活度和 pH 范围，以及最适生长时的条件和最快生长速度。为了进行预测，通过简单测定产品的物理变量是否在微生物的生长限制范围内来确定产品的物理性质是否与微生物的生理性质相匹配，这个过程称为"模式匹配"。对于那些希望生长的微生物，需参照第二个数据库中的运动模型，以物理变量为基础计算并估计生长速度。根据预测的生长速度将产品中能够生长的微生物进行分类。

根据产品、微生物的性质或其他观察结果，可以建立一系列的规则，应用这些规则能减少食品中能够生长的微生物种类。最后，根据产品的物理参数、微生物的生长参数、运动模型和定性规则得到能在食品中生长的微生物种类。采用规则的形式（包括系统中的定性知识）预测其他因素（例如有机酸、氮等）对微生物生长速度的影响，预测模型还不能很好地描述这些因素。目前在系统中使用的规则有四类：

①微生物和产品特征之间的关系；

②微生物之间的相互影响（如产酸菌）；

③微生物之间的相互影响与产品的结合；

④其他一般规则（如巴氏杀菌对潜在微生物的影响）。

采用该系统能够预测：①在产品中能够生长的所有微生物种类（根据产品的物理参数确

定）；②可能导致产品腐败的微生物（根据定性规则确定）。

由于能不断得到更多的信息，数据库和定性规则可以很容易地改变和扩大。从原理上讲，该系统仅受数据库内信息质量和数量的限制。Zwietering 等人（1992）曾列出了使用决策支持系统的几个例子。该系统在决策过程中的应用是显而易见的（图 10-1）。但是，Zwietering 等人（1992）强调指出："自始至终都必须对所有信息进行研究，因为它几乎总是许多模型的简化形式。"

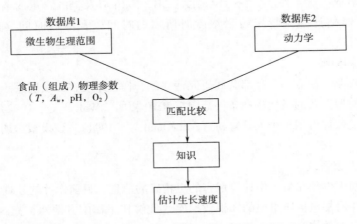

图 10-1　决策支持系统的结构（Zwietering 等，1992）

在该系统中食品根据它们的物理特性分类（Zwietering 等，1992）。括号内的字母表示在数据库中用来对食品分类的等级（图 10-2）。

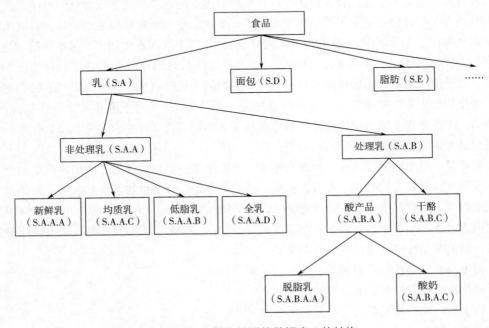

图 10-2　决策支持系统数据库 1 的结构

（2）其他专家系统　在众多专家系统中较为知名的是 MKES 工具（MKES 是微生物动力学专家系统的首字母缩写），该工具由加拿大农业部开发，用于评价产品安全和确定产品关键控制点。MKES 工具通过模仿病原微生物在各种不同的环境条件下生存和繁殖情况，预测反应并估计在此情况下各个因素的重要性（Voyer 等，1993）。

尽管专家系统不是严格意义上的预测微生物学，但是它是预测微生物学一般主题的延伸，即微生物在其生存环境中的生长反应是重现的和可量化的，并且能够描述和总结，最终通过控制环境中的一些重要因素达到控制微生物的目的。

（二）原理一：　危害分析和风险评估

Gould（1988）认为，预测微生物将促进人们充分认识微生物在食品卫生和安全方面的重要性，这种认识对食品生产的各个阶段都有重要影响，例如原材料的接收和处理、加工过程、贮藏、流通、零售和家庭食品处理，同时，这种认识业已使人们认识到预测微生物学和 HACCP 体系之间的互补性。

描述微生物生长限制的模型可用来评价一种特定的病原菌在产品上生长的概率，实际上上述的是一种模式匹配的定量形式。

利用运动模型能预测某一特定产品或生产过程中病原菌的生存和繁殖潜力，并可以据此建立显著性水平，例如，在温度为 10℃ 的环境中 3h 内沙门氏菌能否在尸体上繁殖。首先根据产品参数预测不同病原菌的生长速度，然后通过比较就可以确定那些最可能繁殖至非安全水平的病原菌了。嗜水气单胞菌，李斯特菌 Scott A 和金黄色葡萄球菌 3b 都能在 13℃、pH7 和水分活度（NaCl）为 0.96 的环境中生长，为了方便起见，这里忽略感染剂量的差别。在特定条件下，这些病原菌的繁殖时间分别为：李斯特菌 Scott A：4.8h；嗜水气单胞菌：69.3h；金黄色葡萄球菌 3b：12.1h。因此，在研究条件下，李斯特菌的繁殖速度最快，是最危险的病原菌，而嗜水气单胞菌受到水分活度的抑制，金黄色葡萄球菌 3b 比李斯特菌 A 更容易被温度抑制。

同样，如果所用模型合适，通过监测微生物的环境条件，可以在不求助于实验的情况下评估加工条件对这些致病菌的存活/破坏的影响。通过间接测定（即测定温度、pH、水分活度等理化参数），而不是通过直接测定微生物数量的方法来预测生产过程的安全性，预测微生物学为 HACCP 的定性问题提供了定量回答。利用定量模型可以预测环境因素的影响，以及特定环境下，一定时间内微生物生产、繁殖或死亡的情况。而且，在危害分析方面，结合了各种信息的专家系统的潜力是显而易见的。

（三）原理二：　确定 CCPs

1. 关键控制点的定义

NACMCF（1992）将关键控制点定义为：控制点（CPs）是可以控制生物、物理或化学因素的任何点、步骤或过程；关键控制点（CCP）是可以控制的，能预防、消除食品安全危害或将其减少到可接受水平的任何点、步骤或过程。

Christian（1994）、MFSCNFPA（1993）、Moberg（1992）曾对定义太多关键控制点的 HACCP 实验过程进行了评价，结果发现对每个 CCP 的关注减少了。为避免这种情况，Humber（1992）建议重新定义关键控制点，即在特定的食品加工过程中，一旦失去控制极有可能导致显著的食品安全危害的点为 CCP。尽管 NACMCF（1992）提供了一个决策树以帮助确定关键控制点，但是仍然存在这样的问题："如何来定量表示发生危害的可能性和显著性？"

2. 模型的作用

模型有助于回答这个问题。例如，如果计划在 10℃ 下操作 15min 的温度控制失效了，将会对金黄色葡萄球菌数量的增加有何影响？会不会使食品安全危害显著增加？

表 10-1 所示为不同温度对金黄色葡萄球菌生长过程的影响，显示了在 120min 的生产过程中预测金黄色葡萄球菌 3b 数量的增加情况。由表 10-1 可知，危险性增加的程度是时间和温度的函数。多数情况下，25℃、120min 后或更长时间后的危险才会有显著的增加（100% 增加代表细胞数量的翻倍），但是，数量的翻倍可能意味着符合或不符合有关规定，或意味着微生物剂量已增加到能使相当数量消费者感染的水平。这说明有关危害评价的问题并不一定有绝对的答案，下文将对此进行详细的讨论。

表 10-1　　　　在不同的时间-温度条件下预测金黄色葡萄球菌 3b 数量的增加

温度/℃	15min	120min	温度/℃	15min	120min
10	0	0	25	20	321
15	3	30	30	35	978
20	10	108	35	56	3386

同样，用残活/死亡模型解释某一特定的工艺步骤能揭示该步骤能否导致有关微生物水平显著下降。生长/不生长模型也有助于评估某个特定产品形式的微小变化，因为产品形式仅代表一个控制点。但是，如果某产品形式恰好位于生长/不生长界面的边缘上，那么产品形式的微小变化将对微生物生长、繁殖的障碍有较大的影响，在这种情况下，产品形式将是一个关键控制点。

一般情况下，能利用各种预测模型评价个人操作/加工步骤对微生物的影响，即定量表示可能影响特定食品环境中微生物生存、生长/毒素产生或死亡的因素，从而能够更客观地测定哪个步骤是影响产品质量和安全的关键控制点。

（四）原理三：建立关键限值

如果将上述分析过程反过来进行，就可以计算工艺或产品形式的关键限值，超过这个限值将导致严重的食品安全危害。利用预测模型还有助于确定操作参数，通过这些操作参数的实施达到防止微生物迅速繁殖或减少微生物生存与繁殖的可能性，或将微生物的繁殖控制在可接受的范围内等目的，最终保证产品的微生物安全性，使产品的卫生指标符合相应标准的要求。关键限值的确定可以参考最小抑制水平与控制因素水平，或参考时间-温度组合以确保将微生物数量减少到安全水平，或参考最大时间-温度组合以确保将微生物繁殖控制在安全水平。

可以利用模型能详细说明确定的障碍或操作参数水平的安全限，使生产操作者和控制者在实际操作中拥有一定的灵活性。

（五）原理五：纠正措施的说明

利用预测模型有可能定量地评价生产过程失去控制对产品安全性的影响，并且合理决定失控状态下生产的产品命运，例如，重新加工、降低产品等级等。此外，预测模型提供的信息使纠正措施的实施范围具有更大的灵活性，例如，通过稍微修正后道加工步骤，同样能使产品达到安全水平。

在 HACCP 体系中，测量与监测有完全自动化的趋势，因此，所采取的纠正措施也将是自动化的。Davey（1992）指出，当预测模型和间接传感器以及计算机结合的时候，将有可能利用自动在线过程控制技术使食品生产实现真正意义上的优化。

四、预测模型在 HACCP 系统中的应用

HACCP 系统中应用的预测模型大部分是建立在将温度作为唯一波动的环境变量基础上的，部分原因是因为与测定其他因素，如水分活度或 pH 相比，测定温度更容易而且相对不受干扰，因此，应用的模型往往倾向于解释成品在流通中的温度变化。

有关预测模型在 HACCP 中的应用最成功的例子是有效利用温度函数积分法评价各种肉制品加工操作的卫生效率以及评价贮存和流通过程种的习惯方法对食品安全的影响。表 10-2 总结了 1984—1992 年预测模型的研究结果。

表 10-2　　　　　　　　　　　　　保障生产的模型的年代发展

参考出处	意　义
Gill（1984）	大肠杆菌生长的厌氧模型的发展，在动物肠肚杂碎冷却过程中证实
Gill 和 Harrison（1985）	Gill（1984）模型在动物肠肚杂碎冷却过程中证实
Smith（1985）	大肠杆菌在有关肉制品中好氧生长实践规则方面模型（实验研究）
Gill（1986）	有关 Gill（1984）模型在冷藏肉制品中的应用评价
Smith（1987）	证实 Smith（1985）模型在生碎牛肉有效（实验基础研究）
Mackey 和 Kerridge（1988）	沙门氏菌在碎牛肉（生长速度和滞后阶段过程）中模型
Gill 等人（1988a）	计算机程序评价生产卫生的进展。提到了好氧和厌氧条件，滞后阶段过程和生长速度的模型，但没给出细节
Lowory 等人（1989）	大肠杆菌滞后阶段过程和生长速度的好氧模型。在肉解冻过程中证实有效
Gill 和 Phillips（1990）	Gill（1984）模型证实在动物肠肚杂碎冷却中有效，Gill 等人（1988a）模型在尸体冷却中有效。对尸体冷却的温度函数积分的标准
Gill 等人（1991a）	Gill 等人（1988a）模型证实有效（现在提供了在传统的尸体冷却中的细节）
Gill 等人（1991b）	上述模型在尸体喷雾冷却中证实有效
Reichel 等人（1991）	上述模型和 Gill（1984）厌氧模型在热骨加工中证实有效
Gill 和 Jones（1992a）	好氧模型在猪尸体冷却中证实有效
Gill 和 Jones（1992b）	Gill（1984）厌氧模型在牛肉杂碎中证实有效

（一）肉制品加工过程中的预测模型

1. 大肠杆菌模型

在研究肉的解冻过程时，需要考虑许多影响微生物生长的因素，例如在检查肉的交替解冻过程中，必须考虑到由冷冻/解冻循环、容器中不同位置传热速度的不同以及由于解冻部位积累水滴而破坏了好氧微生物的生存环境。

Gill 研究小组研究了肉制品加工过程中的 HACCP 计划，其中包括对好氧和（或）厌氧条件下大肠杆菌生长模型的有效性研究。在热骨加工中将根据模型计算得到的大肠杆菌生长情况与直接测定的大肠杆菌生长情况进行比较，结果发现，在大肠杆菌繁殖一代的时间内，两者之间的一致程度达 76%，在模型"故障的保护"，即过高预测繁殖程度中，一致程度达 60%。

在肉制品加工中利用预测模型有效控制卫生，这一实例充分证明预测模型是 HACCP 体系中不可欠缺的一部分。Gill 及其同事对 Delphi 温度计记录系统和温度波动与大肠杆菌繁殖程度之间的关系的软件进行了研究。

Gill 和 Phillips（1990）特别强调："温度函数积分是用于评价某个过程的卫生状况的，不能离开这一过程评价个别单元的绝对卫生状况。"

但是，不能用绝对的眼光来看待这一问题，随着产品的起始污染水平以及有关加工过程对微生物生长影响的定量和比较信息的知识积累，在一定范围内于的个别单元操作中微生物数量的可能性越来越大。

除了过程方面的研究外，Gill 及其同事还使用 Delphi 系统研究了肉制品储藏和流通系统，包括将这些产品从新西兰海运到中东、欧洲和美国市场过程中的卫生状况[19,20]（Gill 等，1988a，Gill 等，1992b）。此外，他们还利用该系统比较了将肉制品通过公路或铁路运送到加拿大过程中的卫生状况，证明铁路运输更具有市场优势（Gill 等，1993）。

利用 Delphi 系统预测卫生状况的技术并不限于 Mesophilic 标记的微生物（如大肠杆菌）的生长情况。以单一温度变化过程图为基础的体系，同样可以有效指出腐败细菌的潜在生长。Gill 和 Coworkers 建议用依赖温度模型预测 Enterobacteriaceae（Gill，1984）和假单胞菌属（Gill 等，1992b）的生长情况。Tasmania 大学研究开发了一种与之相似的方法，该方法以伸展片软件为基础，解释了电子记录温度的变化过程。目前，假单胞菌属生长模型的原型软件已在试验室研究出来，并成功应用与乳制品和肉制品，而且其他模型也能纳入该软件中，且该软件正在澳大利亚乳制品厂试运行。必须注意的是，该系统和 Delphi 系统均以绝对的而不是相对的时间尺度为基础，因此，特别适用于确定和解决生产与流通过程中温度控制的失效问题。

2. B. thermosphacta 模型

Simpson 等人（1989）描述了另一种以 PC 为基础的系统，该系统结合了运动模型和穿热模型预测以预计温度波动对 *Brochothrix theromosphacta* 繁殖过程的影响。该模型还能用于预测管理决策对冷藏产品的货架寿命的影响。例如，预测减少生产过程中温度波动的频率或降低平均储藏温度是否对货架寿命更有利。

（二）李斯特菌模型

Chen 和 Donnelly（1992）研究了计算机辅助的 HACCP 体系控制在乳制品厂中的李斯特菌。存在潜在李斯特菌污染的简化乳制品厂作为模型系统，将李斯特菌的耐热性和生长的数学关系与生产过程模型相结合。另外，假设的概率模型也可用于表示在李斯特菌存在的环境条件下，生产过程的污染情况。

利用预测模型有助于设计更安全的新产品和新工艺。这种能预测不同工艺对产品安全性影响的模型将成为食品工艺学家的有力工具，同时它也引起了法律部门的注意。例如，澳大利亚国家食品局决定在有可能发生李斯特菌污染的食品加工及其相关澳大利亚的标准中实验性地运用，对该类食品以及与李斯特菌食源性疾病暴发有关食品，建议采用零容许量（NFA，1993）。

为了控制生物危害，应该大力推广 HACCP 体系，食品生产者或种植者应该以下述三个基本目标为基础建立预防措施：①破坏微生物的生长、繁殖；②消除或减少危害；③抑制微生物繁殖及其毒素的产生。

预测模型使生产者更有效地达到上述目标。

必须指出，通过预测模型来预测产品和生产过程变化对安全性的影响并不能完全取代微生物学。模型不可能涵盖每种情况下所有重要数据。但是，现有模型能大大减少实验工作量，并且能确认那些确实需要实验解决的问题。

（三）响应值的变化

虽然预测模型在实际应用中有许多积极方面，但是，目前它们的应用仍有许多限制。McMeekin 等人（1993）、McMeekin 和 Ross（1993）、Ross 与 McMeekin（1994）等人对此进行了全面探讨。

值得注意的是微生物反应的可变性及其对商业地影响。一般来说，如果遇到不能准确了解某些因素的绝对值时，应建立一个绝对预测模型（例如过程、初始带菌量），模型设计员必须往最坏处设想，例如利用从液态试验性培养基中得到的数据去建立模型，因为在该培养基中微生物的反应往往比食品快。从最坏处着手亦导致故障保护及预测的结果相当保守，以至于有时将一些原本可接受产品作为不可接受产品而放弃。

众所周知，一旦环境条件变得有利于微生物生长，其繁殖速度便急剧增加。将环境限制作为函数可定量描述微生物生长反应可变性的大小。因此，可以根据模型的预测结果以及模型使用者所要求反应时间确定一个可信区间。

表 10-3 为 McMeekin 等人（1993）提出的金黄色葡萄球菌 3b 的数据，充分证实了上述论点。该表列出了预测金黄色葡萄球菌 3b 传代时间 GT，该时间可用于预测模型是否达到一定的安全水平。例如，0.01%金黄色葡萄球菌 3b 的传代时间 GT 在 12.5℃时不到 69min。因此，对一万个微生物而言，根据此值一定会过高预测反应时间，即预测失败率为 0.01%。相反地，1/20 的金黄色葡萄球菌 3b 传代时间在 2356min 以上（即生长更慢），因此如果根据这一传代时间进行预测将会失败。因为体系中金黄色葡萄球菌 3b 数量超过预测值的概率是 95%。在 HACCP 安全评估中，高水平的可信度往往导致预测为不安全的、比实际情况多的食品。从而导致不必要的浪费。但是，采用这种方法可将关键限值调节到生产者和执法部门都能接受的风险水平。

表 10-3　　　　　　　金黄色葡萄球菌 3b 在 12.5℃时的传代时间（GT）

P [$GT < GT_0$]	GT_0/min	P [$GT < GT_0$]	GT_0/min
0.000001	46	0.05	203
0.0001	69	0.95	2356
0.01	136		

第三节　失效模式和后果分析原理的应用

一、潜在的失效模式和后果分析（FMEA）

潜在的失效模式和后果分析（Failure Mode and Effects Analysis，FMEA），实际上是失效模式分析和失效影响分析的组合，是在产品设计阶段和过程设计阶段，对构成产品的子系统、零件，对构成过程的各个工序逐一进行分析，找出所有潜在的失效模式，并分析其可能的后果，从而预先采取必要的措施，以提高产品的质量和可靠性的一种系统化的活动。

失效一词指出了物品的功能失去原先设定的运用效果，所以失效的原因可能来自：错误、遗漏、没有或仅部分动作、产生危险、有障碍等与原先产品设定机能的目标不符的情形。这些状况的产生会造成顾客对制造者与销售者的不满，可能产生的情形有大有小、也因使用时间有长有短而发生，对于设计、生产乃至检验者而言，都需要对自己负责的部分将隐藏的失效因素排除。所以失效是客户抱怨的主要来源，必须依照一定的步骤予以分析解构，将这样具模组化的作业方式整合成一种模式，称之为失效模式分析。

20世纪50年代初，美国第一次将FMEA思想用于一种战斗机操作系统的设计分析；60年中期，FMEA技术正式用于航天工业；1976年，美国国防部颁布了FMEA的军用标准，但仅用于设计方面；到70年代末，FMEA技术开始进入汽车工业和医疗设备工业；80年代中期，汽车工业开始应用过程FMEA确认其制造过程；80年代末，进入微电子工业；1988年，美国联邦航空局发布咨询通报要求所有航空系统的设计及分析都必须使用FMEA；1991年，ISO 9000推荐使用FMEA提高产品和过程的设计；1994年，FMEA又成为QS 9000的认证要求。

潜在的失效模式和后果分析作为一种策划用作预防措施工具，其主要目的是发现、评价产品/过程中潜在的失效及其后果；找到能够避免或减少潜在失效发生的措施并不断完善：①能够容易、低成本地对产品或过程进行修改，从而减轻事后修改的危机；②找到能够避免或减少这些潜在失效发生的措施。

失效模式分析对产品从设计完成之后，到首次样品的发展而后生产制造，再到品管验收等阶段皆有许多适用范围，基本上可以活用在3个阶段，说明如下：

第一阶段：设计阶段的失效模式分析。

①针对已设计的构想作为基础，逐项检讨系统的构造、机能上的问题点及预防策略。

②对于零件的构造、机能上的问题点及预防策略的检讨。

③对于数个零件组或零件组之间可能存在的问题点作检讨。

第二阶段：试验计划订定阶段的失效模式分析。

①针对试验对象的选定及试验的目的、方法的检讨。

②试验法有效的运用及新评价方法的检讨。

③试验之后的追踪和有效性的持续运用。

第三阶段：制程阶段的FMEA。

①制程设计阶段中，被预测为不良制程及预防策略的检讨。

②制程设计阶段中，为了防止不良品发生，而必须加以管理之特性的选定，或管理重点之检讨。

③有无订定期间追踪的效益。

除了上述所用的范围可以运用此分析技巧外，使用者亦可自行运用在合适的地方。但是在运用上要注意到：

①失效模式资讯情报：如能在事前收集好对象产品、制程、机能等的相关资讯情报，对于分析有很大的帮助。在收集资料上要把握不要轻言放弃可能的因素，如果真的难以判断，就交由专案小组讨论确定。

②分析检讨人员足够：为防止分析时的偏差导致失之毫厘、差之千里的谬误并能收集思广益之功，一定的人数参与是必要的，至于多少人才算足够，当视分析对象的特征或公司能力而定。对这一点，固然在量上面要足够，质方面也要考量各个层面的代表性，每个功能类别组织要有，专业技术和管理人员都有则能更具周延性。对于初次导入失效模式分析手法的企业而言，也许延聘外部顾问或指导者，进行人员训练、执行协助等是一项可行的做法。

③开发时间整合：由于绝大部分进行此类分析的人员，都有既定的原本任务，一方面要能进行日常工作，另一方面要能顺遂分析工作，因此开发时间的妥善安排是非常重要的，可以专案性工作组织来进行失效模式分析可以获得更有利的分工。同时，也要明示设计审查的检讨对象，界定谁有权利作最后定案的人。

④结果加以追踪：任何专案工作都须订定追踪日期，比较好的做法是将追踪的作业也当成分析工作的一部分，并且在工作计划中也安排进去，当然，负责排定工作的人也要对追踪工作安排负责人，最好能对追踪情形定期提一份报告给公司执行长。专案进度是检视失效模式分析成就多寡的重要指标，依照后叙的实施步骤，建立一套模式化的分析流程。

由于产品故障可能与设计、制造过程、使用、承包商/供应商以及服务有关，因此FMEA又细分为：设计失效模式和后果分析；过程失效模式和后果分析；设备失效模式和后果分析；体系失效模式和后果分析。其中设计失效模式和后果分析和过程失效模式和后果分析最为常用。

1. 设计失效模式和后果分析

设计失效模式和后果分析（Design Failue Mode and Effects Analysis，DFMEA，d-FMEA）应在一个设计概念形成之时或之前开始，并且在产品开发各阶段中，当设计有变化或得到其他信息时及时不断地修改，并在图样加工完成之前结束。其评价与分析的对象是最终的产品以及每个与之相关的系统、子系统和零部件。需要注意的是，d-FMEA在体现设计意图的同时还应保证制造或装配能够实现设计意图。因此，虽然d-FMEA不是靠过程控制来克服设计中的缺陷，但其可以考虑制造/装配过程中技术的/客观的限制，从而为过程控制提供了良好的基础。

进行d-FMEA有助于：设计要求与设计方案的相互权衡；制造与装配要求的最初设计；提高在设计/开发过程中考虑潜在故障模式及其对系统和产品影响的可能性；为制定全面、有效的设计试验计划和开发项目提供更多的信息；建立一套改进设计和开发试验的优先控制系统；为将来分析研究现场情况、评价设计的更改以及开发更先进的设计提供参考。

2. 过程失效模式和后果分析

过程失效模式和后果分析（Process Failue Mode and Effects Analysis，PFMEA，p-FMEA）应在生产工装准备之前、在过程可行性分析阶段或之前开始，而且要考虑从单个零件到总成的所有制造过程。其评价与分析的对象是所有新的部件/过程、更改过的部件/过程及应用或环境有变化的原有部件/过程。需要注意的是，虽然 p-FMEA 不是靠改变产品设计来克服过程缺陷，但它要考虑与计划的装配过程有关的产品设计特性参数，以便最大限度地保证产品满足用户的要求和期望。

p-FMEA 一般包括下述内容：确定与产品相关的过程潜在故障模式；评价故障对用户的潜在影响；确定潜在制造或装配过程的故障起因，确定减少故障发生或找出故障条件的过程控制变量；编制潜在故障模式分级表，建立纠正措施的优选体系；将制造或装配过程文件化。

3. 设备失效模式和后果分析

设备失效模式和后果分析（Equipment Failure Mode and Effects Analysis，EFMEA）由质量工具之 FMEA 引用、改编所得。其可结合 TPM 并融合于 TPM 之中，亦可独立实行。

采用 EFMEA 可以：① 用来确定设备潜在的失效模式及原因，使设备故障在发生之前就得到预测，从源头阻止设备发生故障；② 可以作为设备预防保养的标准之一；③ 可以作为人员培训之用；④指导日常工作。

通过对设备失效严重度（S）、发生率（O）和探测度（D）进行评价，计算出 RPN 值（风险优先度，$RPN = O \times D \times S$）。严重度是评估可能的失效模式对于设备的影响，10 为最严重，1 为没有影响；发生率是特定的失效原因和机理多长时间发生一次以及发生的概率，如果为10，则表示几乎肯定要发生，如果为 1，则表示基本不发生；探测度是评估设备故障检测失效模式的概率，如果为 10 表示不能检测，如果为 1 则表示可以被有效地探测到。RPN 最坏的情况是 1000，最好的情况是 1。根据 RPN 值的高低确定项目，推荐出负责的方案以及完成日期，这些推荐方案的最终目的是降低一个或多个等级。对一些严重问题虽然 RPN 值较小但同样考虑拯救方案，如：一个可能的失效模式影响具有风险等级 9 或 10；一个可能的失效模式/原因事件发生以及严重程度很高。

设备 FMEA 需要对每一设备或类似设备都要进行评价，需要不断更新。所有故障模式类型可归纳如下：

（1）模式 A　当设备或组件接近预期的工作年龄，经过一段随机的故障，失效的可能性大幅增加。

（2）模式 B　俗称"浴盆曲线"，这种失效的模式与电子设备尤其相关。初期，有较高失效的可能性，但这种概率逐渐减小，进入平缓期，直到设备或组件的寿命快结束时，故障概率变大。

（3）模式 C　这种模式显示随时间增长设备或组件失效的可能性。这种模式可能是持续的疲劳所致。

（4）模式 D　除最初的磨合期，在此期间，失效的概率相对较低。这表明设备或组件的失效可能性在寿命期内是相同的。

（5）模式 E　设备或组件的失效可能性在寿命期内是相同的。与时间无关。

（6）模式 F　相比较"浴盆曲线"，该模式初期故障率较高。之后与其他两种随机模式相同。

4. 体系失效模式和后果分析

体系失效模式和后果分析（System Failure Mode and Effects Analysis，SFMEA），国内常称 SFMEA 为软件 FEMA，即软件失效模式和后果分析，对软件可靠性分析，特别是软件失效模式和影响分析（SFMEA）方法的技术特点、适应性进行了分析；并阐述了软件可靠性测试和软件可靠性管理的主要内容。而美国版 FMEA 没有把软件 FMEA 从 FMEA 中独立出来，故软件部分按照 DFMEA 执行。

德国的 FMEA 标准。FMEA 不同国家有不同的版本（如日本、德国、美国等），国内常用美国版的 FMEA，其分为 DFMEA 和 PFMEA。DFMEA/PFMEA 这个是美国三大汽车公司版本；SFMEA 是德国 QMC-VDA 版本，包括了产品系统和过程系统。

二、　失效模式和后果分析原理在 HACCP 体系中的应用

1. FMEA 工作原理

FMEA 是由美国三大汽车制造公司（戴姆勒-克莱斯勒、福特、通用）制定并广泛用于汽车零组件生产行业的可靠性设计分析方法。其工作原理为：

（1）明确潜在的失效模式，并对失效所产生的后果进行评定；

（2）客观评估各种原因出现的可能性，以及当某种原因出现时企业能检测出该原因发生的可能性；

（3）对各种潜在的产品和流程失效进行排序；

（4）以消除产品和流程存在的问题为重点，并帮助预防问题的再次发生。

2. FMEA 表格的内容

有关 FMEA 原理的应用主要体现在美国三大汽车制造公司制定的《潜在失效模式和后果分析》表格中。该表的内容包括：

（1）功能要求　填写被分析过程（或工序）的简要说明和工艺描述；

（2）潜在失效模式　记录可能会出现的问题点；

（3）潜在失效后果　推测问题点可能会引发的不良影响；

（4）严重度（S）　评价上述潜在失效后果并赋予分值（1~10 分，不良影响越严重分值越高）；

（5）潜在失效起因或机理　潜在问题点可能出现的原因或产生机理；

（6）频度（O）　上述潜在失效起因或机理出现的概率（1~10 分，出现的概率越大分值越高）；

（7）现行控制　列出目前本企业对潜在问题点的控制方法；

（8）探测度（D）　在采用现行的控制方法实施控制时，潜在问题可被查出的难易程度（1~10 分，查出难度越大分值越高）；

（9）风险顺序数（RPN）　严重度、频度、探测度三者得分之积，其数值越大潜在问题越严重，越应及时采取预防措施；

（10）建议措施　列出"风险顺序序数"较高的潜在问题点并制定相应预防措施，以防止潜在问题的发生；

（11）责任及目标完成日期　制定实施预防措施的计划案；

（12）措施结果　对预防措施计划案实施状况确认。

从上述内容不难看出，FMEA 原理的核心是对失效模式的严重度、频度和探测度进行风险评估，通过量化指标确定高风险的失效模式，并制定预防措施加以控制，从而将风险完全消除或减小到可接受的水平。因此，FMEA 原理不仅适用于汽车零配件生产企业的质量管理体系，

也可应用于其他类似管理体系。

对于食品生产企业而言，可以运用 FMEA 原理，采用填写《危害分析风险评估表》（见表10-4）的形式对食品生产链的各个特定操作程序的潜在危害进行风险（严重度、频度和探测度）评估，从而得出量化指标并确定关键控制点。

表 10-4 危害分析风险评估表

序号	配料/加工步骤	潜在危害	严重性（S）	频数（O）	探测度（D）	风险顺序数（RPN）	是否为关键控制点
		生物危害					
		化学危害					
		物理危害					

注：风险评分：分值：1（最好）到 10（最差）。

严重性（S）：潜在危害对客户的影响程度。

频度（O）：导致危害产生的原因，其出现的可能性如何。

探测度（D）：当前系统检查出原因和危害的可能程度。

风险顺序数（RPN）：计算特定危害相对风险的数字运算式，即 $RPN = S \times O \times D$。

一般来说，当 RPN 的得数大于 120 时，应确定为关键控制点。实际操作时，企业可根据具体情况确定本企业关键控制点的最低 RPN，评分标准见表 10-5。

表 10-5 评分标准表

得分	严重性	可能性（频度）	探测度
1	客户不会注意到潜在危害，或危害尚不明显	发生率极低（几乎不可以发生）	潜在危害肯定能被推测发现，或能防止它影响下一个客户
2	客户可能有少许不满，或很少有顾客发现存在危害	发生率较低，有支持性文件	几乎可以肯定潜在危害在影响到下一个客户之前能被发现或防止
3	安全性能下降令客户感到厌烦，或一半客户发现存在危害	发生率较低，无支持性文件	潜在危害影响到下一个客户的可能性很小
4	安全性能下降引起客户不满，或多数客户发现有危害	偶尔发生	控制系统可能检测到潜在危害或能防止其影响到下一个客户
5	由于持续的不良影响，导致客户有些不满意	有时发生，有支持性文件	潜在危害影响下一个客户的可能性较小
6	保质期内接到客户投诉	有时发生，无支持性文件	控制系统难以检测到潜在危害，但能防止其影响到下一个客户
7	客户明显不满	经常发生，有支持性文件	控制系统能推测到潜在危害且防止其影响到下一个用户的可能性较大

续表

得分	严重性	可能性（频度）	探测度
8	客户非常不满	经常发生，无支持性文件	控制系统能检测到潜在危害且防止其影响到下一个客户的可能性较小
9	客户面临危险，不过尚能在失效或违反政府规定之前发出警告	失效几乎是肯定的	目前的控制手段不能检测到潜在危害
10	客户面临危险，且在失效或违反政府规定之前毫无警告	失效是可以肯定的	当前的控制手段不可能检测到潜在危害

3. 应用举例

通过运用 FMEA 原理填写《危害分析风险评估表》，可以分析食品生产过程的危害和确定关键控制点。以糖水橘片罐头加工过程为例。

（1）被分析过程（或工序）的工艺流程和工艺描述如图 10-3 所示。

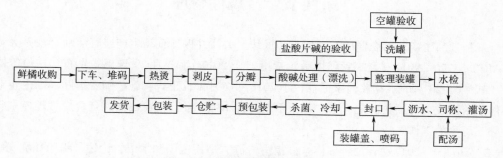

图 10-3　糖水橘片罐头生产工艺

（2）危害分析风险评估表见表 10-6。

表 10-6　　　　　　　　　　　　　　　危害分析风险评估表

序号	配料/加工步骤		潜在危害	严重性（S）	频数（O）	探测度（D）	风险顺序数（RPN）	是否为关键控制点
1	鲜橘收购	生物危害	腐烂变质	7	2	3	42	否
		化学危害	农药残留	8	7	6	336	是
		物理危害	泥土等杂质	4	7	2	56	否
2	酸碱处理（漂洗）	生物危害	细菌、微生物污染	6	2	2	24	否
		化学危害	酸碱液残留；化学试剂的污染	4	3	4	48	否
		物理危害	提升机的金属网带碎屑	4	3	3	36	否

续表

序号	配料/加工步骤		潜在危害	严重性 (S)	频数 (O)	探测度 (D)	风险顺序数 (RPN)	是否为关键控制点
3	杀菌	生物危害	微生物的生长	8	7	6	336	是
		化学危害	无	0	0	0	0	否
		物理危害	无	0	0	0	0	否

按工艺流程和工艺说明的步骤列出潜在危害，并按工艺说明的具体情况判定危害的严重性、可能性和探测度，从而计算出风险顺序数（RPN）。当 RPN > 120 时，确定该步骤为关键控制点。最后选取糖水橘片罐头加工过程中三个有代表性的步骤进行危害分析风险评估。

综上所述，FMEA 原理应用于 HACCP 体系的危害分析和确定关键控制点是可行的。食品加工企业可视实际情况设定一系列与 FMEA 原理类似的评价标准，具体操作防范可根据实情而定，只要能达到有效识别危害和控制问题的发生即可。

第四节　合规性管理

合规是食品生产经营企业的基本要求和底线。关注并保证食品生产经营活动合规是大势所趋。GB/T 35770—2017《合规管理体系　指南》于 2017 年 12 月 29 日正式发布。这份等同采用 ISO 19600：2014 的推荐性国家标准，于 2018 年 7 月 1 日正式实施。随着国际、国内企业合规事件频繁爆发，可预料的是，未来若干年内，食品生产经营企业建立健全合规管理体系将是一件必不可少的工作。

GB/T 35770—2017《合规管理体系　指南》除去适用范围和术语，论述了组织环境、领导作用、策划、支持、运行、绩效评价和改进等过程。它提供了一套在企业内如何建立合规管理体系的有效指导。作为指南，它是非常规范的；作为标准，它又是非常全面的。但正因"标准"要照顾到方方面面，在实际操作中，仍有不少企业合规运营人员对于如何完整构建一套有效的合规管理体系仍心存疑惑。因此，本节将对如何建立一套有效的合规管理体系作一简要解读。

一、　建立企业合规管理体系的思路

企业合规管理体系，本质上是管理体系的一种，但核心是合规。企业管理体系有多种，如质量管理体系、安全管理体系、环境管理体系、信息安全管理体系等。管理体系的建立与实施，有其一般规律。管理体系是一种有规律的重复发生的活动，指基于一定目标下，企业的（战略）计划、预算编制、执行和业绩评价等行为综合。合规管理体系的重点明显应当是"合规"，且应融入整个管理体系中，否则容易产生"合规"与"业务"两张皮的"普遍"现象。如何融入业务管理体系，成为合规管理发挥价值的出发点，也是合规管理体系的难点。它要求不仅要熟悉合规体系相关理论和操作，还要认识业务相关运转和特点。合规管理体系要有效落地，最终离不开人的推动和执行。因此，必须有相应的合规管理组织架构。同时，对于合规管理组织中的相关人员，如公司最高层管理者、首席合规官、合规团队及业务总监等都要有一个清晰的合规职责。除了强调赋予他们相应的职权以外，更重要的是强调他们对合规管理均负有相关责任。合规问题产生的主要原因是外部环境，特别是法律、法规的变化，还有人们商业道德价值观的变迁，使得企业行为产生不合规的风险。一套有效的合规管理体系，不能简单地应对现有的法律法规，而是要适当走在法律法规的前面，即要有一定的前瞻性，才不至于被动。

二、　企业合规管理体系的组成

企业建立合规管理体系的目的是为了持续地预防、应对合规风险，形成合规文化。建立和实施合规管理的过程，便是企业和企业管理者及员工的行为符合合规管理体系目标的过程。

企业合规管理体系主要由以下三部分组成：

（1）合规风险识别与评估　要识别合规风险，前提是找到合规义务。合规义务是合规管理中的"尺子"。有尺子，才能找到偏差。合规义务包括：法律、法规、部门规章；企业内部规章制度；职业操守和道德规范；企业与其他主体签订的协议承诺。

（2）合规管理行为　合规管理行为指将合规管理付诸实践的一切相关行为。它先是包括实施合规管理行为的组织架构，这是人的基础。然后是与合规管理有关的制度与流程，这是制度的基础。再是那些合规管理行为运行机制，最后是合规管理相关的反馈与改进行为。

（3）合规文化塑造　合规文化可保障合规管理持续、长久实施，合规文化也可降低合规管理体系运行成本。同时，合规文化又是企业合规风险防范的最后一道防线。因此，合规文化塑造也应成为合规管理体系建立的重要组成部分。

三、　识别与评估合规风险

企业首先要系统地识别合规义务及其影响，制定合规义务清单，并在本企业内发布。合规义务清单，分别列明具有强制性的合规要求，如法律法规，监管部门发布的制度、条例或指导方针，法院或仲裁机构的裁决，条约、公约等以及企业的合规承诺，如与主管部门和客户签订的协议，自愿性原则或行为守则等。开展权责事项清理，形成权责清单。根据企业的业务流程制度和授权制度，清理和确定各类公众职责，识别对应的权力，形成权责清单。可基于业务流程来展开，也可以基于岗位职责来展开。最后，根据权责清单，查找合规风险点，并启动风险评估工作，包括确定合规风险等级，形成风险排序，据此再拟定风险应对计划。

四、　开展恰当的合规管理行为

（一）搭建合规管理组织架构

企业合规管理组织架构可分为三个层级：

（1）最高负责机构　可在董事会中设合规委员会，制定合规管理的目标、方针和政策，统领公司合规管理工作。

（2）协调机构　在合规委员会之下设合规管理协调工作小组，协调法律、审计、财务、人力资源等部门，保证企业内部资源协同。

（3）日常工作机构　即合规管理部。企业可任命董事会成员之一担任合规管理部的负责人，即首席合规官，由他全面负责合规管理工作。

（二）制定合规管理制度

合规管理制度一般包括合规行为准则、制度规范、合规专项管理办法、合规管理流程、合规管理表单。合规管理制度及相应的处罚以书面形式记载了企业管理层和员工的合规职责，是企业实施合规管理的驱动力。合规管理制度要制定得有效，而不流于形式，关键要融入企业的日常经营、管理活动之中。但鉴于任何风险管理制度其实都很难彻底消除风险，因此合规管理制度的意义是将企业合规风险控制在一个合理的范围，而不是盲目地制定过于严苛的管控标准，这样容易使得员工对合规管理产生抵触情绪。

（三）运行合规管理实施机制

要把合规管理落地，就必须把政策制度上的规定变为可执行的流程，把纸面上的流程变为业务中的操作流程。合规管理实施机制包括培训、考核、举报和调查等。培训是让员工了解和熟悉政策、制度及流程。培训的内容应与员工角色和职责所涉及的合规风险及任务相符合。没有考核的管理，是产生不了结果的管理。合规考核的内容可以包括按时完成合规培训，严格执行合规政策，支持合规部门的工作，及时汇报违规行为等。举报和调查，是合规这种管理体系较为独特的要求。举报程序安排，要根据企业的实际情况进行设置，以鼓励违规员工悬崖勒马，保护举报员工安全等为原则。合规调查，要注意本身的合法问题，调查者最好熟知相关法律法规、内部规定，以及之前发生的相似案例。

（四）进行合规处理和改进

员工违规行为一旦证实，企业必须立即处理。处理员工违规行为的方式反映了企业是否严肃对待合规，是验证企业合规管理体系是否落地的最佳方式。出现不合规行为时不但要及时处理，而且更应查明违规行为的根源，对于合规管理体系进行重新审视、改进、重新设计，这样才可持续改进。如果类似违规行为多次发生，说明合规管控没有起到效果。只有及时和正确的反馈，才能将合规管理行为形成闭环。

五、 塑造有力的合规文化

企业文化是在企业中形成的由企业管理层倡导并为全体员工所认同且遵守的企业的宗旨、精神、价值观和理念等。相比于其他的管理手段，有合规文化的企业更具有持续的成长能力和广泛的影响力。合规，已成为众多跨国企业普遍的核心价值观。企业合规管理要持续开展，包括启动和推行合规管理，塑造合规文化都是一本万利的事。合规文化包括全员合规、合规可创造价值、合规需要高层认可和推动等内容。

要发展合规文化，企业高层和合规管理部门，要在企业的各个层面推行一套公开发布的共同行为准则，并始终如一地进行。首先，要有明确的价值观，要从根本上认同合规，相信合规的价值。第二，管理层率先垂范，带头遵守合规制度，行动前后一致。第三，持续地示范、指导、培训。管理层自上而下地进行讲解、传播、推广合规的价值理念。第四，持续就合规问题进行企业内、外部沟通，确保合规价值观在所有员工中得到传达，让员工了解企业合规底线。最后，建立合规表现与绩效挂钩机制。良好的合规管理行为将得到激励，不称职的管理行为将受到惩罚。

第五节 多标准一体化食品安全管理体系

多标准、一体化、全体员工、全过程、全产业链等，逐渐成为现代食品安全管理体系的要素。究其原因，一方面是食品安全标准、食品安全管理体系标准越来越多，第三方认证的要求越来越高；另一方面是食品供应链越来越长、影响食品安全的因素越来越复杂，员工对食品安全的影响越来越重要。

一、 内容简介

（一）总原则

多标准一体化食品安全管理体系应该吸纳 ISO 9000 质量管理体系的管理思想、体系框架和过程方法。在 ISO 9000 管理体系的框架下，以 GMP、SSOP 为主线，建立科学的卫生标准操作程序，对整个食品加工的环境、人员、设施、设备，即从初级生产到最终消费的整个食品链加以控制，同时以风险分析、HACCP 计划等为手段，充分发挥 HACCP 体系在控制食品安全方面的作用，有效保障食品安全。

（二）实施方法

首先是组织机构和管理人员的融合。一体化管理体系的运行要求企业建立、健全组织机构，包括成立领导小组，指定专业技术骨干，确定内部审核员和验证员。最高管理者和中层管理人员都是管理体系的主要骨干，其职责、权限可以在体系中予以明确，实现人力资源的共享。第二，管理职责与方针的融合。明确管理职责，制定统一的安全方针和安全目标，应充分关注有关法律法规对食品卫生与安全的要求，建立统一的组织机构及其职责、权限，实现统一的管理评审。第三，基础设施管理的融合。不同管理体系的运行都对厂区环境、车间设施、照明通风设施、供水和洗手消毒设施有明确的要求，可共同采用基础设施和工作环境来实现，优化资源配置，实现资源共享。资源包括人力、基础设施和工作环境，同时对企业的信息资源应该给予特别的关注，以适应日益发展的知识经济的需求。第四，统一策划过程，实现高度融合，输入要全面，不仅包括顾客的要求，更应该吸纳社会及法律法规的有关食品卫生安全的要求。在识别产品的实现过程中，应采取危害分析的方法，准确有效地识别 CCP，并将工艺管理、卫生管理和关键控制点有机地结合起来，形成整体，同时将 GMP、SSOP 的要求与方法贯穿产品实现的全过程。第五，操作要求的融合。不同管理体系的具体操作可以进行融合，在生产过程中对 CCP 的建立和监控应与产品策划和过程监视结合起来。第六，统一编制文件，互为补充，按照 ISO 9000 的框架建立统一的管理体系文件，也就是说可以将 HACCP 体系与 ISO 9000 族标准内容相同的部分融合，编写成一套共用文件，并处理好质量、卫生安全等各种质量文件的接口（曹荣安等，2007）。

二、 实施益处

食品是一种特殊商品，它直接关系到每一个消费者的身体健康和生命安全。随着生活水平的提高，人们对食品的质量安全要求逐步提高，国家对食品行业的监管也越来越严格，国内越来越多的食品企业不仅要执行食品质量市场准入制度，同时开始重视食品质量安全方面的体系认证。但是，随着认证体系的增多，在实施过程中出现的问题也日益明显，管理体系往往自成一体，如果为不同管理体系都各准备一套文件、一套人员，往往相互牵扯，有时甚至相互排斥，这样企业不仅执行起来需要耗费大量的人力、物力、财力，而且收不到预期的成效。

因此，将不同管理体系加以整合，形成有共同目标、共同管理方法的一体化管理体系，将有利于企业有效地策划和配置资源，减少管理成本，提高管理的有效性和效率。因此，对于建立多个体系的食品企业，通过优化整合，建立一套适合不同体系的管理体系是可行的，既可使企业满足我国和进口国的法规要求，又可增加国内外客户和消费者对企业产品的信任程度；既可有效地预防和控制食品安全危害，又可使食品质量得到全面、大幅度的提高；既可达到扩展市场的目的，又可大大降低企业的管理成本。

本章小结

本章介绍了食品安全风险分析及其应用原则、预测微生物学的应用以及潜在的失效模式和后果分析（FMEA）的应用，阐述了食品生产经营企业的合规性管理以及多标准一体化食品安全管理体系的发展趋势。

关键概念

风险分析、风险评估、风险交流、风险管理、预测微生物学、FMEA、合规性管理

思考题

1. 为什么制定食品安全标准时需要基于风险评估的结果？
2. 预测微生物学有哪些模型？
3. 试举例说明 FMEA 在 HACCP 体系中的应用。

参考文献

［1］曹荣安，孔保华. 食品企业安全卫生质量管理体系一体化——HACCP 与 ISO 9001 的整合. 农产品加工，2007，2：29-30.

［2］刘伟，刘卫东，应华清. 预测微生物学及其在食品安全领域的应用. 2007，8（4）：511-512.

［3］詹慧文. 对我国现行食品安全法的反思及完善——以 HACCP 与 GMP、SSOP 及 ISO 9000 的关系为视角. 法制与社会，2012，11：75-76.

［4］Genigeorgis C A. Factors affecting the probability of growth of pathogenic microorganisms in foods. Journal of the American Veterinary Medical Association, 1982, 179 (12): 1410-1417.

［5］ Broughall, J M. Hazard analysis applied to microbial growth in foods: development of mathematical equations describing the effect of water activity. Journal of Applied Bacteriology, 1983, 55 (1): 101-110

［6］ Broughall J M. Hazard analysis applied to microbial growth in foods: development and application of three-dimensional models to predict bacterial growth. Food Microbiol, 1984, 1: 13-22.

［7］ Mcmeekin T A, Ross T. Predictive microbiology: providing a knowledge-based framework for change management. International Journal of Food Microbiology, 2002, 78 (1-2): 133-153.

［8］ McMeekin T, Olley J, Ratkowsky D. Predictive microbiology theory and application: Is it all about rates? . Food Control, 1994, 29 (2): 290-299.

［9］ Davey K R. Review of Predictive microbiology-theory and application, by T. A. McMeekin, J. N. Olley, T. Ross and D. A. Ratkowsky. food microbiology, 1994, 11 (1): 85-86.

［10］ Sutherland J. "Fisheries, Aquaculture and Aboriginal and Torres Strait Islander Peoples: -Studies, Policies and Legislation-Digest". 1994.

［11］ Zwietering M H, Wijtzes T, Rombouts F M, et al. A decision support system for prediction of microbial spoilage in foods. Journal of Industrial Microbiology, 1992, 12 (3-5): 324-329.

［12］ Voyer R, Mckellar R C. MKES Tools: A microbial kinetics expert system for developing and assessing food production systems. Journal of Industrial Microbiology, 1993, 12 (3-5): 256-262.

［13］ Gould W A, Gould R W. Total Quality Assurance for the Food Industries. 1988.

［14］ Vol N°. Limits in Assessing Microbiological Food Safety. Journal of Food Protection, 1993, 56 (8): 725-729.

［15］ Humber R A. Collection of entomopathogenic fungal cultures. collection of entomopathogenic fungal cultures catalog of strains, 1992.

［16］ Jhb C. Problems with HACCP. 1994.

［17］ NFPA-MFSC. HACCP and Total Quality Management-Winning Concepts for the 90's: A Review. Journal of Food Protection, 1992, 55 (6): 459-462.

［18］ Moberg L J. Establishing Critical Limits for Critical Control Points. HACCP, 1992, 50-61.

［19］ Davey K R. A terminology for models in predictive microbiology. 1992, 9 (4): 353-354.

［20］ Gill C O, Penney N. The effect of initial gas volume to meat weight ratio on the storage life of chilled beef packaged under CO_2. Meat Science, 1988, 22 (1): 53-63.

［21］ Gill C O, Jones S D M. Efficiency of a Commercial Process for the Storage and Distribution of Vacuum-Packaged Beef. Journal of Food Protection, 1992, 55 (11): 880-887.

［22］ Gill C O, Penny N. The shelf life of chilled sheep livers packed in closed tubs. Meat Science, 1984, 11 (1): 73-77.

［23］ Mcmeekin T A, Nichols P D, Nichols D S. Biology and biotechnological potential of halotolerant bacteria from Antarctic saline lakes. Cellular & Molecular Life Sciences Cmls, 1993, 49 (12): 1042-1046.

［24］ Mcmeekin T A, Ross T, Olley J N. Application of predictive microbiology to assure the quality of safety of fish and fish products. International Journal of Food Microbiology, 1992, 15 (1-2): 13-32.

[25] Ross T, Mcmeekin T A. Predictive microbiology. International Journal of Food Microbiology, 1994, 23 (3-4): 241-264.